Hefte zur Unfallheilkunde
Beihefte zur Zeitschrift „Unfallheilkunde/
Traumatology"
Herausgegeben von J. Rehn und L. Schweiberer

130

12. Tagung

der Österreichischen Gesellschaft für Unfallchirurgie

7. bis 9. Oktober 1976, Salzburg

Kongreßbericht im Auftrage des Vorstandes zusammengestellt von

H. Kuderna

Mit 101 Abbildungen

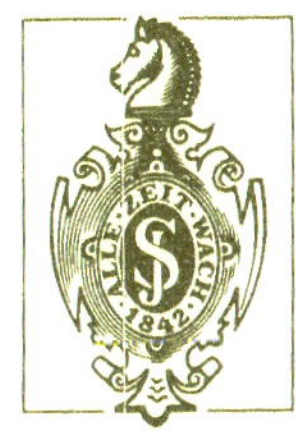

Springer-Verlag
Berlin Heidelberg New York 1978

Reihenherausgeber:

Prof. Dr. Jörg Rehn, Chirurgische Klinik und Poliklinik der Berufsgenossenschaftlichen Krankenanstalten „Bergmannsheil“, Hunscheidtstraße 1, D-4630 Bochum

Prof. Dr. Leonhard Schweiberer, Direktor der Abteilung für Unfallchirurgie der Chirurgischen Universitätsklinik, D-6650 Homburg/Saar

ISBN-13:978-3-540-08598-0   e-ISBN-13:978-3-642-81216-3
DOI: 10.1007/978-3-642-81216-3

Library of Congress Catalog Card Number: 53-26914

2127/3140-543210

Die 12. Jahrestagung der Österreichischen Gesellschaft für Unfallchirurgie fand statt unter dem Ehrenschutz von

Frau Bundesminister für Gesundheit und Umweltschutz

Dr. INGRID LEODOLTER

und

Herrn Bundesminister für soziale Verwaltung

Ing. RUDOLF HÄUSER

Inhaltsverzeichnis

I. Eröffnungssitzung 1

Begrüßungsansprachen *1*

II. Unfallepidemiologie – Unfallmechanismen 11

W. KRÖSL, Wien: Die Epidemiologie des Arbeitsunfalles in der gewerblichen Wirtschaft *11*

E. WONDRÁK, Olomouc: Der Unfall in der Landwirtschaft und seine moderne Problematik *17*

L. POPPER, Wien: Unfälle im Haushalt: Epidemiologie, Ursachen, Vorbeugung *22*

A. PÜHRINGER, Mödling: Betrachtungen zur Epidemiologie der Sportunfälle *31*

G. GELEHRTER und K. ZOTTER, Graz: Zur Epidemiologie des alpinen Skiunfalls in Österreich *35*

W. BREINBAUER, Wien: Der Stellenwert des Verkehrsunfalles in der heutigen Gesellschaft *39*

G. FELDKAMP, Heidelberg: Zur Epidemiologie des motorisierten Zweiradunfalles *45*

P. GALLE, A-LI TJOA und W. TOMSCHI, Wien: Analyse von 366 Verkehrstodesunfällen *48*

E. GÖGLER, Schwetzingen: Unfallmechanismen und Sicherungseinrichtungen bei Verkehrsunfällen *51*

E. MAY und ST. THAISS, Detmold: Sicherheitsrisiko durch Sicherheitsgurte? *74*

E. ZIPKES, Zürich: Unfälle von Fußgängern auf dem Zebrastreifen *78*

L. GOTZEN, S. BEHRENS, E.G. SUREN, Hannover und G. STÜRTZ, Berlin: Der Fußgängerunfall des älteren Menschen, seine speziellen epidemiologischen und traumatologischen Aspekte *84*

E.G. SUREN, L. GOTZEN, S. BEHRENS, Hannover und G. STÜRTZ, Berlin: Traumatologische und biomechanische Aspekte des kindlichen Fußgängerunfalles *90*

J. LEITHE, K. THIELE, K. und H.O. BODEWIG, Wolfenbüttel: Freizeitunfälle – Ursachen bei Kinderunfällen in einer deutschen Stadt mit 50000 Einwohnern in den Jahren 1971–1975 *94*

K. THIELE, J. LEITHE und H.O. BODEWIG, Wolfenbüttel: Kindergarten- und Schulunfälle – Ursachen bei Kinderunfällen in einer deutschen Stadt mit 50000 Einwohnern in den Jahren 1971–1975 *97*

E. MEEWES, Köln: Entstehung und Verhütung von Kinderunfällen – Kein Manuskript eingegangen

P. FASOL und R. PASSL, Wien: Fenstersturzverletzungen *100*

H.G. ENDER, Wien: Vorsätzlich herbeigeführte Verletzungen *103*

E. EGKHER, R. PASSL und P. FASOL, Wien: Schwere kriminelle Verletzungen des Schädels, Brust- und Bauchraumes *106*

III. Faktoren der Unfalldisposition 111

W. SCHUSTER, Wien: Beiträge zur Soziologie des Unfallgeschehens *111*

K. ZAPOTOCKY, Wien: Einfluß der Sozialisation auf das Unfallgeschehen *116*

D. v. USLAR, Zürich: Unfallursachen in der Sicht einer Psychologie der Situation *119*

E. MITTENECKER, Graz: Psychologische Unfallursachen und Versuche zu ihrer Reduktion *121*

E. VANECEK, Wien: Die Unfallneigungshypothese – kritisch betrachtet *131*

J.S. WILDE, Toronto: Theorie der Risikokompensation der Unfallverursachung und praktische Folgerungen für die Unfallverhütung *134*

B. GÜTTEL, I. OBERHUMMER, ST. WIESNAGROTZKI und H.G. ZAPOTOCZKY, Wien: Zur Frage eines möglichen Zusammenhanges von Befindlichkeitsänderungen und Unfallhäufigkeit *156*

A. BALKANYI, Zürich: Unfall oder Selbstmord *163*

E. SCHERZER, Wien: Zusammenhang zwischen neurologischen bzw. psychischen Vorerkrankungen und Unfallgeschehen *167*

P. KOHN, Wien: Innere Krankheiten und körperliche Gebrechen beim Unfall *172*

K. CZECH und H. ZYMAN, Wien: Untersuchungen über Medikamenteneinnahme vor dem Unfall *177*

G. MACHATA, Wien: Alkohol und Unfall *179*

A. TUCHMANN und H. SCHUBERT, Wien: Über die Alkoholisierung Unfallbeteiligter *183*

R.F. BORKENSTEIN, Bloomington: Die Rolle des Alkohols in der Unfallätiologie *191*

E. KLEBEL, Wien: Verkehrspsychologische Aspekte der Wirkung von Alkohol und Pharmaka: Methoden und Probleme der pharmakopsychologischen Forschung *196*

B. BIEHL, Mannheim: Kombinationseffekte von Alkohol und Tranquilizern auf die Fahrtüchtigkeit von Kraftfahrern *203*

J. ESCHBERGER, Wien: Veränderungen am Knochensystem als direkte und indirekte Unfallsursache *210*

W. AUERSWALD, Wien: Störungen der Homoiostase und Unfallgefährdung *213*

E. HUBERT, CH. KRESS und O. MOTSCHKA, Wien: Versuch einer Korrelation zwischen Unfall- und Wettergeschehen *217*

P. URBAN, Wien: Zur Frage kosmischer Einflüsse auf das Unfallgeschehen *225*

D. SCHORNBÖCK, Wien: Statistische Untersuchung zur Hypothese kosmisch-rhythmischer Einflüsse auf das Unfallgeschehen *229*

IV. Unfallverhütung heute 236

R. JANDA, Wien: Berufsschadenverhütung in Österreich – Der Kampf gegen Arbeitsunfälle und Berufskrankheiten

H. KNOFLACHER, Wien: Praxis der Unfallverhütung aus technischer Sicht *243*

K. HABECK, Wien: Möglichkeiten und Grenzen technischer Maßnahmen zur Unfallverhütung *248*

H. KIRBES, Linz: Arbeitssicherheit im Betrieb *255*

F. WECHSELBERGER, Linz: Ansätze für eine künftige Unfallprophylaxe *258*

V. Ergänzende Vorträge 261

G. BERENTEY und L. KALABAY, Budapest: Statistische Analyse von Verkehrs- und Betriebsunfällen der 70-er Jahre in Ungarn *261*

J. HRABOVSKY, Brno: Die Entwicklung und Epidemiologie der Verkehrsunfälle in den städtischen Ballungsräumen und deren Umgebung *267*

H. KRAUMANN, J. FRINTA, I. KAFKA und O. SLÉGL, Mladá Boleslav: Jahresunfallstatistikanalyse im Bezirk Mladá Boleslav *269*

V. POLYÁK, J. BAUER und A. DÉMANT, KOŠICE: Durch Unfälle verursachte ökonomische Verluste in der Ostslowakei in den Jahren 1970–1974 *276*

M. KOVÁC, G. URBANSKÝ und J. BAUER, Košice: Ursachen tödlicher Verletzungen im Kindesalter *278*

S. BEHRENS, L. GOTZEN, E.G. SUREN und H. TSCHERNE, Hannover: Glasverletzungen beim inneren und äußeren Verkehrsteilnehmer *280*

E.G. SUREN, S. BEHRENS, L. GOTZEN, Hannover und G. STÜRTZ, Berlin: Insassenverletzungen beim seitlichen Fahrzeugunfall *284*

L. SCHMID, R. PASSL und P. FASOL, Wien: Seltene lebensbedrohliche Sportverletzungen *287*

R. ECKER-ECKHOFEN, Tobelbad: Analyse der Unfalldisposition aus der Sicht des Psychologen im Rehabilitationszentrum *289*

W. HIEBLER, Tobelbad: Analyse der Unfalldisposition aus der Sicht des Arztes im Rehabilitationszentrum *292*

J. STRMISKA, Brno: Subjektive Faktoren und moderne Technik beim Unfallgeschehen *294*

W. RUZICKA, Wien: Biorhythmus und Unfallgeschehen *256*

M. KLIMA, J. BAUER, J. ANDRAŠINA und P. KARTIK, Košice: Unfallverhütung bei Sportunfällen *301*

S. SIMKO, Košice-Saca: Prävention kindlicher Verbrennungen aufgrund der Auswertung von Ursachen und Folgen bei 500 hospitalisierten Fällen *302*

P. BOEHNEL, Basel: Unfallursachen der kindlichen supra-, trans- und percondylären Humerusfrakturen *304*

VI. Freie Vorträge 307

J. BAUER, J. ANDRAŠINA, M. KLIMA und J. FRANCLIK, Košice: Massenverletzungen und Massenverletzungsversorgung in der Ostslowakei in den Jahren 1971–1975 *307*

J. ANDRAŠINA, J. BAUER, L. JANOCKO und V. ROZDOBUDKOVÁ, Košice: Posttraumatische Azidose, folgenschwerster Zustand bei Massenverletzungen *305*

G. KAZÁR, Budapest: Auswertungsmethode der Spätergebnisse in der Taumatologie der Bewegungsorgane *313*

VII. Ansätze für eine künftige Unfallprophylaxe 317

R. GRASSBERGER, Wien: Begriffliche Klarheit über das Unfallgeschehen als Voraussetzung einer umfassenden Unfallprophylaxe *317*

L. LEHMANN, Baden-Baden: Das Unfallgeschehen aus der Sicht der juristischen Behandlung *323*

F. IRK, Budapest: Strafen, aber wie? *342*

D. KLEBELSBERG, Innsbruck: Psychologische Merkmale der Motorisierungsentwicklung *348*

P. WEINGARTEN, Wien: Psychologische Aspekte zur Unfallprophylaxe bei Jugendlichen *355*

L. SCHMIDT, Wien: Überlegungen zur Problematik der Unfallverhütung durch Einstellungsänderung *359*

R.F. BORKENSTEIN, Bloomington: Der Aspekt der menschlichen Faktoren bei dem Entstehen von Verkehrsunfällen – einige Möglichkeiten für zukünftige Präventivmaßnahmen *366*

K. BIENER, Zürich: Sportunfälle – Epidemiologie und Prävention *374*

E. RABOFSKY, Wien: Zielsetzung einer Unfallprophylaxe im alpinen Skisport *381*

J. MAREK, Bergen: Systemorientierte Strategie in der Unfallforschung *387*

S. BEHRENS, H. TSCHERNE, L. GOTZEN und E.G. SUREN, Hannover: Verkehrsunfallforschung an der medizinischen Hochschule Hannover – Organisation und Ziele *404*

R. WALTHERT, Bern: Struktur, Arbeitsweise und Zielsetzung der Schweizerischen Beratungsstelle für Unfallverhütung (BfU) *410*

H. KUDERNA, Wien: Zusammenfassung der Ergebnisse und Ziele der Tagung *414*

Schlußresolution der Tagung *423*

Vorstand der Österreichischen Gesellschaft für Unfallchirurgie ab 10. Oktober 1976 *425*

Referentenverzeichnis

ANDRAŠINA, J., Doz. MUDr.; Leiter des Lehrstuhles für Chirurgie der Medizinischen Fakultät, Fakultätskrankenhaus, Rastislavova 23, CS-Košice

AUERSWALD, W., Prof. Dr. med.; Ordinarius am Physiologischen Institut der Universität, Schwarzspanierstraße 17, A-1090 Wien

BALKANYI, A., Dr. med.; Schweighofstraße 193, CH-8045 Zürich

BAUER, J., MUDr.; Leiter der Abteilung für Unfallchirurgie am Fakultätskrankenhaus, Rastislavova 23, CS-Košice

BEHRENS, S., Dr. med.; Unfallchirurgische Klinik der Medizinischen Hochschule, Karl-Wiechert-Allee 9, D-3000 Hannover 61

BERENTEY, G., Doz. Dr. med.; Chefarzt für Unfallchirurgie, Péterfy utca 14, H-1441 Budapest

BIEHL, B., Dr. phil.; Ordinarius am Lehrstuhl für Psychologie III, Schloß, D-6800 Mannheim

BIENER, K., PD. Dr.; Institut für Sozial- und Präventivmedizin der Universität, Gloriastraße 32, CH-8006 Zürich

BODEWIG, H.O., Städtisches Krankenhaus, Alter Weg, D-3340 Wolfenbüttel

BÖHNEL, P., Dr. med.; Anatomisches Institut der Universität, Pestalozzistraße 20, CH-4056 Basel

BORKENSTEIN, R.F., Prof.; Director of the Center for Law in Action, Indiana University, Sycamore Hall 302, Bloomington, Indiana 47401 USA

BREINBAUER, W., Dr. phil.; Kuratorium für Verkehrssicherheit, Ölzeltgasse 3, A-1030 Wien

BUCHINGER, W., Dr. med.; Arbeitsunfallkrankenhaus, Kundratstraße 37, A-1120 Wien

CZECH, K., Dr. med.; Vergiftungsinformationszentrale, I. Medizinische Klinik der Universität, Lazarettgasse 14, A-1090 Wien

DÉMANT, A., MUDr.; Abteilung für Unfallchirurgie am Fakultätskrankenhaus, Rastislavova 23, CS-Košice

ECKER-ECKHOFEN, R., Dr. phil.; Rehabilitationszentrum, A-8144 Tobelbad

EGKHER, E., Dr. med.; II. Universitätsklinik für Unfallchirurgie, Spitalgasse 23, A-1090 Wien

ENDER, H.G., Dr. med.; Lorenz Böhler Krankenhaus, Donaueschingenstraße 13, A-1200 Wien

ESCHBERGER, J., Dr. med.; Forschungsabteilung I der Allgemeinen Unfallversicherungsanstalt, Kundratstraße 37, A-1120 Wien

FASOL, P., Dr. med.; II. Universitätsklinik für Unfallchirurgie, Spitalgasse 23, A-1090 Wien

FELDKAMP, G., Dr. med.; Chirurgische Universitätsklinik, Kirschner Straße 5, D-6900 Heidelberg

FRANCLIK, J., MUDr.; Abteilung für Unfallchirurgie am Fakultätskrankenhaus, Rastislavova 23, CS-Košice

FRINTA, J., MUDr.; Lidovych milici 55, CS-Mladá Boleslav

GALLE, P., Doz. Dr. med.; II. Universitätsklinik für Unfallchirurgie, Spitalgasse 23, A-1090 Wien

GAMBAL, J.; Leiter der Computer-Service-Abteilung der Allgemeinen Unfallversicherungsanstalt, Adalbert Stifterstraße 65, A-1200 Wien

GELEHRTER, G., Dr. med.; Arbeitsunfallkrankenhaus, Theodor Körnerstraße 65, A-8010 Graz

GÖGLER, E., Prof. Dr. med.; Leitender Arzt der Chirurgischen Abteilung, Kreiskrankenhaus, D-6830 Schwetzingen

GOTZEN, L., Dr. med.; Unfallchirurgische Klinik der Medizinischen Hochschule, Karl-Wiechert-Allee 9, D-3000 Hannover 61

GRASSBERGER, R., Prof. Dr. jur.; Institut für Kriminologie, Liebiggasse 5, A-1010 Wien

GÜTTEL, B., Dr. med.; Psychiatrische Klinik der Universität, Lazarettgasse 14, A-1090 Wien

HABECK, K., Dipl. Ing.; Leiter des Unfallverhütungsdienstes der Allgemeinen Unfallversicherungsanstalt, Adalbert Stifterstraße 65, A-1200 Wien

HAVELEC, L., Dr. phil.; Institut für Medizinische Statistik und Dokumentation der Universität, Schwarzspanierstraße 17, A-1090 Wien

HIEBLER, W., Dr. med.; Rehabilitationszentrum, A-8144 Tobelbad

HORACEK, A., Dr. med.; I. Universitätsklinik für Unfallchirurgie, Alser Straße 4, A-1090 Wien

Hrabovský, J., MUDr.; Traumatologisches Forschungszentrum, Ponávka 6, CS-66250 Brno

Hubert, E., Dr. phil.; Zentralanstalt für Meteorologie und Geodynamik, Hohe Warte 38, A-1190 Wien

Irk, Ferenc, Dr. jur.; Institut für Kriminologie und Kriminalistik, Máros utca 6/a, H-1122 Budapest

Janda, R., Dr. jur.; Generaldirektorstellvertreter der Allgemeinen Unfallversicherungsanstalt, Adalbert Stifterstraße 65, A-1200 Wien

Janocko, L., MUDr.; Chirurgische Universitätsklinik, Fakultätskrankenhaus, Rastislavova 23, CS-Košice

Kafka, I., MUDr.; Lidovych milici 55, CS-Mladá Boleslav

Kalabay, L., Dr. med.; Chefarzt der Staatlichen Versicherungsanstalt, Üllöi utca 1, H-1813 Budapest VIII.

Kartik, P., MUDr.; Abteilung für Unfallchirurgie am Fakultätskrankenhaus, Rastislavova 23, CS-Košice

Kazár, G., Dr. med.; Zentralinstitut für Traumatologie, Mezö Imre utca 17, H-1430 Budapest VIII.

Kirbes, H., Ing.; Leiter der Koordination Arbeitssicherheit, Vöest-Alpine AG., A-4010 Linz

Klebel, E., Dr. phil.; Kuratorium für Verkehrssicherheit, Ölzeltgasse 3, A-1030 Wien

Klebelsberg, D., Prof. Dr.; Ordinarius am Institut für Psychologie der Universität, Müllerstraße 23, A-6020 Innsbruck

Klima, M., MUDr.; Abteilung für Unfallchirurgie am Fakultätskrankenhaus, Rastislavova 23, CS-Košice

Knoflacher, H., Prof. Dipl. Ing. DDr. techn.; Vorstand des Institutes für Verkehrsplanung an der Technischen Universität Wien, Karlsgasse 13, A-1040 Wien

Kohn, P., Dr. med.; I. Chirurgische Klinik der Universität, Alser Straße 4, A-1090 Wien

Kovác, M., MUDr.; Orthopädische Universitätsklinik am Fakultätskrankenhaus, Rastislavova 23, CS-Košice

Kraumann, H., MUDr.; Lidovych milici 55, CS-Mladá Boleslav

Kress, Ch., Dr.; Zentralanstalt für Meteorologie und Geodynamik, Hohe Warte 38, A-1190 Wien

Krösl, W., OMR. Dr. med.; Ärztlicher Direktor der Allgemeinen Unfallversicherungsanstalt, Adalbert Stifterstraße 65, A-1200 Wien

Kuderna, H., Dr. med.; Lorenz Böhler Krankenhaus, Donaueschingenstraße 13, A-1200 Wien

Leithe, J., Dr. med.; Städtisches Krankenhaus, Alter Weg, D-3340 Wolfenbüttel

Lippert, D., Dr. med.; Arbeitsunfallkrankenhaus, Kundratstraße 37, A-1120 Wien

Lehmann, K., Dr. jur.; Leiter des Institutes für die gesamte Unfallforschung, Stephaniestraße 4, D-7570 Baden-Baden

Machata, G., Prof. Dr.; Institut für Gerichtliche Medizin der Universität, Sensengasse 2, A-1090 Wien

Marek, J., Prof. Dr.; Dept. of Organizational & Ecological Psychology, Institute of Psychology, University of Bergen, Syndeshaugen 2, N-5014 Bergen

Martinek, H., Dr. med.; II. Universitätsklinik für Unfallchirurgie, Spitalgasse 23, A-1090 Wien

May, E., Prof. Dr. med.; Chefarzt der Chirurgischen Abteilung II (Unfallchirurgie), Krankenhaus Detmold, Röntgenstraße 18, D-4930 Detmold

Meewes, Dr. Ing.; Beratungsstelle für Schadenverhütung des Verbandes der Haftpflicht-, Unfall- und Kraftverkehrsversicherer e.V., Ebertplatz 2, D-5000 Köln

Mittenecker, E., Prof. Dr. phil.; Ordinarius am Institut für Psychologie der Universität, Schubertstraße 6a/II, A-8010 Graz

Motschka, O., Dr. phil.; Zentralanstalt für Meteorologie und Geodynamik, Hohe Warte 38, A-1190 Wien

Oberhummer, I., Dr. med.; Psychiatrische Klinik der Universität, Lazarettgasse 14, A-1090 Wien

Passl, R., Dr. med.; II. Universitätsklinik für Unfallchirurgie, Spitalgasse 23, A-1090 Wien

Poller, B., Dr. med.; Lorenz Böhler Krankenhaus, Donaueschingenstraße 13, A-1200 Wien

Polyák, V., MUDr.; Abteilung für Unfallchirurgie am Fakultätskrankenhaus, Rastilavova 23, CS-Košice

Popper, L., Prof. Dr. med.; Dobrastraße 28, A-2344 Maria-Enzerdorf, Südstadt

Pühringer, A., Dr. med.; Primarius der Unfallabteilung, Krankenhaus, A-2340 Mödling

RABOFSKY, E., Prof. Dr. jur.; Österreichisches Kuratorium für Sicherung vor Berggefahren, Prinz Eugenstraße 12, A-1040 Wien

ROZDOBUCKOVÁ, V., MUDr.; Chirurgische Universitätsklinik, Fakultätskrankenhaus, Rastislavova 23, CS-Košice

RUZICKA, W., Cand. techn.; Schulgasse 38, A-1180 Wien

SCHERZER, E., Prof. Dr. med.; Primarius des Rehabilitationszentrums für Schädel-Hirngeschädigte, Kundratstraße 37, A-1120 Wien

SCHMID, L., Dr. med.; II. Universitätsklinik für Unfallchirurgie, Spitalgasse 23, A-1090 Wien

SCHMIDT, L., Dipl. Psych.; Kuratorium für Verkehrssicherheit, Ölzeltgasse 3, A-1030 Wien

SCHORNBÖCK, D., Dipl. Ing.; Rechenzentrumsleiter an der Technischen Universität, Gußhausstraße 27, A-1040 Wien

SCHUBERT, H., Dr. med.; Psychiatrische Klinik der Universität, Anichstraße 35, A-6020 Innsbruck

SCHUSTER, W., Dipl. Ing.; Institut für Soziologie der Universität, Neutorgasse 12, A-1010 Wien

SIMKO, S., MUDr.; CSc., Präses der Slowakischen Ärztegesellschaft für Plastische Chirurgie, Komenského 22, CS-Košice

SLÉGL, O., MUDr.; Lidovych milici 55, CS-Mladá Boleslav

STRMISKA, J., MUDr.; Traumatologisches Forschungszentrum, Ponávka 6, CS-66250 Brno

STÜRTZ, G., Dr. med.; Unfallchirurgische Klinik der Medizinischen Hochschule, Karl-Wiechert-Allee 9, D-3000 Hannover 61

SUREN, E.C., Dr. med.; Unfallchirurgische Klinik der Medizinischen Hochschule, Karl-Wiechert-Allee 9, D-3000 Hannover 61

TJOA, A-LI, Dr. med.; II. Universitätsklinik für Unfallchirurgie, Spitalgasse 23, A-1090 Wien

THAISS, ST., Dr. med.; Krankenhaus Detmold, Röntgenstraße 18, D-4930 Detmold

THIELE, K., Dr. med.; Bahnhofstraße 1, D-3340 Wolfenbüttel

TOMSCHI, W., Dr. med.; II. Universitätsklinik für Unfallchirurgie, Spitalgasse 23, A-1090 Wien

TSCHERNE, H., Prof. Dr. med.; Ordinarius an der Unfallchirurgischen Klinik der Medizinischen Hochschule, Karl-Wiechert-Allee 9, D-3000 Hannover 61

TUCHMANN, A., Dr. med.; I. Chirurgische Klinik der Universität, Alser Straße 4, A-1090 Wien

URBAN, P., Dr. phil.; Pazmanitengasse 8, A-1020 Wien

URBANSKÝ, G., MUDr.; Institut für Gerichtsmedizin der Medizinischen Fakultät der Universität, Rastilavova 23, CS-Košice 23

USLAR, D.v., Prof. Dr. phil.; Am Öschbrig 27, CH-8053 Zürich

VANECEK, E., Dr. phil.; Institut für Allgemeine und Experimentelle Psychologie der Universität, Liebiggasse 5, A-1010 Wien

WALTHERT, R.; Direktor der Schweizerischen Beratungsstelle für Unfallverhütung, Laupenstraße 8, CH-3001 Bern

WECHSELBERGER, F., Dr. med.; Primarius der Unfallstation, VÖEST-ALPINE, A-4010 Linz

WEINGARTEN, P., Dr. phil.; Unfallverhütungsdienst der Allgemeinen Unfallversicherungsanstalt, Adalbert Stifterstraße 65, A-1200 Wien

WIESNAGROTZKI, ST., Dr. med.; Psychiatrische Klinik der Universität, Lazarettgasse 14, A-1090 Wien

WILDE, G.J.S., Ph.D.; Professor of Psychology, Studies of Safety in Transport, Queen's University, Kingston, K 71 3N6/Canada

WONDRÁK, E., Doz. MUDr.; CSc, I. Chirurgische Klinik der Universität, I.P. Pavlova 6, CS-77520 Olomouc

ZAPOTOCZKY, H.G., Doz. Dr. med.; Psychiatrische Klinik der Universität, Lazarettgasse 14, A-Wien

ZAPOTOCZKY, K., Prof. Dr. phil.; Soziologisches Institut der Universität, Neutorgasse 12/9, A-1010 Wien

ZIPKES, E., Dr. sc. techn. Dipl. Ing.; Stallikerstraße 17b, CH-8142 Uitikon/Waldegg

ZOTTER, K., Dr. med.; Arbeitsunfallkrankenhaus, Theodor Körnerstraße 65, A-8010 Graz

I. Eröffnungssitzung

Begrüßungsansprachen

W. Krösl

Präsident der Österreichischen Gesellschaft für Unfallchirurgie

Als Präsident der Österreichischen Gesellschaft für Unfallchirurgie begrüße ich Sie zur 12. Jahrestagung unserer Gesellschaft.

Mein erster Gruß gilt unseren Gästen:

Ich begrüße den Landeshauptmann des Bundeslandes Salzburg, Herrn DDr. LECHNER, sowie den Bürgermeister der Landeshauptstadt Salzburg, Herrn Ing. H. SALFENAUER, und den Vizebürgermeister, Herrn Dr. KLÄRING.

Weiters begrüße ich den Präsidenten der Salzburger Ärztekammer, Herrn Medizinalrat Dr. Franz Xaver GRIESSER, den Präsidenten der Salzburger Ärztegesellschaft, Herrn Obermedizinalrat Dr. Hans WENDT sowie die Vorstände und Primarii der Unfallkliniken, Unfallkrankenhäuser und Unfallabteilungen.

Eine ganz besondere Freude ist es uns, die Spitzen der Selbstverwaltung und der Beamtenschaft der Allgemeinen Unfallversicherungsanstalt, voran Herrn Obmannstellvertreter THIEL sowie Herrn Generaldirektor Hofrat Dr. BAKULE auch heuer bei uns zu begrüßen, ist doch das diesjährige Kongreßthema wie noch keines vorher geeignet, das ganz besondere Interesse gerade desjenigen gesetzlichen Unfallversicherungsträgers zu finden, dem ich die Ehre habe, als leitender Arzt anzugehören. Herr Obmann Dr. KIENZEL hat sich krankheitshalber entschuldigt.

Einen besonderen Gruß möchte ich allen Teilnehmern aus dem Ausland sagen, die auch heuer wieder in großer Zahl zu uns gekommen sind. Es sind dies zum Teil alte, treue Freunde aus 11 Staaten und Vortragende aus der Bundesrepublik Deutschland, der CSSR, Kanada, Norwegen, der Schweiz, der Volksrepublik Ungarn und den Vereinigten Staaten. Wie auch in all den Jahren bisher eine beachtliche Zahl für einen nationalen Kongreß. Auf diese Weise erfüllt der Salzburger Unfallkongreß zum zehnten Male in bewährter österreichischer Weise seine selbstgestellte Aufgabe als Forum für einen wissenschaftlichen Gedankenaustausch zwischen Ost und West und liefert damit, wie ich es bereits vor zwei Jahren an dieser Stelle betonte, den Beweis, daß die Ärzteschaft über alle Grenzen und Ideologien hinweg eine internationale Bruderschaft darstellt, die der Wunsch verbindet, den ihnen anvertrauten Menschen nach besten Kräften zu helfen.

Für diesen Kongreß haben wir, was ich als besonders erfreuliche Tatsache betonen will, Bundesgenossen in diesem Bemühen aus einer ganze Reihe para- und nichtmedizinischer Disziplinen gewinnen können, die diese unsere Bemühungen noch wirkungsvoller gestalten können und werden. Es sind dies Psychologen, Juristen, Soziologen, Unfallverhüter, Statistiker, Meteorologen, Kriminologen sowie Verkehrs- und Versicherungssachverständige.

Ihnen allen gilt mein besonderer Gruß und Dank für ihre Mühe bei der Ausarbeitung ihrer Vorträge, die die Basis für den Erfolg dieses Kongresses bildet. Ich bin der festen Überzeugung, daß wir durch ihre Arbeit mit großem Nutzen in drei Tagen wieder auseinandergehen werden.

Ganz besonders möchte ich mich aber an dieser Stelle beim Koordinator des Tagungsprogrammes, Herrn Oberarzt Dr. KUDERNA bedanken, ohne dessen große Mühe das Zustandekommen des Programmes in dieser Form nicht denkbar gewesen wäre. Einige Vortragende werden bestätigen, wie lästig er sein konnte, wofür ihm sehr herzlich gedankt sei.

Herzlich begrüße ich das Ehrenmitglied unserer Gesellschaft, Herrn Dr. EIGENTHALER.

Nicht zuletzt möchte ich die Damen und Herren von den Massenmedien begrüßen. Wir wissen, wie groß das Interesse der Allgemeinheit an all den bei diesem Kongreß abgehandelten Fragen ist und bejahen auch das Recht dieser Allgemeinheit, richtig und ausreichend informiert zu werden. Ich darf Sie daher unser aller Bereitschaft versichern, Sie in diesem sehr verantwortungsvollen Bemühen zu unterstützen.

Leider ist - wie jedes Jahr - unsere Wiedersehensfreude durch die Trauer um die Mitglieder getrübt, die heute nicht mehr unter uns sein können. Seit der Tagung im November 1975 hat unsere Gesellschaft durch den Tod verloren:

Dr. Willi GLÜCK aus Lollar b. Gießen, Dr. RAULF aus Hofgeismar in der Bundesrepublik, Dr. ROGGE aus Haren in Holland und Prim. Dr. FRITZ aus Oberpullendorf in Österreich.

Unser besonderes Bedauern gilt auch dem Hinscheiden unseres Ehrenmitgliedes Walther EHALT, der im Inland wie im Ausland geschätzt, gemeinsam mit Lorenz BÖHLER als einer seiner bedeutendsten Schüler die österreichische Unfallchirurgie geprägt und ihr zur Weltgeltung verholfen hat. Wir werden ihm wie allen übrigen Dahingeschiedenen ein würdiges Andenken bewahren.

Sie haben sich zur Ehren der Toten von Ihren Plätzen erhoben. Ich danke Ihnen.

Meine sehr geehrten Damen und Herren!

Der 12. Kongreß der Österreichischen Gesellschaft für Unfallchirurgie ist vom Thema her gesehen ein gewisses Wagnis, das meines Wissens noch keine medizinische Fachgesellschaft eingegangen ist. Die bisherigen Jahrestagungen waren rein medizinischen Themen gewidmet, sie bewegten sich in dem für medizinische

Kongresse gewohnten Rahmen und waren nicht zuletzt durch die Übung, nur ein Generalthema, dieses aber sehr eingehend, abzuhandeln, erfolgreich.

Für die Jahrestagung 1976 haben wir ein Thema gewählt, das den rein medizinischen Rahmen sprengt und sind dabei von folgender Überlegung ausgegangen:

Jede medizinische Fachdisziplin beschäftigt sich nicht nur mit der Diagnostik und der Therapie der Krankheiten ihres Fachgebietes, sondern auch mit der Prophylaxe, fußend auf den Erkenntnissen der Ätiologie. Die Unfallchirurgie hat das von sich aus noch nie getan, was darin begründet ist, daß diese Frage zu weit außerhalb des rein medizinischen Bereiches liegt. Nichtsdestoweniger ist jedoch auch für den verantwortungsbewußten Traumatologen die Untersuchung dieser Frage von größtem Interesse, weiß er doch wie kein anderer um das große Leid, das jeder schwere Unfall körperlich, seelisch und wirtschaftlich für den Betroffenen und seine Angehörigen bedeutet, ohne selbst in der Lage zu sein, etwas gegen den Eintritt eines solchen Ereignisses zu unternehmen. Er wird immer nur vor vollendete Tatsachen gestellt und kann erst dann tätig werden.

Wir haben dies als Mangel empfunden und beschlossen, einen Kongreß dem Thema Unfallursachen - Unfallprophylaxe zu widmen, wobei unserer Gesellschaft in erster Linie die Rolle des Koordinators zukommt. Die Themen der Tagung werden daher nicht nur dem Mediziner etwas geben, sondern darüber hinaus allen jenen, die sich mit dem Problemkreis "Unfall", von welcher Seite auch immer, zu beschäftigen haben. Und das Resümee der Vorträge, dessen sind wir im Hinblick auf die Qualifikation der Vortragenden sicher, wird Ergebnisse bringen, die neue Initiativen in sich tragen. Diese Initiativen müssen in erster Linie darin bestehen, die Erkenntnisse, die sich aus den Resultaten der Unfallursachenforschung herleiten, für die Unfallprophylaxe entsprechend zu verwerten. Theoretische Erkenntnisse allein nützen da wenig, wenn die sich daraus ergebenden Konsequenzen nicht angewendet werden.

Es ist das ja nicht nur ein Problem der Unfallmedizin, sondern der gesamten Heilkunde. Daß das Zigarettenrauchen das Entstehen des Lungenkrebses fördert, ist sicher schon Allgemeingut, und daß übermäßiger Alkoholgenuß der Leber schadet, ebenso. Trotzdem wird immer mehr geraucht und getrunken. Ähnlich verhält es sich mit den Unfallursachen. Auch hier ist es vom Wissen um die Gefahr bis zu einer wirksamen Prophylaxe ein weiter Weg. Ich erwähne hier nur zwei Bereiche: Das Skifahren und den Straßenverkehr.

Das Skifahren war ein gesunder Volkssport, solange es keine Seilbahnen und keine Skilifte gab. Einerseits kam nur derjenige in den Genuß einer Abfahrt, der die Kondition hatte, zu Fuß den Aufstieg zu bewältigen und andererseits konnte dieser an und für sich schon konditionierte und damit nicht so unfallgefährdete Sportler mit angewärmter und weicher Muskulatur abfahren. Heute ist es jedem, auch dem das ganze übrige Jahr hinter dem Schreibtisch oder vor dem Fernsehapparat Sitzenden möglich, mühelos auf große Höhen zu kommen. Er hat vom Warten auf den Skilift und von der Bergfahrt mit diesem ausgekühlte und steife Muskeln und ist dadurch allein schon bei einem durch seine mangelnde Kondition eher zu erwartenden Sturz einer Verletzung in größtem Maße ausgesetzt.

Man komme mir nicht mit dem Argument der volkswirtschaftlichen Bedeutung des Skisports; die Skiunfälle verursachen durch Heilungskosten mit allen Nebenausgaben und dem Produktionsausfall des Verunfallten mehr Kosten als uns der Skisport bringt. Es gibt leider diesbezüglich keine fundierten Gesamtstatistiken, insbesondere gibt es keine Unterlagen über die Nebenkosten und die durch den Ausfall des Verletzten als Produzent verursachten Verluste der Volkswirtschaft, doch betrugen allein die Behandlungskosten nach Wintersportunfällen in den Unfallkrankenhäusern und Unfallabteilungen in den vergangenen zehn Jahren mehr als eine halbe Milliarde Schilling. Trotzdem kann und soll man den Skisport nicht abschaffen und ebensowenig die Skilifte. Hier ist daher noch ein großes Betätigungsfeld für die Unfallprophylaxe und zwar nicht durch immer höhere Skischuhe, die den früher üblichen Knöchelbruch nur um eine Etage höher verlegten, wodurch die Heilungsaussichten keineswegs besser wurden.

Sport ist eine begrüßenswerte Form der Freizeitgestaltung, aber nicht jede Sportart und nicht jede Form der Sportausübung ist sinnvoll. Ich erinnere in diesem Zusammenhang daran, daß im Jargon mancher Leute auch bestimmte Arten des Autofahrens als "Sport" bezeichnet werden, Tätigkeiten, die keinerlei positive Auswirkung auf die Muskulatur, jedoch negative Auswirkungen auf Herz und Kreislauf haben, wenn man einmal die Unfallgefährdung ganz außer acht läßt.

Und damit sind wir auch schon bei meinem Lieblingsthema, dem provozierten Verkehrsunfall. Das Gravierende ist dabei, daß nicht nur der Schuldige zu Schaden kommt, was im Sinne einer positiven Auslese noch hinzunehmen wäre, sondern nicht allzu selten auch der Unschuldige. Wenn sich zwei Boxer gegenüberstehen, wissen sie, so ist zumindest anzunehmen, in welche Gefahr sie sich begeben, und sie nehmen diese Gefahr mehr oder weniger bewußt in Kauf (Boxen ist ja die einzige vom Gesetzgeber gestattete Tötungsart). Ein Dritter kommt dabei nicht zu Schaden. Im Straßenverkehr hingegen kann auch der Unschuldige zum Handkuß kommen und nicht allzu selten in noch höherem Maße als der Schuldige.

Ich denke bei diesen Ausführungen nicht so sehr an die Motorradfahrer. Die Benutzer einspuriger Fahrzeuge sind eo ipso einem hohen Unfallrisiko ausgesetzt. Ihre Knautschzone ist der Kopf. Sondern ich spreche in erster Linie vom PKW-Fahrer, dem die Autoindustrie heute an Sicherheitseinrichtungen schon etwas zu bieten hat, wenn, ja wenn dieses hochtechnisierte Gerät richtig und vernünftig verwendet wird. Sicher, es gibt Fehlreaktionen im Straßenverkehr, denen der Dolus fehlt. Es gibt aber Handlungen, die einem bewußten Dolus gleichgesetzt werden können. Wir hätten die Möglichkeit, die Zahl und die Schwere der Straßenunfälle zu verringern. Wir wurden vor nicht allzu langer Zeit gezwungen, einen solchen Versuch zu machen und einen Beweis für etwas zu erbringen, das eigentlich gar nicht beweisbedürftig gewesen wäre.

Eine Geschwindigkeitsbegrenzung wurde erlassen, aber sie wird heute nur noch von wenigen strikt eingehalten und auch sehr dürftig kontrolliert. Jeder weiß, wie moralisierend der Anblick eines Gendarmeriestreifenwagens wirkt, dies jedoch nur solange, als er in Sichtweite ist. Genau so sinnlos ist die Vorankündigung von Radarkontrollen. Das einzig wirksame Mittel wären vermehrte Zivilstreifen. Nur wenn der verantwortungslose Fahrer bei keinem Auto sicher ist, ob er nicht eine Zivilstreife vor oder hinter sich hat, wird das einen Einfluß auf seine Fahrweise haben.

Man komme mir nicht mit dem dummen Argument "Polizeistaat, Geheimpolizei gegen friedliche Autofahrer, etc.". Wenn der größte Teil der vernünftigen Verkehrsteilnehmer vor der Minderheit der Verkehrsrowdys nicht anders geschützt werden kann, so muß dieses Mittel recht sein. Oder sind die blutigen Wochenenden des Juni 1976 keine Warnung? Sind 40 Tote an einem verlängerten Wochenende nicht genug, künftig alle sich bietenden Möglichkeiten wahrzunehmen, dieser Seuche Einhalt zu gebieten?

Ähnlich verhält es sich mit dem verunglückten Gesetz über die Gurtenanlegepflicht. Das Anlegen der Sicherheitsgurten muß erzwungen werden, notfalls mit Strafen. Und wenn ein Jurist angesichts von gelähmten und blinden Unfallopfern, die in bewundernswerter Weise zugeben, daß sie noch gesund wären, wenn sie die vorhandenen Gurten angelegt gehabt hätten, von der Freiheit des Individuums oder von der Mündigkeit des Staatsbürgers spricht, wie es vor zwei Tagen geschehen ist, so ist mir das, so gut es sich auch anhört, völlig unverständlich. Ich halte es für grundsätzlich falsch, zuzuwarten, bis etwas passiert und dann dem bedauernswerten Unfallopfer etwas vorzuenthalten, worauf es Anspruch hätte. In Ländern, in denen das Nichtanlegen der Sicherheitsgurten unter Strafe gestellt ist, haben schwere Gesichts- und Augenverletzungen eindeutig abgenommen. Das ist erwiesen.

Meine sehr geehrten Damen und Herren!

Die Unfallgefährdung ist Teil unseres Lebens vom ersten bis zum letzten Tag. Sie möglichst gering zu halten, ist unsere Aufgabe, zu der uns die Erkennung der Unfallursachen und der allgemeinen wie auch der individuellen Unfallgefährdung verhelfen kann. Ein Unfall ist ein Unglück für den Betroffenen, für seine Familie und für die Allgemeinheit. Bemühen wir uns gemeinsam, durch Erkennen und weitestgehende Ausschaltung der Unfallursachen das Lebensglück jedes Einzelnen bestmöglich zu erhalten.

H. Salfenauer, Bürgermeister der Stadt Salzburg

Sehr geehrter Herr Landeshauptmann, sehr geehrtes Präsidium, Magnifizenz, meine sehr verehrten Damen und Herren,

ich habe die Ehre, Sie namens der Stadt Salzburg und besonders als Ressortführer für den Fremdenverkehr sehr herzlich zu begrüßen und Ihnen dafür zu danken, daß Sie diese Tagung wieder in Salzburg abhalten. Besonders herzlich darf ich, wie ich gehört habe, die ausländischen Gäste aus zehn Staaten hier begrüßen.

Das Tagungsthema wurde ja von meinem sehr geehrten Herrn Vorredner bereits hervorgehoben - Unfallursachen und Unfallprophylaxe - und was ich sonst nicht besonders gerne tue, zu ausgesprochenen Fachtagungen auch etwas fachliches zu sagen, hier glaube ich es wagen zu dürfen, zumal ich als Ressortführer für die Straßenverkehrsbelange in dieser Stadt auch einige Sorgen auf diesem Gebiet habe. Mir ist zwar der Anteil der verschiedenen Unfallarten an der Gesamtzahl der Unfälle im einzelnen nicht bekannt, aber nach der Bedeutung, die vor allem die Verkehrsunfälle in Ihrem Tagesprogramm haben und die ja auch schon vom Herrn Vorredner herausgestellt wurde, ist anzunehmen, daß die Verkehrsunfälle von besonderem Interesse sind. Soweit ich beim Studium Ihres Programmes gesehen habe, werden aber auch die anderen Unfälle mit gleicher Gewissenhaftigkeit behandelt, vor allem die Unfälle in der gewerblichen Wirtschaft, in der Landwirtschaft, die Unfälle im Haushalt und die große Zahl der Sportunfälle mit besonderem Gewicht, auch das wurde bereits gesagt, auf den Skiunfällen. Wie schon erwähnt, bin auch ich auf ganz andere Weise mit den Unfallursachen bzw. mit der Unfallverhütung, oder besser Ausschaltung der Unfallursachen und der Unfallprophylaxe befaßt und in diesem Zusammenhang ist, glaube ich, auch für Sie eine kleine Statistik der Verkehrsentwicklung in unserer Stadt und vor allem der Verkehrsunfälle nicht uninteressant.

In den letzten 10 Jahren ist die Zahl der zugelassenen Kraftfahrzeuge in der Stadt Salzburg um ca. 67 %, die der PKW sogar um 87 % gestiegen, bei gleichzeitigem Wachstum der Bevölkerung von 16 %. Mit Ende des Jahres 1975 hatten wir in der Stadt Salzburg eine Gesamtzahl von ca. 62.500 Kraftfahrzeugen, im Vergleich dazu waren es in Linz 76.000 und in Innsbruck 44.513. 1975 ereigneten sich in der Stadt Salzburg 1.263 Unfälle mit Personenschaden, in Innsbruck 1.832 und in Linz 1.440. Wenn man die Zeitspanne der letzten 10 Jahre betrachtet, dann bedeuten diese für 1975 angegebenen Zahlen eine Steigerung der Verkehrsunfallrate in Salzburg um 37,4 %, für Innsbruck jedoch um 79,6 %. Verkehrstote hat es in Salzburg in diesen 10 Jahren 15, in Innsbruck 17 und in Linz 23 gegeben. Wenn ich jetzt nur die Zeitspanne der letzten 5 Jahre, sie ist bei dieser Betrachtung sehr wesentlich, hervorhebe, dann ist die Zahl der Unfälle mit Personenschaden in diesen 5 Jahren fast nicht mehr gestiegen, sie ist im Jahre 1977, wie ich bereits erwähnt habe, mit 1.263 festgestellt worden. Die Zahl der Schulwegunfälle ist sogar wesentlich gesunken.

Wenn ich die Gesamtzahl der Unfälle in diesem Jahr 1975, also einschließlich der mit Sachschaden, natürlich soweit sie gemeldet wurden, betrachte und sie von den Ursachen her beurteile, dann entfallen 1.827 Unfälle auf die Außerachtlassung der nötigen Vorsicht, 11 auf mangelhafte Ausrüstung, 160 auf Trunkenheit, 19 auf mangelhaften Straßenzustand, 157 auf Unachtsamkeit der Fußgänger und 278 auf Unachtsamkeit der Lenker einspuriger Fahrzeuge. In den letzten 5 Jahren haben wir bei Betrachtung der gleichen Unfallursachen folgende Höchstziffern erreicht: Außerachtlassen der nötigen Vorsicht 3.029 - ich stelle ausdrücklich nochmals die Zahl 1977 gegenüber: 1.827 -, 14 auf mangelhafte Ausrüstung, 195 auf Trunkenheit (160 war schon die Zahl 1975), 214 auf Unachtsamkeit der Fußgänger und 320 auf Unachtsamkeit der Lenker einspuriger Fahrzeuge.

Also bei allen genannten Unfallursachen ist eine, glaube ich, sogar sehr wesentliche Verminderung der Unfallziffern festzustellen. Ich bin allerdings keineswegs so überheblich zu sagen, wie gut wir hier in der Stadt Salzburg sind, es ist jeder Unfall, das wurde auch bereits erwähnt, bedauerlich und jeder einzelne Unfall zuviel. Wenn man aber die ständig steigende Zahl der Kraftfahrzeuge in der Stadt (jährlich ca. 3 - 4.000) betrachtet und die Tatsache berücksichtigt, daß die Zahl der Kraftfahrzeuge sich bei uns in der Fremdenverkehrssaison vervielfacht und zwar die Zahl der nicht örtlich zugelassenen Kraftfahrzeuge sich sogar um ein Wesentliches vervielfacht, dann scheinen mir diese Entwicklungen in der Stadt Salzburg doch einigermaßen bemerkenswert. Offenbar ist es gelungen, durch entsprechende verkehrstechnische und verkehrspsychologische Maßnahmen und Ausbauten auf die große Zahl der vor allem durch Unachtsamkeit hervorgerufenen Verkehrsunfälle vermindernd Einfluß zu nehmen.

Ich bitte Sie allerdings sehr höflich, nicht unsere gegenwärtigen Zustände hier in Betracht zu ziehen. Wir dürfen während der Saisonmonate in Salzburg nicht bauen und haben gegenwärtig unverhältnismäßig große Kanalausbauten und Straßenausbauten.

Nun noch ein besonderes, persönliches Anliegen, der Herr Vorredner hat es erwähnt, aber nicht in den Mittelpunkt seiner Betrachtung gestellt, das sind die Unfälle der Lenker einspuriger Fahrzeuge und vor allem auch die der Fußgängerunfälle. Auch ihnen ist im Tagungsprogramm bedeutendes Gewicht beigemessen (Zweiradunfälle, Ursachen der Kinderunfälle u.s.w.) und ich habe auch schon meinerseits wiederholt in der Öffentlichkeit auf die Entwicklung dieses sehr schwierigen Problems gerade bei der Beliebtheit der Mofas und der Mopeds hingewiesen und vor allem deren besondere Gefährlichkeit im innerstädtischen Verkehr. Ich muß allerdings zugestehen, daß es mir auch in der eigenen Familie nicht gelungen ist, diese Verkehrsmittel ganz auszuschalten. Vielfach werden diese Fahrzeuge ja für den Schulweg verwendet und wenn Sie heute bei einer Schule vorbeigehen, sehen Sie davor meist einen beachtlichen Fahrpark von dieser Art von Fahrzeugen. Meines Erachtens verdienen die Unfälle, die aus diesem Verkehr resultieren auch im Rahmen Ihrer Tagung große Beachtung und ich wäre sehr dankbar, wenn auch Ihrerseits auf die besondere Gefährlichkeit vor allem für Jugendliche und die Schwere dieser Unfälle hingewiesen werden würde.

Sie haben sicherlich noch andere Gesichtspunkte, als ich sie nur aus der Statistik und aus meinen persönlichen Erfahrungen entnehmen kann, sie werden ja auch im Rahmen dieser Tagung entsprechend behandelt werden, und nun aus dem fachlichen Rahmen heraustretend als Fremdenverkehrsressortführer darf ich bei aller Würdigung Ihrer fachlichen Arbeit noch Ihren gesellschaftlichen Veranstaltungen viel Erfolg wünschen. Es sind ja auch schöne Ausflüge für die Damen vorgesehen, sie sind hoffentlich, heute jedenfalls, von schönem Wetter begünstigt. Den Damen darf ich darüber hinaus noch bei ihren Spaziergängen durch die Stadt eine außerordentliche Kauffreudigkeit ans Herz legen. Einen besonderen Kunstgenuß werden Ihnen ja noch heute abend beim Empfang des Herrn Landeshauptmannes die Salzburger Solisten im Carabinieri-Saal bereiten.

Für die gesamten Salzburger Tage wünsche ich dem Kongreß so viel Erfolg, den Teilnehmern so viel Freude und gute Eindrücke, daß Sie aus gleichem Anlaß wieder nach Salzburg zurückkehren werden, wo Sie immer gern gesehene Gäste sind.

W. Krösl, Präsident der Österreichischen Gesellschaft für Unfallchirurgie

Ich danke dem Herrn Bürgermeister für seine Worte und vor allem dafür, daß er unser Programm völlig unvorhergesehener Weise mit einem Fachvortrag bereichert hat. Er hat wirklich sehr interessante Zahlen gebracht.

Darf ich nun den Herrn Landeshauptmann bitten, der sich freundlicherweise bereit erklärt hat, zur Eröffnung unserer Tagung einige Worte an uns zu richten.

Hans Lechner, Landeshauptmann von Salzburg

Herr Präsident, meine sehr geehrten Damen und Herren,

es ist mir als Sprecher des Landes und als Gesundheitsreferent der Landesregierung eine sehr große Freude, Sie, die Teilnehmer und die Gäste an dieser Tagung der Österreichischen Gesellschaft für Unfallchirurgie wieder herzlich zu begrüßen. Sie sind ja eine unserer treuesten Organisationen und Gesellschaften, die immer wieder mit ihren Tagungen ins Land kommen.

Wir freuen uns, daß Sie wieder in Salzburg Ihre Forschungsergebnisse, Ihre Erfahrungen austauschen werden, daß Sie Ihre für die Öffentlichkeit sicherlich wertvollen Impulse dartun werden. Damit dienen Sie doch im weiteren Sinne jener Unfallchirurgie, deren großer österreichischer Pionier Lorenz BÖHLER selbst noch bei einigen Ihrer Tagungen in Salzburg anwesend war und dabei sehr deutlich und sehr kräftig seine Meinung zu manchen medizinischen und medizinisch-organisatorischen Problemen geäußert hat.

Unfälle sind heute zu einer neuen großen Massenkrankheit geworden, nachdem es der Medizin gelungen ist, andere körperliche Leiden zumindestens in einzelnen Bereichen erfolgreich zurückzudrängen, so hatte Lorenz BÖHLER einmal bei einem Empfang hier in Salzburg gesagt.

Meine Damen und Herren, Gefahren müssen erkannt werden, aber sie müssen auch bekämpft werden. Sie, die Sie im relativ jungen Spezialfach der Unfallchirurgie wirken, Sie kämpfen für Ihre Patienten oft in einer atemberaubenden Weise und mit atemberaubenden Erfolg am Operationstisch. Psychotherapeutische Behandlungen und Rehabilitationsmaßnahmen sichern in steigendem Maße den Erfolg ab. Ich glaube, wir müssen der Allgemeinen Unfallversicherungsanstalt ganz besonders für diese intensive Möglichkeit der Anwendung der wissenschaftlichen Erkenntnisse danken.

Aber bei jedem einzelnen von uns liegt es, durch Vorsicht am Arbeitsplatz, im Auto, in der Freizeit oder im Haushalt selbst einem solchen Unfall vorzubeugen und den staatlichen Organen obliegt es, jene kluge Ordnung auch sicherzustellen, die die Gefahr vermindert und vor allem die Unbeteiligten davor schützt, in einen Unfall verwickelt zu werden, wie es der Herr Präsident zum Ausdruck gebracht hat. Die Technik erleichtert vielfach das Leben, beseitigt manche Gefahren, bringt zugleich aber viele neue Gefährdungen mit sich, wenn die Menschen zu gedankenlos mit ihren Errungenschaften umgehen - zu gedankenlos und zu sorglos.

Ein Blick in das reichhaltige Programm läßt die Bedeutung Ihrer Tagung in ihrer ganzen Tragweite voll erkennen. Nun darf ich aufrichtig auch meinerseits wünschen, daß die vielversprechenden Möglichkeiten, die sich aus dieser Zusammenarbeit der verschiedensten Arbeitsgebiete unter der Patronanz der Mediziner ergeben, einer Zusammenarbeit, wie sie hier heuer erstmalig in dieser Form erfolgt, daß diese Möglichkeiten in den Ergebnissen der Tagung derart realisiert werden, daß sie vielen Mitmenschen neue Hilfe bringen. Ich wünsche der Tagung deshalb viel Erfolg und freue mich, daß Sie gerade in Salzburg tagen und wünsche, daß im stiller gewordenen herbstlichen Salzburg, in dem die Musik und die hohe Kunst des Sommers sozusagen von den Plätzen und Straßen noch irgendwie nacherklingt, daß es Ihnen da gut gefällt.

Ich danke Ihnen meine sehr geehrten Herren vom Präsidium, ich danke einem Unfallchirurgen fast der ersten Stunde, unserem Herrn Primarius EIGENTHALER sehr, dem ich ja einmal an dieser Stelle bei einer Ihrer Tagungen ein hohes Verdienstzeichen übergeben konnte. Ich möchte auch sagen, daß sein Nachfolger im Salzburger Unfallkrankenhaus sich großer Beliebtheit erfreut.

Ich möchte meiner ganz besonderen Freude Ausdruck geben, daß Herr Dr. NEIDL, der selbst in einen solch schweren Unfall hereingerissen wurde, sich so gut erholt hat. Nochmals ein herzliches Willkommen - wir freuen uns auf heute abend.

W. Krösl, Präsident der Österreichischen Gesellschaft für Unfallchirurgie

Ich danke recht herzlich dem Herrn Landeshauptmann für seine lieben Worte. Vor allem danke ich ihm jetzt schon, daß er gemeinsam mit dem Herrn Bürgermeister uns für heute abend zu einem Empfang eingeladen hat und wir wie seit 12 Jahren wieder seine Gäste sein dürfen. Der Empfang ist ja hier immer ein Höhepunkt, vor allem auch für die ausländischen Gäste, die das Dargebotene stets sehr genießen. Und indem ich auch meinerseits den Vorsitzenden der Landesstelle Salzburg, Herrn Dr. NEIDL recht herzlich begrüße, eröffne ich die Tagung.

II. Unfallepidemiologie – Unfallmechanismen

W. Krösl, Wien

Die Epidemiologie des Arbeitsunfalles in der gewerblichen Wirtschaft

Kein schöner Titel! Und ich bin darum auch nicht sehr glücklich mit dieser Formulierung. Obwohl seit Jahren in zunehmendem Maße auch beim Unfall von Epidemiologie gesprochen wird, so entspricht dies doch nicht der exakten medizinischen Nomenklatur. Epidemiologie bedeutet laut medizinischem Wörterbuch "Seuchenlehre" und unter Epidemie ist ein gehäuftes Auftreten einer Infektionskrankheit, also meinetwegen von Unfällen, in örtlicher und zeitlicher Begrenzung zu verstehen. Es wäre daher besser von Endemie zu sprechen, denn dies bedeutet das Bestehenbleiben einer Krankheit in der Bevölkerung eines bestimmten Bezirkes über Jahre hinweg. Aber vielleicht ist auch beides nicht richtig. Denn Unfälle gehören nun einmal zum menschlichen Leben überhaupt und sind aus diesem nicht wegzudenken.

Die Unfallhäufigkeit ist eine Funktion (wenn auch nicht die einzige) der Unfallgefährdung und diese ist wiederum abhängig von der ausgeübten Tätigkeit. Ähnlich verhält es sich mit der Art und Schwere drohender und erlittener Unfälle. Es liegt also auf der Hand, daß sich die Faktoren Unfallhäufigkeit und Unfallschwere in den letzten, sagen wir hundert Jahren, signifikant verändert haben. Sie sind natürlich ebenso vom Grad der Industrialisierung, sicher auch vom Gesellschaftssystem abhängig. Vergleichbare Zahlen lassen sich daher nur aus einem begrenzten Bereich erstellen und was ist begrenzter als der Bereich der gewerblichen Wirtschaft eines kleines Landes wie Österreich in den letzten zwanzig Jahren. Zur Absteckung der Größenverhältnisse für die Zuhörer aus dem Ausland: Österreich hat 7,6 Millionen Einwohner und 2,4 Millionen Versicherte in der gewerblichen Wirtschaft. Es sind dies die Selbständigen und Unselbständigen in Handel, Gewerbe und Industrie; leichter vielleicht zu überblicken, wenn man sagt, wer nicht dazugehört: Und zwar die Bundesbediensteten, die Bediensteten der Österreichischen Bundesbahnen und die Selbständigen in der Land- und Forstwirtschaft.

In den folgenden Statistiken, für deren Zusammenstellung ich dem Leiter der Abteilung Statistik der Allgemeinen Unfallversicherungsanstalt, Herrn SCHWAMMENHÖFER, danken möchte, ist nur der Versicherungsfall "Arbeitsunfall", nicht aber der Versicherungsfall "Berufskrankheit" aufgenommen.

Die Zahl der Unfallmeldungen (Abb. 1) hängt natürlich im wesentlichsten von der Zahl der Versicherten ab. Die wachsende Zahl der vertraglichen Unfallabteilungen führte jedoch insbesondere

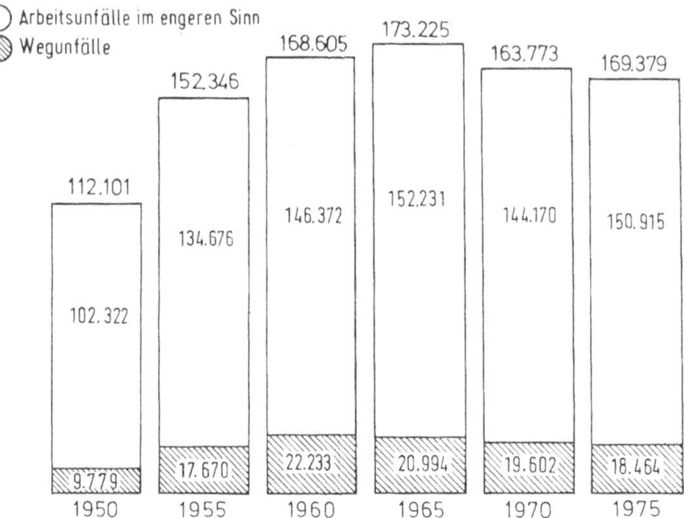

Abb.1. Gemeldete Arbeits- und Wegunfälle in den Jahren 1950 - 1975

beim geringfügigen Unfall zu vermehrten Meldungen, weil bei uns der Erstbericht, der von jedem Behandlungsfall zu übermitteln ist, den Charakter einer Unfallanzeige hat.

Bei Arbeitsunfällen im engeren Sinne war der starke Zuwachs der Meldungen der Nachkriegszeit im Jahre 1961 zunächst abgeschlossen. Nach einem Rückgang infolge der wirtschaftlichen Rezession 1966 bis 1968 kam es 1974 zu einem neuerlichen Gipfel mit 160.000 Meldungen. Wir werden später noch sehen, daß es einen weiteren Faktor gibt, der in Zeiten unsicherer Beschäftigungslage das Bild verfälscht.

Bei den Wegunfällen gab es einen starken Zuwachs an Meldungen bis zum Jahre 1958 durch die erste große Motorisierungswelle. Bis 1963 gab es dann nur geringfügige Veränderungen, darauf nahm die Zahl der Meldungen wieder etwas ab und pendelte sich schließlich bei jährlich 19.000 ± 1000 ein. Sicher hat dabei auch der Trend vom einspurigen zum zweispurigen Fahrzeug durch die wirtschaftliche Besserstellung vieler Arbeitnehmer eine Rolle gespielt. Die heutige rückläufige Welle zum Zweirad spielt sich mehr auf dem Freizeitsektor ab und hat daher für uns nicht eine so große Bedeutung.

Eine nicht uninteressante Tatsache ist es, daß die relative Häufigkeit der Arbeits- und Wegunfälle, langfristig gesehen, absinkt (Abb. 2).

Hier können wir, glaube ich, ohne euphemistisch sein zu wollen, einen Erfolg der Bemühungen der Unfallverhütungsstellen, insbesondere des Unfallverhütungsdienstes der Allgemeinen Unfallversicherungsanstalt, sehen. Eine weitere Ursache ist die, daß der Anteil der Beschäftigten mit geringerem Unfallrisiko zunimmt.

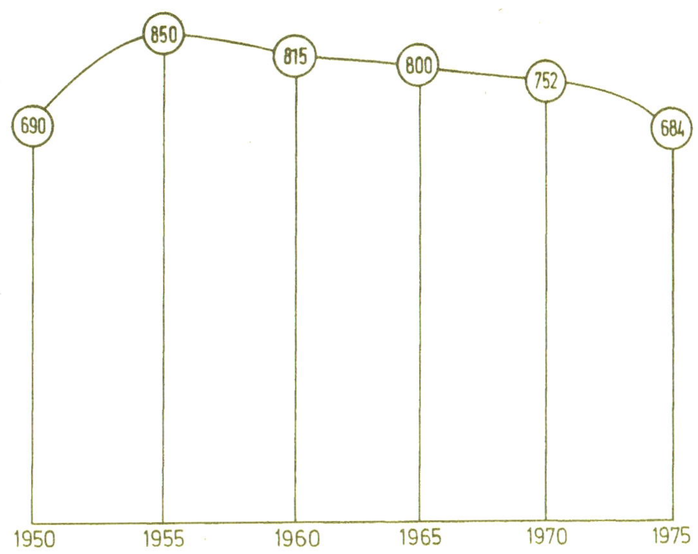

Abb.2. Arbeitsunfälle auf 1000 Versicherte

Der Anteil der Angestellten an der Gesamtzahl der unselbständig Erwerbstätigen stieg von 1955 bis 1975 von 25 auf 41 %. Das durchschnittliche Unfallrisiko liegt aber beim Arbeiter rund viermal höher als beim Angestellten. Die Überführung von Arbeitern in den Angestelltenstand bei natürlich gleichbleibendem Unfallrisiko, die in dieser Zeit auch aufkam, stellt in dieser Statistik eine quantitê negligeable dar und ist nicht von signifikantem Einfluß.

An der Spitze der Unfallursachen stehen seit jeher "Sturz und Fall" mit etwa ein Viertel aller gemeldeten Unfälle. Ungefähr ein Drittel der Unfälle entfällt auf die Ursachen "Heben und Umfallen von Gegenständen", "scharfe und spitze Gegenstände" und auf "Maschinen und Betriebseinrichtungen" gemeinsam. Rund ein Zehntel der Arbeits- und Wegunfälle ereignen sich in Verbindung mit "Fahrzeugen und anderen Beförderungsmitteln". Beim Großteil dieser Fahrzeugunfälle handelt es sich gleichzeitig um Straßenverkehrsunfälle.

Es ist interessant, die Statistik der Fahrzeugunfälle der Allgemeinen Unfallversicherungsanstalt mit der Statistik der Unfälle im allgeinen österreichischen Straßenverkehr (Abb.3) zu vergleichen. Nach der AUVA-Statistik stieg die Zahl der gemeldeten Fahrzeugunfälle bis zum Jahre 1958 auf 22.500. Es folgte ein langsamer Rückgang, zuletzt waren es jährlich rund 17.000. Nach der Statistik des Österreichischen Statistischen Zentralamtes erfolgte ein deutlicher Anstieg der jährlichen Unfälle bis zum Jahre 1971. Ab 1973 erfolgte ein Rückgang wegen der Ölkrise. Nach Auskunft des Pressereferates des Kuratoriums für Verkehrssicherheit führen folgende weitere Faktoren zu einer Verminderung der Unfallhäufigkeit: Weniger "Kinderunfälle", bessere Verkehrserziehung, Verbesserung der Sicherheitseinrichtungen in Personenkraftwagen und dabei Benützung von Sicherheitsgurten.

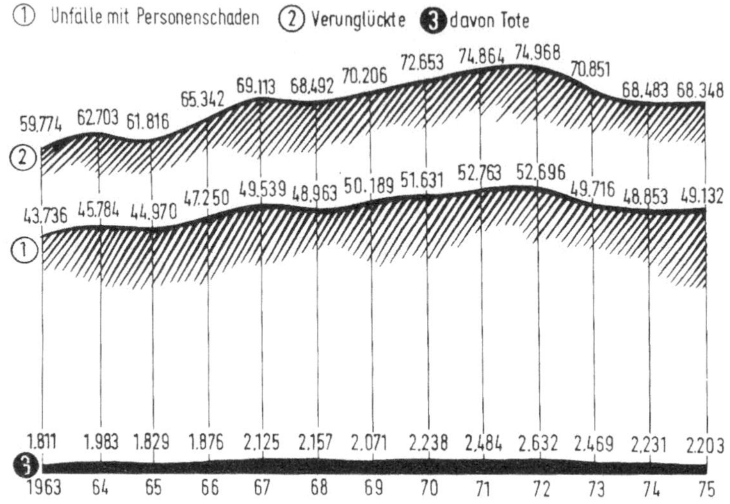

Abb.3

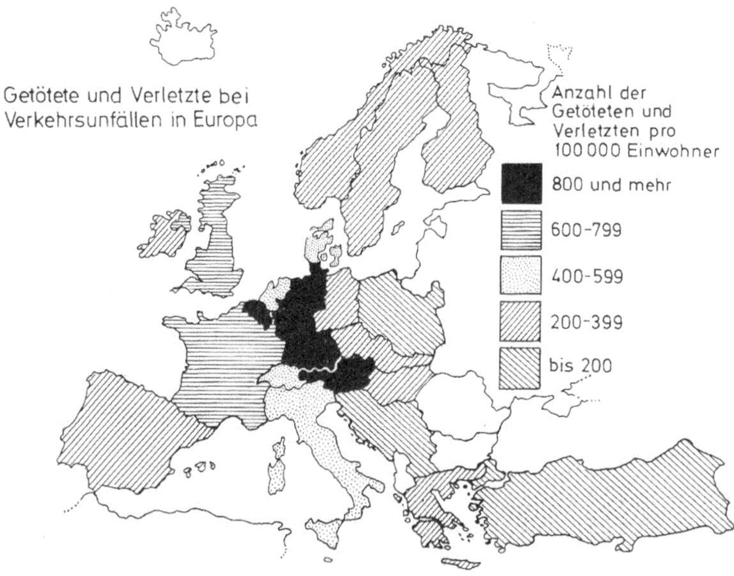

Abb.4

Bevor wir uns auf Grund dieser Zahlen befriedigt im Sessel zurücklehnen, machen wir einen Blick über die Grenzen (Abb.4,5).

Wir sind eindeutig im Spitzenfeld und damit gesamteuropäisch gesehen fast so gut wie beim Skifahren.

Anzahl der im Straßenverkehr Getöteten u.Verletzten pro 100.000 Einwohner

Land	Anzahl
Belgien	999
Österreich	941
BRD	829
Luxemburg	731
Grossbritannien	672
Frankreich	612
Dänemark	541
Schweiz	540
Holland	519
Italien	425
DDR	343
Finnland	343
Tschechoslowakei	297
Norwegen	280
Griechenland	258
Schweden	257
Malta	255
Portugal	254
Spanien	252
Ungarn	236
Irland	211
Jugoslawien	180
Polen	98
Türkei	52

Abb.5. Anzahl der im Straßenverkehr Getöteten und Verletzten pro 100.000 Einwohner

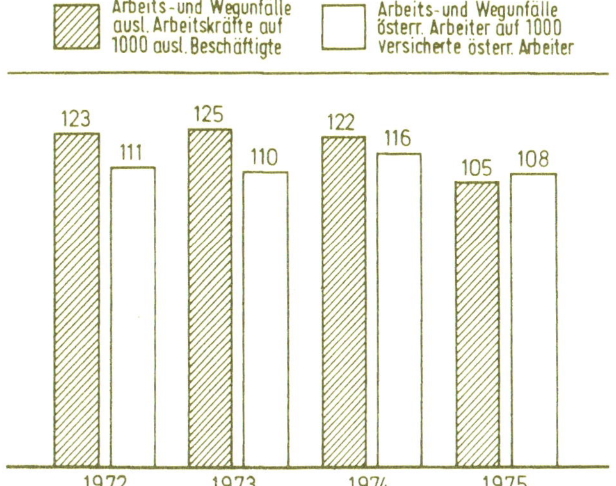

Abb.6

Immer wieder ventiliert wird die Frage der Unfallhäufigkeit ausländischer Arbeitskräfte in Österreich, wobei allgemein vermutet wird, daß diese höher ist als bei inländischen Arbeitnehmern. Als Grund werden dabei vermehrte Sprachschwierigkeiten, Beschäftigung an ungewohnten Maschinen und die Nichtvertrautheit mit komplizierten Maschinen überhaupt angenommen (Abb.6).

Die statistischen Erhebungen haben aber gezeigt, daß es sich bei dieser Meldung um ein nicht begründetes Vorurteil handelt.

Gegen Ende der 60er Jahre nahm die Beschäftigung von Gastarbeitern in Österreich stark zu. Der höchste Beschäftigungsstand im Zuständigkeitsbereich der Allgemeinen Unfallversicherungsanstalt wurde 1973 mit 217.000 ausländischen Arbeitskräften erreicht. 78 % kamen aus Jugoslawien.

Die auf den ersten Blick relativ größere Unfallhäufigkeit kann mit der österreichischer Arbeitskräfte nicht exakt verglichen werden, da entsprechende Detailzahlen nicht zu erbringen sind. Weiters wird die Zählung der ausländischen Arbeitskräfte von anderen Stellen nach anderen Kriterien vorgenommen als die Zählung der Unfallversicherten insgesamt. Dennoch ist ein Vergleich der relativen Unfallhäufigkeit ausländischer Arbeitskräfte einerseits und österreichischer Arbeitnehmer andererseits cum grano salis möglich. Stellt man in Rechnung, daß die Gastarbeiter größtenteils dem Arbeiterstand angehören und eher in Wirtschaftsbereichen mit höheren Unfallrisken tätig sind, kann angenommen werden, daß die Unfallfrequenz dieser Dienstnehmergruppe etwa der österreichischer Beschäftigter in vergleichbarem Arbeitsbereich entspricht. Der Rückgang im Jahre 1975 ist vermutlich auf die wirtschaftliche Rezession zurückzuführen: Wegen der Sorgen um den Arbeitsplatz dürfte es nach geringfügigen Unfällen seltener zur Behandlungsaufnahme und zur Krankmeldung gekommen sein, was wiederum eine geringere Zahl an Unfallmeldungen zur Folge hatte (Abb.7).

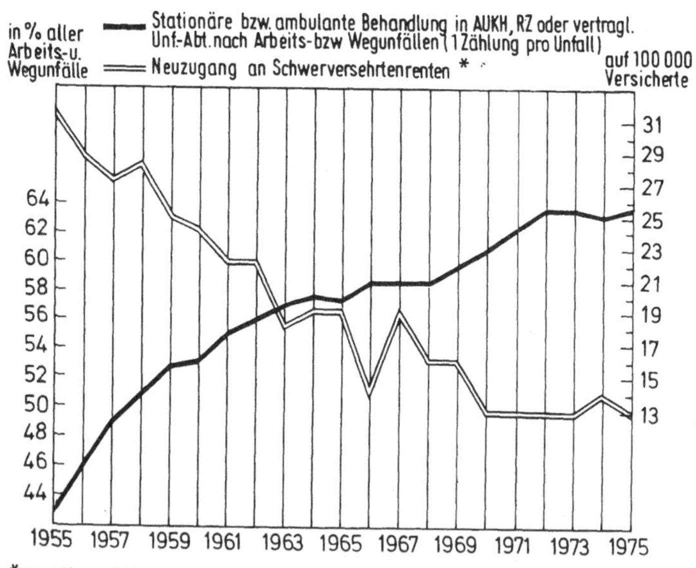

Abb.7

Auf einen Aspekt möchte ich am Schluß nicht versäumen hinzuweisen und das ist die Effizienz des unfalleigenen Heilverfahrens. Wir verstehen darunter die Durchführung der Unfallheilbehandlung in eigenen oder vertraglichen Behandlungseinrichtungen, also in Kliniken, Krankenhäusern oder Abteilungen, die von einem Facharzt für Unfallchirurgie geführt werden. Wir haben in Österreich nunmehr mit sechs Unfallkrankenhäusern und (inklusive dreier Kliniken) 24 vertraglichen Unfallabteilungen ein für das gesamte Bundesgebiet fast lückenloses Netz spezialisierter Behandlungseinrichtungen zur Verfügung. Der Erfolg dieses konsequent beschrittenen Weges läßt sich am besten an den Behandlungsergebnissen Schwerverletzter ersehen. Wie dies Abb.7 zeigt, ist der Anteil der Schwerversehrtenrenten im ähnlichen Ausmaß gesunken als die Zahl der in unfalleigene Heilbehandlung Kommenden gestiegen ist.

Und wenn wir auf einer Fiebertabelle das Sichkreuzen der Druck- und der Pulskurve als Crux mortis bezeichnen, so kann das Kreuz aus diesen beiden Linien als Crux sanationis aut vitae bezeichnet und als ein Erfolg gewertet werden, für den seinerseits Lorenz BÖHLER mit Hilfe der gesetzlichen Unfallversicherung den Grundstein gelegt hat.

E. Wondrák, Olomouc

Der Unfall in der Landwirtschaft und seine moderne Problematik

In den meisten Ländern Europas hat sich im Laufe der vergangenen zwei Jahrzehnte der Lebensstil der Landbevölkerung vom Grund auf geändert. Demographische und sozialpolitische Studien befassen sich notgedrungen auch mit den Gefahren der neuen Arbeits- und Lebensformen auf dem Lande.

Die meisten Bemühungen um eine Unfallverhütung auf dem Gebiete der landwirtschaftlichen Produktion respektieren jedoch noch die primitiven Arbeitsbedingungen der kleinbäuerlichen Wirtschaft. Im Verlauf der vergangenen 20 Jahre veränderten sich aber in der Landwirtschaft die Arbeitsformen, somit auch das Bild der landwirtschaftlichen Unfälle und man muß damit rechnen, daß sich dieses Bild noch weiterhin ändern wird.

Das Unfallrisiko ist einerseits mit der Technisierung und Motorisierung größer oder wenigstens anders geworden, andererseits erlauben aber auch die neuen Organisationsformen der Arbeit eine bessere technische Unfallverhütung. Mit der Mechanisierung der Arbeitsstätten, der Modernisierung der Haushalte und der Motorisierung des Verkehrs ist das Unfallrisiko wohl schon mit dem in der Industrie und in der Stadt vergleichbar. Trotzdem bleiben jedoch am Lande und in der Landwirtschaft einige spezifische Eigenarten des Unfallrisikos bestehen und in mancher Hinsicht entstehen auch neue Risken und Gefahren.

Der landwirtschaftliche Charakter des Großteils des etwa von 210.500 Einwohnern gebildeten Einzugsgebiets unserer Klinik, die die Umgebung unserer Stadt bildende fruchtbare mährische Hana-Ebene, bringt auch eine große Zahl von landwirtschaftlichen Unfällen unter den behandelten Verletzten. Wir bearbeiteten die Angaben und Befunde von 866 Verletzten aus der Landwirtschaft, die in 6 Jahren zur Behandlung in unsere Klinik kamen. Für jeden Verletzten wurde sofort bei der Erstversorgung ein Fragebogen ausgefüllt, der neben seinen persönlichen Daten noch weitere 12-15 Angaben über den Charakter und den Entstehungsmechanismus des Unfalls enthielt. Die Bearbeitung des erhobenen Materials wurde vom Rechenzentrum unserer Universität unter Benützung der automatischen Rechenanlage Minsk 22 durchgeführt.

Obwohl im gesamtstaatlichen Durchschnitt der in der Landwirtschaft arbeitenden Personen die Mehrzahl Frauen sind, waren von unseren 866 Verletzten 508 (59%) Männer und 358 (41%) Frauen. Überraschend war, daß die Verletzten durchwegs jüngeren Jahrgängen entstammten. Das Durchschnittsalter der verletzten Männer betrug 44,01 Jahre und das der verletzten Frauen 47,28 Jahre. Wir stellten auch fest, daß beim Weglassen der bei Verkehrsunfällen verletzten Personen jüngeren und mittleren Alters das Durchschnittsalter der restlichen Verletzten nicht statistisch ausschlaggebend niedriger war.

Die Aufteilung der Unfälle nach Monaten, in denen es zur Verletzung kam, zeigte ein eindeutiges Maximum der Unfälle im Juli und August. In diesen zwei Monaten geschahen 26,32% aller von uns registrierter Unfälle in der Landwirtschaft, das Minimum wurde im Februar (4%) verzeichnet. Die Aufteilung auf die einzelnen Monate zeigt Tabelle 1.

Monat	I	II	III	IV	V	VI	VII	VIII	IX	X	XI	XII
Anzahl landwirtschaftl. Unfälle	64	35	59	68	79	62	105	123	76	81	54	60
% von 866	7,5	4	7	8	9	7	12	14	9	9	6,5	7

Den Schweregrad der Unfälle beurteilen wir auf Grund der Unterteilung in fünf Gruppen. Es handelte sich um

220 (25,4%) sehr leichte
566 (65,4%) leichte
79 (9,1%) schwere und
1 (0,1%) tödlichen Unfall.

Dieser einzige tödliche Unfall betraf einen 27-jährigen Landwirt, der auf einer Dienstfahrt mit seinem PKW verunglückte und einer Hirn- und Thoraxverletzung erlag.

Nach den betroffenen Körperteilen konnten wir die Verletzten in 8 Gruppen einteilen. Mit Hinsicht auf eine Reihe von Mehrfachverletzten übersteigt die Zahl der Verletzungen die der verletzten Personen. Wir stellten fest, daß der Kopf 100mal, der Hals 6mal, der Brustkorb 93mal, der Bauch 7mal, das Becken und das Genitale 10mal, die Wirbelsäule 3mal, die obere Extremität 382mal und die untere 315mal betroffen waren.

Nach dem Charakter der Verletzungen unterschieden wir ebenfalls 8 Gruppen, wobei wieder bei manchen Personen mehrere Diagnosen verzeichnet wurden. Es handelte sich um 339 Wunden, 260 Contusionen, 160 Knochenbrüche, 135 Gelenkverletzungen, 9 Verbrennungen, 7 Eindringen von Fremdkörpern, 30 Hirnverletzungen und 30 verschiedene andere Diagnosen.

Bei der Beurteilung der Unfallursachen hielten wir uns an die vor Jahren von NOVÁK in Brünn eingeführte Unterteilung in 9 Gruppen, wenn dieses Urteil auch stets vom Arzt eine individuelle Stellungnahme erfordert und damit seiner persönlichen Ansicht entspricht, was sich besonders durch das Überwiegen der 9. Gruppe - eigenes Verschulden - geltend macht. Andererseits hat die Auswertung der anamnestischen Angaben zum Zeitpunkt der Erstversorgung wahrscheinlich größeren Wahrheitsgehalt, da diese unter dem unmittelbaren Eindruck des Unfallerlebnisses gemacht werden.

Wir konnten in den einzelnen Unfallursachengruppen unterscheiden:

1. Schäden von Maschinen, Werkzeug, Material	- 121	Fälle	(13,97%)
2. Unordnung an der Arbeitsstätte	- 79	Fälle	(9,13%)
3. Schlechte Organisation der Arbeit	- 114	Fälle	(13,16%)
4. Einwirkung von Tieren und Naturkräften	- 161	Fälle	(18,59%)
5. Ungenügende Einschulung	- 22	Fälle	(2,54%)
6. Einfluß von Krankheit, Übermüdung, Alter	- 8	Fälle	(0,92%)
7. Fremdes Verschulden	- 35	Fälle	(4,04%)
8. Einfluß von Alkohol	- 8	Fälle	(0,92%)
9. Eigenes Verschulden	- 318	Fälle	(36,73%)

Es interessiert uns auch, an welchem Ort bzw. an welcher Arbeitsstätte es zur Verletzung kam und wir zogen Möglichkeiten in Erwägung:

Feld bei	185	(21,36%)
Hof bei	157	(18,15%)
Scheunen oder Schuppen bei	68	(7,85%)
Stall bei	210	(24,25%)
Wohnung bzw. Kanzlei bei	62	(7,15%)
Wege bei	119	(13,74%)
andere Örtlichkeiten bei	65	(7,50%)

Als besondere anamnestische Gruppe verfolgten wir die Verletzung durch Sturz oder Fall. Es handelte sich dabei um 333 Verletzte, es stürzten:

beim Gehen	196	(22,6 %)
von einer Leiter	13	(1,5 %)
vom Dachboden	11	(1,2 %)
vom Baum	2	(0,23%)
und andere Stürze aus verschiedener Höhe	111	(12,8 %)

Ähnlich interessierten uns die Unfälle, an deren Entstehen sich Maschinen und Verkehrmittel beteiligten. Von den Maschinen, an denen es zu Unfällen kam, hoben wir einige besonders hervor u.zw. Kreissägen: 17 Verletzungen; Dreschmaschinen: 26 Verletzungen; Säemaschinen: 17 Verletzungen; Mähmaschinen aller Art: 39 Verletzungen und verschiedene andere landwirtschaftliche Maschinen: 275 Verletzungen; schließlich kam es bei der Manipulation mit elektrischem Strom zu zwei Verletzungen.

In der Landwirtschaft werden verschiedene Verkehrsmittel zum Weg an den und vom Arbeitsplatz, sowie zum Transport von Materialien verwendet. Deshalb wurde auch eine Reihe von Verkehrsunfällen als landwirtschaftliche Arbeitsunfälle verzeichnet. Es handelte sich um Unfälle auf

Motorrädern und Mopeds: 20 Unfälle
PKWs: 10 Unfälle
LKWs: 13 Unfälle
Traktoren: 88 Unfälle
Fahrrädern: 24 Unfälle
Tiergespannen: 38 Unfälle und
Handwagen: 10 Unfälle

Es zeigte sich also, daß Werkzeug und Maschine, bzw. die Arbeit mit ihnen, also die Mechanisierung der Landwirtschaft insgesamt bei 376 (43,42%) unserer 866 dokumentierten Fälle Unfallursache war. Dagegen scheint die Motorisierung noch eine untergeordnete Rolle bei den Unfällen in der Landwirtschaft zu spielen. Immerhin wurden 131 Personen (15,13%) auf Motorfahrzeugen verletzt, davon die Mehrzahl (10,16%) auf Traktoren. Und trotz aller Motorisierung ist der Anteil der Unfälle mit Tiergespannen (4,4%) doch noch ziemlich hoch.

Als Unfälle, die zu allen Zeiten für die Landwirtschaft typisch waren, interessierte uns die verhältnismäßig große Gruppe von Verletzungen bei der Arbeit mit Tieren. Es handelte sich um 161 (18,59%) Unfälle. Wenn wir die einzelnen Diagnosen dieser Verletzten untersuchten, fanden wir eine Reihe von Knochenbrüchen (Rippen, Humerus, Schulterblatt, Kniescheibe, Unterschenkel, Metatarsalia usw.) und Luxationen (Schulter), daneben Milzrupturen, Gehirnerschütterungen usw. Wir müssen also sagen, daß bei aller Modernisierung die Arbeit mit den Tieren für die Landwirtschaft spezifisch bleibt und auch ein spezifisches Unfallrisiko darstellt. Die absolute Mehrzahl dieser Personen (56 Männer und 53 Frauen) wurde im Stall verletzt. Auch unter den 38 am Tiergespann verletzten Personen waren acht mit Knochenbrüchen und eine mit einer Gehirnerschütterung.

Ebenfalls für die Landwirtschaft typisch sind Verletzungen bei der Fahrt auf Traktoren. Von unseren durch Traktoren verletzten 88 Personen hatten 7 einen als schwer charakterisierten Unfall (Rippenbrüche, Gehirnerschütterung, Schädelbruch mit Liquorrhoe, Schlüsselbeinbruch, Unterschenkelbruch usw.). Von den anderen Verkehrsunfällen hatten 38 Kopfverletzungen mit 13 Gehirnerschütterungen, zwei Brustkorbquetschungen. Die anderen Verletzungen betrafen die Extremitäten. Beachtenswert war auch, daß von den 20 auf Motorrädern verletzten Fahrern 5 jünger als 25 Jahre und von den im PKW verletzten Personen 3 jünger als 25 Jahre waren.

Im positiven Sinne ist der verhältnismäßig geringe Anteil von Betrunkenen unter den Unfallverletzten zu verzeichnen. Von 8 unter Alkoholeinfluß stehenden Verletzten (0,92%) erlitt einer seine Verwundung am Samstag und vier am Sonntag, zwei der unter Alkoholeinfluß entstandenen Verletzungen waren Verkehrsunfälle.

Eine besonders beachtenswerte Gruppe sind die 17 Personen, die sich bei der Arbeit an der Kreissäge verletzten. Unter ihnen war eine Frau mit einer Knieverletzung, die restlichen 16 Personen hatten Verletzungen der oberen Extremitäten, darunter 6 mit schweren Dauerfolgen (Dilazerationen, Amputationen, Sehnendurchtrennungen). Während die Kreissägenunfälle auf das ganze Jahr verteilt sind, haben die Unfälle mit anderen landwirtschaftlichen Maschinen meistens Saisoncharakter. Von den 26 Dreschmaschinenverletzungen entfallen 20 auf den August, 17 Säemaschinenverletzungen beginnen im April, haben ihren Höhenpunkt im September und enden im Oktober. Sehr schwer waren an den Dreschmaschinen 3 Verletzungen: Amputationen, eine Halswirbelsäulenverletzung; an den Säemaschinen 2 Verletzungen: Schulterverletzung mit Schulterblattbruch, Handdilazeration; and den Mähmaschinen 7 Verletzungen: Amputation, Dilazerationen an Händen und Füßen. Nur 12 Verletzungen an den Maschinen entstanden durch fremdes Verschulden. Von den 79 Schwerverletzten waren 6 jünger als 20 Jahre.

Nur 2 Unfälle (0,23%) entstanden durch unsachgemäße Manipulation mit elektrischem Strom. Es handelte sich um 2 Männer im Alter von 33 und 52 Jahren, von denen einer eine elektrische Leitung im Stall reparierte. Beide erlitten durch den Stromschlag einen Sturz und schwere Wunden.

Wenn auch bei uns die Frauen etwa 53% der in der Landwirtschaft beschäftigten Personen darstellen, beteiligten sie sich in unserer Zusammenstellung nur an 41% der Unfälle. Das Durchschnittsalter der verletzten Frauen war aber um dreieinviertel Jahre höher als das Alter der verletzten Männer. Wir hielten es für zweckmäßig, den Anteil der Frauen an den landwirtschaftlichen Unfällen als interessantes Specificum zu analysieren. Es war bemerkenswert, daß von den 121 (13,97%) Unfällen, die durch Schäden an Maschinen und Werkzeugen entstanden, 41, also ein ganzes Drittel Frauen betrafen. Von den 161 (18,59%) Personen, die durch Tiere verletzt wurden, waren 74, also fast die Häfte Frauen. Keine einzige Frau war unter Alkoholeinfluß verletzt worden. Während von den 210 im Stall Verletzten 120 Frauen waren, also mehr als die Häfte, waren von den 185 am Feld verletzten nur 57 Frauen, also kaum ein Drittel. Die Frauen waren auch unter allen durch Maschinen Verletzten zu finden. So zum Beispiel waren von den 17 Kreissägenverletzten 4 Frauen, von den 26 Verletzten an den Dreschmaschinen 9 Frauen, von den 17 Verletzten an den Säemaschinen 4 Frauen, von den 39 Verletzten an den Mähmaschinen 10 Frauen. Von den 20 auf Motorrädern verwundeten Personen waren 6 Frauen, von den 24 durch Sturz vom Fahrrad Verletzten waren 13 Frauen und unter den 88 Verletzten auf den Traktoren waren 11 Frauen. Diese Zahlen beweisen, daß die Arbeit in der Landwirtschaft schon längst micht mehr wie einst in männliche und weibliche Arbeit unterteilt werden kann, daß die Frau in der Landwirtschaft auf allen Arbeitsstätten alle Arten von Arbeit ausführt, an den Maschinen arbeitet, Fahrzeuge lenkt usw. und daher auch mit dem gleichen Unfallrisiko rechnen muß wie der Mann.

Wenn auch die Mehrzahl der von uns registrierten Unfälle von leichterem Charakter war, so bedeutet doch die große Zahl der scheinbar banalen Verletzungen meistens eine kürzere oder längere Arbeitsunfähigkeit mit allen ökonomischen Folgen individueller und gesellschaftlicher Art. Wir glauben daher auf Grund unserer Beobachtungen und unserer Schlußfolgerungen die Notwendigkeit eines weiteren eingehenden Studiums der landwirtschaftlichen Unfälle im Hinblick auf ihre Verhütung betonen zu können und ein intensiveres Bestreben um die Sicherheit der Arbeitsvorgänge am Lande genau so zu fordern und zu fördern wie in der Industrie und in der Stadt.

L. Popper, Wien

Unfälle im Haushalt: Epidemiologie, Ursachen, Vorbeugung

Einleitung

Im April 1968 fand in Salzburg ein vom europäischen Regionalbüro der W.H.O. organisiertes Symposium über die Verhütung der Unfälle im Haushalt statt. Damals wurde festgestellt, daß aus Österreich nur spärliche Daten über diese Marterie erhältlich waren.

Diese Lücke wurde inzwischen geschlossen und wir besitzen derzeit sehr genaue Daten über diese Unfälle: das Österreichische Statistische Zentralamt hat im Mikrozensus vom Dez. 1970 eine Sondererhebung über Sport-, Freizeit- und häusliche Unfälle durchgeführt, über deren Ergebnisse RAMHARTER eingehend berichtet hat. Es wurde die Zahl, Altersverteilung und Art der nicht tödlichen häuslichen Unfälle innerhalb eines Jahres (vom 1.Dez.1969 bis 30.Nov.1970) erhoben. Für die genauere wissenschaftliche Bearbeitung standen uns überdies die Original-Computertabellen sowie eine im Österr.Statist.Zentralamt durchgeführte Aufgliederung der tödlichen häuslichen Unfälle für das Jahr 1970 zur Verfügung. Es wurden dabei diejenigen Ereignisse erfaßt, die in der Todesursachenstatistik ausdrücklich als Haushaltsunfälle bezeichnet oder als solche eindeutig erkennbar waren. Sie machten etwa 55% aller Nicht-Arbeits- und Nicht-Verkehrsunfälle aus, u.zw. 2/3 aller Unfälle durch Sturz, bzw. durch Feuer und Flammen, sowie die Hälfte aller Unfälle durch Vergiftungen.

Epidemiologie und Ursachen

Zunächst die Größenordnung des Problems:

Laut Mikrozensus gab es im Jahr 1970
134.200 Haushalts- und Freizeitunfälle, und zwar
62.000 beim männlichen und
72.200 beim weiblichen Geschlecht. - Außerdem gab es
57.500 Sportunfälle (41.700 männl. u. 15.800 weibl.)

Hierbei wurden Bagatellunfälle vernachlässigt und nur diejenigen gezählt, die eine ärztliche Behandlung notwendig gemacht hatten.

Demgegenüber gab es im gleichen Jahr
73.600 Verkehrsunfälle (50.000 männl. u. 23.600 weibl.)

Interessant ist die Altersverteilung:

Während der Gipfel der Verkehrsunfälle in der Gruppe der 15 - 30 jährigen liegt, der Höhepunkt der Sportunfälle sogar noch um 5 Jahre früher, betreffen die häuslichen Unfälle in erster Linie das Kindes- und das Greisenalter, wobei der Altersgipfel bei den Frauen besonders ausgeprägt ist.

Noch deutlicher wurden die Unterschiede bei der Betrachtung der tödlichen häuslichen Unfälle einerseits, der Verkehrstodesfälle andererseits (die tödlichen Sportunfälle können wegen ihrer verhältnismäßig geringen Zahl hier außer Betracht bleiben). 70 % der tödlichen Haushaltsunfälle bei den Männern und rund 90 % bei den Frauen betreffen Personen, die über 60 Jahre alt sind; die tödlichen Verkehrsunfälle hingegen ereignen sich zu mehr als 50 % bei Personen unter 45 Jahren und bilden überhaupt die wichtigste Todesursache in den jüngeren Altersgruppen. - Es standen im Jahr 1970

1433 tödliche Haushaltsunfälle
2650 tödlichen Verkehrsunfällen gegenüber, wobei die Mortalität bei häusl. Unfällen 14,3:100.000 bei Männern, 23,4:100.000 bei Frauen, bei Verkehrsunfällen 57,5:100.000 bei Männern, 17,4: 100.000 bei Frauen betrug.

Jenseits des 70. Lebensjahres übertrifft bei beiden Geschlechtern die Sterblichkeit durch häusliche Unfälle diejenige durch Verkehrsunfälle, z.T. sogar beträchtlich.

Bezüglich der Ursachen der Unfälle im Haushalt ergaben der Mikrozensus und die Todesursachenstatistik folgende Verhältnisse (Tabelle 1):

Tabelle 1

Unfallursache	Nicht tödliche Unfälle	tödliche Unfälle
Sturz	67 %	88 %
Schneiden oder Stechen	12 %	0,1 %
Schlag oder Stoß	7 %	0,1 %
Verbrennungen und Verbrühungen	5 %	4 %
Vergiftungen	1 %	3 %
Tiere	2 %	0,4 %
Elektrischer Strom	0,3 %	0,2 %
Alle übrigen	5,7 %	4,2 %

Aus dem bisher Gesagten ergeben sich also schon folgende wichtigen Gesichtspunkte:

1. Die Zahl der Unfälle im Haushalt und in der Freizeit übertrifft die Zahl der Verkehrsunfälle sowie auch die der Arbeitsunfälle um mehr als das doppelte.
2. Betroffen sind neben Kleinkindern vor allem alte Menschen.
3. Jenseits des 70. Lebensjahres übertrifft die Zahl der tödlichen Haushaltsunfälle die der Verkehrstodesfälle.
4. Die wichtigste Ursache der Haushaltsunfälle sind Stürze, während Vergiftungen (besonders seit der Entgiftung des Leuchtgases) und Elektrounfälle nur eine untergeordnete Rolle spielen.

Damit ist auch schon gesagt, daß sich Haushaltsunfälle nicht etwa hauptsächlich in modernen, stark mechanisierten Haushalten, sondern im Gegenteil in veralteten, abgewohnten Häusern und Wohnungen abspielen.

Auch in ländlichen Haushalten bzw. bäuerlichen Betrieben sind Stürze die wichtigste Unfallursache, wie aus einer Zusammenstellung von LINDAUER aus dem Jahr 1965 aus der land- und forstwirtschaftlichen Sozialversicherung hervorgeht (Tabelle 2), und auch hier sind in erster Linie die älteren Jahrgänge betroffen (Tabelle 3), besonders bei Frauen.

Tabelle 2

Ursache	männlich	weiblich
Sturz	38,7 %	63,0 %
Haushaltsgeräte	3,2 %	1,5 %
Tiere (z.B. beim Schlachten)	29,8 %	Ø
Schlachtgeräte	16,1 %	9,2 %
Nägel, Dornen, Ziegel	3,2 %	10,7 %
Verbrennungen und Verbrühungen	3,2 %	7,7 %
Fahrzeuge	9,6 %	4,4 %
Sonstige	0,2 %	3,5 %

Tabelle 3

Altersverteilung	männlich	weiblich
15 - 24 Jahre	9,6 %	3,0 %
25 - 34 "	12,9 %	4,5 %
35 - 44 "	19,3 %	9,1 %
45 - 54 "	12,9 %	18,2 %
55 - 64 "	32,3 %	18,2 %
65 und mehr "	13,0 %	37,0 %

Ein weiterer wichtiger sozialmedizinischer Gesichtspunkt ist die Frage, in welchem Ausmaß durch die häuslichen und Freizeitunfälle Spitalsbetten in Anspruch genommen werden. Diese Belastung ist viel größer als gemeinhin angenommen wird, Von den Spitalsaufnahmen wegen Unfällen, die insgesamt etwa 14 % aller Hospitalisierungen ausmachen, gehen mehr als die Hälfte auf das Konto der Haushalts- und Freizeitunfälle. Näheres ergibt sich aus folgender Zusammenstellung (Tabelle 4).

Tabelle 4. Spitalsaufnahmen 1970 (gerundet auf 100)

Ursache der Spitalsaufnahme	männlich	weiblich	zusammen
Alle Ursachen:	520.400	636.600	1.157.000
hiervon Unfälle insgesamt	108.200	52.900	161.100
in % aller Spitalsaufnahmen	20,8 %	8,3 %	13,9%
Verkehrsunfälle:	31.600	14.800	46.400
in % aller Aufnahmen wegen Unfällen:	29,2 %	28,0 %	28,8%
Arbeitsunfälle:	26.200	5.400	31.600
in % aller Aufnahmen wegen Unfällen	24,2 %	10,2 %	19,4%
Haushalts- u. Freizeitunfälle:	50.400	32.700	83.100
in % aller Aufnahmen wegen Unfällen:	46,6 %	61,8 %	51,8%
in % aller Spitalsaufnahmen:	9,7 %	5,2 &	7,2%

Im Jahr 1974 war es ganz ähnlich: 13,6 % aller Spitalsaufnahmen erfolgten wegen Unfällen; von diesen Unfällen waren 6,1 % Wegunfälle, 17,3 % sonstige Arbeitsunfälle, 22 % Verkehrsunfälle, der Rest - das sind 54,4% - Haushalts- und Freizeitunfälle.

Es ergibt sich demnach:

5. Es gibt jährlich mehr als 80.000 Spitalsaufnahmen wegen Haushalts- und Freizeitunfällen, also mehr als durch Arbeits- und Verkehrsunfälle zusammen.

59 % der in Krankenanstalten aufgenommenen Verunfallten lagen in Unfallabteilungen, davon rund 1/5 in den Unfallkrankenhäusern der AUVA.

In den Arbeitsunfallkrankenhäusern finden rund 28 % aller Arbeitsunfälle, 20 % aller Verkehrsunfälle, aber nur 7 - 8 % der Haushalts- und Freizeitunfälle Aufnahme. Das liegt hauptsächlich am Modus der Spitalseinweisungen: auch nach Verkehrsunfällen, die keine Wegunfälle sind, werden die Betroffenen durch die diversen Rettungsdienste oft direkt in ein Unfallkrankenhaus gebracht. Bei einem häuslichen Unfall hingegen muß der zugezogene Praktiker die Beschaffung eines Spitalsbetts in die Wege leiten, und dieses ist nur ausnahmsweise ein Bett in einem Arbeitsunfallkrankenhaus.

Kehren wir nun zu den Stürzen als den wichtigsten Ursachen häuslicher Unfälle zurück. Die sehr große Zahl dieser Ereignisse läßt eine statistisch signifikante Aufschlüsselung nach Altersgruppen und eine Berechnung der Inzidenz und der Mortalität auf je 100.000 der betreffenden Altersgruppe zu (Tabelle 5).

Tabelle 5. Häusliche Unfälle durch Sturz 1970 (nach Altersgruppen auf je 100.000 der betreffenden Altersgruppe)

Alter	männlich	weiblich	hiervon tödlich männlich	(auf 100.000) weiblich
0 - 4 J.	1190	600	0,9	1,9
5 - 9 J.	1860	900	0,9	0,3
10 - 14 J.	1450	950	-	0,4
15 - 19 J.	660	550	2,9	0,8
20 - 29 J.	410	550	3,1	0,6
30 - 39 J.	660	610	4,6	0,2
40 - 49 J.	780	990	6,2	3,1
50 - 59 J.	630	1730	6,3	2,4
60 - 69 J.	1330	2950	22,2	11,7
70 u. mehr	1700	3020	99,1	183,0
Insgesamt	1010	1370	11,6	21,7

Im Mikrozensus 1970 wurde auch die Lokalisation der aus Haushaltsunfällen entstandenen Verletzungen ermittelt, wobei sich folgendes ergab (Tabelle 6).

Tabelle 6. Häusliche Unfälle 1970

Art der Verletzung	männlich	weiblich
Knochenbrüche und Verrenkungen	32 %	37 %
Wunden an verschiedenen Körperstellen	41 %	29 %
Verstauchungen, Quetschungen, Zerrungen, Prellungen	16 %	26 %
Gehirnerschütterung	4 %	4 %
Sonstige Verletzungen	7 %	4 %

Es bestehen also recht deutliche Unterschiede in der Häufigkeit der diversen Lokalisationen bei beiden Geschlechtern.

Behandlung und Rehabilitation

Eine genauere Aufschlüsselung konnten wir für die in den Jahren 1967/71 in den Arbeitsunfallkrankenhäusern behandelten "Privatunfälle" erhalten. (s. Tabelle 7). Die Mortalität dieser stationär aufgenommenen Patienten beträgt also durchschnittlich 2,0 %. Bei den über 70jährigen ist die Mortalität natürlich wesentlich höher als in jüngeren Altersgruppen:sie beträgt z.B. bei Schädelverletzten mit Gehirnerschütterung, sowie bei multiplen Knochenbrüchen 10,9 %, und bei Knochenbrüchen und Verletzungen der unteren Extremitäten immerhin auch 9,7 %. Die Ergebnisse aus den allgemeinen Krankenhäusern dürften noch ungünstiger liegen als die der hochspezialisierten Unfallkrankenhäuser.

Tabelle 7. In den Unfallkrankenhäusern behandelte "Privatunfälle" 1967-1971

Art der Verletzung	In den Unfallkrankenhäusern behandelte Fälle	hiervon Spitalsfälle		hiervon Todesfälle	
		abs	%	abs	%
1. Knochenbrüche am Kopf und Kopfverletzungen	2.864	849	29,6	67	7,9
2. Knochenbrüche und Verrenkungen an den Armen	52.791	4.440	8,4	38	0,9
3. Knochenbrüche und Verrenkungen an den Beinen	25.407	8.016	31,5	216	2,6
4. Sonstige Knochenbrüche und Verrenkungen	8.514	1.862	21,8	55	3,0
5. Multiple Knochenbrüche und Verrenkungen	2.992	1.484	49,6	61	4,1
6. Wunden von Kopf, Hals, Rumpf	29.819	2.073	6,9	26	1,2
7. Wunden an den Armen	27.000	1.961	7,3	4	0,2
8. Wunden an den Beinen	12.000	2.311	19,8	2	0,1
9. Mehrere Wunden an verschiedenen Körperteilen	5.400	1.734	32,1	5	0,3
10. Verstauchungen, Zerrungen, Quetschungen, Prellungen	86.640	2.969	3,4	23	0,8
11. Gehirnerschütterung; innere Verletzungen des Kopfes	1.977	1.702	85,9	81	4,8
12. Innere Verletzungen von Bauch, Brust und Becken	76	73	96,0	16	21,5
13. Sonstige Verletzungen und Schädigungen	9.258	819	8,8	6	0,7
Insgesamt	264.777	30.293	11,4	600	2,0

Die ambulante Nachbehandlung stößt bei alten Menschen oft auf besondere Schwierigkeiten, schon weil nach der Spitalentlassung die Schwäche und die Bewegungsbehinderungen es ihnen nicht möglich machen, ohne Hilfsperson und geeignete Transportmöglichkeiten diese Einrichtungen regelmäßig aufzusuchen. Aus diesem Grund müßte der Rehabilitation von Unfallverletzten höherer Altersgruppen besondere Aufmerksamkeit gewidmet werden, bzw. es müßten geeignete Nachsorgeeinrichtungen geschaffen werden.

Prophylaxe

Aus den bisher ermittelten Daten ergibt sich die Folgerung, daß eine Prophylaxe der Unfälle im Haushalt nur dann wirksam sein kann, wenn sie sich in erster Linie die Verhütung der Unfälle durch Sturz angelegen sein läßt und wenn sie die erhöhte Unfallneigung alter Menschen besonders berücksichtigt.

Bevor wir jedoch auf diesen Punkt eingehen, sei noch kurz einiges über Vorbeugung bei anderen Formen häuslicher Unfälle gesagt. Die wichtigste Gruppe tödlicher Unfälle im Haushalt - nach den Stürzen - umfaßt die Verbrennungen und Verbrühungen. Hier ist unvorsichtiges Hantieren mit Heizquellen (Küchenherde, Öfen, Strahler, Thermophore) sowie mit kochenden Flüssigkeiten die Hauptursache, welche verschüttet bzw. von Kleinkindern vom Tisch oder der Herdplatte heruntergerissen werden. Auch Gasexplosionen (Propangasflaschen) spielen ein Rolle.

Die nächstwichtige Gruppe sind die Vergiftungen. Wie bereits erwähnt, sind Leuchtgasvergiftungen jetzt kaum mehr anzutreffen, hingegen sind im Haushalt verwendete giftige Substanzen, Medikamente, immer noch von großer Bedeutung. Dragees können von Kindern für Zuckerln gehalten werden, Waschmittel in Flaschen mit lockenden Etiketten ("die wilde Frische reifer Zitronen" etc.) für Fruchtsaftflaschen. Deshalb hat man jetzt solche irreführenden Bilder auf Waschmittelpackungen verboten. - Seit Jahrzehnten ist man bemüht, bei Flaschen mit giftigen bzw. ätzenden Substanzen eine besondere Kennzeichung durchzusetzen, die aber wertlos wird, wenn solche Mittel in andere Gefäße umgeleert werden. Die Verantwortung des Wohnungseigentümers geht hier sehr weit; der schweizerische Toxikologe ZANGGER berichtete z.B. über folgenden Fall: Ein Mann bricht in ein Haus ein, findet in der Speisekammer eine Bierflasche, in welcher der Hauseigentümer eine Zyankaliumlösung aufbewahrt hat, die er für photographische Zwecke braucht; der Einbrecher nimmt einen kräftigen Schluck aus dieser Bierflasche und bricht tot zusammen. Der Wohnungsinhaber wird wegen unzweckmäßiger Verwahrung von Giftstoffen verurteilt.

Elektrounfälle sind in Österreich seltener als in Nachbarländern, vielleicht z.T. deshalb, weil unser Land seinerzeit in der Prophylaxe derartiger Unfälle und in der Wiederbelebung nach Unfällen durch elektrischen Strom oder Blitzschlag bahnbrechend war (St.JELLINEK).

Bei den an sich seltenen häuslichen Unfällen durch Ertrinken (Badewannen, Regentonnen, neuerdings immer häufiger auch Privatschwimmbecken) liegt der Gipfel bei Kindern unter dem 5. Lebensjahr. Im ländlichen Milieu sind diese Unfälle häufiger als in der Stadt.

Nun also zu den Stürzen: Stürze aus dem Fenster oder von Balkonen sind natürlich spektakulär und entgehen den Zeitungsberichterstattern selten. Doch erfolgt nur ein kleiner Bruchteil der Stürze von einer höheren auf eine tiefere Ebene, und dann meist über Stiegen, inbes. Kellersteigen, oder aber, wenn alte Menschen auf einen Sessel oder Tisch steigen, um etwas herunterzuholen oder zu richten; weitaus die meisten Stürze jedoch erfolgen auf ein und derselben Ebene.

Bei der Analyse des Unfallhergangs sind zwei Faktorengruppen zu berücksichtigen: die in der Umwelt gelegenen und die persönlichen. Letztere werden in den Statistiken kaum jemals ermittelt, sind aber von größter Wichtigkeit. In einem Mikrozensus haben nur 1/3 aller befragten alten Menschen angegeben, daß sie sich irgendwie auf Grund ihres Alters oder krankheitshalber behindert fühlen. Die hauptsächlichen Risikofaktoren scheinen uns aber die Folgen des sog. "physiologischen Alterns" zu sein. Alte Menschen sind unbeholfen und reagieren verlangsamt: sie können beim Stolpern oder Ausgleiten ihr Gleichgewicht nicht mehr so gut bewahren, können ihren Körper im Sturz nicht mehr so geschickt abfangen. Hierzu kommt die größere Knochenbrüchigkeit (besonders bei Frauen) und die Rigidität der Gelenke.

Besonders unfallbegünstigend können auch die Altersveränderungen des Sehorgans sein, und dies nicht nur bei ausgesprochenem Altersstar oder Glaukom. Ältere Menschen brauchen eine viel stärkere Beleuchtung ihrer Wohnumgebung als sie früher benötigten, um ungefährdet ihren Obliegenheiten nachgehen zu können, und sie nehmen dies oft nicht zur Kenntnis. Die Beleuchtung der Stiegenhäuser entspricht diesem Bedürfnis am seltensten, auch geht die automatische Stiegenbeleuchtung häufig zu früh für die verlangsamte Beweglichkeit der alten Menschen aus. Die Vergeßlichkeit des Greisenalters bringt es mit sich, daß auf das Abdrehen von Gashähnen, elektrischen Heizungs- und Küchenschaltern vergessen wird.

Oft sind - und damit kommen wir schon zu den Umgebungsfaktoren - diese Schalter für alte Leute nicht mehr leicht zu handhaben, und auch vieles andere in ihrer Umgebung ist nicht altersgerecht. Dies bezieht sich vor allem auf das Haus, die Wohnung und ihre Einrichtung (von den Massenverkehrsmitteln soll hier nicht die Rede sein); die Wohnungen sind oft mit überflüssigem Hausrat vollgeräumt, man stolpert über achtlos liegengelassene Gegenstände, schlecht befestigte, beschädigte, in Falten geworfene Teppiche oder Läufer, stößt sich an Kanten. Bei kleinen Reparatur- und Instandhaltungsarbeiten wird oft lebensgefährlich improvisiert, bei elektrischen Heizkörpern nicht auf benachbarte brennbare Gegenstände, bei Wärmeflaschen nicht auf Verbrühungsmöglichkeiten geachtet.

Es kann in einem Übersichtsreferat nicht auf Einzelheiten eingegangen werden. Es gibt eine umfangreiche Kasuistik über Gefahrenquellen im Haushalt. Es gibt gesetzliche Vorschriften über den Bau von Stiegen, Türen, Fenstern, über Beleuchtung, sanitäre Räume,

Vermeidung von Rutschgefahr in Badewannen etc. Doch leben viele alte Leute in baulich unzulänglichen Gebäuden und in abgewohnten Räumen, die z.T. aus Zeiten stammen, in denen diese Schutzvorschriften noch gar nicht existierten, wobei eine nachträgliche Sanierung vieler Übelstände schon aus Kostengründen illusorisch ist. Vieles könnte jedoch durch entsprechende Beratung verbessert werden, wenn die Massenmedien stärker und systematischer als bisher mithelfen würden, und wenn Fürsorge und Nachbarschaftshilfe hier aktiver eingesetzt würden.

Es ist auch nicht zu übersehen, daß alleinstehende alte Menschen in mannigfacher Weise überfordert sind, und zwar nicht nur durch die geschilderten Behinderungen und baulichen Unzukömmlichkeiten: Oft müssen sie zum Einkaufen trotz schlechtem Wetter die Wohnung verlassen, schwere Einkaufstaschen oder Kohlenkübel über steile, abgetretene Treppenstufen schleppen, anstrengende Hausarbeiten verrichten, die ihnen früher selbstverständlich und wohl auch zumutbar waren, denen sie nun aber körperlich nicht mehr gewachsen sind. Hier wäre durch Nachbarschaftshilfe besonders viel zu erreichen. "Essen auf Rädern" allein genügt nicht.

Das war nur ein kurzer Überblick über das noch weitgehend ungelöste Problem der Unfälle im Haushalt.

Zusammenfassung

Die Unfälle im Haushalt fordern mehr Opfer und nehmen mehr Spitals- und andere Kapazitäten in Anspruch als allgemein angenommen wird. Ihre Behandlung und ihre Folgezustände sind oft sehr langwierig. Ihre Bekämpfung wäre sicherlich mehr systematischer und zielgerichteter Anstrengungen wert, als ihnen derzeit zuteil werden. Entsprechend der Multikausalität müßten auch die Angriffspunkte der Vorbeugungsmaßnahmen vielschichtig sein und auch von verschiedenen Institutionen getragen bzw. gefordert und koordiniert werden.

Die häufigen Haushaltsunfälle älterer Menschen sind unter anderem auch ein Indiz für die mangelhafte Integration dieser Gruppe in die moderne Leistungsgesellschaft; es bedürfte zu ihrer Hintanhaltung somit auch verschiedener gesellschaftspolitischer Maßnahmen.

Alle notwendigen Daten zu einer rationellen Bewältigung des Problems, die für Österreich vor einigen Jahren noch fehlten, sind nun vorhanden. Man kann nur hoffen, daß sie auch ungesäumt für die Zwecke der Verhütung und Vorbeugung genutzt werden. Auch die Behandlungs- und Rehabilitationserfolge für diese Gruppe von Unfällen bleiben noch weit hinter dem zurück, was optimal erreicht werden könnte.

A. Pühringer, Mödling

Betrachtungen zur Epidemiologie der Sportunfälle

Sport gehört heute zum Leben wie Straßenverkehr, Arbeiten, Essen und Trinken. Ohne Sport kann der moderne Mensch anscheinend überhaupt nicht mehr auskommen; ja, Sport nimmt einen viel breiteren Raum ein als Kunst, Kultur und Wissenschaft. Das Attribut Sport oder sportlich steht heute für gut, schön, gescheit usw. Sport hat sich heute zu einer Wissenschaft entwickelt. Es gibt Sporthochschulen, Sportlehrer, Sportgymnasien, Sportschüler, Sportstudenten, mit einem Wort: Sport ist heute "in".

Wer nicht sportlich lebt, wer keinen Sport betreibt, wer keine Beziehung zum Sport hat oder wer, vor allem in Österreich, nicht Skifahren kann, ist scheinbar ein Sozialanalphabet. Von der frühesten Jugend an sind wir mit dem Sport konfrontiert und letzten Endes ist dies auch zu begrüßen.

In unserer Zeit, d.h. des ausgeprägten Bewegungsmangels und der dadurch hervorgerufenen Bewegungsmangelkrankheiten, muß man ja für Sport sein, aber für den Sport im Sinne von Leistungsübungen, im Sinne von Turnen und einer sinnvollen Freizeitgestaltung. Gegen das Schulturnen, in zweckmäßiger Art durchgeführt, gibt es überhaupt nichts zu sagen.

Es gibt eine Menge von Sportarten und Leistungsübungen, Turnübungen, Wettkämpfen und Wettspielen, die absolut zu begrüßen sind. Leider ist aber Sport heute nicht nur Turnen, sinnvolle Freizeitgestaltung, Stärkung des Körpers, Erhaltung der Kondition, Gesunderhaltung - nein, Sport ist vor allem auch Kriegsersatz, Religionsersatz und vor allem - Sport ist Geschäft. Und gerade deshalb sind heute im Sport die Auswüchse sondergleichen. Und gerade deshalb haben die Unfälle im Rahmen des Sportes ein immer größeres Ausmaß eingenommen.

Dazu nur 2 Zahlen:

In den Unfallkrankenhäusern der AUVA, wo wir die einzigen wirklich exakten Zahlen in Österreich überhaupt bekommen, sind im Jahre 1966 insgesamt 14.826 Sportunfälle gemeldet. Im Jahr 1975 dagegen insgesamt 24.633 Sportunfälle. Das bedeutet eine Zunahme von fast 10.000 Fällen. Von allen gemeldeten Unfällen in den Unfallkrankenhäusern waren im Jahre 1966 8,9% Sportunfälle, im Jahre 1975 12%. Das bedeutet eine Zunahme von mehr als 3%. Darf ich Ihnen zur Verteilung der Sportunfälle nur einige Zahlen zeigen:

Im 1. Dia sehen Sie die Gesamtzahl der stationär behandelten Unfälle in allen Krankenhäusern in Österreich, nach dem C-Bericht der österreichischen Gesundheitsstatistiken. Davon waren alle Sportunfälle ca. 16.000 stationär und 170.000 ambulant. Die Zahl wurde aus dem Verhältnis der in den Unfallkrankenhäusern gemeldeten Unfälle zu den Gesamtunfällen hochgerechnet. Nach dieser Zahl sind 9,7% aller stationär behandelten Unfälle in Österreich durch den Sport bedingt.

Dazu der Vergleich: Im Verkehr waren es 48.200 stationär, im Sport 16.000 gemeldete Unfälle; also in einem Verhältnis von 3:1. Ich meine immerhin noch relativ hoch.

Im nächsten Dia sehen Sie die Aufteilung der Sportunfälle nach den einzelnen Sportarten, wobei, wie zu erwarten, in Österreich die Skiunfälle mehr als die Hälfte aller Unfälle ausmachen, und der Fußball an zweite Stelle zu setzen ist. Weiters Rodeln und Eislaufen 4,8%, Wassersport 1,4%, Leichtathletik 1,4%, Turnen 7%, wobei hier auch die Unfälle beim Turnen in der Schule mitberechnet sind. Die übrigen Sportarten zeigen 11%. Dazu sind für die einzelnen Sportarten keine exakten Zahlen mehr zu bekommen gewesen.

Nun zum Vergleich:

Nach Angabe der Industrie gibt es in Österreich ca. 1,500.000 Skiläufer, und nach Angabe des Österreichischen Fußballverbandes sind 267.000 aktive Fußballer gemeldet, welche regelmäßig Fußball spielen. D.h. der Fußball steht an der ersten Stelle der Gefährlichkeit, denn jeder 75. Fußballer erleidet einen Unfall, jedeoch nur jeder 176. Skifahrer und jeder 121. andere Sportler einen schweren Unfall. Die Gefährlichkeit des Skifahrens ist also gar nicht so groß, nur durch die immense Anzahl der Skiläufer in Österreich zeigen die Skiunfälle ein so großes Ausmaß.

In der Altersverteilung der stationären Fälle bei Skiunfällen sehen wir eine Spitze im Alter zwischen 9 - 12 Jahren und weiters zwischen 30 und 39 Jahren. Über Ursache dieser Altersverteilung wird heute noch an anderer Stelle referiert werden. Bei den schweren Verletzungen der Skiläufer, wie bei den Frakturen, sehen wir die Spitze zwischen dem 9. und 12. Lebensjahr sowohl bei den Frauen als auch bei den Männern, und wieder die 2. Spitze im Alter zwischen 30 und 40 Jahren.

In der Altersverteilung der stationär behandelten Fußballverletzungen liegt die Spitze zwischen 20 und 30 Jahren, dem Alter, in dem die meisten Fußballer aktiv sind. Auch hier sehen wir bei der Zahl der Frakturen bereits wieder den Höhenpunkt zwischen dem 10. und 15. Lebensjahr.

Nun eine Aufteilung der Frakturen in den einzelnen Sportarten: Auch hier sehen Sie wieder den Höhepunkt der schweren Verletzungen im Alter zwischen 10 und 14 Jahren, wobei interessanterweise die meisten Knochenbrüche weder beim Skifahren noch beim Fußball entstehen, sondern bei den übrigen Sportarten, vor allem beim Turnen durch Sturz oder Fall. Im Alter zwischen 30 und 40 Jahren entstehen die meisten Knochenbrüche beim Skifahren.

Anschließend noch einige kurze Angaben über die Todesfälle im Sport: In den Unfallkrankenhäusern sind insgesamt von 1966 bis 1975 8 Tote beim Skifahren, 2 Tote beim Fußballspielen und 7 Tote bei den übrigen Sportarten angegeben. Auch in den übrigen Arbeiten über Todesfälle im Sport aus dem europäischen Sprachraum wird die Prozentzahl mit ungefähr 0,3 Promille zur Zahl der aktiven Sportler angegeben. Es sind also die Todesfälle im Sport Gott sei Dank relativ gering im Verhältnis zu anderen Unfallursachen, wie z.B. Straßenverkehr oder bei den Arbeitsunfällen. In diesen Zahlen sind allerdings nicht die Toten durch Lawinen in den alpinen Regionen inbegriffen. Über diese Zahl werden wir wahrscheinlich in den folgenden Vorträgen noch berichtet bekommen.

Was nun die Analyse der Ursachen der Sportverletzung anlangt, so gibt es eigentlich nirgends relevante Untersuchungen. Dagegen sind die Unfallursachen im Straßenverkehr oder bei den Arbeitsunfällen exakt untersucht worden. Ob diese Untersuchungen auch auf den Sport anzuwenden sind, kann man nicht genau sagen. Wir werden dies aber heute oder in den nächsten Tagen sicher aus berufenerem Munde hören.

Grundsätzlich finden wir bei den Sportunfällen 3 Faktoren als Unfallursachen:

1. Faktor: Der Unfall entsteht durch ein Fehlverhalten des Verletzten selbst.
Der 2. Faktor liegt in der Sportart.
Als 3. Punkt möchte ich allgemeine Umstände nennen.

Nun zu Punkt 1:

In allen vorliegenden Untersuchungen und Arbeiten über die Unfallursachen werden die psychologischen Momente in dem Vordergrund gestellt. Ich verweise hier auf die Untersuchungen von BAROLIN-STRICKER, von MITTENECKER oder auch von PILZ, aber auch die schon länger zurückliegenden Arbeiten von HEISS und GROH, welche bereits über 10 Jahre alt sind, zeigen auf, daß 75 - 80% der Sportunfälle durch psychologische Momente, oder wie BAROLIN-STRICKER es ausdrückt, psycho-hygienisches Fehlverhalten entsteht.

Welche psychologischen Ursachen kennen wir nun?

1. Abreaktion von Agressionstendenzen
2. Mangelnde Anpassungsfähigkeit
3. Schwierigkeiten im Beruf und in der Familie, welche durch Überkompensation beim Sport abreagiert werden.

Weiters muß auf eine erhöhte Risikobereitschaft bestimmter Personengruppen, besonders in der Jugend, hingewiesen werden. Besonders die vorhin aufgezeigte Gruppe zwischen 10 und 15 Jahren ist hier gefährdet, da man annehmen kann, daß eben gerade in diesem Alter das Erkennen der Gefahr geringer ist und die dadurch bedingte erhöhte Risikobereitschaft groß ist.

Als weiterer entscheidender Faktor zum psychologischen Fehlverhalten ist die mangelnde körperliche Vorbereitung zu nennen. Ich glaube, dieser Punkt ist überhaupt einer der wesentlichsten Unfallursachen. Besonders im Breitensport und im Massensport des Skifahrens sind die körperlichen Voraussetzungen oft katastrophal und es werden gerade dadurch eine Unzahl von Unfällen verursacht.

Ich glaube, auch dadurch ist die große Zahl in der Altersgruppe zwischen 30 - 40 Jahren erklärbar, da in dieser Gruppe bereits die altersbedingte verminderte körperliche Kondition zum Tragen kommt, während der Sportler sich noch immer einbildet, die gleiche Leistung wie in der Jugend erbringen zu können.

Nun zu Punkt 2:

Es ist klar, daß es mehr oder weniger gefährliche Sportarten gibt. Boxen, Skilaufen, Fußballspielen oder ander Kampfsportarten sind eben gefährlicher als Tischtennis oder Tennis oder Kartenspielen, nachdem man Bridge bereits zu dem Sportarten zählt. Und nun zum letzten Punkt, den ich allgemeine Ursachen genannt habe:

Unter diesem Punkt wären die, ich möchte sie nennen, induzierten Unfallursachen zu erwähnen. Sie betreffen vor allem die durch die Massenmedien beeinflußten Verhaltensweisen der Sportler. Als Beispiel: Bei uns in Österreich, besonders im Skilaufen, ist die Identifikation der Jugend mit den Spitzensportlern besonders groß. Wenn ein ganzes Volk in einen hysterischen Freudentaumel fällt, weil ihr Vertreter bei einem Skirennen eine Hundertstel-Sekunde schneller war wie der Vertreter der Nachbarnation, ist es verständlich, daß die Jugend nun sofort diese Verhaltensweisen im Rennsport nachahmen will. Daß daraus Unfallmechanismen entstehen können, ist verständlich.

Ein weiterer Punkt wäre die mangelnden Aufklärung und Erziehung in der Schule und ein weiterer Punkt, der nicht unerwähnt bleiben soll, ist der Antrieb zu extremen, unfallträchtigen Verhaltensweisen besonders in den Kampfsportarten durch politische Momente, parteipolitische Momente oder staatspolitische Momente, wie wir sie oft bei den Großveranstaltungen, den Olympiaden und den Weltmeisterschaften leider sehen.

Ganz zum Ende komme ich allerdings auf die, wie ich meine, Hauptmotivation des Sportes, das sind die kommerziellen Belange. Was diese anbetrifft, wissen wir, daß diese heute an erster Stelle liegen.

Es muß einmal darauf hingewiesen werden, daß Sport heute zu den größten Geschäften gehört und daß an dem Sport eine Menge Leute Unmengen verdienen, welche in keiner Weise in einer vernünftigen Relation zu den gezeigten oder erbrachten Leistungen zu setzen sind. Es gehört aber zu den Phänomenen der heutigen Zeit, daß man dem Spitzensportler seinen Verdienst nicht neidet, was Beispiel bei den Ärzteeinkommen weniger der Fall ist.

Nun zum Schluß, die Zeit drängt, die Unfälle im Rahmen des Sportes sind im Verhältnis zur Gesamtzahl der Unfälle eigentlich noch immer gering. Jedoch führen diese Sportunfälle zu einer erheblichen Belastung des Volksvermögens, der Sozialversicherung und können, da doch mehr als ein Drittel der Sportunfälle schwere Verletzungen erzeugen, doch zu einem erheblichen Teil zu Dauerschäden führen.

Hier zum Abschluß noch eine Kostenrechnung:

Jährlich sind rund 1,000.000 Krankenstandstage sportbedingt, 185.000 stationäre Behandlungstage, Krankengeld 50 Mill. Schillinge, Behandlungskosten für die stationären Fälle 209 Mill. Schillinge. Die Behandlungskosten für die ambulanten Fälle waren nicht zu berechnen. Der Produktionsausfall beträgt ca. 800 Mill. Schillinge.

Man kommt daher bei den berechenbaren Kosten der Sportunfälle zu einer Summe von weit über 1 Milliarde Schillinge. Dazu kommen noch die Kosten für die Behandlung der ambulanten Fälle und die große Zahl von Arbeitsausfällen und Leistungsausfällen, die nicht in den Krankenständen inbegriffen sind. Andererseits ergeben Zahlen aus Untersuchungen der Bundeswirtschaftskammer über Einnahmen aus dem Sport und aus Industriezweigen, welche direkt oder indirekt durch den Sport beeinflußt sind, einen Umsatz von 30 - 40 Milliarden Schilling pro Jahr.

Ich glaube, die Bemerkung, daß Sport eines der größten Geschäfte unserer Zeit ist, ist durchaus berechtigt. Aber gerade darum bin ich sehr pessimistisch, ob es gelingen wird, durch geeignete Maßnahmen die Zahl und die Schwere der Sportverletzungen zu beeinflußen. Denn sobald geschäftliche Interessen bei irgendeiner Handlung dahinterstehen, müssen die ethischen, die moralischen und die rationellen Momente den Kürzeren ziehen.

Ich danke Ihnen für Ihre Aufmerksamkeit.

G. Gelehrter und K. Zotter, Graz

Zur Epidemiologie des alpinen Skiunfalles in Österreich

Der Skisport hat eine außerordentliche Breitenwirkung und seine Bedeutung als Vorbeugefaktor der Bewegungsmangelkrankheiten steht außer Frage. Auf der anderen Seite wirft dieser Sport mit der hohen Verletzungszahl auch einen großen Schatten.

Zur Erfassung des Umfangs des Unfallgeschehens eines Berglandes sind in Österreich richtungsweisende Erstuntersuchungen bereits 1967 durchgeführt worden. CZEPL aus Salzburg hat die erste Einschätzung für Österreich durchgeführt. Bis zu diesem Zeitpunkt war nicht einmal die Größenordnung der Skiunfälle in den Alpenländern bekannt. Aufgrund der zur Verfügung stehenden und nur auf groben Schätzungen beruhenden Daten, kam CZEPL für Österreich auf 80.000 Skiverletzungen pro Jahr.

Diese Einschätzung war - wie sich später herausstellte - viel zu hoch. Eine genauere Erfassung mittels Mikrozensuserhebung wurde wiederum erstmalig in Österreich, für das Jahr 1969/70 durchgeführt und ergab 26.000 Skiunfälle. Als Kriterium wurde die Inanspruchnahme ärztlicher Behandlung herangezogen, von mehreren Sportunfällen kam nur der schwerste zur Auswertung. Die nicht erfaßten Bagatellunfälle können vernachlässigt werden; aus dem Verletztengut der österreichischen Unfallkrankenhäuser wissen wir, daß rund ein Drittel der ambulant behandelten Skiverletzten lediglich einer einmaligen Untersuchung, bzw. Behandlung bedarf, so daß in der Mikrozensuserhebung ohne Zweifel der Großteil der Bagatellverletzungen enthalten ist. Zu untersuchen bleibt noch die Steigerungsrate seit 1970.

Zur Beurteilung liegen nur wenige Statistiken vor. Die Statistik der Oberösterreichischen Gebietskrankenkasse zeigt eine enorme Zunahme der Skiverletzungen zwischen 1971 und 1974: 128%. Berichte des Landesgendarmeriekommandos verzeichnen im Land Salzburg für denselben Zeitraum eine Steigerungsrate von 60%.

Wir sind der Meinung, daß diese hohe Steigerungsrate der Skiunfälle nicht den Tatsachen entspricht und die Gründe in der Untersuchungsmethodik gesucht werden müssen. Dies aus verschiedenen Gründen:

1. blieb die Zahl der Einsätze und Verletztenbergungen des Bergrettungsdienstes in den letzten Jahren annähernd konstant. Sie betraf etwa zur Hälfte In- und Ausländer.
2. hat FASLER für die Schweiz - basierend auf dem Material der SUVA - eine Stagnation der Verletztenzahlen feststellen können und eine so konträre Entwicklung in Österreich ist nicht wahrscheinlich.
3. In den österreichischen Arbeitsunfallkrankenhäusern sind in den Jahren 1966 bis 1974 rund 68.000 Skiverletzte behandelt worden. Das Verletztengut wurde uns für diesen Vortrag dankenswerterweise von der Chefärztlichen Station der AUVA zur Verfügung gestellt. Die Aufschlüsselung zeigt ab 1970 eine nur leicht steigende Tendenz.

Wir möchten somit annehmen, daß es derzeit höchsten 30 bis 35.000 skiverletzte Inländer pro Jahr gibt. Die Größenordnung dieser Zahl bedeutet Auswirkungen auf gesundheitspolitische und ökonomische Bereiche. CZEPL hat seinerzeit den jährlichen volkswirtschaftlichen Verlust mit 1,2 Milliarden Schilling, FASLER für die Schweiz mit 500 Millionen Franken eingeschätzt, und zwar 100 Millionen an direkten und 400 Millionen an indirekten Kosten; d.h. Produktionsausfälle, Umstellungen im Betrieb, Konventionalstrafen usw.

Wir meinen, daß diese Kostenberechnung auf der Basis neuer Daten revidiert werden sollte und sind überzeugt, daß die ökonomischen Auswirkungen geringer sind, als das bisher angenommen wurde, wenn man bedenkt, daß sechs Siebentel der Skiverletzten in den Unfallkrankenhäusern ambulant behandelt werden, davon ein Drittel einmalig. Wenn man weiters bedenkt, daß 40% der Skiverletzten Kinder bis zum 15. Lebensjahr stellen, was bisher bei der Berechnung indirekter Kosten keine Berücksichtigung fand, um nur einige der vielen Argumente zu nennen.

Das individuelle Verletzungsrisiko läßt sich auf eine Zeiteinheit oder Intensität der Sportausübung beziehen. Wir müssen heute nach wie vor seit Jahrzehnten mit etwa 5 bis 7 Verletzungen pro 1000 Skifahrer am Tage rechnen, worunter sich eine schwerere Verletzung befindet.

Der Bezug des Verletzungsrisikos auf eine Zeiteinheit gibt aber ein verfälschtes Bild, weil die Intensität der Sportausübung und damit die Abfahrtsleistung der Skifahrer in den letzten Jahrzehnten erheblich gestiegen ist. So gesehen hat die Unfallhäufigkeit in den letzten Jahrzehnten kontinuierlich und ganz erheblich abgenommen und die Wahrscheinlichkeit einer schwereren Verletzung besteht erst bei Absolvierung einer Abfahrtsstrecke mit Höhendifferenz von 3.000 km.

Trotzdem stellt der Skisport, im Vergleich zu anderen Freizeitsportarten, ein außergewöhnliches Risiko dar, wie wir aus Untersuchungen von BIENER, DITTLER, u.a. wissen. So ergeben sich zum Beispiel pro Zeiteinheit im Skisport mehr als doppelt so viele Unfälle, wie im Fußballsport.

Der Umfang der Todesfälle variiert sehr stark in Abhängigkeit vom Lawinengeschehen. Im Winter 1974/75 gab es 103 Tote, davon 46 durch Lawinenunfälle. Abgesehen von diesen sind etwa drei Viertel durch Anprall an ein Hindernis verursacht, wobei es sich in der Regel um Kopfverletzungen handelt.

Bei den Lawinenunfällen zeigt sich interessanterweise, daß die Piste stärker belastet ist, als die Tour, wobei die Relation der Todesfälle zwischen Piste und Tour zuungunsten der Piste liegt, was möglicherweise mit einem lawinengerechteren Verhalten der Tourskifahrer in Zusammenhang zu bringen ist.

Die sekundäre Mortalität betrug in den österreichischen Unfallkrankenhäusern 0,1 Promille, es handelt sich um 6 Männer und 1 Frau, in drei Fällen war die Todesursache in einer Lungenembolie gegeben. Unter den Todesfällen befanden sich keine Schädelhirntraumen, deren Aufschlüsselung Sie hier sehen.

Durch Änderungen des Fahrstils und des Gerätes ist es in den letzten 20 Jahren zu einer Umschichtung des Verletzungsbildes gekommen. Frontalsturzverletzungen, wie Unterschenkelbiegungs- und Stauchungsbrüche, Achillessehnenrisse, nahmen an Zahl erheblich zu. Diese Umschichtung fand Anfang der 60er Jahre statt, in den letzten 9 Jahren konnten wir an diesem Verletztengut keine Änderung in der Häufigkeit einzelner Verletzungen feststellen. Achillessehnenrisse machen 1%, Bänderrisse am Kniegelenk 10% aller Verletzungen, Unterschenkelbrüche 55% aller Brüche aus, sogar die jüngste aller typischen Skiverletzungen, der distale Stauchungsbruch des Unterschenkels, hatte zwischen 1966 und 1974 eine konstante Häufigkeit um 5,5% der Frakturen.

Interessant ist auch die Geschlechtsdisposition:

Bei den direkten Verletzungen wie Wunden, Rippenbrüchen, Kniescheibenbrüchen usw. ist ein starkes Vorherrschen des männlichen Geschlechts feststellbar, was auf ein tempo- und risikoreiches Fahrverhalten zurückzuführen ist. Bei einer einzigen direkten Verletzung ist eine Dominanz der Frauen feststellbar: bei Sitz- und Kreuzbeinbrüchen, welche bekanntlich in der Regel infolge eines Angststurzes nach hinten zustande kommen.

Auch indirekte Verletzungen zeigen deutliche Geschlechtsunterschiede: die höhere Beteiligung der Frauen an Sprunggelenksbrüchen, Knieinnenbandrissen (hier z.B. auch infolge der stärkeren physiologischen X-Stellung des Kniegelenkes), des männlichen Geschlechts bei Achillessehnenrissen, supramalleolären Unterschenkelbrüchen. Da die Knochenfestigkeit lediglich von der Querschnittshöhe abhängt und nicht geschlechtsbedingt ist, muß die

Geschlechtsdisposition dieser Verletzungen vor allem im Fahrverhalten und der Fahrtechnik zu suchen sein. Bei Männern überwiegen die Frontalsturz-, bei Frauen die Drehmechanismen.

Wirbelbrüche nehmen von der Lendenwirbelsäule zur Halswirbelsäule ab, die Querschnittslähmungen zu. An den Halswirbelverletzungen - in der Regel durch Sturz nach vorne auf den Kopf - sind Männer überdurchschnittlich beteiligt.

Vom Standpunkt der Prophylaxe ist die Altersstruktur besonders relevant. Im Laufe der Jahrzehnte ist es zu einer erheblichen Verjüngung des Verletztengutes gekommen. Hier drei Statistiken aus den 30er Jahren um 1960 und 1970 mit der jeweiligen Zuwachsrate der Kinder und Jugendlichen. Der Skisport wird aber nicht nur früher aufgenommen, sondern auch länger ausgeübt; in der Statistik der Unfallkrankenhäuser sind Verletzte von über 80 Jahren enthalten.

Die Altersverteilung der Skiverletzungen 1970 (Mikrozensuserhebung) und der Wintersportverletzungen 1975 der UST ist annähernd gleich. Eine Reihe von Unfallstationen hat uns ihr Material zur Verfügung gestellt - es sind insgesamt 10.800 Wintersportverletzungen - und wir möchten für diese Unterlagen, die oft trotz Personalmangels zusammengestellt wurden, besonders danken. Das Material konnte bis jetzt nur zum Teil ausgewertet werden. Wesentlich ist hier vor allem, daß rund 60% der Verletzungen auf das erste und zweite Lebensjahrzehnt entfallen. Die Verschiebung der Skiverletzungen in die Altersgruppe der Kinder und Jugendlichen, auf welche bereits RABOFSKI vor zwei Jahren aufmerksam machte, hat mehrere Ursachen:

1. die frühere Aufnahme des Skisportes,
2. die in diesem Alter noch mangelhafte Skitechnik. Seit den Untersuchungen von HADDON wissen wir, daß der Anfänger ein drei mal höheres Verletzungsrisiko hat, als der technisch gute Fahrer,
3. die auch relativ geringe Bruchfestigkeit des kindlichen Knochens,
4. der geringe Schutz der Sicherheitsbindung. Experimentelle Untersuchungen haben eindeutig gezeigt, daß Skifahrer mit grazilen Knochen und schwacher Muskulatur - dies trifft für Kinder zu - durch die Sicherheitsbindung allein nicht geschützt sind, weil die zum Fahren notwendigen Festhaltekräfte die Knochenfestigkeit vielfach übersteigen.

Die Geschlechtsverteilung in der Mikrozensuserhebung 1969/70 zeigt beim männlichen Geschlecht eine signifikante Spitze im zweiten Lebensjahrzehnt.

Diese Spitze ist bei den Wintersportverletzungen 1975 der Unfallstationen zunächst nicht nachweisbar.

Erst die Aufgliederung des Materials auf 5-Jahresabschnitte zeigt die verkürzte Häufigkeitsspitze des männlichen Geschlechts zwischen dem 10. und 15. Lebensjahr. Der Aufgliederung läßt sich auch entnehmen, daß 40% aller Skiverletzungen zwischen dem 5. und 15. Lebensjahr zustande kommen. Das heißt, daß alle verletzungsvorbeugenden Maßnahmen, welche nicht schon diese Altersgruppe erfassen, keine durchschlagende Wirkung haben können.

Die Möglichkeiten der Verletzungsvorbeugungen sind sehr vielfältig, schwierig ist es allerdings, sie in die Praxis umzusetzen. Epidemiologische Analysen haben den Zweck, Schwerpunkte zu schaffen, welche der Prophylaxe eine gezielte und daher wirkungsvolle Anwendung in der Praxis ermöglichen.

W. Breinbauer, Wien

Der Stellenwert des Verkehrsunfalles in der heutigen Gesellschaft

In den 10 Jahren zwischen 1964 und 1973 starben nahezu 22.000 Personen auf Österreichs Straßen. Eine Stadt in der Größenordnung von Amstetten wurde sukzessive entvölkert. Bei fast einer halben Million Unfällen mit Personenschaden wurden 225.000 Personen schwer bzw. nicht erkennbaren Grades verletzt. Würden alle diese Personen an einem Ort leben, würde eine Stadt in der Größenordnung von Graz nur von Behinderten und zum Teil auf Dauer geschädigten Personen bewohnt.

Es ist Ihnen sicherlich bekannt, daß bei den Männern die Todesursache "Kraftfahrzeugunfälle" an vierter Stelle steht (hinter Herzerkrankungen, Hirngefäßerkrankungen, und bösartigen Neubildungen in den Luftwegen, Stand 1972). Noch krasser wird dieses Ergebnis bei Betrachtung einzelner Altersgruppen: Bei den 5 - 40jährigen männlichen Personen steht diese Todesursache mit Abstand an der Spitze. Ein solches Ausmaß wirkt sich auch direkt auf die Lebenserwartung aus und die Bemühungen der Medizin werden durch ein Ansteigen dieses Faktors zum Teil zunichte gemacht.

Ein weiteres, ebenfalls hinlänglich bekanntes Faktum: Amerikas ehemaliger Präsident Johnson sah sich stärkstem Öffentlichkeitsdruck ausgesetzt, da der Vietnamkrieg eine immer größere Anzahl von Toten forderte. Dabei starben im gesamten Vietnam-Krieg, der sich viele Jahre hinzog, weniger Personen als beispielsweise 1972 im Straßenverkehr, der über 50.000 Tote forderte.

Eine letzte einleitende Anmerkung: Unter Absehung von den mannigfaltigen Schwierigkeiten bei der Berechnung der volkswirtschaftlichen Kosten von Verkehrsunfällen zeigen mehrere Untersuchungen (HAUSER, 1974), daß immerhin ca. 0,5% bis 2% des pro Kopf-Sozialproduktes verloren geht. Dies entspricht der Gesamtproduktion eines Landes von etwa ein bis fünf Tagen pro Jahr. Ein ähnlicher Ausfall durch Generalstreiks würde z.B. in Österreich zu intensivsten politischen Überlegungen und Handlungen Anlaß sein.

Die eben genannten Fakten kennen wir alle mehr oder weniger genau. Mir ging es mit ihrer Aufzählung darum, bewußt zu machen, daß uns diese Zahlen im Grunde genommen nicht affizieren. Wir haben gelernt, mit dem negativen Phänomen Straßenverkehr zu leben. Wir tolerieren, daß mit einem bestimmten Anstieg des Kraftfahrzeugbestandes und der Fahrleistung ein bestimmtes Ansteigen der Zahl der Unfälle und damit der Toten verbunden ist. Es geht uns mit den genannten Fakten wahrscheinlich so wie mit der Größenordnung des Budgetdefizites: Die Zahlen haben eine Größenordnung, die jedes Vorstellungsvermögen übersteigt. (z.B. wird uns auch ein Vergleich, daß alle Tausender des Budgetdefizites übereinander geschichtet eine so hohe Säule ergeben, nicht das wahre Ausmaß der Problematik erklären können). Auch im Zusammenhang mit dem Straßenverkehr gibt es offenbar keine Vergleiche, die die Folgen des heutigen Straßenverkehrs eindringlich genug vor Augen führen.

Allerdings kontrastiert die Betroffenheit der Beteiligten mit dieser Unanschaulichkeit der Summe der Folgen. Ein Zyniker sagte einmal: Der Tod eines einzelnen ist eine Tragödie, der Tod von Tausenden nur eine statistische Größe. Allenfalls spektakuläre Einzelereignisse können für kurze Zeit in der Öffenlichkeit interessant sein (z.B. der Busunfall in der Wachau mit acht Toten, oder das Busunglück auf dem Dobratsch mit 22 Toten).

Wo liegen die Gründe dafür, daß in der Öffentlichkeit dieses Problem noch nicht genügend beachtet wird?

Ein Ursachenkomplex wurde bereits angedeutet: Die Gewöhnung durch die andauernde Konfrontation mit den Auswirkungen des Straßenverkehrs. Am augenfälligsten wird dieser Faktor am Beispiel des Tempolimits auf Autobahnen: Eine Untersuchung des Verkehrspsychologischen Institutes ergab einen deutlich positiven Effekt auch nach Auslaufen der Energiekrise; je mehr das Thema jedoch aus den Massenmedien verschwand, desto mehr verschwand das Problembewußtsein beim Kraftfahrer. Die Geschwindigkeiten wurden höher und das Unfallgeschehen stieg wieder an.

Weiters muß bedacht werden, daß für den Kraftfahrer ein Unfall ein seltenes Ereignis darstellt, das nur regional vereinzelt auftritt und daher für ihn mit einer großen Zufallskomponente behaftet ist. Gegen den Zufall ist man machtlos, dagegen kann man nichts unternehmen.

Eine kurze Überlegung macht einen weiteren Aspekt deutlich: Ein jeder von uns hat Verwandte, oder zumindest nähere Bekannte, die bei einem Unfall mit Personenschaden zu Schaden kamen. Denken wir immer daran? Nein, wir versuchen diese Tatsachen tunlichst zu verdrängen.

Weiterer Faktor: John PLATT, ein amerikanischer Sozialwissenschaftler, hat das Konzept der Sozialfallen (social traps) entwickelt, das die relevanten Mechanismen am deutlichsten macht. Von einer sozialen Falle spricht er dann, wenn die Summe der Vorteile für die einzelnen - die individuell gesehen rational handeln - für die Gesamtheit einen Schaden bringt. Klassisches Beispiel: Die frei benutzbare Gemeindeweide (Allmende): Je mehr Kühe ein Bauer darauf weiden ließ, desto größeren Vorteil zog er daraus. Allerdings dachten alle Bauern so, so daß die Gemeindeweide in kürzester Zeit abgeweidet war und nun kein Bauer einen Vorteil hatte. Nicht immer ist aber die Konsequenz des individualen Verhaltens so klar voraussehbar wie in diesem Beispiel. Auf den Straßenverkehr übertragen: Der einzelne will den Vorteil einer vorher nie gekannten Mobilität ausnutzen. Die Gesellschaft zahlt aber in Form von Umweltbelastungen und immensen sozialen Kosten. Erschwerend wirkt sich aus, daß diese Folgen für die einzelne Person nicht sofort und unmittelbar einsehbar und fühlbar sind, sondern unter Umständen erst nach längerer Zeit (es fehlt das unmittelbare feed back). Je größer nun das Gemeinwesen ist, desto unüberbrückbarer erscheint die Kluft zwischen individuellem Vorteil und der Notwendigkeit der Einsicht zu sein, daß bestimmtes Verhalten schädigend für alle ist.

Obwohl hier konkrete Unfallursachen außer acht gelassen wurden (jene die im Bereich des Menschen, des Fahrzeuges und der Fahrbahn zu suchen sind) wird glaube ich klar, daß es nicht die Ursache, den Grund gibt. Eine monokausal ansetzende Maßnahme ist daher zum Scheitern verurteilt. Dies macht auch die Unfallprophylaxe so schwierig. In der Technik kann man sich durch entsprechende Sicherheitstoleranzen (z.B. Brückenbau) absichern, in den Sozialwissenschaften geht dies nicht.

Auf diesem Grunde fordert auch J.W. FORRESTER ein viel stärkeres Systemdenken in den Sozialwissenschaften; interdisziplinär müssen die mannigfaltigen Beziehungen zwischen den Systemelementen studiert werden. Eine in Frage stehende Maßnahme muß in das gesamte System eingeordnet werden, sonst kann es vorkommen, daß das Übel, das behoben werden soll, noch verstärkt wird oder sogar neue Übel hervorgebracht werden (z.B. Stadtautobahnen).

Wir wollen uns nun überlegen, wie die Gesellschaft (der Staat) bisher auf die Motorisierungs- unf Unfallentwicklung reagiert hat.

Erst seit dem Jahre 1960 gibt es eine einheitliche Erhebungsgrundlage für die Straßenverkehrsunfälle in Österreich. Wenn man bedenkt, daß es eine Statistik der Verbraucherpreise seit der Zwischenkriegszeit oder eine Statistik des Außenhandels seit 1928 gibt, so verwundert dieser späte Zeitpunkt der Einführung einigermaßen. Die Gesellschaft hat sich weit früher für ökonomische Belange interessiert, als für einen Bereich, in dem immerhin im Jahre 1959 2.000 Tote und über 65.000 Verletzte zu beklagen waren. Man muß sich vor Augen halten, daß 1948 auf 37 Einwohner ein Kraftfahrzeug kam, während es im Jahre 1959 sechs Einwohner pro Kraftfahrzeug waren. Bis zum Jahre 1975 verkürzte sich diese Relation weiter auf drei Einwohner pro Kraftfahrzeug. Die Motorisierungswelle kam mit einer derartigen Intensität, daß ein Großteil der Bevölkerung vorerst kaum eine Beziehung zu den vielfältigen Erscheinungsbildern des modernen Straßenverkehrs und somit u.a. auch zum Verkehrsunfall hatte. Die Frage nach möglichen Nachteilen der Motorisierungswelle wurde durch den immensen Vorteil der Mobilität völlig verdrängt.

Die 2.000 Toten und 65.000 Verletzte des Jahres 1959 scheinen dann so etwas wie Schwellenwerte für die verantwortlichen Stellen gewesen zu sein, um der Erkenntnis zum Durchbruch zu verhelfen, daß:

1. das bestehende Rechtsgut der vollkommen veränderten Verkehrspraxis nicht mehr adäquat war und
2. daß darüber hinaus weitere Initiativen gesetzt werden müßten.

Das damals bestehende Rechtsgut konnte nicht ausreichen: 1946 wurde ein Straßenpolizeigesetz beschlossen, das zurückgriff auf Vorschriften, die auf das Jahr 1935 zurückgingen. Einschneidende Novellierungen fanden bis zum Jahre 1960 nicht statt. Außerdem war es zu diesem Zeitpunkt zumindest theoretisch denkbar, daß jedes einzelne Bundesland eigene Straßenpolizei-Vorschriften erließ. Erst mit der am 1. Jänner 1961 in Kraft tretenden Straßenverkehrsordnung war es möglich, auch hier eine innenstaatliche Vereinheitlichung der Rechtsvorschriften zu erreichen.

Parallel zu den Vorarbeiten zu dem groß angelegten Gesetzeswerk begann man sich beim ÖAMTC und in der Versicherungswirtschaft Gedanken über eine Organisation zu machen, die sich der Verbesserung der Sicherheitsverhältnisse im Straßenverkehr widmen sollte: Im März 1959 wurde das Kuratorium für die Verkehrssicherheit auf vereinsrechtlicher Basis gegründet.

Die neue STVO führte zu einem deutlichen Rückgang in den Unfallzahlen, jedoch war die Basis der Beurteilung unsicher, da es bis zum Jahr 1961 unterschiedliche Landesstatistiken gab. Nicht zuletzt aus diesem Grunde wurde im Oktober 1960 eine Verordnung für eine einheitliche Unfallstatistik in Österreich erlassen. Dieses Erhebungsinstrument wurde 1966 den sich wandelnden Erfordernissen angepaßt. Eine weitere Änderung trat am 1.1.1976 in Kraft. Es ist dies eine Änderung, die das steigende Interesse der Öffentlichkeit an diesen Zahlen dokumentiert. Die Energiekrise und die Diskussion genereller Tempolimits trug dazu bei, daß den statistischen Unterlagen zum Thema Straßenverkehr neue Aufmerksamkeit gewidmet wurde und man daher rascher Informationen zu diesem Thema haben wollte.

Daher wurde die neue Erhebungsgrundlage so gestaltet, daß sie als maschinenlesbares Formular verwendet werden kann, d.h. die Werte können direkt in den Computer übernommen werden. Die Routineauswertungen und eventuelle Sonderinformationen können nun in weit kürzerer Zeit zur Verfügung gestellt werden.

Aber nicht nur die Unfallentwicklung, die Energiekrise und die generellen Tempolimits trugen zur vermehrten Beschäftigung der Öffentlichkeit mit dem Thema Straßenverkehr bei. Auch die Umweltbelastung und das Verhältnis von individuellen zum öffentlichen Verkehr in Ballungszentren war Anlaß genug, auf breiter Basis sich intensiv mit dem Thema auseinanderzusetzen.

Neben der Unfallstatistik spiegelt die rechtliche Behandlung des Straßenverkehrsunfalles seinen Stellenwert wider.

Hier ist in erster Linie ein Schlagwort zu nennen: "Entkriminalisierung des Strafrechtes". Durch den Verkehr als Massenphänomen könne jedem eine Gesetzesübertretung "passieren", wir werden zu einem Volk von Vorbestraften, man wird für den Zufall bestraft. Ein anderer der das gleiche Delikt begangen hat, wurde nicht bestraft, usw. Das sind nur einige Meinungen, die man zum Thema Bestrafung im Straßenverkehr zu hören bekommt. Der Jurist drückt dies anders aus: Ein durch Strafdrohungen beeinflußbares, vorsätzliches riskantes Verhalten komme zwar vor, sei aber selbst bei solchen Verstößen keineswegs die Regel, bei denen dies gewöhnlich angenommen wird. Zu einem Vorstellungsbild, bei dem der Täter eine drohende Strafe einkalkuliere, gehöre im Verkehrsbereich nicht bloß, daß das fehlerhafte Fahrmanöver als solches bewußt durchgeführt wurde, sondern auch die Kenntnis der Risken, die mit ihm verbunden sind. Wer mit diesen Gefahren nicht vertraut sei, dem könne auch nicht mit einer Strafdrohung zur nötigen Einsicht verholfen werden. Ein grenzenloses Vertrauen in die verkehrserzieherische Kraft der Strafe sei geradezu töricht (CRAMER, 1974). Im neuen Strafgesetzbuch, das mit 1.1. 1975 in Kraft getreten ist und auch für den Straßenverkehr gilt, werden die gerichtlich strafbaren Verkehrsdelikte nicht als Verbrechen sondern nur mehr als Vergehen eingestuft. Es wird auch unterschieden zwischen fahrlässigem und vorsätzlichem Handeln. "Fahrlässig handelt, wer die Sorgfalt außer Acht läßt, zu der er nach den Umständen verpflichtet und nach seinen geistigen und körperlichen Verhältnissen befähigt ist und die ihm zuzumuten ist, und er deshalb nicht erkennt, daß er einen Sachverhalt verwirklichen könne, der einem gesetzlichen Tatbild entspricht". Fahrlässigkeit ist nur in ganz bestimmten vom Gesetz vorgesehenen Fällen strafbar.

Wir haben es hier nun mit zwei Problemen zu tun: Wie häufig ist es der Fall, daß reines Versehen oder nicht vorhandene Problemeinsicht zum Straßenverkehrsunfall führt? Und zweitens ist es eine Tatsache, daß oft eine falsche Einstellung zum Straßenverkehr zu einem Delikt führt. Einerseits wird zu prüfen sein, inwieweit auch dann noch von Fahrlässigkeit zu sprechen ist, andererseits wird die Strafe allein eine solche Einstellung nicht beseitigen können. Wie können aber nun die für das Unfallgeschehen sehr wesentlichen Fehleinstellungen korrigiert werden? In diesem Zusammenhang wird vom Kuratorium für Verkehrssicherheit ein Projekt durchgeführt, das versucht, bei Verkehrsstraftätern nicht nur die Strafe wirksam werden zu lassen, sondern auch eventuell die dem Delikt zugrunde liegenden Fehlhaltungen und Fehleinstellungen zu ändern, so daß in Zukunft mit einem verkehrsangepaßteren Verhalten zu rechnen ist.

Mit diesem Problemkreis wurde ein sehr schwieriges Sachgebiet angeschnitten, das eigentlich nicht in wenigen Worten abzutun ist. Der folgende Hinweis muß aber die Überlegungen abschließen. Das Gesetz spiegelt natürlich auch, genau so wie vorher beispielsweise die Unfallstatistik die Einstellung der Gesellschaft zu einem Problem wider. Das wird uns deutlich, wenn wir uns vor Auge halten, daß unter Umständen die Öffentlichkeit einen "Mörder", der im Affekt ("er ist ja ein Gewalttäter") einen Menschen umgebracht hat, mehr verurteilt, als einen alkoholisierten Kfz-Lenker, der einen tödlichen Verkehrsunfall verschuldet hat. Wir wissen auch von unserem Projekt her, daß der wegen solcher Delikte zu Haftstrafen Verurteilte glaubt, etwas Besseres zu sein als beispielsweise der mitinhaftierte Gewohnheitsdieb.

Auf der einen Seite haben wir somit die Entkriminalisierung des Strafrechtes vor allem im Bereich des Straßenverkehrs, da die Präventivwirkung der Strafe angezweifelt wird.

Auf der anderen Seite wird man vielleicht nicht immer der Folgenschwere von Delikten gerecht (Motorradfahrer, der ein Kind tötete wurde auf freien Fuß gesetzt.) Und man unternimmt bei wegen Verkehrsdelikten inhaftierten nichts, eine Verbesserung des Verkehrsverhaltens für die Zukunft zu erreichen (der § 128 des Strafvollzugsgesetzes regelt nur andeutungsweise die Problematik; siehe auch das bereits erwähnte Projekt des Kuratoriums für Verkehrssicherheit).

Besteht also bei den schweren Verkehrsdelikten die Tendenz der Entkriminalisierung, so wird in jüngster Zeit versucht, durch verstärkte Überwachung und höhere und härtere - unmittelbar auf bestimmte Delikte folgende - Geldstrafen eine bessere Verkehrsdiziplin zu erreichen. Auch wurden - jetzt nicht mehr als so gravierend einschränkend empfundene - generelle Tempolimits verordnet. Dieses Prinzip der Sanktionierbarkeit wird aber durchbrochen durch eine nicht nur in Österreich verwässerte sogenannte Sicherheitsgurtenanlegepflicht. Kein Kraftfahrer rechnet jedoch wirklich damit, daß ihm selbst ein Unfall zustoßen wird, daher wird er auch aus einem eventuell fehlenden Schmerzensgeldanspruch im Falle eines Unfalles kaum ein Bedürfnis zum Anschnallen von Sicherheitsgurten ableiten.

Wir sehen, daß einmal versucht wird, Druck von außen auszuüben, (Tempolimit, Überwachung, Strafe), das andere Mal wird an die Vernunft appelliert und an die richtige Einstellung zum Straßenverkehr. Es ist nun nicht so, daß man das eine Vorgehen dem anderen vorziehen kann, sondern in beiden Bereichen ist anzusetzen. Sowohl die unmittelbare Sanktion, als auch die längerfristige Einstellungsänderung muß im Auge behalten werden.

Die Andeutung dieser sehr schwierigen Problembereiche konnte und wollte keine Lösungen anbieten, dazu werden im Laufe der Tagung eigene Seminare abgehalten werden. Das Referat sollte einige Facetten der Unfallproblematik aufzeigen. Vielleicht läßt sich aus dem gesagten eine allgemeine Schlußfolgerung ableiten: Eine Maßnahme allein wird nie zu einer Verbesserung der Straßenverkehrssicherheit führen. Im System des Straßenverkehrs muß an sehr vielen Stellen gleichzeitig mit Berücksichtigung eventueller Wechselwirkungen (daher interdisziplinäres Arbeiten) angesetzt werden.

Literatur

1. CRAMER, P.: Unfallprophylaxe durch Strafen und Geldbußen? HUK-Verband, Hamburg 1974.
2. HAUSER, G.: Volkswirtschaftliche Aspekte der Straßenverkehrsunfälle. Sicherheit im Straßenverkehr. Fischer, 1974

G. Feldkamp, Heidelberg

Zur Epidemiologie des motorisierten Zweiradunfalles

Die rapide zunehmende Zahl schwerverletzter jugendlicher motorisierter Zweiradfahrer schafft in allen Unfallabteilungen zunehmende Beunruhigung. Das Problem liegt außer in der Behebung der oft fatalen Folgen darin, den jungen Menschen klarzumachen, wie leicht sie in einen schweren Unfall verwickelt werden können und wie sie sich dagegen schützen können.

In Deutschland unterscheiden wir 4 Arten von motorisierten Zweirädern:

1. das Mofa: 1 - 1,5 PS, Höchstgeschwindigkeit 25 km/h, steuer- und führerscheinfrei, Mindestalter 15 Jahre.
2. das Moped: 1,5 - 2,9 PS, Höchstgeschwindigkeit 40 km/h, steuerfrei, Führerschein 5 durch Fragebogenprüfung, Mindestalter 16 Jahre.
3. das Kleinkraftrad: 50 ccm Hubraum, nicht gedrosselt, ca. 6 PS, Geschwindigkeit ca. 80 km/h, Führerschein 4 durch theoretische Prüfung, Mindestalter 16 Jahre.
4. das Motorrad: Hubraumklassen von 125-1000 ccm, zulassungspflichtig, steuerpflichtig, Führerschein 1 durch theoretische und praktische Prüfung gilt für alle Hubraumklassen! Mindestalter 18 Jahre.

Die Gesamtzahl der motorisierten Zweiräder ist von 1965 bis 1975 von 1,27 auf 2,17 Mill. gestiegen. Die Zahl beinhaltet auch die Mopeds und Mofas, die im gleichen Zeitraum von 1 Mill. auf 1,8 Mill. angestiegen sind. Diese kleinen Maschinen stellen damit 76% aller motorisierten Zweiräder dar. Sie werden fast ausschließlich von Jugendlichen zwischen 15 und 21 Jahren gefahren.

Die Bundesstatistik zeigt gleichmäßig steigende Zahlen von verletzten und getöteten Motorradfahrern (Tabelle 1). 1965 waren es 1433 Getötete und 54.750 Verletzte und 1974 1684 Getötete und 63.496 Verletzte. Das Risiko des einzelnen Motorradfahrers errechnet sich, wenn man die Zahl der Getöteten und Verletzten zur Gesamtzahl aller zugelassenen motorisierten Zweiräder in Beziehung setzt. Dabei zeigen sich von 1965 bis 1974 fast identische Werte. Das Risiko ist für den einzelnen nicht wesentlich angestiegen, nämlich das Todesrisiko von 0,07 auf 0,08% und das Verletzungsrisiko von 2,85 auf 3,22%. Vergleicht man die Risiken der einzelnen Fahrzeugtypen untereinander und mit dem PKW so ergibt sich folgendes: (Tabelle 2) 1974 war das Risiko eines mot. Zweiradfahrers getötet oder verletzt zu werden 110% höher als das eines PKW-Fahrers. Innerhalb der Zweiradgruppen sind die Motorrad- und Kleinkraftradfahrer am meisten gefährdet. Die Wahrscheinlichkeit getötet zu werden ist 6× höher und die Wahrscheinlichkeit verletzt zu werden 5× höher als für einen PKW-Fahrer. Günstiger schneiden die Mopeds und noch günstiger die Mofas ab.

Tabelle 1. Die Gefährdung des motorisierten Zweiradfahrers (BRD)

	Bestand	Getötete	Verletzte	Todes-risiko (%)	Verletzungs-risiko (%)
1965	1,92	1 433	54 750	0,07	2,85
1966	1,65	1 502	51 261	0,09	3,11
1967	1,45	1 502	49 842	0,10	3,44
1968	1,31	1 448	48 974	0,11	3,73
1969	1,27	1 510	46 728	0,12	3,68
1970	1,43	1 553	46 983	0,11	3,28
1971	1,46	1 591	51 018	0,11	3,49
1972	1,61	1 683	56 837	0,10	3,53
1973	1,79	1 722	59 537	0,10	3,33
1974	1,97	1 684	63 496	0,08	3,22
1975	2,17	1 932	70 707	0,09	3,25

Der Anteil der Jugendlichen an der Gesamtzahl der Getöteten und Verletzten ist alarmierend. 1974 waren es 61% aller getöteten und verletzten motorisierten Zweiradfahrer 15 bis 21 Jahre alt, und zwar bei den Mofas 46,5% und bei den Motorrädern 72%.

Von 1968 bis 1974 wurden in der Chirurg. Univ.-Klinik Heidelberg 467 Patienten nach Motorradunfällen stationär behandelt. Folgende Verletzungen wurden beobachtet: 285 Frakturen der unteren Extremität, 234 Kopfverletzungen, 133 Frakturen der oberen Extremität, 48 Bauchverletzungen, 40 Thoraxverletzungen, 31 Verletzungen von Nerven und Gefäßen, 13 Wirbelbrüche und 10 Beckenbrüche.

Die Durchleuchtung der Altersverteilung der Verletzten zeigt, daß die 16 - 21 jährigen die größte Gruppe bilden. 1968 stellten sie 58% und 1974 78% der Verletzten.

Tabelle 2. Verletzungs- und Todesrisiko der einzelnen Fahrzeugarten 1974 (Stat. Bundesamt)

Tote			Verletzte	
MZR[a]:	1 Toter	: 1 169 Fahrzeuge	1 Verletzter	: 31 Fahrz.
PKW:	1	: 2 605	1	: 66
MR + KKR:	1	: 454	1	: 12
Moped:	1	: 1 970	1	: 58
Mofa:	1	: 2 196	1	: 51

[a]Motorisierte Zweiräder.

In einer prospektiven Studie von 124 Patienten aus den Jahren 1972-74 versuchten wir bestimmten Fragen nachzugehen wie Informationen zum Unfallfahrzeug, Unfallhergang, Unfallort oder Fahrerfahrung des Betroffenen. Hier nun die wesentlichen Fakten:

Die schweren Maschinen werden vorzugsweise zur Freizeitgestaltung benutzt, während die kleineren mehr beruflichen Zwecken dienen. Die meisten Unfälle entstehen im Stadtgebiet, nämlich in 46%; es folgt die Landstraße mit 31%, die Bundesstraße mit 20% und die Autobahn mit 3%. Die häufigsten Unfallmonate sind der Juni-Juli mit 23% und der September-Oktober mit 22%. Es überwiegen die Unfälle mit unerfahrenen Fahrern. 40% hatten ihren Führerschein weniger als 1 Jahr und 58% besaßen ihr Fahrzeug ebenso weniger als 12 Monate. Unfallursachen waren in erster Linie die Kollision mit einem anderen Fahrzeug oder der Sturz und Aufprall auf ein stehendes Hindernis vorwiegend durch überhöhte Geschwindigkeit.

Zur Schwere der Verletzungen einige klinische Daten: die Schwere der Motorradverletzungen wird deutlich am hohen Anteil offener Frakturen, die wir z.B. am Unterschenkel in über 50% der Fälle sahen. In die gleiche Richtung spricht die Tatsache, daß 35% der Patienten auf die Intensiv-Station aufgenommen werden mußten. Im Jahre 1974 erlitt jeder 2. der stationär behandelten Motorradfahrer gefährliche Verletzungen. Dabei ist die Tendenz langsam steigend.

8% starben an den Folgen ihrer Verletzungen. Alle hatten ein Schädel-Hirntrauma erlitten, das in 82% die direkte Todesursache darstellte. 2/3 der Verstorbenen waren zwischen 16 und 25 Jahre alt.

Unser besonderes Interesse galt dem Umfang und der Wirkung von Schutzmaßnahmen. Hier die wesentlichen Untersuchungsergebnisse:

1. Von 124 Fahrern trugen 59% keinen Helm und 70% keine Schutzkleidung.
2. Helmträger erlitten Kopfverletzungen in 45%, die Nicht-Helmträger dagegen in 60%.
3. Kopfverletzungen traten bei Motorradfahrern in 53,7% und bei Mofafahrern in 64,4% auf.
4. Durch das Tragen eines Helmes wird das Verhältnis Contusio zu Commotio von 41% zu 59% auf 21,8 zu 78,2% vermindert.
5. Von 41 Fahrern schwerer Maschinen trugen 30 einen Sturzhelm und 24 Schutzkleidung; bei den Mofas trug kein Fahrer einen Helm und kein Fahrer Schutzkleidung.
6. Die Schwere der Unfälle ist unabhängig von der Geschwindigkeit zum Unfallzeitpunkt, d.h. schon niedrige Geschwindigkeit kann schwere Verletzungen bewirken.
7. Gefährliche Verletzungen wurden bei den Motorradfahrern in 43%, bei den KKR in 42%, bei den Mopeds in 48% und bei den Mofas in 50% gesehen.
8. Die schwere Extremitätsverletzung verminderte sich durch das Tragen von Schutzkleidung von 52,9% auf 28,1%.
9. Offene Frakturen wurden bei den Fahrern ohne Schutzkleidung 3× öfter gesehen als bei solchen mit Schutzkleidung.
10. 9 Patienten der prospektiven Studie starben an Kopfverletzungen. Nur 2 waren Helmträger.

Folgerung: Die Schutzhelmpflicht seit 1.1.1976 erfaßt nur die Motorrad- und KKR-Fahrer und läßt die Mopeds und Mofas ungeschützt. Diese ungeschützte Gruppe macht 80% des gesamten Motorradbestandes aus. Durch unsere Untersuchungen konnten wir klar zeigen, wie gefährlich der Verzicht auf Schutzmaßnahmen für diese Fahrzeuggruppe ist. Wir fordern daher dringend, die Schutzhelmpflicht auf die Gruppe des Mopeds und Mofas auszudehnen. Weiter schlagen wir die Gründung einer Kommission aus Verkehrsspezialisten, Psychologen, Ärzten, Konstrukteuren, Werbefachleuten und Politikern vor, um Schutzmaßnahmen und Schutznormen zu erarbeiten und ihre Durchführung zu propagieren. Die Unfallzahlen sprechen eine deutliche Sprache.

P. Galle, A-Li Tjoa und W. Tomschi, Wien

Analyse von 366 Verkehrstodesfällen

Wir berichten über 366 Patienten (203 Männer und 163 Frauen), welche nach einem Verkehrsunfall in den Jahren 1964 - 1975 an die Lehrkanzel für Unfallchirurgie II in Wien eingeliefert wurden und dort verstarben. Die Jahresverteilung dieser Todesfälle ist aus der nächsten Tabelle zu entnehmen (Abb. 1). Beachtenswert dabei der Gipfel im Jahr 1969 und die wohl durch die Ölkrise mit nachfolgender Geschwindigkeitsbegrenzung bewirkte Depression von 1974. Sie sehen auch, daß mit 1975 dieser Effekt wieder zu schwinden beginnt.

Altersmäßig haben wir unser Patientengut in drei Gruppen geteilt: Gruppe 1 bis 14 Jahre, Gruppe 2 15-50 Jahre, Gruppe 3 über 50 Jahre. In Bezug auf das Alter haben wir nur einen Fragenkomplex herausgegriffen: Wie hoch ist der Anteil des älteren Menschen an im Verkehr niedergestoßenen Fußgängern? Es zeigt sich, daß über 50% unserer Fälle, nämlich 184, dadurch den Tod fanden, daß sie von einem ein- oder mehrspurigen Fahrzeug niedergestoßen wurden. Der Anteil der Altersgruppe 3 an diesem Kollektiv ist erwartungsgemäß hoch, wobei hier wieder das weibliche Geschlecht überwiegt. Die restlichen Verkehrsunfälle teilen sich auf Unfälle von Lenkern bzw. Beifahrern ein- und mehrspuriger Fahrzeuge auf. Sie werden hier aus Zeitgründen nicht näher untersucht. Überraschend selten ist in den verwerteten Krankengeschichten eine Alkoholisierung vermerkt (11 mal). Sie läßt sich allerdings beim Schwerstverletzten nicht immer eindeutig feststellen, wird aber nur dann protokolliert.

Die Klinikeinweisung erfolgte bei 266 Fällen innerhalb der ersten Stunde nach dem Unfall, bei 22 Fällen bis zu 3 Std. nach dem Unfall. Es sind dies vor allem jene Einlieferungen, bei denen der Unfall in Wien und Umgebung erfolgt war. Bei den später eingelieferten Patienten handelt es sich vorwiegend um Überstellungen aus anderen Spitälern, insbesonders an die Intensivstation. 49 mal war der genaue Unfallzeitpunkt nicht mehr zu eruieren.

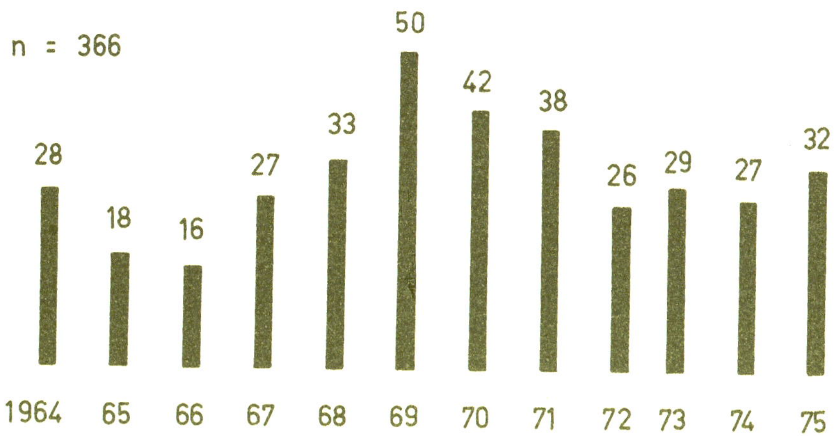

Abb.1

Betrachtet man die Zeitspanne zwischen Einlieferung und Tod, ist am augenfälligsten, daß etwas mehr als die Hälfte unserer Patienten innerhalb der ersten 24 Stunden starben. Allerdings ist diese Zahl durch 22 klinisch tot Eingelieferte belastet, bei denen lediglich Reanimationsversuche unternommen wurden. 174 Patienten starben nach 24 Std. In diesem Kollektiv von 174 Fällen ist auch die relativ hohe Zahl von Schädelhirnverletzten enthalten, welche im apallischen Syndrom oft nach wochen- und monatelangem Siechtum sterben, ferne die Fälle von Pulmonalembolie, Pneumonie, Decubitus etc.

Von besonderem Interesse ist die Aufschlüsselung nach verletzten Körperteilen und Organen, wie sie Abb. 2 bringt. Die absoluten Zahlen dieser Tabelle sind so aufzufassen, daß sie ein möglichst eindrucksvolles Bild von der Polytraumatisierung geben sollen, der die meisten unserer Patienten erlegen sind. Das Polytrauma bringt es mit sich, daß die Mitbeteiligung des einen oder anderen Organes durch gegenseitige Verschleierung von Symptomen übersehen werden kann, worauf von vielen Autoren hingewiesen wird. Wir haben in der Abb. 2 durch Schraffierung jene Diagnosen gekennzeichnet, welche nicht von uns, sondern erst von Pathologen gestellt worden sind. Dazu ist zu sagen, daß es sich bei den hier angeführten Leberverletzungen nur 3 mal um größere Organrupturen handelte, die für den Tod des Verletzten innerhalb der ersten Stunde verantwortlich waren; meist bestanden lediglich kleine Parenchymrisse, die als Begleitverletzung zu werten sind. Ebenso waren die pathologisch-anatomisch diagnostizierten intracraniellen Hämatome meist Begleiterscheinung von Contusionsherden des Gehirns ohne klinisch diagnostizierbare Raumforderung. Aortenrupturen sind, wie Sie sehen, häufiger als man erwarten würde. Im Rahmen eines Polytraumas ist es bei dieser Verletzung jedoch möglich, daß man die Diagnose nicht oder zu spät stellt. Auf eine praktisch nicht diagnostizierbare Verletzung möchte ich noch hinweisen: Bei einem durch keine therapeutische Maßnahme zu

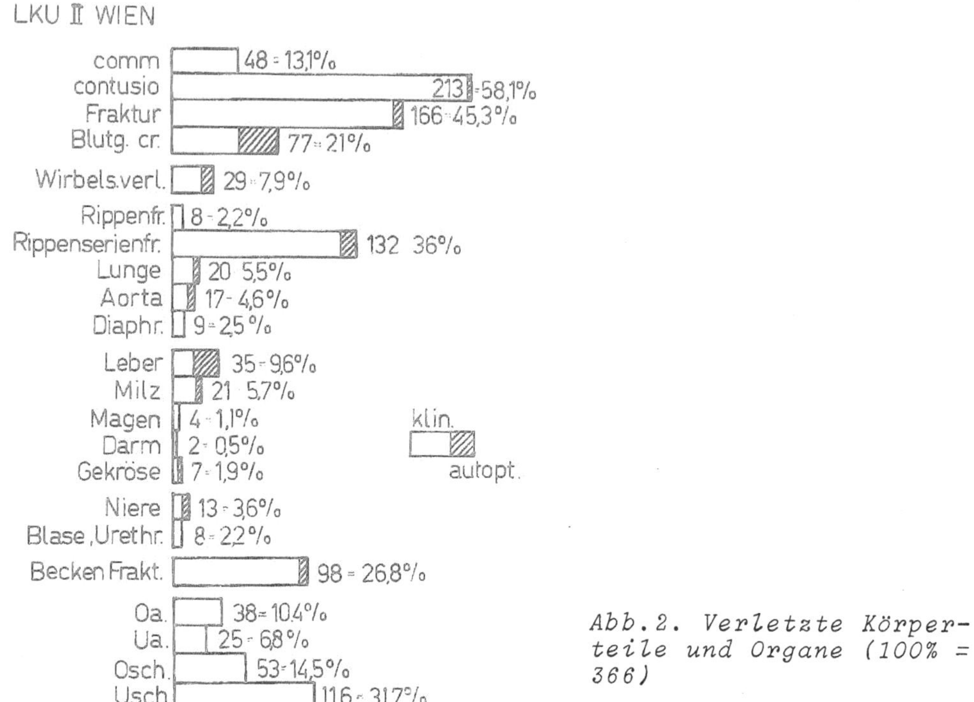

Abb.2. Verletzte Körperteile und Organe (100% = 366)

beherrschenden Schockzustand kann eine Blutung in die Nebennieren vorliegen, wie einer unserer Fälle zeigt.

Anteilsmäßig gesehen steht das Schädelhirntrauma mit 71% bei weitem an der Spitze der Verletzungen, gefolgt von Extremitätenverletzungen (Doppelverletzungen wurden nicht extra gezählt) und Rippenserienfrakturen. Hoch ist auch mit 26,8% der Anteil der Beckenfrakturen. Eine Erfahrung ALLGÖWERS können auch wir bestätigen, daß die Kombination von Rippenserienfraktur und Beckenfraktur beim alten Menschen fast immer tötlich ist.

Bei 142 unserer Patienten wurden 156 Operatioenn vorgenommen, wobei auch die Tracheotomie mitgerechnet wurde. Vielfach wurde versucht, durch eine Notoperation (Thoracotomie, Laparotomie) das Blatt noch zu wenden. Auch Nottrepanationen werden von uns, unbeschadet der schlechten Prognose des subduralen Hämatoms besonders beim alten Menschen, immer noch vorgenommen, sofern das Angiogramm eine Raumforderung zeigt.

Zieht man von unseren 366 Fällen die 22 klinisch tot eingelieferten ab, verbleiben 344. Von diesen waren 306 bei der Einlieferung (an unsere Klinik oder in ein anderes Spital) im Schockzustand. Aus unseren Unterlagen geht hervor, daß bei 52 Patienten (17%) entweder bei uns oder auswärts die Schockbekämpfung ungenügend war, oder zu spät begonnen wurde. Ein Grund mehr, den Hinweis auf die Vordringlichkeit einer ausreichenden und rechtzeitig einsetzenden Schockbekämpfung zu wiederholen.

Schließlich noch ein Wort zur sogenannten Fettembolie als Todesursache. Wenn man sich vor Auge hält, daß die Fettembolie in 12,6% unserer Fälle als alleinige pathologisch-anatomische Todesursache angeführt wird, kann man nicht umhin, hier gewisse Zweifel anzumelden . Tatsächlich wäre die Fettembolie sicher bei einem Großteil aller polytraumatisierten Patienten primär zu registrieren, wird aber meistens nur bei den Verstorbenen morphologisch verifiziert. Ohne auf die Pathophysiologie eingehen zu wollen, sei nur auf die engen Zusammenhänge zwischen Schock und Fettembolie hingewiesen, wie sie in der gesamten einschlägigen Literatur (BLÜMEL, FUCHSIG, SEVITT, ZIMMERMAN u.a.) erörtert werden. Es wäre einer Untersuchung wert, inwieweit sich nicht bei jedem schwer schockiertem Unfallpatienten eine sogenannte Fettembolie diagnostizieren läßt.

Meine Damen und Herren, aus Zeitgründen war es nur möglich, einige uns wesentlich erscheinende Aspekte aus unserem Patientengut näher zu beleuchten. Zusammenfassend möchten wir folgende Punkte hervorheben:

1. Die Zahl der im Straßenverkehr niedergestoßenen und dabei tötlich verletzten alten Menschen ist in unserem Kollektiv erschreckend hoch.
2. Das Schädelhirntrauma steht an der Spitze der zum Tode führenden Verletzungen.
3. Durch Verscheierung von Symptomen sind beim Schwerstverletzten unvollständige Diagnosen möglich.
4. Die Organisation der sofort einsetzenden, massiven Schockbekämpfung ist verbesserungswürdig.
5. Die Frage der sogenannten Fettembolie ist noch eingehender Forschung bedürftig.

E. Gögler, Schwetzingen

Unfallmechanismen und Sicherungseinrichtungen bei Verkehrsunfällen

Die Gesamtübersicht der PKW-Unfallforschung nach BARENYI (Abb.1) stellt in nicht zu überbietender Klarheit die Integrierung der 6 Hauptkomponenten: Straßen; Umwelt; Fahrzeug; Ausbildung; Beförderung; allgemeine und übergeordnete Gesichtspunkte durch den Zentralfaktor Mensch heraus, der aktiv in das vielfältige und vielschichtige System zwischen den beiden Polen Ursachen und Folgen beherrschend und steuernd eingreift, aber auch passiv, leidend, in dem kybernetischen System zwischen Ursache und Wirkung angegriffen wird und angreifbar ist; und zwar lange vor dem Unfall als Informationsempfänger und "Steller", in der Crash-Phase als physikalischen Kräften ausgesetzte Materie, in der Post-Crash-Phase als Verkehrsopfer. Ich beschränke mich auf die Crash-Phase, in der die zum Unfall führenden Einflußgrößen nicht mehr zu stoppen sind. Es beginnt die Energieumsetzung in Materialverformung am Fahrzeug und am Menschen über die Dimension Kraft - Weg - Zeit.

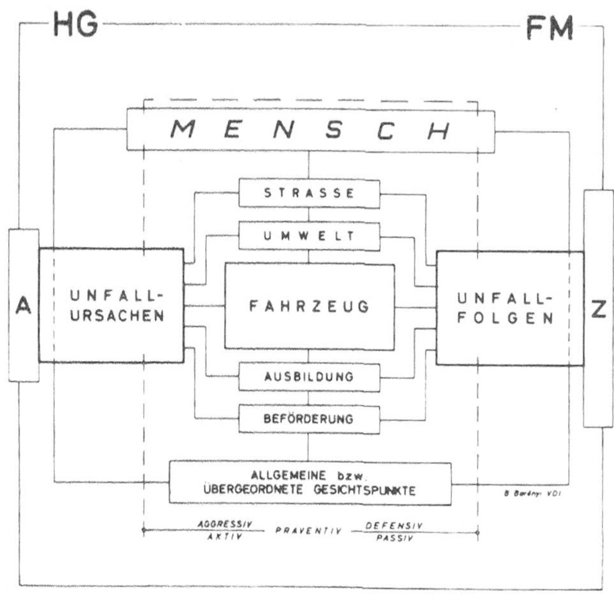

Abb.1. Gesamtübersicht PKW-Unfallforschung nach BARENYI (FAG 1631)

Der frontale MAUERAUFPRALL mit 50 Km/h Geschwindigkeit gilt als Modell (Abb. 2). Dabei wird das Fahrzeug über den Deformierungsweg der frontalen Strukturen - das ist die Knautschzone und als solche der Verzögerungsweg - von der Kollisionsgeschwindigkeit 50 innerhalb 130 mmsec auf die Geschwindigkeit 0 abgebremst, also verzögert.

Die Verzögerung, damit die Deformationsarbeit an den Fahrzeugstrukturen ist eine Funktion von Geschwindigkeit im Quadrat und Verzögerungsweg. Je größer bei einer gegebenen Kollisionsge-

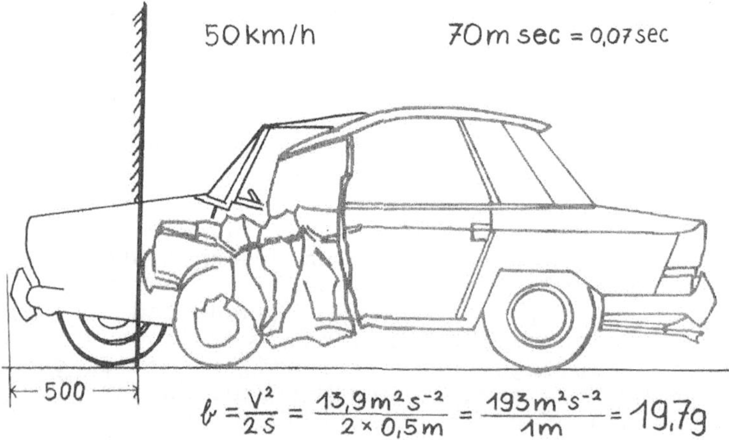

Abb.2. PKW-Crash-Modell nach GÖGLER (FAG 1234, 1514)

schwindigkeit die Knautschzone ist, also der im Fahrzeug programmierte Verzögerungsweg, desto geringer ist die Fahrzeugsverzögerung, die als Mittelwert in angeführten Beispiel 19,7 beträgt, also das 20-fache der Erdbeschleunigung, das ergibt nach der Formel K = m.b für ein Kraftfahrzeug von 1000 kp die Verformungskraft von 20.000 kp, 20 t also.

Diese mittlere Verzögerung sagt aber noch nichts aus über konstruktionsbedingte und insofern typenspezifische Verzögerungsspitze - schwarze, ausgezogene Kurve - und über die Zeitdauer des ganzen Verzögerungsgangs, die natürlich mit der Kollisionsgeschwindigkeit, der Masse und Festigkeit des Kollisionspartners variieren, aber in typenspezifischer Verzögerungscharakteristik sich unterschiedlich aggressiv verhalten (Abb. 3).

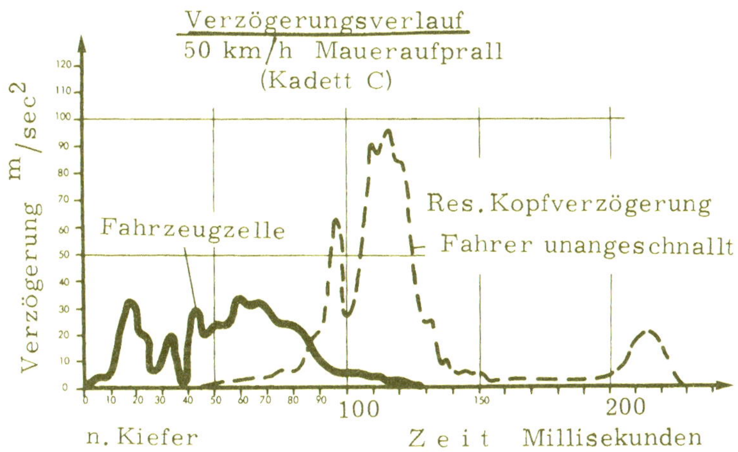

Abb.3. Verzögerungscharakteristik des Fahrzeuginsassen ohne Gurten (nach KIEFER) (FAG 1618/50)

Die zweite Kollision, nämlich diejenige der Insassen gegen die Fahrzeuginnenteile erfolgt zeitlich später - gestrichelte Kurve - und zwar so, daß die Fahrzeugzelle bereits zum Stehen gekommen ist, wenn die Insassen nahezu mit der ursprünglichen Kollisionsgeschwindigkeit dagegengeschleudert und nun ihrerseits schlagartig von der Geschwindigkeit 50 auf die Geschwindigkeit 0 verzögert werden. Auch für sie gilt die Physik, daß die Verzögerung, letzten Endes die Deformationsenergie eine Funktion von Geschwindigkeit im Quadrat, Verzögerungsweg und Masse über der Zeit ist, aber gegenüber dem Fahrzeug mit dem Unterschied, daß dort die Deformierung durch die Knautschzone als Verformungsweg programmiert ist, während menschliche Gewebe wie Haut, Unterhaut, Muskulatur, Einzelorgane mit ihren Aufhängungen, z.B. die Leber und ganze Organkomplexe, etwa Thorax mit Thoraxorganen oder der Schädel mit Gehirn, nur eine begrenzte Verformungstoleranz haben; jenseits davon kommt es zur Platzwunde, zum Knochenbruch, zu Gewebszerreißung und Quetschung im Zuge des Anpralls verschiedener Körperteile an die Innenkonstruktionen in ganz kurzer Zeitfolge, insgesamt maximal über 100 msec: Zuerst Abstemmphase der Arme und Beine mit Stauchung des Fußknöchelbereichs, dann Knie-

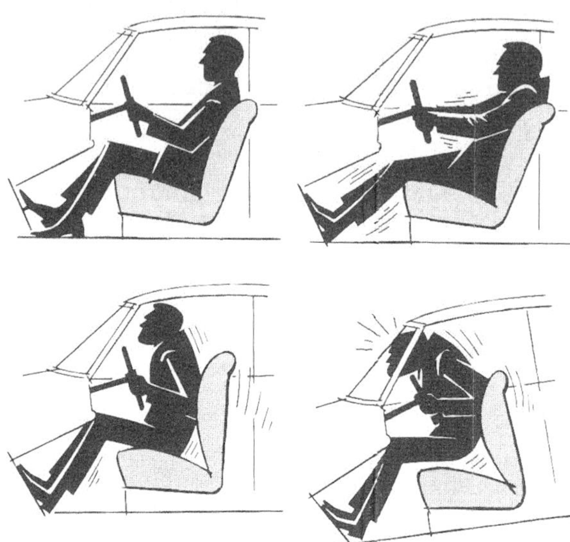

Abb.4. Bewegungsablauf der Frontinsassen bei der frontalen Kollision (FAG 1178)

Thorax-Schädelanprall gegen die spezifischen Kontrapunkte der Insassenkabine (Abb. 4).

Im Vortrag werden verschiedene typische Verletzungen mit Lichtbildern dargestellt:

1. Eingeklemmter Schuh im Fußpedalbereich, der die Abstemmphase mit allen Variationen von Fuß und Knöchelverletzungen dokumentiert.
2. Tiefe Weichteil-Knochenverletzung im Kniebereich durch Knieanprall des Fahrers gegen ein Gewirr von Blechkanten, Hebeln, Kabel, Lenksäule mit Halterung usw. am Unterrand und unterhalb der Schalttafel.

Kommentar: Man schwankt in der Beurteilung: Ob von der Kalkulation diktierte Rücksichtslosigkeit oder Phantasielosigkeit oder völlige Ignoranz physikalischer Gesetze, wonach dem Knieanprall ein wesentlicher Stellenwert im Abbau der kinetischen Energie bei Unfall ohne Gurt zukommt. Am Beispiel der Armaturengestaltung eines Experimentier-Sicherheitsautos wird die Alternative dargestellt.

3. Schwere Schädel-Hirnverletzung mit Brillenhämatom durch stumpfen Stoß des Schädels gegen die obere Armaturenabdeckung.
4. Quere, über die Stirn knapp über Augenhöhe verlaufende, zerfetzte Weichteilwunde als typisches "Feinkrümelrandsyndrom".
5. Zerfetzte Wangendefektwunde mit Substanzverlust der Haut ebenfalls durch den Feinkrümelrand der Einscheibenglaswindschutzscheibe.

Kommentar: Beim Feinkrümelrand handelt es sich um den nach Zerbersten der Einscheibenglaswindschutzscheibe stehengebliebenen unteren Glasrand, in den Schädel bzw. Gesicht nach primärem Stoß gegen die Windschutzscheibe in einer radial nach unten gerichteten Bewegung stoßen. Für die genaue Position der Verletzung oberhalb der Augenlinie, in der Augenlinie, dabei oft mit ein- oder beidseitiger Erblindung, unterhalb der Augenlinie durch Nase

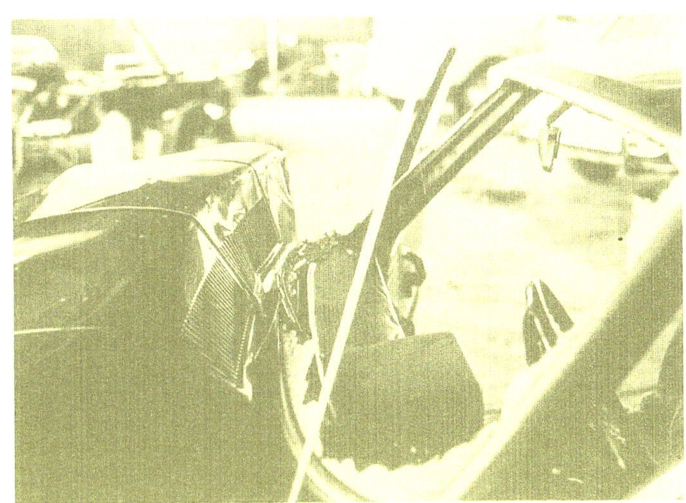

Abb.5a. (FAG 1630)
s. Text

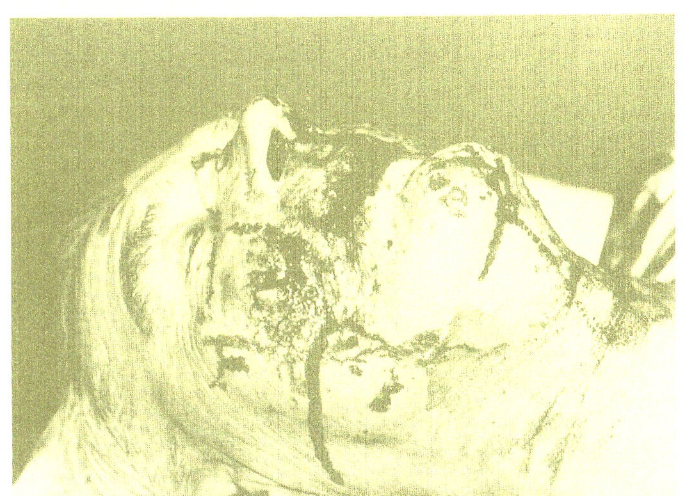

Abb.5b. (FAG 1629)
s. Text

und Oberkiefer, oder in Höhe des Mundes und des Unterkiefers ist eine Gesetzmäßigkeit in Abhängigkeit von den Fahrzeugabmessungen und der Tiefe der oberen Armaturenabdeckung nicht erwiesen.

Tatsache ist aber, daß Augenhornhautverletzungen und tiefere Binnenverletzungen des Augapfels mit ein- oder beidseitiger Erblindung ausschließlich beim Einscheibensicherheitsglas vorkommen.

6. Zerstörung des Augenbulbus durch Einscheibenglas.

7. Stoß des Schädels gegen die Windschutzscheibe, Bersten der Windschutzscheibe, Stoß sozusagen ins Leere, dabei Schädelaufprall gegen die bei der Frontalkollision aufgeworfene Haube, Hirnkontusion. Im Stoß des Schädels und Oberkörpers durch die Windschutzscheibe schwerer Anprall des unteren Thorax bzw. Abdomens gegen die Armaturenkante mit folgender Leberruptur (Abb. 5).

Kommentar: Das Einscheibenglas zerbirst unter relativ geringer Energie beim Schädelanprall, wobei in der Regel sowohl beim Einscheibenglas wie auch beim sogen. Verbundglas nicht mit einem Schädelhirntrauma im Sinne einer schweren Gehirnerschütterung zu rechnen ist; aber bei diesem Stoß, der durch die Windschutzscheibe aus Einscheibenglas nicht aufgehalten wird, folgt der Schädelanprall gegen die aufgebäumte Haube, im dargestellten Beispiel mit Hirnkontusion, dazu Leberruptur durch Anprall des Leibes gegen die Kante der oberen Armaturenabdeckung, die im dargestellten Fall nur eine leichte Verwerfung hinterläßt.

Weil die Einscheibenglaswindschutzscheibe schon unter geringer Stoßenergie zerbirst, entspricht dieser Mechanismus mehr oder weniger dem Stoß ins Leere mit Schädelanprall gegen die Außenteile und mit besonders für den Beifahrer typischen Brustkorb-Bauchverletzungen. MaE.: Solange Verbundglas nicht lochartig durchstoßen wird, solange die Ausmuldung des Verbundglases ausreicht zur Verhütung stumpfer Schädel-Hirnverletzungen, was experimentell und aus der Straßenverkehrsunfallforschung erwiesen ist, ist der durch Verbundglas gesetzte Widerstand günstiger als der Stoß ins Leere nach Bersten der Einscheibenglaswindschutzscheibe.

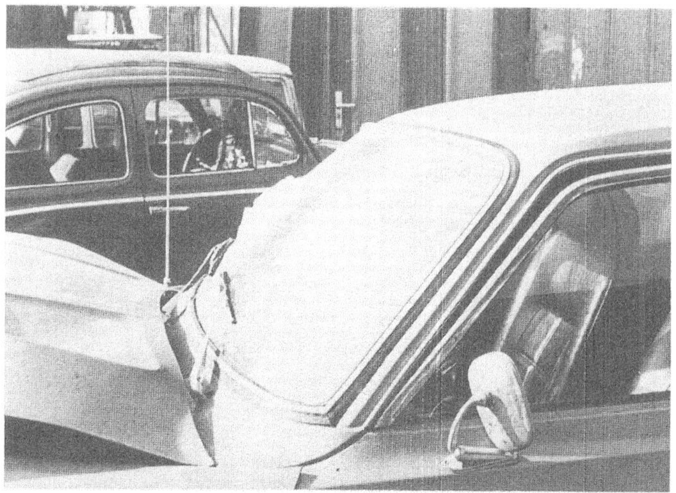

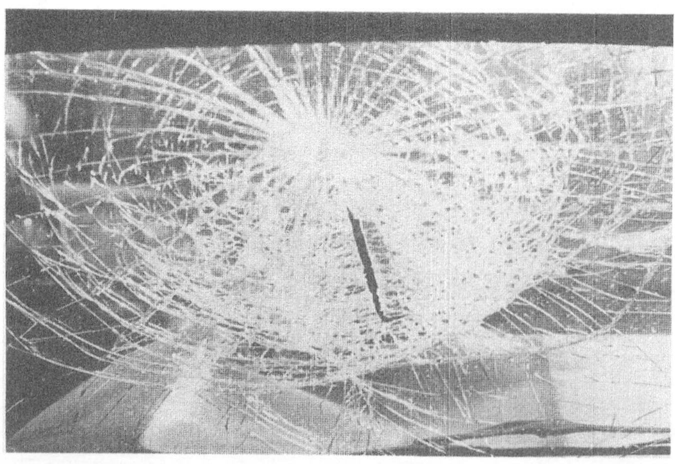

Abb.6a (FAG 1628) und b (FAG 1629). Spinne und Ausmuldung der VSG-Scheibe durch Schädelstoß des Fahrers und Beifahrers mit Anbruch der Scheibe

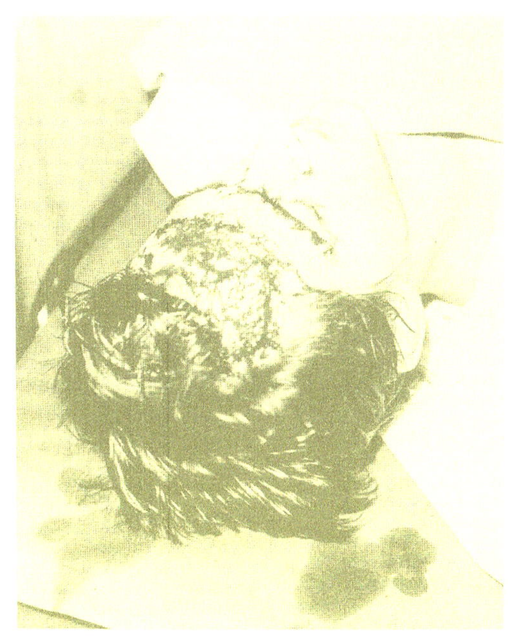

Abb.6c. (FAG 1629). Multiple kleine oberflächliche Schnittwunden. Verletzungsgrad "gering"

8. Schädelstoß gegen Verbundglas: Typische Spinne der Windschutzscheibe, leichte Ausmuldung derselben, bei der Fahrerin flächenhafte, viele, aber kleinste und oberflächliche scharfrandige Schnittwunden (Abb. 6).

Sicherheitskriterien für Windschutzscheiben

1. Keine Schnittverletzungen
2. Keine Augenverletzung
3. Kein Schädel-Hirntrauma
4. Keine HWS-Verletzung
5. Schutz gegen Hinausschleudern
6. Schutz gegen Fremdkörper von außen
7. Schutz aufgeschöpfter Fußgänger und Zweiradfahrer
8. Freie Sicht bei Spontanbruch

Bei kritischer Wertung gibt es keinen Zweifel, daß dem VSG hinsichtlich Sicherheit gegen Verletzungen der Kraftfahrzeuginsassen und ausgeschöpfter Fußgänger und Zweiradfahrer der Vorzug zu geben ist und insbesondere müssen sich die Kosten-Nutzenrechner sagen lassen, daß letztlich nicht alles monetär bewertet werden kann. Sicher wiegen die Soziallasten für 50 beidseitig und 500 einseitig Erblindete jährlich in der Bundesrepublik Deutschland nicht die Mehrkosten der Verbundglasscheiben für eine ganze Jahresproduktion auf. Aber darf dies der letzte Maßstab sein?

In der Statistik ist das Lenkaggregat bei Berücksichtigung von Häufigkeit <u>und</u> Schwere der Verletzungen mit dem höchsten Verletzungsrisiko belastet. Aus Erfahrung schwerer und tödlicher Brustkorbverletzungen der Fahrer durch Lenkradanprall und aus dem Prinzip der Biomechanik: Langer Verzögerungsweg - geringe Kräfte - entstand die Konzeption der Sicherheitslenksäule und des Sicherheitslenkrades. Aber beim weitem nicht alles was diesen Namen

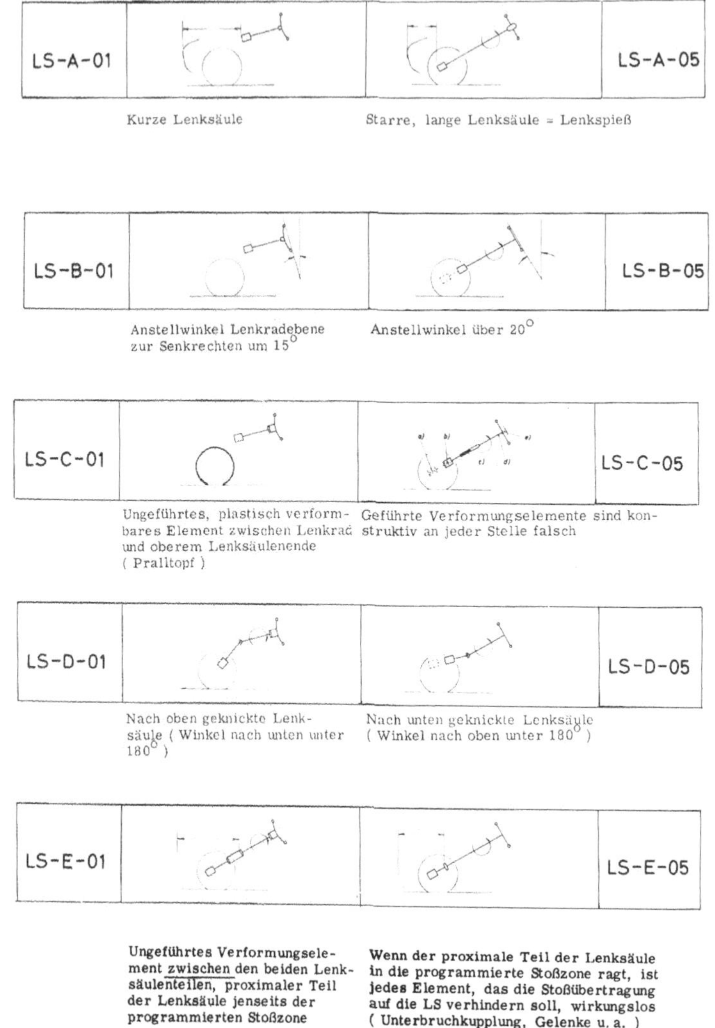

Abb.7a. (FAG 1601/15) LS nach BARENYI/GÖGLER

hat, verdient das Prädikat Sicherheit und vor allen Dingen: Ein energieabsorbierendes Element im Lenkaggregat - und das vielleicht noch falsch konzipiert, macht noch keine Sicherheitslenksäule.

Folgende Grundmerkmale sind wesentlich (Abb. 7):

1. Kein Aufbäumen der Lenksäule im Zuge der Frontdeformation des Fahrzeugs,
2. optimale Flächenverteilung beim Anprall gegen das Lenkrad und die Nabe der Steuersäule, d.h., die Lenkradebene muß sich an den Körper anlegen, dabei kein Speichenbruch, weil sonst neue, kleinflächige Anprallstellen entstehen,
3. Energieabsorption durch programmierte Verformung.

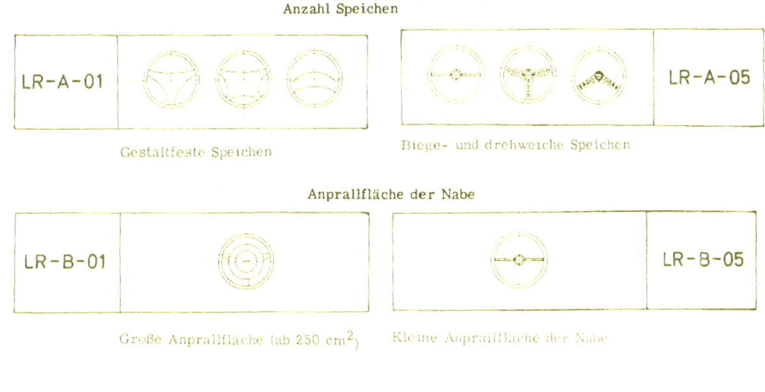

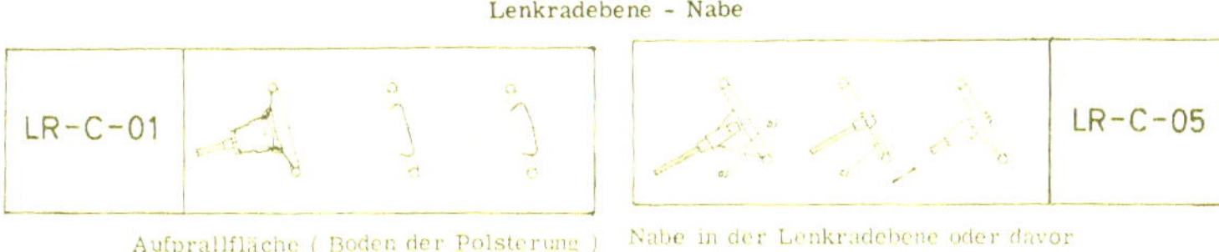

Abb.7b. (FAG 1601/21) LR n. BARENYI/ GÖGLER

Der Pralltopf, im Prinzip nur eine Blechdose zwischen Lenkrad und Steuersäule, die sich beim Lenkradanprall asymmetrisch verformt und dadurch die ganze Fläche der Lenkradebene beim Thoraxanprall nützt, dieser Pralltopf und die großflächige Anprallplatte kommen nicht zum Tragen, wenn im Aufbäumen einer langen Lenksäule der Lenkradring sich horizontal stellt.

9. RK 49, Nr. 893, Front-zu-Front-Kollision, Fahrzeug I 1035 kp gegen Fahrzeug II 1310 kp; Kollisionsgeschwindigkeit um 40 km/h (Abb. 8).
   Fahrerverletzungen Kfz. II: Rippenserienfrakturen 3 bis 12 re., Lungenquetschung und Durchspießung, Leberberstung durch Lenkeinrichtung.
   Beckenfraktur, linksseitige Schenkelhalsfraktur mit Pfannendachfraktur, ausgelöst über den Knieanprall an der Schalttafel, Sprunggelenksfraktur re., Fußwurzelfraktur re. am Pedal und Fußbodenbereich, linksseitige Oberarmfraktur, Schnittwunden im Gesicht durch die Frontscheibe.

Die Adaption des Pralltopfes zur großflächigen Anlage der Lenkradebene und der Prallplatte der Nabe an den Brustkorb mußte versagen (Abb. 8) infolge der langen Lenksäule mit einem nicht funktionierenden sogen. geführten Verformungselement. Dazu kommt - immer besonders gravierend - die Torsion des nicht adaptierten Lenkradrings durch schlagartige Verdrehung der Räder. Die bogenförmige, breite, einer Verbrennung durch die enorme Reibungshitze gleichende Haut- Unterhaut-marke ist der sichtbare Stempel der forcierten Drehung des nicht adaptierten Lenkrads, die tiefe Folge wahrscheinlich die Leberruptur; letzlich sind alle Verletzungen die Auswirkung der Horizontal-, Vertikal- und Lateralver-

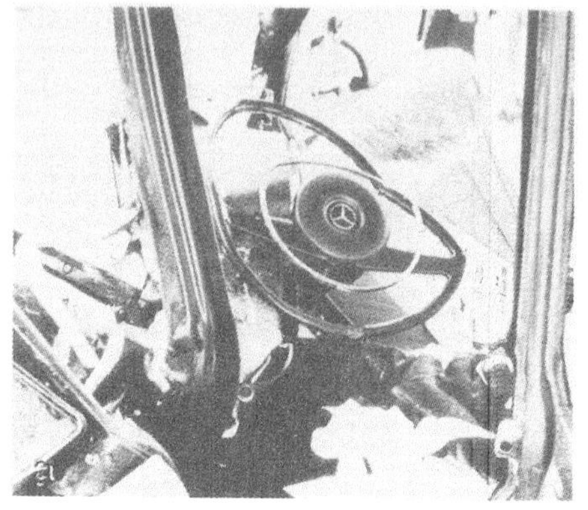

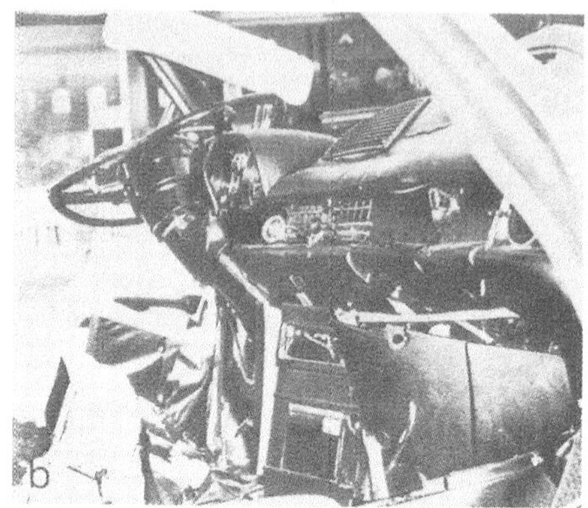

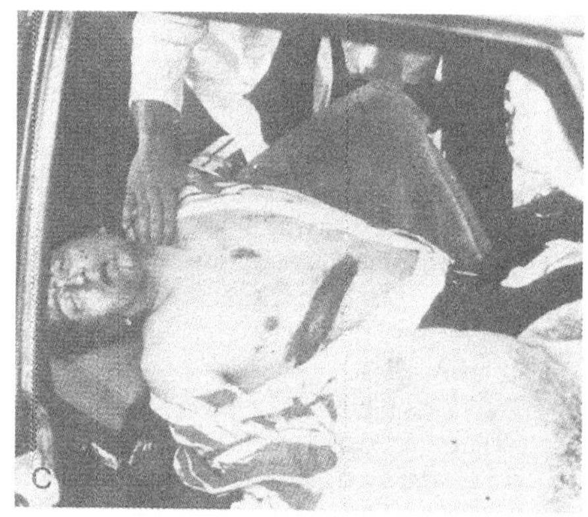

Abb.8a-c. (a) RK 49 # 893. (b) FAG 1515/55. (c) FAG 1507/11

lagerung der Lenksäule auf dem Boden der langen Lenksäule, die durch das geführte Verformungselement eben nicht entschärft ist.

10. RK 49, Nr. 558 (Abb. 9) (FAG 1507, 1510, 1516). Nach Schleudervorgang frontale Kollision gegen einen Baum. Fahrzeuggewicht 1.130 kp. Baujahr 1970. Kollisionsgeschwindigkeit 60-70 km/h.

    Fahrerverletzungen: Schädel-Basisfraktur und Platzwunden im Gesicht durch Lenkradkranz und Speichen, Rippenserienfrakturen bds. durch Stoß gegen die aufgebäumte Lenksäule. Mediale Schenkelhalsfraktur rechts bei instabilem Innenraum (Motor im Fußraum), Weichteilwunde re. Unterschenkel durch Abstützblech des Fußhebelwerks. Tödlicher Ausgang.

Der Pralltopf hat funktioniert, aber anstatt den Thorax durch Adaption der Lenkradebene an den anprallenden Thorax breitflächig aufzufangen und dabei Energie zu verzehren, wurde das aufgebäumte Lenkaggregat zum Kontrapunkt des Schädels, weil eben der sogen. Jägerzaun als geführtes Verformungselement der sogen. Teleskop-Lenksäule schon im Denkansatz falsch ist und nur beim überhaupt nicht vorkommenden axialen Stoß voll funktionieren könnte. Vergleich mit einem Fotostativ, das nur in der axialen Richtung sich zusammenschieben läßt, alle anderen Kraftrichtungen führen zum Knick.

11. RK 49, Nr. 661, Front-zu-Heck-Kollision gegen LKW. Kfz. I: PKW 855 kp, Baujahr 1968, Kollisionsgeschwindigkeit über 40 km/h (Abb. 10).

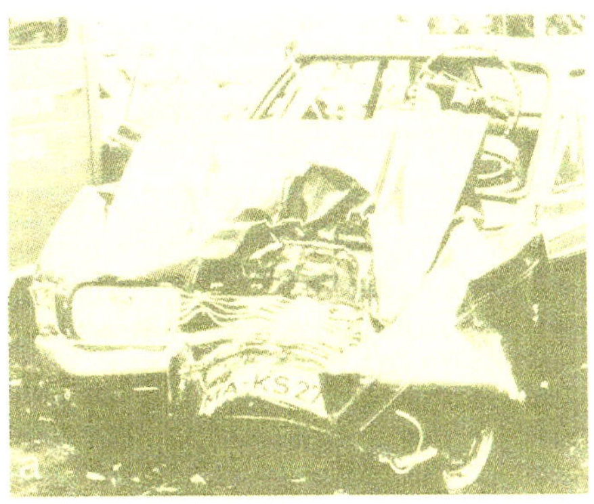

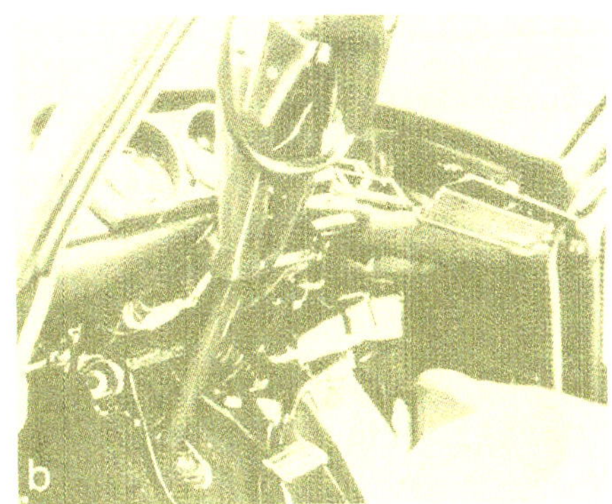

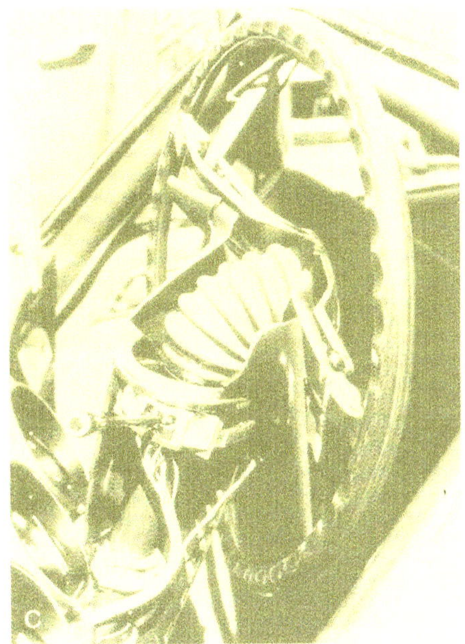

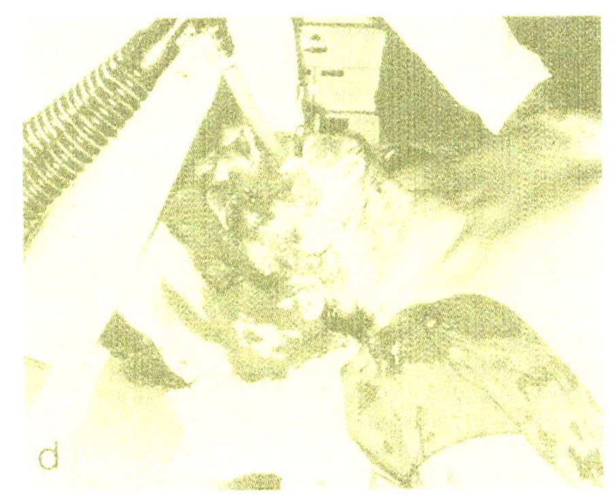

Abb. 9a–d.
(a) FAG 1510/9;
(b) FAG 1516/33;
(c) FAG 1507/9;
(d) FAG 1507/1
(RK 49 # 558)

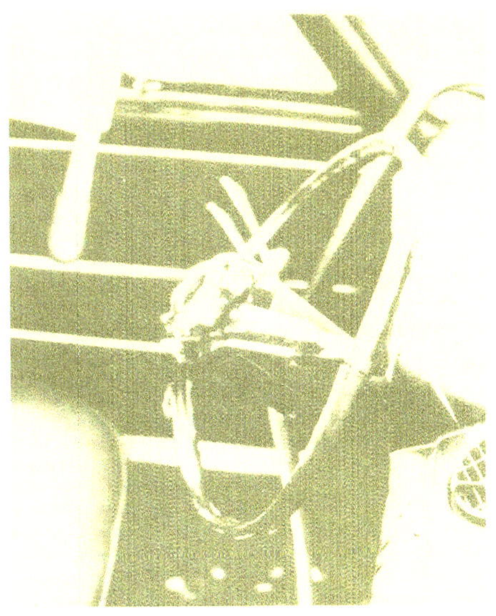

Abb. 10. FAG 1514/37
(RK 49 # 661)

Fahrerverletzungen: Fraktur der Halswirbelsäule zwischen 6. und 7. HWK, wahrscheinlich infolge Hyperflexion über die vordere Circumferenz des Lenkradrings. Schwerste bds. Brustkorb- und Brustorganverletzungen mit Herzberstung durch Anprall gegen das Lenkrad und die Nabe, Leber- und Milzruptur, ebenfalls durch Lenkradanprall. Hüftgelenksluxation durch Anprall gegen die Schalttafel.

Die Vernachlässigung aller Sicherheitskriterien des Lenkrads und der Steuersäule mit kleiner Nabe, verformbaren bzw. bestehenden Speichen, starrer Lenksäule, muß sich deletär auswirken, sobald die biomechanische Grenztoleranz überschritten ist. Die Realität der Unfälle und ihrer Folgen ist der unglückliche Beweis, an dem auch keine Kosten-Nutzen-analyse mit einseitig monetärer Bewertung vorbeigehen kann.

Nach Bruch der Speichen und des Lenkradkranzes ist die Lenkradkranzebene hinter der Ebene der kleinen Nabe. Der Thoraxanprall konzentriert sich auf die kleine Fläche der Nabe und reicht, wie die Herzruptur dokumentiert, punktuell in die Tiefe.

12. RK 49, Nr. 608, Front-zu-Seit-Kollision. 1.090 kp gegen 960 kp (Abb. 11). Kfz. I, Baujahr 1969, Kollisionsgeschwindigkeit um 40 km/h.
    Fahrzeug: Sogen. Sportlenkrad, Speichen nach hinten gebogen, die Ebene der Nabe liegt vor der Lenkradebene.
    Fahrerverletzungen: Zwerchfellruptur und Leberruptur durch Lenkrad und Nabe, Radiusfraktur li., Gehirnerschütterung.

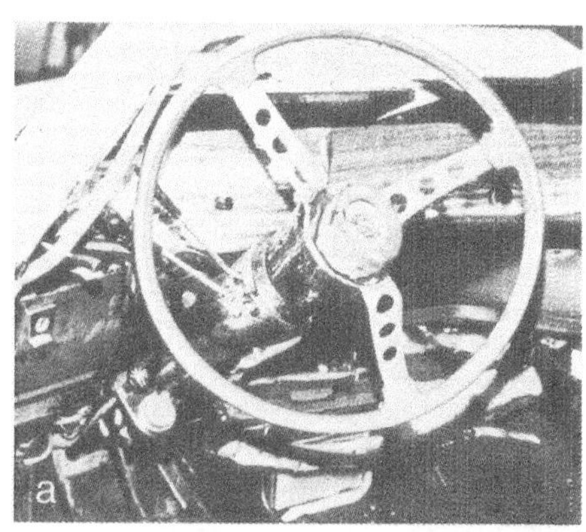

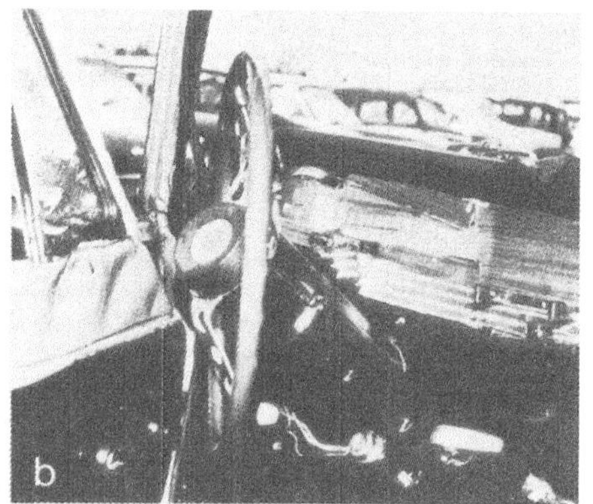

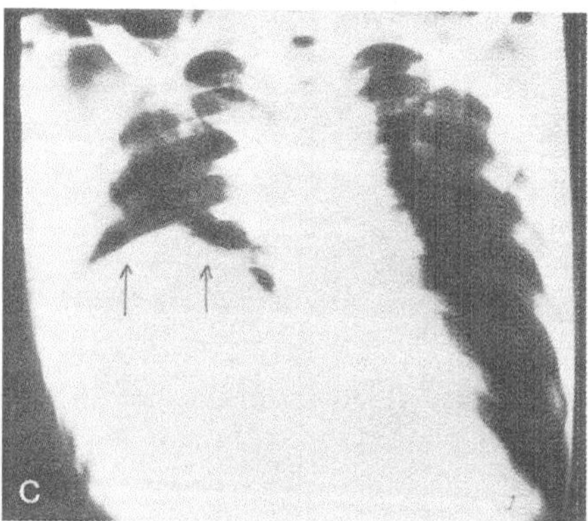

Abb.11a-c. (a) FAG 1510/87. (b) FAG 1508/13. (c) FAG 1508/15 (RK 49 # 608)

Kommentar: Durch das Nachgeben der biegeweichen Speichen des Sportlenkrads konzentriert sich die Stoßkraft auf die kleine Fläche der Nabe. Durch Verteilung der Kraft auf die gesamte Fläche der Lenkradebene und Energieabsorption zwischen Lenkrad und Lenksäule wären die Verletzungen unter dem gegebenen Mechanismus zu vermeiden gewesen.

Mit dem Flair biegeweichen Sportlenkrads als Konzession der Hersteller und der Zubehörlieferanten für sportliche Fahrzeugmodelle und sogen. sportliches Fahren wird der kleinflächige Anprall gegen die Nabe der Lenksäule wissentlich programmiert mit einer kaum mehr glaubhaften Ignoranz gegenüber den Grundlagen passiver Sicherheit und gegenüber dem schon in vielen Variationen vorgelegten naturwissenschaftlichen Beweis der Traumatologie, in diesem Fall (Abb. 11) Zwerchfellruptur, die allein auf die bewußte Mißachtung verformungsfester Speichen als Voraussetzung der Flächenverteilung über die ganze Lenkradebene zurückzuführen ist.

Es ist klar: Die Stoßrichtung der Kollision, Kollisionsgeschwindigkeit, Verformungs- und Verzögerungscharakteristik des Kraftfahrzeugs, Beschaffenheit der Kontrapunkte im Innern und deren programmierte Verformung bezogen auf die biomechanische Toleranz der Variation Mensch als ganzes und in seinen Teilen und Organen und schließlich die Frage, ob Sicherheitsgurte und Kopfstützen benutzt wurden oder nicht und damit zusammenhängend, ob Insassen mit der Folge 5-facher Lebensgefährdung hinausgeschleudert wurden oder nicht, all diese Faktoren bestimmen im einzelnen das Verletzungsmuster:

Von 100 stationär behandelten PKW-Insassen haben 72 eine Kopfverletzung, 33 Verletzungen im Thorax-, Bauch-, Beckenbereich, 26 Verletzungen der unteren Extremitäten.

Zugleich wird das Prinzip aller Sicherungseinrichtungen und aller Verletzungsverhütenden Konstruktionen deutlich:

Allgemeiner Sicherheitskatalog (n. GÖGLER)

1. Struktur des Tragwerks

1.1. Verformbare Front- und Heckkonstruktionen
1.2. Von außen gestaltfester Fahrgastraum einschließlich Türverriegelung nach FMVSS 208

2. Entschärfung des Innenraums

2.1. Sicherheits-Lenkaggregat (Lenkrad/Steuersäule)
2.2. Sicherheitsglas
2.3. Atraumatische Innenausstattung
2.4. Feste Sitzverankerung, arretierte Rückenlehnen

3. Aktive und passive Rückhaltesysteme einschließlich Kopfstützen

4. Spezielle Sicherheitseinrichtungen für Kleinkinder

5. Außenentschärfung zur Verminderung der Fußgänger-, Zweiradfahrerverletzungen.

zu 1. Die programmierte Verzögerungscharakteristik über Kraft - Weg - Zeit durch konstruktiv programmierte Verformung der Tragwerkstruktur bei optimaler Festigkeit der Fahrgastzelle, bekannt unter dem Stichwort "Knautschzone" ist die konstruktive Grundlage aller Sicherheitsmaßnahmen.

zu 2. Die Entschärfung des Innenraums durch Verteilung der Kraft auf große formgerechte Flächen und Verminderung der Kraft durch verlängerten Verzögerungsweg an den Anprallstellen, also durch programmierte Verformung zur Energieabsorption in Anpassung an die biomechanisch-dynamischen Grenzwerte der anprallenden Körperteile ist der logische zweite Schritt konstruktiver Sicherheit.

zu 3 und 4. Rückhaltesysteme und spezielle Sicherungseinrichtungen für Kleinkinder mit dem Effekt der Energieaufnahme durch plastische Dehnung des Gurts, also programmierte Gurtdehnung statt Thoraxkompression, Knie- und Schädelanprall und dabei nochmals Verlängerung des Verzögerungsweges durch Synchronisation der Fahrzeug- und Gurtverzögerung sind spezielle Sicherheitskonstruktionen, die nur voll effektiv werden können, wenn sie abgestimmt sind auf die Verformungscharakteristik des Tragwerks.

MaW.: Die Verformungscharakteristik des Fahrzeugs (Knautschzone) nach Kraft - Weg - Zeit muß so auf die Verformungscharakteristik des straff angelegten Gurtes abgestimmt sein, daß die Insassen keine Verzögerungsspitzen erleiden und sowohl am Verformungsweg des Fahrzeugs (Knautschzone) als auch am Dehnungsweg des Gurtes synchronisiert zur Reduktion der wirksamen Verzögerungskräfte teilnehmen.

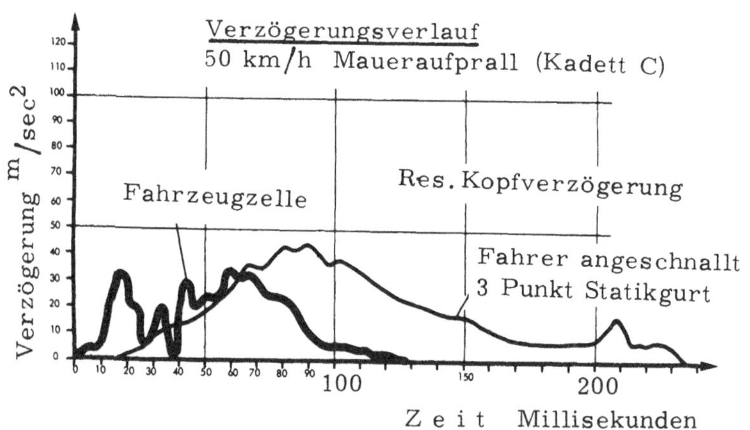

Abb.12. Verzögerungscharakteristik des Fahrzeuginsassen mit Gurten (nach KIEFER) (FAG 1618/47)

Während beim Maueraufprall mit nicht angegurtetem Fahrer die Spitze der Kopfverzögerung erst nach Ablauf der Fahrzeugverzögerung eintritt und diese weit überschreitet (Abb. 3), zeigen die

Verzögerungskurven von Fahrzeugzelle und Kopf des angeschnallten Fahrers in Abb. 12 im 50 km/h-Maueraufprall mit 3-Punktgurt eine Synchronisation mit geringer zeitlicher Verschiebung, wobei die Spitze der Kopfverzögerung des Fahrers die Fahrzeugverzögerung nur gering überschreitet und insgesamt unter 50 g bleibt. MaW.: Der angeschnallte Fahrer profitiert nicht nur von der plastischen Dehnung des Gurts im Sinne der Verlängerung des Verzögerungsweges seines Körpers, sondern er profitiert außerdem noch vom Verzögerungsweg, den sein Fahrzeug durch Frontverformung durchmacht unter der Voraussetzung, daß sein Gurt sehr frühzeitig anspricht, d.h. unter der Voraussetzung, daß der Gurt straff angelegt war.

Bei größerer Gurtlose, und 80% der Benutzer sind solche der Bequemlichkeit huldigende Illusionisten, - bei größerer Gurtlose also profitieren die Gurtträger gar nicht von der Fahrzeugverzögerung, sie werden mit der vollen Kollisionsgeschwindigkeit in den Gurt hineingeschleudert fast wie in ein Drahtseil, die plastischen Gurteigenschaften kommen kaum zum Tragen, es kommt zum Knie-, Thorax- und Schädelanprall gegen die Innenkonstruktionen, der Hüftteil des Gurts setzt nicht mehr am knöchernen Becken an, sondern rutscht über das Abdomen herauf oder je nach Körperhaltung, Körpergröße und Sitzeinstellung gleitet der Körper unter den Gurt hindurch, es kommt zum Knieanprall und Strangulation des Halses im Schulter-Schrägteil, alles Folgen, die nicht dem Gurt als solchem sondern fehlerhafter Benützung anzulasten sind (Abb. 13).

13. RK 49, Nr. 988, Front-zu-Front-Kollision (Abb. 14).
960 kp gegen 1290 kp Kfz. II (Abb. 14a).

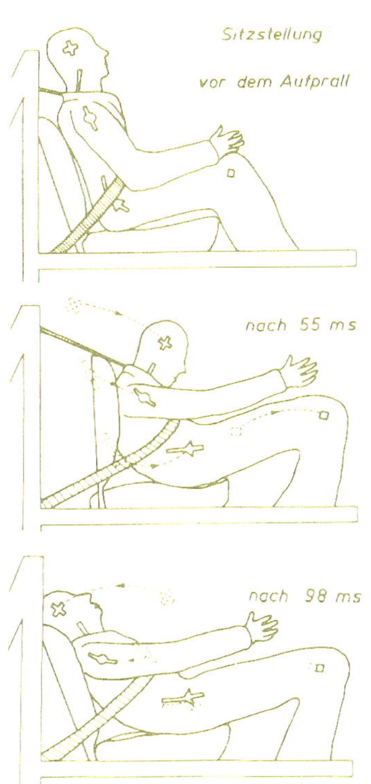

Abb.13. Bewegungsphasen der Versuchspuppe beim Aufprall Schulterschräggurt (FAG 950/84) (nach WILLICH, HONTSCHIK, KÜSTERS)

Fahrer Kfz. II mit 3-Punkt-Statikgurt (fest angezogen) geschützt (Abb. 14 b).
Fahrerverletzungen: Thoraxprellung durch den Schulterschräggurt, Schürfung über der Patella bds. durch leichten Anprall gegen die Schalttafelunterseite.
Beifahrerin, Fahreug Kfz. II mit 3-Punkt-statikgurt angeschnallt, Gurt lose! (Abb. 14c).
Verletzungen: Rippenfrakturen 8 und 9 re. durch Schultergurt, Vorderkantenabbruch des 6. HWK und Dornfortsatzfraktur des 7. HWK durch Hyperflexion im Gurt.
Dünndarmperforation durch den Beckengurt bei Gurtlose, Hämatom über der Patella li. durch Anprall gegen die Schalttafel.

Kommentar: Fahrer korrekt angeschnallt, praktisch unverletzt, echte Schutzwirkung, während die Beifahrerin infolge der Gurtlose eine Dünndarmruptur erlitten hat.

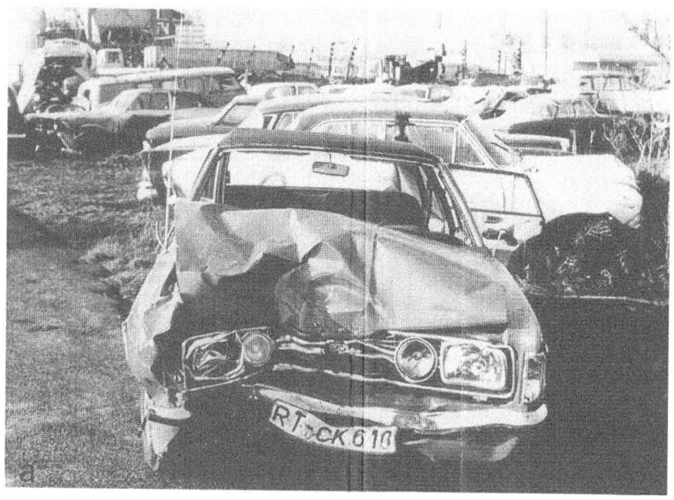

Abb.14a. RK 49 #988. FAG 1627

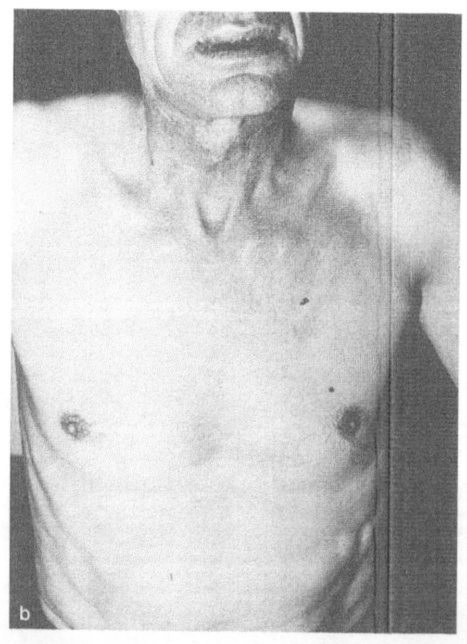

Abb.14b. (FAG 1628) Fahrer: Gurt straff. Verletzungen: Thoraxprellung, Schürfungen über der Patella bds.

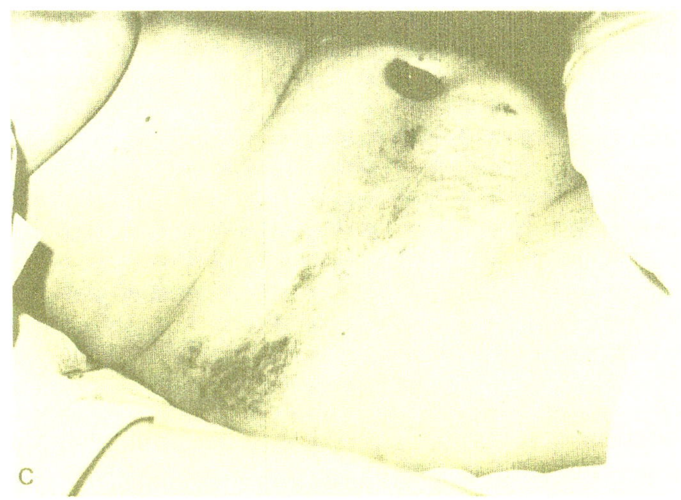

Abb.14c. (FAG 1628) Beifahrerin: Gurtlose! Verletzungen: Bruch der 8. u. 9. Rippe re., Vorderkantenabbruch des 6. HWK und Dornfortsatzbruch des 7. HW, Dünndarmperforation, Hämatom über der Patella li.

14. RK 49, Nr. 630, Front-zu-Front-Kollision (Abb. 15a,b)
    1020 kp = Kfz. I gegen 820 kp.
    ETS Kfz. I entspricht dem Maueraufprall mit 60-70 km/h.

    Fahrerverletzungen Kfz. I: 3-Punkt-Statikgurt: Tödliches Schädel-Hirntrauma mit Nasenbeintrümmerfraktur, Absprengung des Oberkiefers durch Lenkradanprall bei aufgebäumter Lenksäule. Rippenserienfrakturen bds. durch Anprall gegen das Lenkaggregat, rechtsseitige Ellbogenfraktur. Gestorben am Unfallort.

    Beifahrer Kfz. I, 12-jähriger Junge, 3-Punkt-Statikgurt Verletzungen: Dünndarmperforation (Abb. 15c).

Trotz sicherer Gurtlose und dadurch entstandener Dünndarmperforation hat der 12-jährige Junge, bei dem es an der Grenze des Gurtalters ganz besonders auf Gurtstraffung ankommt, dank des Gurts die schwere Kollision überlebt; für die tödliche Schädel-Hirnverletzung des Fahrers ist entscheidend die Kombination von Gurtlose, aufgebäumter Steuersäule und verletzungsträchtiger Lenkradgestaltung.

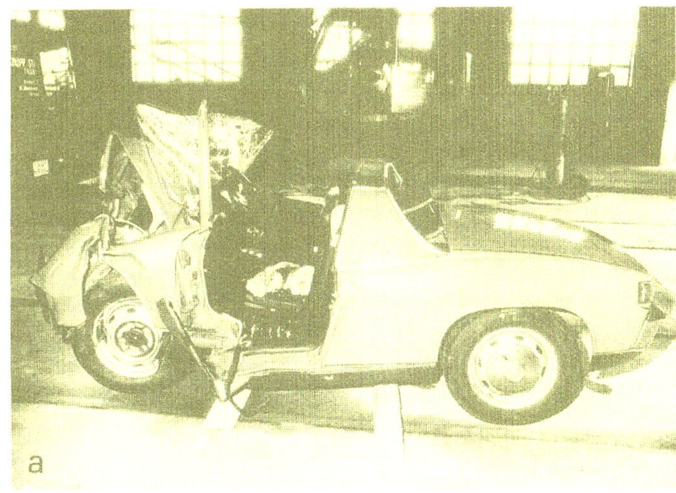

Abb.15a. RK 49 # 630. FAG 1626

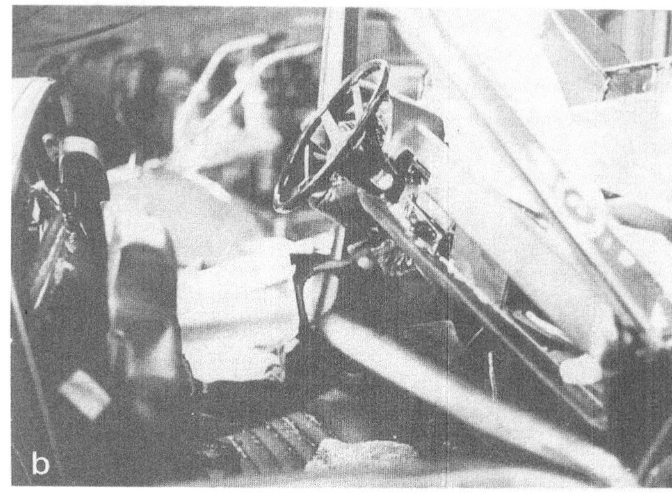

Abb.15b. (FAG 1627)

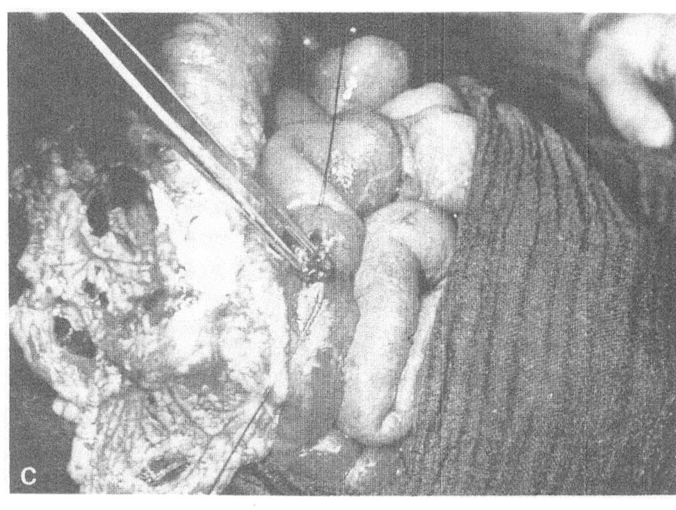

Abb.15c. (FAG 1626) Überlebender Beifahrer: Dünndarmperforation infolge Gurtlose

15. RK 49, Nr. 1.087, Front-zu-Front-Kollision (Abb. 16)
    590 kp = Kfz. I gegen 950 kp
    Fahrer Kfz. I, 3-Punkt-Statikgurt fest angelegt.
    Thoraxprellung re., 4 cm lange Platzwunde der re. Patella.

<u>Kommentar</u>: Es handelt sich um ein Fahreug älteren Baujahrs mit miserabler Lenkrad- und Steuersäulenkonstruktion. Trotz des korrekt angelegten Gurts war aufgrund sparsamster Innenraumabmessungen die Knieanprallverletzung gegen die Armaturen nicht zu verhüten; aber <u>dank des Gurts</u> entstand als echte Schutzwirkung bei dieser Kollision lediglich eine leichte Thoraxprellung.

So unterscheiden wir:

1. Verletzungen <u>durch den Gurt</u> vorwiegend infolge fehlerhafter Benützung
2. Verletzungen <u>trotz des Gurts</u> bei hohen Kollisionsgeschwindigkeiten und nicht zu vermeidender Innenraumverformung und sozusagen als Nebenprodukt Verletzungen trotz des Gurts in den Fällen, wo mäßig schwere, nicht lebensgefährliche

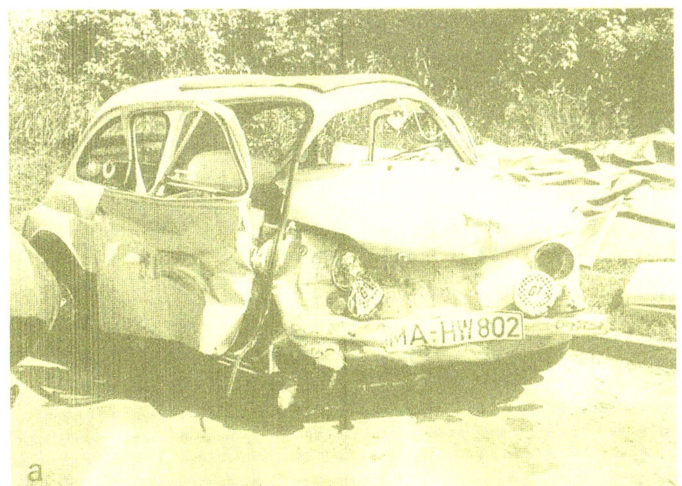

*Abb.16a–c.
RK 49 # 1087.
(a) FAG 1625*

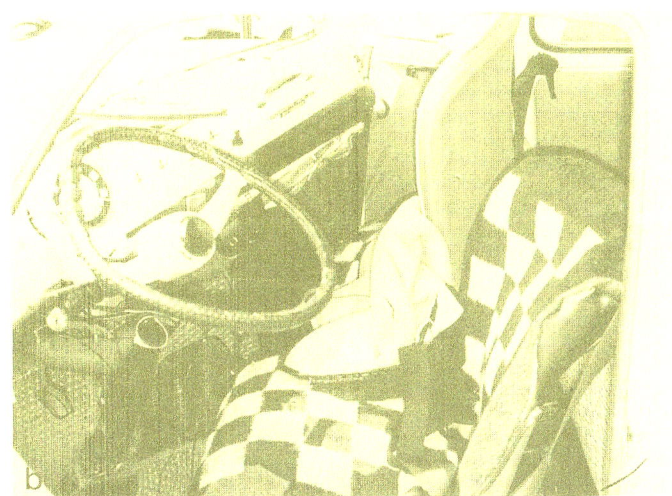

(b) FAG 1625

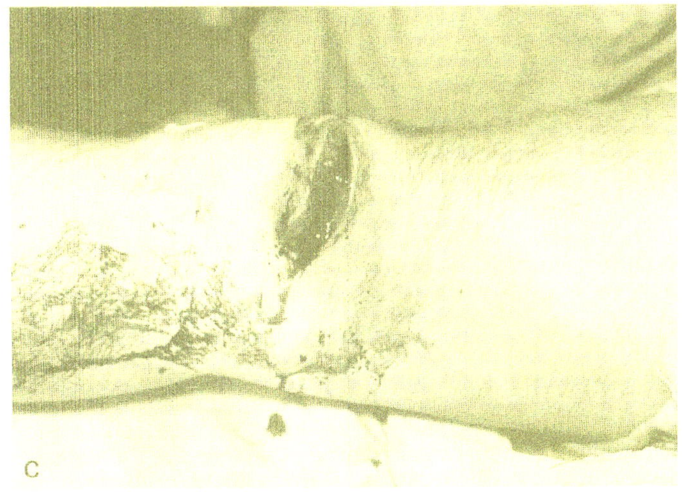

(c) FAG 1620. Fahrer fest angeschnallt: 4 cm Platzwunde am re. Knie

Verletzungen in Kauf zu nehmen sind, wenn durch echte Schutzwirkung des Gurts schwere und lebensgefährliche Verletzungen verhütet wurden.

3. Volle Schutzwirkung des Gurts ohne Verletzung oder mit nur sehr geringfügiger Verletzung, soweit es sich überhaupt um verletzungsträchtige Unfälle handelt (Tabelle 1; Abb. 17).

Tabelle 1. Schutzwirkung durch 3-Punkt-Gurt (nach KIEFER)

Anlegequote	Tote	Verletzte
100%	-31%	-52%
50%	-13%	-25%

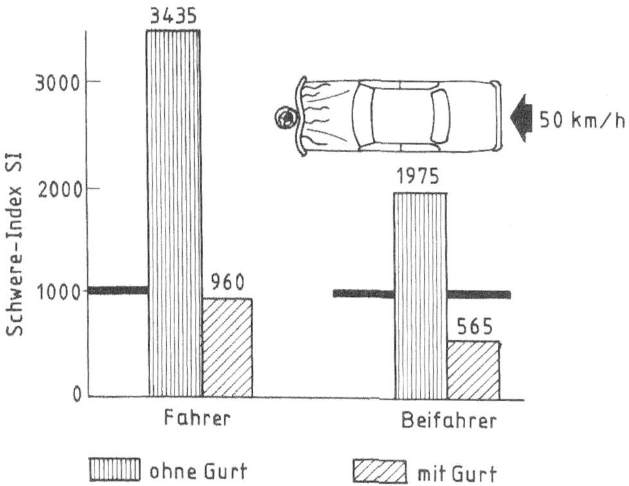

Abb.17 (FAG 1618/45). Verletzungszahlen im Baumtest (nach KIEFER). SI = Schwere Index. Unter 1000 = Keine schweren Verletzungen; über 1000 = schwere Verletzungen

Der Schlüssel für konstruktive Sicherheit ist aber die Biomechanik, die die Grenzen der Materieverformung an menschlichen Organen und Geweben definiert, Grenzen zwischen Tod an einem Ende, unverletzt am andern Ende; dazwischen liegt die Skala leichter bis lebnsbedrohlicher Verletzungen einzelner Körperteile oder in Kombination als Polytrauma, die in Verzögerungsversuchen mit Dummies, Versuchstieren und Leichen, in unterschwelligen Bereichen auch an freiwilligen Versuchspersonen als Verletzungskriterien nach Maß und Zahl definiert sind, aber für die enorme Streuung des Wesens Mensch - vom Kind bis zum Greis, für alle Gewichtsklassen und Körpergrößen - nur als Anäherung an echte Toleranzgrenzen verstanden werden dürfen (Abb. 18, 19, 20).

Bis dahin geht gerade für uns Traumatologen in engster Zusammenarbeit mit ingenieurmäßiger Meßtechnik unser medizinisch-naturwissenschaftlicher Auftrag. Wo aber Forschungsergebnisse über

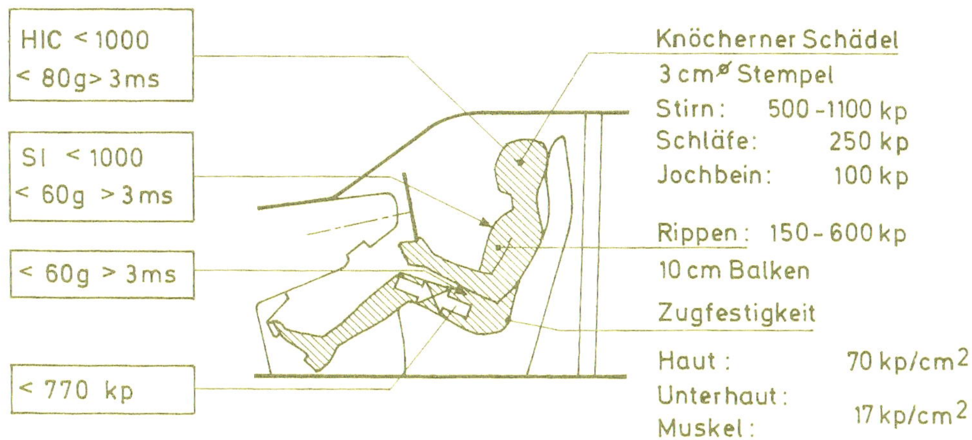

Abb.18. Biomechanische Belastung

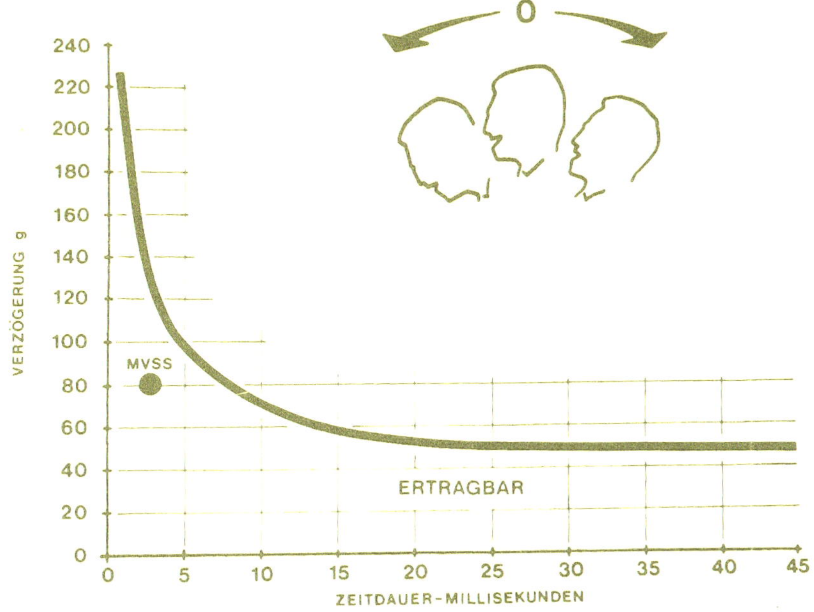

Abb.19. Sogen. Patrick-Kurve (Zeichnung nach KIEFER) aus der hervorgeht, daß bei einer Stoßdauer unter 3 millisec Verzögerungen des Schädels über 200 g erträglich sind, während bei einer Stoßdauer länger als 10 millisec die Erträglichkeitsgrenze etwa bei 50 g liegt. Erträglich heißt keine schweren Schädel-Hirnverletzungen, während eine Gehirnerschütterung ohne bleibende Folgen noch dem erträglichen Bereich zuzuordnen ist.

Die biomechanische Erklärung für den Zeitfaktor bei der Erträglichkeit liegt darin, daß Gehirnerschütterungen und Quetschung durch Relativbewegungen der Gehirnmasse zum Schädelknochen entstehen. Die Massenbewegung braucht Zeit. MVSS s. Abb.20

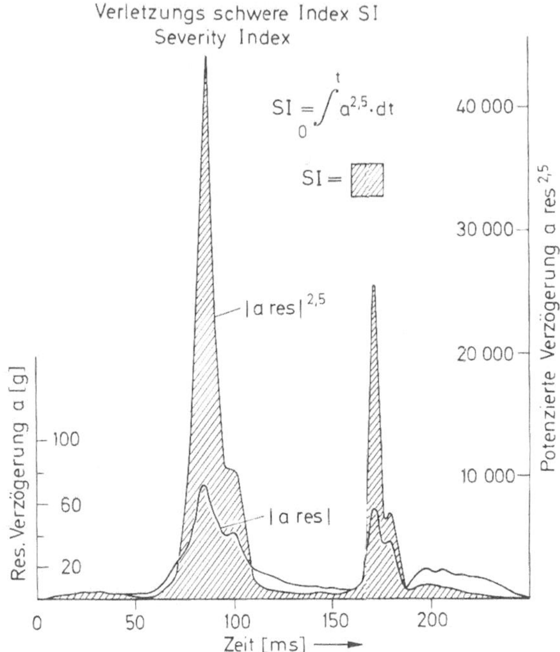

Abb.20. (nach KIEFER). Die amerikanische gesetzliche Forderung begrenzt die Erträglichkeit auf 80 g/für 3 millisec Dauer. Dieser Wert ist bekannt als MVSS = Motor Vehicle Satefy Standards.

Das Maß für die MVSS-Werte ist der sogen. Severity Index (SI), beim Schädel das sogen. Head Injury Criterion (HIC).

In Abb. 20 ist schematisch eine Verzögerungssignal gezeigt, das zunächst zur 2,5-fachen Potenz erhoben wird und dann über die Zeitdauer des Einwirkens integriert wird.

Die Fläche unter der oberen Kurve stellt den Schwereindex dar. Der Grenzwert für die Ertragbarkeit einer Verzögerung auf den menschlichen Körper wurde mit dem Schwere-Index 1000 angegeben. Bei der Berechnung des HIC wird der Mittelwert der Verzögerung über jedem beliebigen Zeitintervall T_1 bis $T_2 = \Delta$ zur 2,5-fachen Potenz erhoben. Die Fläche unter diesen Rechteck $a_m^{2,5} \cdot \Delta t$ stellt den HIC-Wert dar. Im Gegensatz zum SI, der den gesamten Stoßverlauf beinhaltet, sagt der HIC aus, ob nicht in irgendeinem Zeitabschnitt der Grenzwert überschritten wird. Für den gleichen Verzögerungsablauf ist der HIC etwas kleiner als der SI. Der HIC kann nur mit großem Aufwand am Rechner ermittelt werden, der für alle möglichen Zeitintervalle in 1 ms-Abständen den HIC ausrechnet und den größsten vorkommenden Wert und die Zeit in der er auftritt, ausgibt (zitiert nach KIEFER, Fahrzeugsicherheit, Insassenschutz, Schriftenreihe der Adam Opel AG Nr. 7, April 1975)

die nationale und internationale Gesetzgebung in die Produktion umzusetzen sind, ist unsere öffentliche Mitverantwortung angesprochen, die - freilich im Rahmen vernünftiger Kosten-Nutzenrelation - als Sachwalter der Gesundheit sich durchsetzen muß

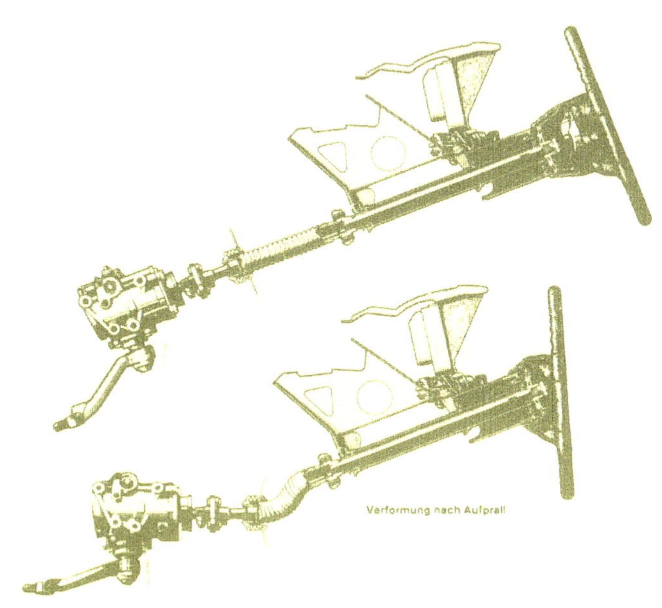

Abb.21. Sicherheitslenksäule - Pralltopf - Sicherheitslenkrad - positive Entwicklung (FAG 1631)

gegen ausschließlich profitorientierte Lobbyisten, die in Massenmedien und Produktwerbung etwa den Slogan

<u>Sicherheitsgurt - Kopfstütze - Sicherheitsglas</u>

als ein Alibi für das Generalkonzept konstruierter Sicherheit freudig aufgreifen.

Es gibt auch Lichtblicke, da in einigen Modellen 1976 die Ergebnisse der Unfallforschung, der Biomechanik, technologische Erfahrung und in Werkvorschriften definierte nationale und internationale Bestimmungen berücksichtigt sind.

Ich nenne als Beispiel nur die in ein Gesamtkonzept integrierte Kombination

<u>Sicherheitslenksäule + Pralltopf + Sicherheitslenkrad</u>,

die erstmals 1976 in allen Typen eines Herstellers eingebaut ist (Abb. 21). Wenn wir uns aber die im "Spiegel" zitierte Abneigung der amerikanischen Autobosse gegen brustkorbschonende Lenksäulen vor Augen halten, die allein 1967 schätzungsweise 13.000 amerikanischen Autofahrern das Leben kostete und wenn wir feststellen, daß sich seit 1967 wenig geändert hat, da es meines Wissens noch heute nur eine Modellgruppe des Weltautobaus gibt, das diese 3 optimalen Sicherheitselemente der Lenkeinrichtung in Kombination aufweist, wenn wir uns also dies als Gesamtpanorama der Weltproduktion vergegenwärtigen, bleibt unser Optimismus gedämpft.

E. May und St. Thaiß, Detmold

Sicherheitsrisiko durch Sicherheitsgurte? (Schwere abdominelle Verletzungen durch Dreipunkt-Automatik-Sicherheitsgurte)

Die Benutzung von Sicherheitsgurten in Personenkraftwagen hat fraglos zu einer Verringerung der Verletzungsquote bei Unfällen geführt.

GARRETT und BRAUNSTEIN stellten bei Verkehrsunfällen bereits 1962 einen Rückgang schwerster Verletzungen durch das Anlegen von Sicherheitsgurten um 35%, LISTER und MILSOM - ein Jahr später - um 51% fest.

Demgegenüber werden in zunehmendem Maße über sicherheitsgurt-spezifische Traumatisierungen ihrer Träger berichtet. Eine der ersten Mitteilungen über eine abdominelle Gurtverletzungen gaben im amerikanischen Schrifttum 1956 KULOWSKI und ROST. Sie berichteten über eine kontusionelle Verletzung des terminalen Ileums durch einen Beckengurt. Hatte SUBE und Mitarb. 1967 14 Fälle abdomineller Verletzungen durch Beckengurte aus dem amerikanischen Schrifttum gesammelt, so berichteten 1968 DOERSCH und DOZIER bereits über 20 solcher Schädigungen aus den Staaten.

Im deutschsprachigen Schrifttum hingegen sind nur ganz vereinzelt abdominelle Verletzungen im Sinne des sogenannten "Seat Belt Syndrome" beschrieben. Es sei an die Veröffentlichungen von BAUMGARTL und STEINER 1968, SUND 1973 und APPEL und Mitarb. 1975 erinnert, die über je einen Fall von Dünndarmverletzungen berichteten.

Nach VOIGT erklärt sich diese Diskrepanz anhand der Tatsache, daß in den Vereinigten Staaten überwiegend der Beckengurt benützt wird, während in der Bundesrepublik Deutschland und den meisten europäischen Ländern nach anfänglicher Verwendung des diagonalen Zweipunkt-Schulter-Hüftgurtes sich jetzt zunehmend der Dreipunkt-Automatik-Sicherheitsgurt durchsetzt. Nach VOIGT bietet diese Gurtanordnung zur Zeit den besten Schutz unter der Voraussetzung, daß sie richtig angelegt wird.

In diesem Zusammenhang berichten wir über zwei eigene Beobachtungen von intestinalen Läsionen, die dem "Seat Belt Syndrome" zugeschrieben werden müssen.

Beobachtungen 1

Fast 50 Jahre alte Beifahrerin, Krankenblatt - Nr. 10 5112416, die am 14.9.1975 nach einem Frontalzusammenstoß eingeliefert wurde. Sie gab an, sich mit einem Dreipunkt-Automatik-Sicherheitsgurt angeschnallt zu haben.

Aufnahmediagnosen: Leichter Schockzustand, stumpfes Bauchtrauma mit Druckschmerz und reflektorischer Abwehrspannung im rechten

Unterbauch, Frakturen der 3., 10. und 11. Rippe links, der 10. und 11. Rippe rechts, HWS-Schleuder-Trauma; handflächengroße Hämatomschwellung linke Mamma. Kontusionsherde mit Sugillationen der linken Halsseite, dem rechten Darmbeinstachel und linken Knie. Die bei der Aufnahme durchgeführte Röntgenaufnahme des Abdomens im Stehen war völlig unauffällig.

Am 10. Tage post traumam Auftreten von Temperaturen um 39°C rektal und einer umschriebenen Abszeßbildung im rechten Unterbauch, die 4 Tage später incidiert wurde. Es entleerte sich massenhaft Coli-Eiter vermengt mit Kot. Drainage. Im weiteren Verlauf spontaner Schluß der Coecum-Fistel, so daß die Patientin 10 Tage nach Abszeßincision nach Hause entlassen werden konnte.

Beobachtung 2

26jährige Beifahrerin, Krankenblatt-Nr. 10 5149719, die am 12. 12. 1975 nach einem Frontalzusammenstoß eingeliefert wurde. Sie gab an, mit einem Dreipunkt-Automatik-Sicherheitsgurt angeschnallt gewesen zu sein.

Aufnahmediagnosen: Unfallschock, Querfortsatzfraktur des 7. Halswirbelkörpers, Thoraxkontusion mit Sternumfraktur, stumpfes Bauchtrauma mit Druckschmerz und reflektorischer Abwehrspannung im rechten Unterbauch bei normaler Darmmotorik und unauffälliger Röntgenaufnahme des Abdomens im Stehen. Kontusionsherd an der rechten Knieinnenseite. Nach anfänglich komplikationslosem Verlauf kam es am 3. Tage post traumam plötzlich zur Ausbildung eines akuten diffusen Peritonismus mit initialem Schmerz im rechten Unterbauch. Die nach diesem Ereignis angefertigte Übersichtsaufnahme des Abdomens im Stehen ließ jetzt freie Luft unter den Zwerchfellkuppen erkennen. Sofortige Laparatomie ließ eine etwa stecknadelkopfgroße Perforationsöffnung an der Ventralseite des Coecums in Höhe der Ileo-Coecalklappe ohne sonstige wesentliche peritonitische Zeichen erkennen. Ferner bestand im mittleren Dünndarmabschnitt ein 7 cm langer, klaffender Serosaeinriß, ein 6 × 6 cm messender dreieckförmiger Abriß des Mesenteriums vom Dünndarm ohne Zeichen von Durchblutungsstörungen des Darmes selbst; ferner Hämatome der Mesenterialwurzel, des Ileums, Einriß und Abscherung des parietalen Peritoneums im rechten Unterbauch, ausgedehnte retroperitoneale Einblutung sowie typisches Decollement traumatique im rechten Unterbauch von Handflächengröße.

Therapeutisch erfolgte zweischichtiger Verschluß der Perforationsstelle durch Einzelknopfnähte, Verschluß der Mesenterialeinrisse sowie Drainage des Decollements. Der anschließende Heilverlauf war komplikationslos.

Beide Beobachtungen lassen zahlreiche Parallelen erkennen: In beiden Fällen handelt es sich um Frauen, die als Beifahrerinnen mit Dreipunkt-Automatik-Sicherheitsgurten angeschnallt waren und einem Frontalzusammenstoß ausgesetzt wurden.

Bei beiden Patientinnen entwickelte sich eine Coecumperforation, in beiden Fällen lag anfangs nur eine wenig ausgeprägte abdominelle Symptomatik vor. Die Perforation trat erst nach einem Intervall von 3 bzw. 1o Tagen auf. Diese Beobachtung stimmt mit den in der Literatur beschriebenen gleichgelagerten Fällen weitgehend überein. Sowohl die im amerikanischen Schrifttum veröffentlichten Kasuistiken als auch der von APPEL, ADOMEIT und Mitarb. 1975 geschilderte Fall wiesen Latenzzeiten zwischen Unfall und Perforation des Darmes von 2 bis 8 Tagen auf. In keinem dieser Fälle konnte die Diagnose der Perforation eines lufthaltigen Organes des Bauchraumes röntgenologisch oder klinisch in den ersten Stunden post traumam gestellt werden.

Hinsichtlich der Ursachenklärung unserer beiden Beobachtungen von Coecumperforationen schließen wir uns weitgehend den Vorstellungen von APPEL, ADOMEIT und Mitarb. an. Danach steht zu vermuten, daß unsere beiden Patientinnen zwar die Dreipunkt-Automatik-Sicherheitsgurte angelegt, aber den Beckengurt zum Schultergurt hin nicht von Hand angezogen hatten. Die Folge war eine Gurtlose im Beckenteil, wie in Abb. 1 dargestellt. Im Falle eines Frontalzusammenstoßes kann die aufrechte Haltung des Stammes unter solchen Bedingungen nicht mehr gewährleistet werden. Während im Schulterbereich die Stoßwirkung früh aufgefangen wird, gestattet die Beckengurtlose eine Verzögerung des Aufpralles auf das Gurtband im Beckenabschnitt. Da sich dabei - wie aus Abb. 2 ersichtlich - die Körperlängsachse neigt, entsteht der sogenannte Submarining-Effekt, das heißt, der angeschnallte Insasse taucht nach unten vorne weg und die sich unter normaler Gurtung entwickelnden Druckkräfte werden einerseits in Scherkräfte umgewandelt, andererseits läßt der Beckengurt seinen Widerstand nicht wie erwünscht im knöchernen Beckenbereich, sondern oberhalb davon in den Weichteilen des Abdomens auswirken.

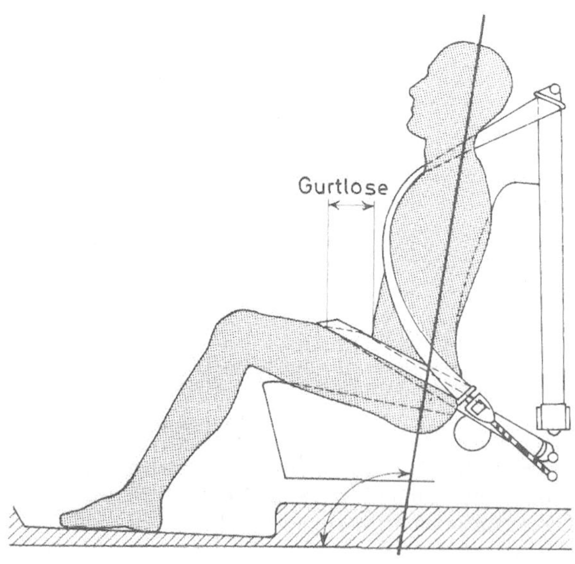

Abb.1

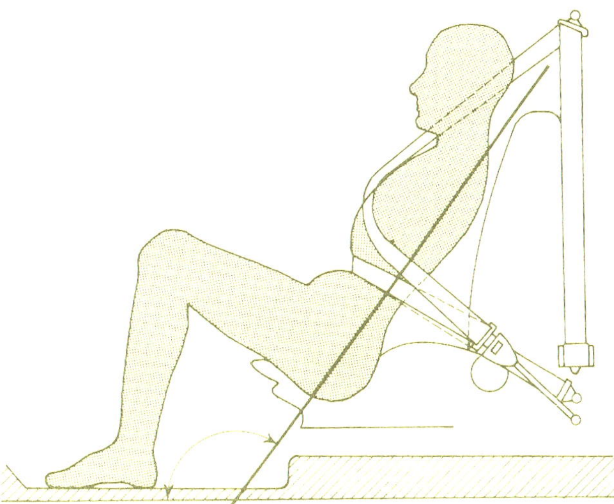

Abb. 2

Aufgrund der bisher gesammelten Erfahrungen in bezug auf das "Seat Belt Syndrome" meinen wir, daß die Gurtkonstruktion einer Verbesserung bedarf. Unser Vorschlag ginge dahin, Becken- und Schultergurt zu trennen, wobei der Schultergurt automatisch verstellbar, der Beckengurt starr angebracht werden sollte. Ferner bleibt zu überlegen, ob die Fixpunkte der Gurte wegen der unterschiedlichen Körpergröße der Insassen variabel anzubringen sind. Ein weiterer Faktor zur Verhütung des "Seat Belt Syndrome" dürfte wahrscheinlich auch in der Art der Sitzpolsterfederung liegen, die zur Abbremsung der erheblichen Beschleunigungsenergien des Körpers bei Unfällen beitragen könnte. Schließlich halten wir es für erforderlich, die Bevölkerung über Wirkmechanismus und Handhabung der Dreipunkt-Automatik-Sicherheitsgurte, die nach VOIGT zur Zeit die größte Sicherheit bieten, intensiver aufzuklären.

Abschließend stellen wir fest: Mit der Einführung von Sicherheitsgurten in Personenkraftwagen ist die Zahl schwerer Verletzungen bei Unfällen erkennbar zurückgegangen. Andererseits haben wir heute gurtspezifische Verletzungen in zunehmendem Maße zu berücksichtigen.

Die Weiterentwicklung der Gurtkonstruktion einerseits sowie die gezielte Aufklärung der Bevölkerung über Wirkmechanismus und Handhabung der Gurte andererseits sollten zu einer Vermeidung des sogenannten "Seat Belt Syndrome" führen.

Literatur

1. GARRETT, J.W., BRAUNSTEIN, P.W.: The seat belt syndrome. J. Trauma 2, 220 (1962)
2. LISTER, R.D., MILSOM, B.M.: Car seat belts. An analysis of the injuries sustained by car occupants. Practitioner 191, 332 (1963)

3. KULOWSKI, J., ROST, W.B.: Intra-abdominal Injury from Satefy belt in auto accident. Arch. Surg. 113, 346 (1956)
4. SUBE, J., ZIPERMAN, H.H., Mc IVER, W.J.: Seat belt trauma to the abdomen. American Jour. of Surg. 113, 346 (1967)
5. DOERSCH, K.B., DOZIER, W.E.: The seat belt syndrome. The seat belt sign, intestinal and mesenteric injuries. American Jour. of Surg. 116, 832 (1968)
6. BAUMGARTL, E., STEINER, H.: Isolierte abdominelle Organverletzung durch Sicherheitsgurt. Mschr. Unfallheilk. 71, 265 (1968)
7. SUND, Ch.: Sicherheitsgurt und Duodenalverletzung. Mschr. Unfallheilk. 76, 528 (1973)
8. APPEL, W., ADOMEIT, D., KÜHNEL, A., BRATZKE, H.: Verletzungen durch einen Dreipunkt-Automatik-Gurt. Mschr. Unfallheilk. 78, 460 (1975)
9. VOIGT, G.E.: Sitzgurte bei Autoinsassen. Hefte Unfallheilk. 114, 252 (1972)

E. Zipkes, Zürich

Unfälle von Fußgängern auf dem Zebrastreifen

Man hat viel über das Verhalten von Fußgängern geschrieben und gehört. Auch wurde schon oft über die entsprechenden Maßnahmen vorgetragen, und dennoch ereignet sich gerade auf dem Zebrastreifen ein hoher Prozentsatz der Fußgängerunfälle. Der Ökologe Jürgen DAHL bezeichnete einmal die Zebrastreifen als Wildwechselpfade des Fußgängers. Diese sicherlich ironisch gemeinte Bemerkung über den modernen Verkehr beleuchtet schlagartig eine makabre Zeiterscheinung. Darüber möchte ich Ihnen in Kürze eine statistische Darstellung unterbreiten (Abb. 1).

Diese graphische Darstellung erfaßt Unfälle, wie sie aus Tageszeitungen entnommen werden konnten; die Unterlagen wurden ergänzt durch die statistischen Erhebungen der Stadt-Polizei Zürich während drei Jahren. Jeder Unfall ist belegt. In diesen drei Jahren (1973-1975) wurden 1139 Unfälle erfaßt, eine Zahl, die etwa 30% der gesamten Anzahl der auf dem Zebrasteifen angefahrenen Fußgänger in der Schweiz entspricht.

Die Aufstellung ist in Altersgruppen von 10 zu 10 Jahren und in leichte (oberer Teil der Säule), schwere (Mitte der Säule) und tödlich (unterer Teil der Säule) verunfallte unterteilt. Die einzelnen Gruppen wurden der Bevölkerung der Schweiz nach Altersverteilung gemäß der Volkszählung 1970 gegenübergestellt. Die Verunfallten sind nach der Unfallschwere und zudem für die drei Gruppen, bis zum 19. Altersjahr, von 20 bis 59 Jahren und über 60 Jahre nach Anzahl und in Prozenten ausgedrückt (Diagramm und Tabelle).

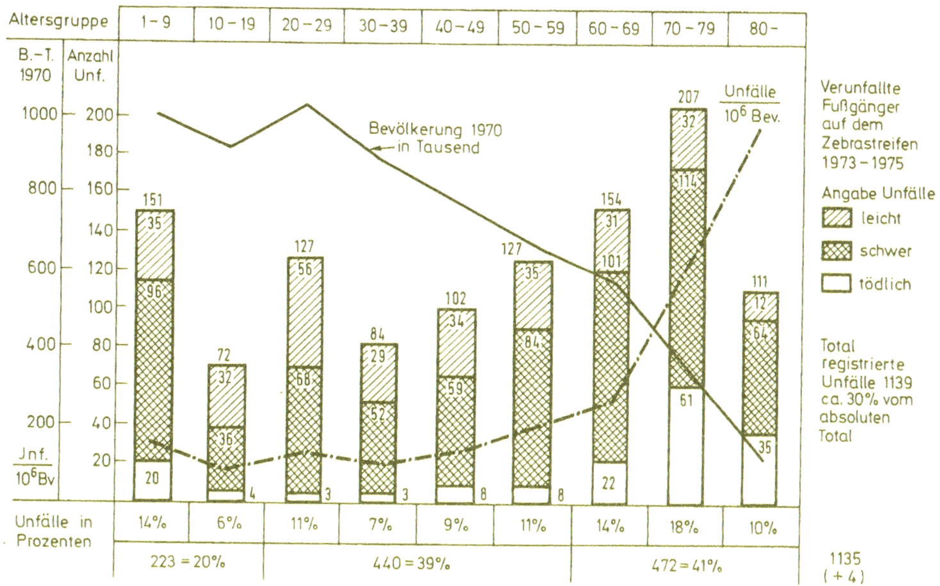

Alters-gruppe	Verletzte leicht	schwer	tödl.	Anzahl pro Gruppe	% pro Gruppe	Anzahl Unfälle Verletzte leicht	schwer	tödl.	Prozenten Verletzte leicht	schwer	tödl.
									%	%	%
0- 9	35	96	20	151	14	67	132	24	23	19	15
10-19	32	36	4	72	6						
20-29	56	68	3	127	11	154	263	22	52	39	13
30-39	29	52	3	84	7						
40-49	34	59	8	102	9						
50-59	35	84	8	127	11						
60-69	31	101	22	153	14	75	279	117	25	42	72
70-79	32	114	61	207	18						
80-	12	64	35	111	10						
Summe	297	674	164	1135	100	297	674	164	100	100	100

Abb.1. Verunfallte Fußgänger auf dem Zebrastreifen 1973-1975 (ca. 30% aller dieser Unfälle in der Schweiz während dieser Periode)

Es zeigt sich, daß zum Beispiel von allen 164 tödlich verunfallten allein 118 (72%) über 60 Jahre alt waren und 24 (15%) das 20igste Altersjahr noch nicht erreicht hatten. Danach bringen die im allgemeinen noch nicht und die nicht mehr autofahrenden Personen 142 von 164 Todesopfer, also ca. 87%; wie auch die 411 von 674 also (61%) der Schwerverletzten.

Die Gegenüberstellung der Unfallzahlen mit der Bevölkerungskurve zeigt, daß die Unfälle der Altersklassen bis 40 Jahre der Häufigkeit der Bevölkerungsverteilung folgt, jedoch vom 50-igsten Altersjahr an gegenläufig zu den Bevölkerungszahlen wird. Die punktierte Kurve deutet den entsprechenden Verlauf der Unfallhäufigkeit auf 1 Million Menschen der entsprechenden Altersgruppe an.

Auf die Schuldfrage ist in dieser Darstellung nicht eingegangen worden. Jedoch läßt sich aus den Unfallprotokollen der Polizei entnehmen, daß die Verursachung der Unfälle mit ca. 42% auf seiten der Fußgänger zu suchen ist, aber auch mit ca. 54% bei den Fahrern liegt.

Es darf nicht verwundern, daß die Altersgruppe der über 80 jährigen absolut in ihrer Anzahl geringer in Erscheinung tritt, die alten Leute wurden offenbar schon früher, in ihren 70er Jahren, auf dem Zebrastreifen erfaßt!

Man kann sich der Erkenntnis nicht entzeihen, wie grausam es ist, die Verpflichtung des Autofahrers zu bagatellisieren. Ebenso naiv finde ich es, das physische und psychische Reaktionsvermögen der jüngsten Bevölkerungsgruppe und derjenigen der über 60 Jahre alten allgemein als vergleichbar mit demjenigen des durchschnittlichen Autofahrers als gleichwertig zu betrachten. Auch wenn die Geschwindigkeitsgrenze innerorts einmal herabgesetzt sein sollte, gebieten es Höflichkeit, Rücksicht und Anstand, vor Zebrastreifen die Fahrt zu verlangsamen. Andernfalls kann man sich der Logik nicht verschließen, daß wenn eine Person - generell gesehen - einmal die 60 überschritten hat und alles tut, was verlangt wird betreffend ihres Verhaltens im Verkehr, es dennoch nur eine Frage der Zeit bleibt, bis das Schicksal sie auf Zebrastreifen erwischt.

Um aber nicht gegen das Grundgesetz der Interdisziplinarität zu verstoßen, möchte ich betonen, daß eine Verbesserung der Verkehrsverhältnisse am Zebrastreifen nicht von der Einwirkung allein, von der Verlangsamung der Geschwindigkeit kurz vor dem Streifen anhängig sein wird. Es sind noch eine ganze Anzahl weitere Vorkehrungen, wie technische und bauliche Maßnahmen notwendig, die aber nur langsfristig Ergebnisse zeitigen können. Eines ist jedenfalls sicher, daß eine niedrigere Geschwindigkeit vor einem Unfall immer dazu führt, daß beide Parteien mehr Zeit zum Erkennen und Reagieren, kürzere Anhaltestrecken erhalten und dazu eine geringere kinetische Energiemenge frei wird; das heißt: die Schwere der Unfälle kann vermindert werden.

Die Stadt Zürich verfügt über ein ausgezeichnetes statistisches Amt und eine erfahrene Abteilung für Verkehr bei der Stadtpolizei. Von dort stammen die Unterlagen, die im folgenden verarbeitet worden sind, besonders im Hinblick auf Unfälle von Fußgängern, Fahrern und Beifahrern (Abb. 2).

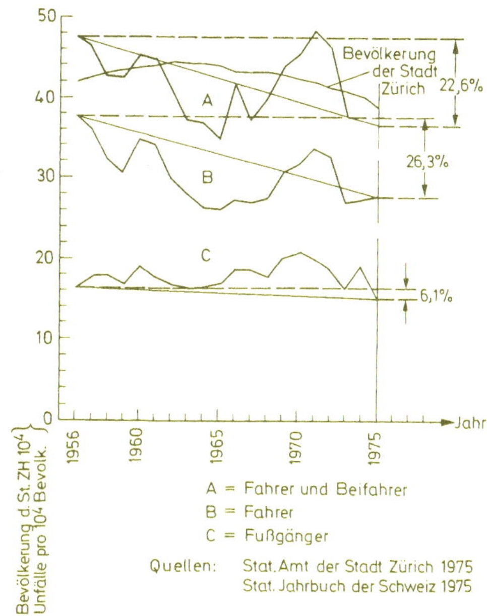

Abb.2. Verletzte und getötete Fahrer, Beifahrer und Fußgänger in der Stadt Zürich im Verhältnis zur Bevölkerung

Es sei hier auf die Zahlen der verletzten und getöteten Fahrzeugführer, Mitfahrer und Fußgänger im städtischen Verkehr hingewiesen, also nicht nur allein hinsichtlich des Zebrastreifens. Eine Zusammenstellung über die Jahre 1956 bis 1975, in der die betreffenden Unfallzahlen in Beziehung zur städtischen Bevölkerung gebracht sind, führt zu folgender Darstellung und den entsprechenden Rückschlüssen:

In Verlauf dieser 20 Jahre senkt sich die Verhältniszahl der Unfälle auf 10 000 Köpfe der Stadtbevölkerung:

Kurve A: von 48 auf 37 bei den Fahrern und Beifahrern, also um 22,6%; Kurve B: von 38 auf 28 bei den Fahrern allein, also um 26,3%; Kurve C: von 16,5 auf 15,5 bei den Fußgängern, also um 6,1%.

Die drei Kurven zeigen Entwicklung und Folgen des Verkehrs innerorts. Bei einer andauernden Vermehrung der Motorfahrzeuge senken sich sicherlich dank der vielen unfallverhütenden Maßnahmen die Unfallzahlen für die Insassen im Motorfahrzeugen. Natürlich ergeben sich Schwankungen, deren Maximum jedoch in den Jahren 1970 und 1971 mit der Hochkonjunktur im Autovertrieb zusammenfällt. Die Ziffern senken sich 1973 wieder aufgrund der Einführung der Geschwindigkeits-Limits und der Folgen der Ölkrise.

Der Erfolg aller Maßnahmen führte zu Verringerungen der Unfallziffern um 22,6 respektive 26,3%, sofern es die Autoinsassen betrifft. Überraschend wirkt nur, daß die Ziffern der betroffenen Fußgänger sich nur wegen einer Verkleinerung der Ziffern von 1974 auf 1975 um geringe 6,1% senken.

Es zeigt sich hier das Risiko, das für die Fußgänger unter den heutigen Verhältnissen noch besteht, besonders aus dem Umstand, daß sie bei Kollisionen ungeschützt der gewaltigen Energiezerstörung ausgesetzt sind, was eben auch notgedrungen zu den schweren bis fatalen Verletzungen führen muß.

Auch das einseitige Wiederansteigen der Ziffern im Jahre 1974 auf seiten der Fußgänger kann auf den Effekt des mangelnden Schutzes in Verbindung mit einer Gewöhnung an die geänderten Fahrverhältnisse seitens der Fahrer erklärt werden.

Auch diese Darstellung weist deutlich auf die Notwendigkeit hin, dem Fußgänger mehr Schutz zu gewähren, der nicht allein in dessen besserer Belehrung oder bei langfristig-baulichen Maßnahmen zu suchen ist, sondern durch eine Sofortmaßnahme erreicht werden kann. Man sollte um jede noch so geringe Verbesserung der tragischen Fußgänger-Situation froh sein, nicht nur wegen des Schutzes für Nur-Fußgänger, sondern auch für diejenigen Motorfahrer, deren Wagen auf einem Parkplatz steht und die zu den vernünftigeren zu zählen sind als die, welche im innerstädtischen Bereiche mit ihren Fahrzeugen unentwegt weiterhin zirkulieren.

Geht man näher auf die Umstände der verletzten und getöteten Fußgänger ein, die sich aus den üblichen Arten der Straßenüberquerungen ergeben (Abb. 3), so möchte ich zunächst unterscheiden zwischen:

1. Überquerungsmöglichkeiten im Bereiche von Schutzinseln und Haltestellen der Verkehrsbetriebe Zürich,
2. Übergängen auf offener Straße,
3. Übergängen auf Zebrastreifen mit Lichtsignalen,
4. Übergängen auf Zebrastreifen ohne Lichtsignale.

Lassen sich die Gruppen 1 und 3 deutlich als gekennzeichnete Übergangsmöglichkeiten betrachten, so zeigt sich, daß trotz allem bei der Anzahl der schweren Unfälle ein Zebrastreifen mit Lichtsignal mehr Unfälle zu verzeichnen hat als solche mit Schutzinseln oder bei Haltestellen ohne besondere optische Signale - und dies trotz der doppelten Vorkehrungen von gesetzlichem Vortritt und Signalsteuerung.

Diese drei Unfallgruppen werden jedoch um ein vielfaches übertroffen durch die Zahl der Verunfallten auf nicht gekennzeichneten, also von Fußgänger willkürlich gewählten Straßenübergängen. Dies erscheint als eine logische Folge.

Absolut unlogisch und höchst bedenklich ist aber die große Anzahl der verunfallten Fußgänger auf Zebrastreifen ohne zusätzliche Lichtsignal-Sicherung (Gruppe 4). Obwohl der Zebrastreifen dem Fußgänger den Übergang durch Vortrittsrecht gesetzlich garantiert und auch in Anbetracht des Vertrauens der Fußgänger in diese gesetzliche Grundlage, wird er von Motorfahrzeugführern zu wenig respektiert. Erst die zusätzliche Zwangshilfe des Lichtsignals gewährt besseren Schutz, wie es die Statistik der Stadtpolizei Zürich über die vergangenen 10 Jahren verdeutlicht. Danach ergibt sich auf Zebrastreifen mit Signalen gegenüber solchen ohne Signalsteuerung eine Verminderung um ca. 80%. Und dies trotz des

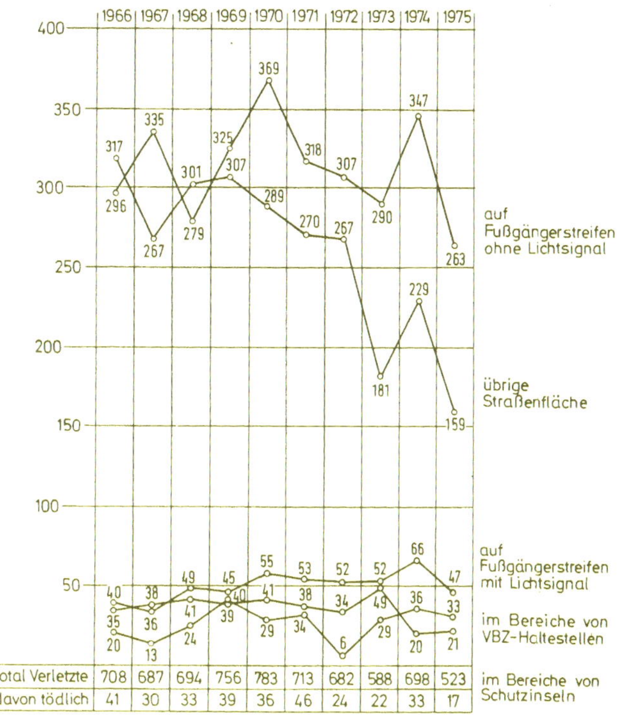

	1966	1967	1968	1969	1970	1971	1972	1973	1974	1975
Total Verletzte	708	687	694	756	783	713	682	588	698	523
davon tödlich	41	30	33	39	36	46	24	22	33	17

Abb.3. Verkehrsunfälle mit verletzten Fußgängern 1966-1975 beim Überschreiten einer Fahrbahn

Umstandes, daß sicher eine Anzahl Fußgänger aus allen möglichen Gründen unter Mißachtung der Signale bei Rot die Fahrbahn betreten.

Daß hier etwas Reales unternommen werden muß, ist sicher. Mit platonischen Maßnahmen, wie sie meist von den Verkehrsverbänden empfohlen werden, wird nur sehr wenig erreicht; meist hält sich dies im Rahmen, daß eine Erziehung der Fußgänger vorgeschlagen wird und der Autofahrer sich weiterhin so verhalten kann, wie er es gewohnt ist.

Alle drei statistische Auswertungen beleuchten den gleichen Komplex von drei verschiedenen Seiten. Das Ergebnis konzentriert sich wie ein Brennglas die Sonnenstrahlen auf das Zentralproblem der zu Fuß, im Verkehrsgefüge einer Stadt zwischen den Bewegungen der Motorfahrzeuge zirkulierenden Menschen, groß, klein, alt, jung, gebrechlich und gesund.

Es scheint ein fast mystischer Einfluß auf den Menschen zu wirken, daß wenn er einmal Räder unter sich fühlt, er aufhört fußgängerisch zu denken. Das beweisen auch bei Regenwetter die Wasserfontänen, mit denen die Benützer der Bürgersteige beglückt werden; einzig die Signallampen - die Farben grün - gelb - rot regieren. Kann oder soll sich dies niemals ändern, denn dem Benehmen entspricht als unabänderliche Folge das Unfallgeschehen, daß in Anzahl und Schwere eben von dem Rahmen abhängt, in dem sich das individuelle Fahrer-Benehmen abspielt.

Rücksicht, Höflichkeit und Anstand gegenüber denjenigen ohne Räder wären erstrebenswerte Eigenschaften für eine größere Anzahl von Fahrern - und solange diese Eigenschaften nur ungenügend vorhanden sind, müssen eben die Gesetze sie erzwingen.

L. Gotzen, S. Behrens, E.G. Suren, Hannover und G. Stürtz, Berlin

Der Fußgängerunfall des älteren Menschen, seine speziellen epidemiologischen und traumatologischen Aspekte

Einleitung

Der Fußgänger ist einer der gefährdesten Verkehrsteilnehmer, da er den bei einem Unfall einwirkenden Kräften schutzlos ausgesetzt ist. Während Fußgänger nur in 7% an Verkehrsunfällen beteiligt sind, werden 96% von ihnen verletzt und 7 von 100 Beteiligen getötet (3). Unter den Fußgängern sind es die älteren Menschen, die im Vergleich zur zahlenmäßigen Verkehrsbeteiligung überdurchschnittlich häufig einen Unfall erleiden und besonders schwer verletzt werden (6).

Von 896 Fußgängerunfällen des Jahres 1975 im Bereich der Polizeidirektion Hannover entfielen 217, entsprechend 24%, auf die über 60jährigen. Diese Gruppe stellte allein 56 Prozent der primär tödlich Verletzten.

Der typische Fußgängerunfall des älteren Menschen ereignet sich beim Überqueren der Straße (7) und ist ein Frontalunfall.

Eigene Untersuchungen und Ergebnisse

Der Fußgängerunfall bildet im Rahmen des Verkehrsunfallforschungsprogrammes, das von der Bundesanstalt für Straßenwesen an die Unfallchirurgische Klinik der Medizinischen Hochschule Hannover vergeben wurde und in Zusammenarbeit mit der Technischen Universität Berlin durchgeführt wird, einen Untersuchungsschwerpunkt. Ausführlich vorgestellt ist die Organisation und Arbeisweise der Unfallforschung Hannover bei BEHRENS und TSCHERNE (1).

Bisher wurden 61 in epidemiologischer, medizinischer und technischer Hinsicht eingehend dokumentierte Straßenüberquerungsunfälle älterer Menschen über 55 Jahren mit primärem Frontalanprall ausgewertet. Das Durchschnittsalter betrug 74 Jahre, 27 waren männlichen und 34 weiblichen Geschlechts.

Wie die Analyse der Unfallsituation, die Befragung der Unfallbeteiligten und die Auswertung der polizeilichen Unterlagen ergab, war in lediglich 9 Fällen der Kfz-Fahrer für den Unfall verantwortlich. In vier Fällen war keine eindeutige Zuordnung möglich. Bei 52 Fällen, entsprechend 85%, kam es zum Unfall durch ein krasses Fehlverhalten des älteren Menschen. Drei charakteristische Unfalltypen ließen sich eruieren. Beim Typ I (25 Fälle) kam es zum Unfall, weil der Fußgänger ohne sichtverstellende Hindernisse unerwartet und plötzlich die Fahrbahn betrat. Beim Typ II (13 Fälle) erfolgte ein unverhofftes Hervortreten vor und zwischen parkenden Fahrzeugen. Der Typ III (10 Fälle) war dadurch gekennzeichnet, daß der Fußgänger auf der Fahrbahn stehenblieb und vom Kfz.-Fahrer angenommen wurde, daß er dort verharrt, um das Fahrzeug passieren zu lassen, dann aber doch plötzlich weiterging oder zurücklief. Das Überqueren der Straße stellt Anforderungen an den älteren Menschen, denen er offensichtlich nicht mehr oder unzureichend gewachsen ist. Beeinträchtigtes Seh- und Hörvermögen, unscharfe Tiefenwahrnehmung, verminderte Konzentrationsfähigkeit und verlangsamte Reaktion im höheren Lebensalter sind die Ursachen dafür, daß die Verkehrssituation falsch eingeschätzt wird oder eine Beurteilung gänzlich unterbleibt (5). Plötzlich zu treffende Entscheidungen führen zu Unsicherheit und Hiflosigkeit mit entsprechendem Fehlverhalten. Streßsituationen werden nicht mehr beherrscht.

Wie die überproportionale Unfallhäufigkeit ist auch die besondere Unfallschwere des älteren Fußgängers auf physiologische Abbauprozesse und hohe Morbiditätsrate im höheren Lebensalter zurückzuführen.

Zur Klassifizierung der Verletzungsschwere in den einzelnen Körperregionen und zu der Gesamtverletzungsschwere wurde die international anerkannte und verbreitete AIS-Skala der American Association for Automotive Medicine (9) herangezogen.

Mit dieser detailliert aufgeschlüsselten Verletzungstabelle und den zugeordneten AIS-Schweregraden ist ein Vergleich der Verletzungsschwere in den verschiedenen Körperbereichen möglich. Die Gesamtverletzungsschwere, der Overall AIS, ergibt sich aus der Bewertung der Auswirkung sämtlicher Verletzungen auf den Organismus. Er kann mit dem AIS-Grad der schwersten Einzelverletzung identisch sein, wenn die sonstigen Verletzungen unbedeutend sind, er liegt höher, wenn andere ernste Verletzungen hinzutreten.

Die Kollisionsgeschwindigkeit wurde aus Straßenbeschaffenheit, Kollisionsort, Bremsspur und Geschwindigkeitsverlust infolge Energieumwandlung in der Kollisionsphase anhand genauer Unfallskizzen und Stereoaufnahmen von der Unfallstelle berechnet. Die mittlere Kollisionsgeschwindigkeit lag bei 37 km/h. 60% der Unfälle ereigneten sich bis zu einer Kollisionsgeschwindigkeit von 40 km/h und nahezu 90% bis zu einer Kollisionsgeschwindigkeit von 50 km/h.

Um die Abhängigkeit der Verletzungsschwere von den einwirkenden Energien aufzuzeigen, wurde diese der Kollisionsgeschwindigkeit gegenübergestellt (Abb. 1). Bei den einzelnen Schweregraden findet sich eine breite Streuung der Kollisionsgeschwindigkeiten. Zu jedem OAIS-Grad wurde die mittlere Kollisionsgeschwindigkeit berechnet. Der Anstieg der Verletzungsschwere mit zunehmender Kollisionsgeschwindigkeit zeigt nahezu einen linearen Verlauf, ab OAIS 3 mit verstärktem Gradienten. Die Schweregrade OAIS 3, 4, 5 umfassen 84% der Fälle. Dem OAIS 3 mit bereits ernsten

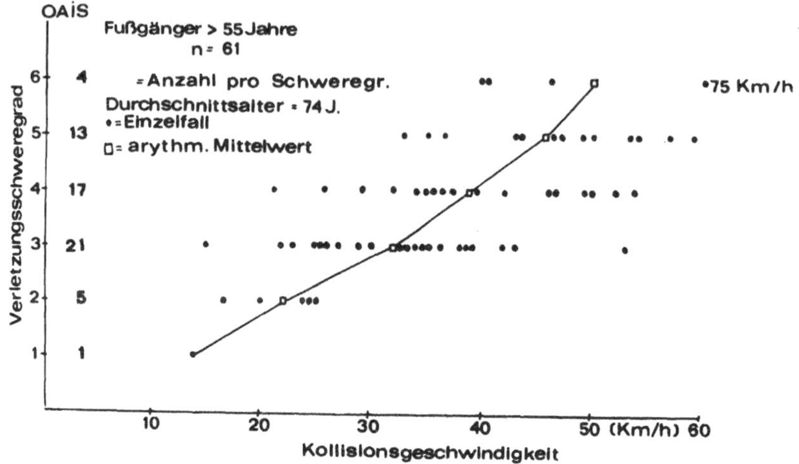

Abb.1. Verletzungsschwere (Overall AIS) in Abhängigkeit von der Kollisionsgeschwindigkeit

Verletzungen liegt eine mittlere Kollisionsgeschwindigkeit von 32 km/h zugrunde, die nächsthöheren Schweregrade OAIS 4 und 5 haben eine um jeweils durchschnittlich 7 km/h höhere Kollisionsgeschwindigkeit, OAIS 4 von 39 km/h und OAIS 5 von 46 km/h.

Die prozentuale Verteilung der Verletzungshäufigkeit für die einzelnen Körperregionen läßt die hohe Verletzungsrate des Unterschenkels und des Kopfes erkennen, gefolgt mit Abstand von Becken, Thorax, Wirbelsäule und Oberarm (s. Abb. 2, Spalte P+K+K). Verletzungen des Abdomens und des Oberschenkels sind beim älteren Fußgänger selten. Die Verletzungsschwere weist eine umgekehrte Reihenfolge auf mit hohen AIS-Werten für Thorax und Wirbelsäule, gefolgt von Becken, Unterschenkel und Kopf. Wenn Abdomen und Oberschenkel betroffen sind, haben sie einen hohen Verletzungsschweregrad.

Aus dem Produkt von Verletzungshäufigkeit und quadratischem Mittelwert der Verletzungsschwere, dividiert durch die mittlere Kollisionsgeschwindigkeit, wurde ein relativer Traumatisierungsgrad für die einzelnen Körperregionen errechnet (8). Nach der Größe des relativen Traumatisierungsgrades geordnet sind beim Frontalunfall des älteren Fußgängers typische Verletzungsschwerpunkte der Kopf, der Unterschenkel, das Becken und der Brustkorb.

Innerhalb des aufgezeigten Gesamtverletzungsspektrums für den älteren Fußgänger ergeben sich charakteristische Unterschiede, wenn die Verletzungen mit dem Fahrzeugfrontkonturen korreliert werden (Abb. 2). 38 Fahrzeuge hatten eine Pontonform, 16 eine Keilform und 7 eine Kastenform.

Bei der Pontonform bleibt der Unterkörper des Fußgängers mehr oder weniger an der Vorderfront des Fahrzeugs haften, während der Oberkörper um die Haubenvorderkante rotiert bis zum Aufschlag von Brustkorb und Kopf auf die Motorhaube. Die Verletzungsschwer-

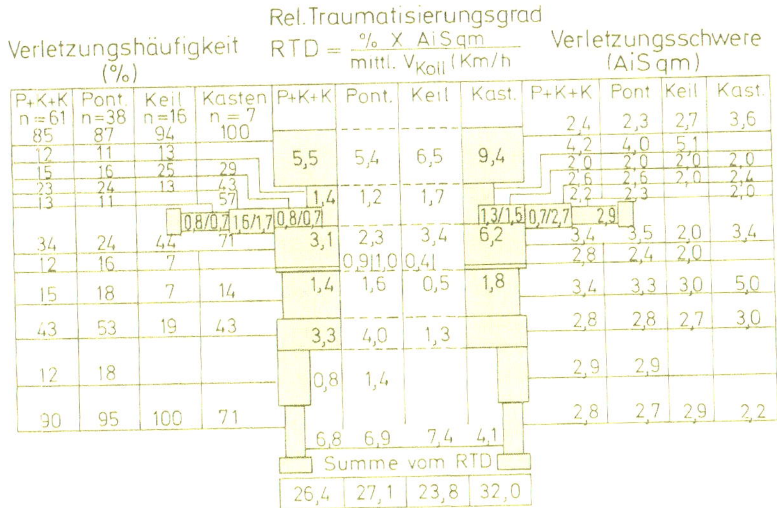

Abb.2. Verletzungshäufigkeit, Verletzungsschwere und Rel. Traumatisierungsgrad in den einzelnen Körperregionen beim Frontalunfall des älteren Menschen (> 55 Jahre) für das Gesamt-Kollektiv (Spalte P+K+K, n = 61, mittlere Kollisionsgeschw. = 37 km/h), beim Frontalunfall mit einem Ponton-Fahrz. (n = 38, mittlere Kollisionsgeschw. 37 km/h), mit einem Keil-Fahrz. (n = 16, mittl. Kollisionsgeschw. = 39 km/h) und mit einem Kasten-Fahrz. (n = 7, mittl. Kollisionsgeschw. = 38 km/h)

punkte sind nach dem Rel. Traumatisierungsgrad gestaffelt der Unterschenkel, der Kopf und das Becken, gefolgt von Brustkorb, Oberarm und Oberschenkel. Nach FIALA (2) schlägt der Kopf erst ab einer Kollisionsgeschwindigkeit von 50 km/h gegen die Windschutzscheibenunterkante, wodurch sich schwere Kopfverletzungen ergeben. Bei einer durchschnittlichen Kollisionsgeschwindigkeit von 37 km/h sind die Kopfverletzungen bei der Pontonform in der Anzahl und im Schweregrad geringer als bei der Keilform, da der Kopf meist nur die Motorhaube berührt. Durch die starke Abbiegung des Körpers kommt es häufiger zu Verletzungen der Brust- und Lendenwirbelsäule.

Bei den Fahrzeugen mit Keilfrontkontur erfolgt infolge des tiefen Anstoßes und der schräg nach vorne abfallenden Haube eine rasche Aufschöpfung des Fußgängers. Der Kopf erreicht fast regelmäßig die Windschutzscheibe, deren Begrenzung oder das Dach. Verletzungsschwerpunkte sind vor allem der Unterschenkel und der Kopf. Die für den jüngeren Menschen weitgehend ungefährliche, gewölbte Fronthaube ist für den alten Menschen im Hinblick auf Verletzungen des knöchernen Thorax wegen altersbedingten Osteoporose und der Thoraxstarre durchaus agressiv. Beckenverletzungen sind selten, Abdomen und Oberschenkelverletzungen fehlen fast gänzlich.

Beim Anprall gegen ein Kastenfahrzeug wird keine Drehbewegung eingeleitet, der ganze Körper des betroffenen Fußgängers wird auf die Fahrzeuggeschwindigkeit beschleunigt. Die dazu erforderlichen Kräfte sind über die ganze Kontaktzone verteilt. Es dominieren die schweren Kopf- und Thoraxverletzungen, an zweiter Stelle stehen die Verletzungen von Becken, Unterschenkel und Oberarm.

Die Summe der Rel. Traumatisierungsgrade der einzelnen Körperregionen ergibt einen Anhalt für die Aggressivität der verschiedenen Frontkonturen. Danach weist die Kastenform (Gesamt-RTD = 32) die größte Aggressivität auf, gefolgt von der Pontoform (Gesamt-RTD = 27,1) und Keilform (Gesamt-RTD = 23,8).

In der Unfallsituation werden Bewegungsenergien freigesetzt, die gerade beim alten Menschen die Belastungsgrenze des Organismus weit überschreiten. Die größere Verletzungsschwere des älteren Menschen beruht im wesentlichen auf der ausgedehnte Frakturierung des Skelettsystems. Festigkeit und Elastizität des Knochengewebes sind vermindert (10). Deformationsarbeit wird nicht durch elastisches Nachgeben der betroffenen Körperbereiche aufgenommen und teilweise absorbiert. Im Durchschnitt entfielen auf jeden verunglückten Fußgänger 2,8 Frakturen, wobei anzumerken ist, daß eine knöcherne Verletzung des Thorax, unabhängig vom Ausmaß, als nur eine Fraktur gerechnet wurde. 20 Fußgänger hatten eine knöcherne Thoraxverletzung, davon wiederum 5 nur einzelne Rippenfrakturen, 15 dagegen ein- und doppelseitige Rippenserienfrakturen. In 43% der Fälle lag eine Beckenfraktur vor, der Anteil der offenen Frakturen an der Gesamtzahl der Extremitätenfrakturen betrug 30%.

20 ältere Fußgänger kamen an den unmittelbaren Unfallfolgen ad exitum, beim Schweregrad OAIS 6 alle 4, von 13 mit OAIS 5 waren es 12 und bei OAIS 4 verringerte sich der Anteil auf 4 von 17.

Beim älteren Menschen tritt zu der hohen primären eine hohe sekundäre Letalität hinzu (4). 13 weitere Menschen verstarben an den mittelbaren Unfallfolgen. Bei OAIS 5 war es einer, damit überlebte kein älterer Fußgänger mit Verletzungen dieses Schweregrades. Bei OAIS 4 übersteigt die sekundäre Letalitätsrate (8 von 17), die primäre (4 von 17). Bei OAIS 3 erlag kein älterer Mensch den primären Verletzungen, 4 von 21 starben aber an sekundären Komplikationen.

Die Todesursachen sind aus der folgenden Tabelle 1 ersichtlich.

Tabelle 1

Primäre Todesursachen			Sekundäre Todesursachen	
Hämorrhagische Schock		7	Herzversagen	5
Frakturblutung	6		Lungenembolie	2
Leberruptur	1			
Fettembolie-Syndrom		2	Pneumonie	2
Schädel-Hirnverletzung		6	Ulcus-Blutung	2
Rückenmarksverletzung		3	eitrige Meningitis	1
Thoraxverletzung Mediastinalblutung und instabiler Thorax mit Lungencontusion		2	Gerinnungsstörung	1
		20		13

Zusammenfassung der Ergebnisse

In 85% der Fälle beruhte die Unfallursache auf einem krassen Fehlverhalten des älteren Fußgängers.

Die mittlere Kollisionsgeschwindigkeit betrug 37 km/h, 60% der Unfälle ereigneten sich bis zu einer Kollisionsgeschwindigkeit von 40 km/h und 90% bis zu einer solchen von 50 km/h.

Der Anstieg der Verletzungsschwere mit zunehmender Kollisionsgeschwindigkeit zeigte einen nahezu linearen Verlauf, ab OAIS 3 mit verstärktem Gradienten. Die durchschnittliche Kollisiongeschwindigkeit beim Schweregrad OAIS 3 betrug 32 km/h, bei OAIS 4 39 km/h und bei OAIS 5 = 46 km/h.

Beim Fußgängerunfall des älteren Menschen fanden sich als typische Verletzungsschwerpunkte der Kopf, der Unterschenkel, das Becken und der Thorax.

Innerhalb des Gesamtverletzungsspektrums ergaben sich charakteristische Unterschiede, wenn die Verletzungen mit den Fahrzeugfrontkonturen korreliert wurden. Nach der Größe der Summe der rel. Traumatisierungsgrade für die einzelnen Körperregionen hatte das Kastenfahrzeug die gefährlichste Frontkontur, dann folgte das Pontonfahrzeug, als am wenigsten aggressiv erwies sich das Keilfahrzeug beim Frontalunfall des älteren Fußgängers.

Durch das Unfallgeschehen kommt es zu ausgedehnten Frakturierungen des Skelettsystems. Im Durchschnitt entfielen auf einen verunglückten Fußgänger 2,8 Frakturen. (Dabei wurde eine knöcherne Thoraxverletzung unabhängig von ihrem Ausmaß als nur eine Fraktur gerechnet).

Fußgängerunfälle älterer Menschen haben eine hohe primäre und sekundäre Letalität zur Folge, Verletzungen des Schweregrades OAIS 5 und 6 überlebte kein älterer Mensch. Beim Schweregrad OAIS 4 überwiegt die sekundäre die primäre Letalitätsrate. Bei OAIS 3 wurde kein älterer Fußgänger primär tödlich verletzt, 20% verstarben aber an sekundären Komplikationen.

Bei den primären Todesursachen überwog der hämorragische Schock, gefolgt von Verletzungen des Gehirns, des Rückenmarks und des Thorax.

Literatur

1. BEHRENS, S., TSCHERNE, H.: Verkehrsunfallforschung an der Medizinischen Hochschule Hannover. Fortschritte der Medizin (im Druck)
2. FIALA, E.: Zur Verletzungsmechanik bei Verkehrsunfällen. Hefte z. Unfallheilk. 98, 31 (1969)
3. GÖGLER, E.: Verkehrssicherheit und Unfallchirurgie. Mat. Med. Nordm. 22, 381 (1970)
4. MÜLLER, E.: Über den Todeszeitpunkt nach Verkehrsunfällen. Zbl. Verkehrs-Med. 11, 25 (1965)

5. RODSTEIN, M.: Pathological and Physiological Changes in Older Adults: Effects on Drivers and Pedestrians. From: Proceedings of the Third IAATH Triennal Congress on Medical and Related Aspects of Motor Vehicle Accidents. May/June, 1969, pp. 56-61
6. SCHLEIERMACHER, B.: Auffällige Beziehungen in der Statistik von Fußgängerunfällen. Z. f. Verkehrssicherheit 17, 48 (1971)
7. SCHWARTZ, F.: Der tödliche Verkehrsunfall des alten Menschen. Schweiz. med. Wschr. 100, 1861 (1970)
8. STÜRTZ, G., SUREN, E.G.: Kinematic of Real Pedestrian and Two-Wheel Rider Accidents and Special Aspects of the Pedestrian Accident. Proceedings of IRCOBI-Meeting, Amsterdam, September 1976
9. The Abbreviated Injury Scale (AIS) - 1976 Revision - American Association for Automotive Medicine, USA, 1976
10. VINZ, H.: Über Altersveränderungen der festigkeitsmechanischen Eigenschaften des menschlichen Knochengewebes. Beitr. Orthop. u. Traumatol. 22, 525 (1975)

E.G. Suren, L. Gotzen, S. Behrens, Hannover und G. Stürtz, Berlin

Traumatologische und biomechanische Aspekte des kindlichen Fußgängerunfalles

Die Verkehrsunfallstatistik der BRD weist in allen Altersgruppen für Fußgänger eine höhere Letalität als für PKW-Insassen auf. Einen hohen Anteil am kindlichen Unfallrisiko nimmt mit 25% der Verkehrsunfall ein. Speziell am Fußgängerunfall sind Kinder stark beteiligt. 1974 ereigneten sich 69.474 Verkehrsunfälle in der BRD mit Fußgängerbeteiligung, davon 4.643 mit letalem Ausgang. Kinder bis 15 Jahren stellen 43,1% der gesamten Fußgängerunfälle, dabei liegt die Rate der tödlichen verletzten Kinder bei 19,3%. Eine Untersuchung dieser besonders gefährdeten Verkehrsteilnehmer hinsichtlich spezifischer Unfallmechanik und Verletzungsbild erscheint uns daher dringlich.

Im Rahmen eines Verkehrsunfallforschungsauftrages der Bundesanstalt für Straßenwesen wurden in 3 Jahren 108 Fußgängerunfälle mit Kinderbeteiligung am Unfallort und bei Klinikeinlieferung medizinisch-technisch analysiert. Diese Fälle bilden die Grundlage der vorliegenden Untersuchung.

Zur Darstellung der Unfallkinematik und als Bezugsgröße für die auftretenden Belastungen des Organismus in der Kollisionsphase, die die Verletzungsschwere bestimmen, wurde die Kollisionsgeschwindigkeit Fahrzeug-Kind ermittelt. Diese errechnet sich aus Blockierspur, Straßenbeschaffenheit, Kollisionsort am Fahrzeug und Geschwindigkeitsverlust infolge Energieumwandlung.

Die mittlere Kollisionsgeschwindigkeit beträgt 10,4 m/s. 50% der Unfälle ereignen sich bei einer Kollisionsgeschwindigkeit unter 9,4 m/s, 90% unter 15,1 m/s.

Die Bestimmung der Verletzungsschwere für die einzelnen Körperregionen (AIS) und des Gesamtverletzungsschweregrades (OAIS) der Kinder erfolgte nach dem Abbreviated Injury Scale der American Society of Automotive Medicine von 1976 (7).

Die Verletzungsschwere des kindlichen Fußgängers steigt mit zunehmender Kollisionsgeschwindigkeit. Differenziert man die Verletzungsschwere durch den Primäranprall Fahrzeug-Kind von der durch den Sekundäraufprall Kind-Straße, so ergibt sich bei gleicher Geschwindigkeit ein wesentlich höherer Verletzungsschweregrad durch die Primärkollision (Abb. 1). Auffällig ist die geringe Zahl schwerer Verletzungen durch den Sekundäraufprall - selbst bei hohen Kollisionsgeschwindigkeiten.

Die typischen Fahrzeugfrontkonturen Keil-, Ponton- und Kastenform beeinflußen die Kinematik und damit auch die Verletzungsschwere bei Kind und Erwachsenem unterschiedlich. Es wirken abhängig von der Konturform zum Zeitpunkt der Kollision unterschiedliche Massenkräfte in verschiedenen Höhenverhältnissen zum Körperschwerpunkt auf den Fußgänger ein. Die Folgen sind differierende Kraftangriffpunkte und damit unterschiedliche Transversal- und Rotationsbeschleunigungen für Kind und Erwachsenen. Bei der Keilkontur werden Kind und Erwachsener von der weit vorragenden, tiefliegenden Stoßstange unterhalb des Körperschwerpunktes getroffen. Beide - Kind und Erwachsener - erfahren dadurch eine starke Winkelbeschleunigung zum Fahrzeug, so daß sie auf die Fronthaube aufgeschöpft bzw. bei höheren Geschwindigkeiten sogar auf das Dach geschleudert werden.

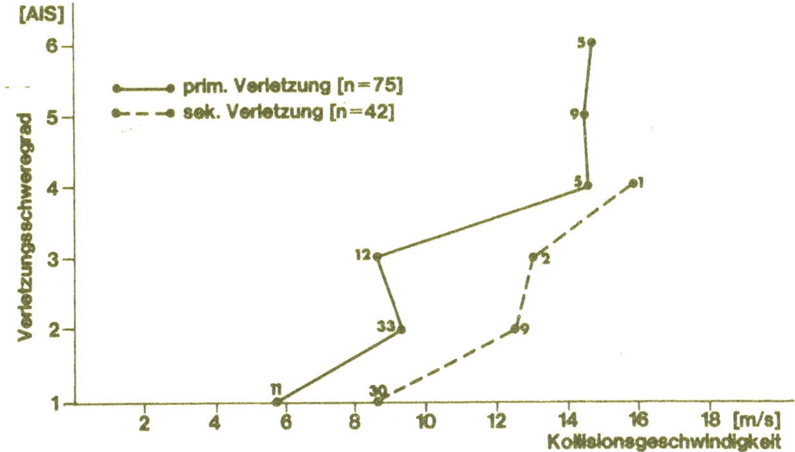

Abb.1. Kindlicher Fußgängerunfall. Verletzungsschweregrade in Abhängigkeit von der Kollisionsgeschwindigkeit am Beispiel des Pontonfahrzeuges

Bei der Pontonform trifft die höher gelegene Haubenvorderkante das Kind oberhalb, den Erwachsenen unterhalb des Körperschwerpunktes, so daß sich verschiedene Winkelbeschleunigungen ergeben. Kinder werden in der Kollisionsphase vom Fahrzeug weg, Erwachsene dagegen auf die Fronthaube aufgeworfen. Nach dem Sekundäraufprall auf die Straße läuft das Kind daher Gefahr, bei ungebremsten Fahrzeug zusätzlich von diesem überrollt zu werden.

Bei der Kastenform prallen Kind und Erwachsener grundsätzlich von der Fahrzeugfront ab und können beide anschließend überfahren werden.

Zur genaueren Analyse des Verletzungsmusters in Abhängigkeit von den typischen Fahrzeugkonturen wurden Verletzungshäufigkeit, Verletzungsschwere (quadratischer Mittelwert des AIS) und "relativer Traumatisierungsgrad" (RTD) (Produkt aus Häufigkeit und quadratischem Mittelwert der Verletzungsschwere dividiert durch die mittlere Kollisionsgeschwindigkeit) konturbezogen ermittelt.

Die Pontonform verursacht danach beim Kind häufige und schwerste Verletzungen an Kopf, Abdomen und Oberschenkeln. Als Ursache muß der Anprall der unteren Körperpartie an die Stoßstange und Haubenvorderkante, der des Kopfes auf die vordere Fronthaubenhälfte angesehen werden. Vergleicht man den RTD der Körperregionen in Beziehung zu den sie verletzenden Fahrzeugteilen bei der Pontonkontur, so werden die schwersten Verletzungen des Kopfes durch den Aufprall auf den vorderen Teil der Fronthaube hervorgerufen. Die Haubenvorderkante bewirkt gravierende Abdominaltraumen, die Stoßstange entsprechende Oberschenkelverletzungen.

Die Kastenform verursacht von allen Fahrzeugkonturen die häufigsten und schwersten Schädelverletzungen beim kindlichen Fußgänger. Infolge der in sich geschlossenen Frontkontur kommt es weiterhin zu einer starken Gefährdung der mittleren Körperregionen im Abdominal-, Thorax- und oberen Extremitätenbereich. Verletzungen der unteren Extremitäten sind leichterer Natur und eher selten zu finden.

Durch keilförmige Fahrzeuge werden kindliche Fußgänger am wenigsten gefährdet. Verletzungsschwerpunkte liegen infolge der niedrigen Stoßstangenhöhe dieses Fahrzeuges an der unteren Extremität. Die häufigen Schädelverletzungen sind auf das für diese Fahrzeugform typische Aufwerfen des Kindes zurückzuführen.

Zur Ermittlung der Ursache für die hohe Letalitätsrate des kindlichen Fußgängers in der Unfallstatistik wurde das Verletzungsmuster unter Berücksichtigung des Alters untersucht (Abb. 2). Dazu wurde der "Relative Traumatisierungsgrad" (RTD) für die Altersgruppen unter und über 6 Jahre aus Verletzungshäufigkeit und -schwere der Körperregion errechnet. Das große Verletzungsrisiko der unteren Extremitäten bei beiden Altersgruppen beruht hauptsächlich auf der Verletzungshäufigkeit, weniger auf der Verletzungsschwere. Die starke Gefährdung der jüngeren Kinder wird dagegen vorwiegend durch schwerste Schädelhirntraumen, gefolgt von den Abdominalverletzungen, insbesondere den Rupturen innerer Organe hervorgerufen. Der Traumatisierungsschwerpunkt der oberen Körperhälfte spiegelt sich außerdem bei den Todes-

Verletzungsart	Relativer Traumatisierungsgrad [RTD]			
	<6 Jahre [n=25, v_K=11,3m/s]		>6 Jahre [n=53, v_K=9,1m/s]	
Kopf	28,0		19,9	
Weichteile		8,4		10,1
SHT		23,3		14,9
Frakturen		9,0		1,3
Thorax	9,0		3,6	
Weichteile		1,9		1,0
innere Organe		2,1		2,3
Frakturen		8,0		1,3
Abdomen	12,2		5,5	
Weichteile		1,9		0,9
innere Organe		10,5		4,2
Becken	1,5		4,7	
Weichteile		0,7		1,9
Frakturen		0,7		2,4
Obere Extr.	3,0		6,3	
Weichteile		2,1		4,4
Frakturen		0,7		2,3
Untere Extr.	15,8		16,4	
Weichteile		4,2		8,7
Frakturen		11,9		12,3

Abb.2. Kindlicher Fußgängerunfall. Relativer Traumatisierungsgrad (RTD) der Körperregionen differenziert nach Verletzungsarten

ursachen der 10 in unserem Untersuchungskollektiv tödlich verunglückten Kinder wider: Im Vordergrund steht der zentrale Tod allein oder in Kombination mit Rupturen der inneren Organe. Abdominalverletzungen als alleinige Todesursache konnten dagegen nicht beobachtet werden.

Literatur

1. BEHRENS, S., GOTZEN, L., SUREN, E.G., STÜRTZ, G.: Zur Biomechanik des kindlichen Fußgängerunfalls. Hefte Unfallheilk. 79, 109-115 (1976)
2. KAMIYAMA, S., SCHMIDT, G.: Beziehungen zwischen Aufprallgeschwindigkeit, Fahrzeugbeschädigungen, Frakturen und Wurfweite bei 50 tödlichen Fußgängerunfällen. Z. Rechtsmed. 67, 282-292 (1970)
3. STÜRTZ, G., SUREN, E.G.: Analyse der Verletzungsmechanik bei Fußgängerunfällen durch Unfallforschung am Unfallort. ATZ 78, 391-392 (1976)
4. STÜRTZ, G., SUREN, E.G.: Kinematic of real pedestrian and two-wheel rider accidents and special aspects of the pedestrian accident. Proc. IRCOBI-Meeting, Amsterdam, 7.-8. Sept. 1976, pp. 1-23
5. STÜRTZ, G., SUREN, E.G., GOTZEN, L., BEHRENS, S.: Biomechanics of real child pedestrian accidents. 20th Stapp Car Crash Conference 1976 (im Druck)

6. STÜRTZ, G., SUREN, E.G., GOTZEN, L., RICHTER, K.: Analyse von Bewegungsablauf, Verletzungsursache, -schwere und -folge bei Fußgängerunfällen mit Kindern. Der Verkehrsunfall 13, 29-38 (1975)
7. The Abbreviated Injury Scale (AIS). Amer. Ass. Automotive Med. 1976, USA
8. WAKELAND, H.H.: Systematic automobile design for pedestrian injury prevention. Proc. 5th Stapp Automotive Crash and Field Demonstration Conference. Springfield: Thomas 1961
9. WINKLER, W.: Die Entwicklung der Verkehrsunfälle bei Kindern aus medizinisch-psychologischer Sicht. Hefte Unfallheilk. 117, 281-288 (1973)

J. Leithe, K. Thiele und H.O. Bodewig, Wolfenbüttel

Freizeitunfälle – Ursachen bei Kinderunfällen in einer deutschen Stadt mit 50000 Einwohnern in den Jahren 1971–1975

Wolfenbüttel ist eine Stadt im Zonenrandgebiet Südniedersachsens, 12 km südlich von Braunschweig im Harzvorland gelegen. Zum Einzugsgebiet der Stadt gehört ein großer Landkreis mit insgesamt rund 125.000 Einwohnern. Durch die Stadt verläuft die Bundesstraße 4 mit lebhaftem Verkehr zwischen Harz und Lüneburger Heide. Die nächsten Autobahnen liegen etwa 15 km von der Stadt, so daß Autobahnunfälle keinen großen Einfluß auf die Verteilung des Krankengutes in unserem Raum haben.

Aus dem so skizzierten Wolfenbüttel wurden zwischen 1971 und 1975 in 2 Durchgangsarztpraxen und dem Städtischen Krankenhaus 7887 kindliche Unfälle oder Unfälle mit kindlicher Beteiligung registriert (Abb. 1). 70% der Unfälle ereigneten sich außerhalb der Schule, 30% in Schulen, Kindergärten oder als Schulwegunfall. Hierüber wird gesondert berichtet.

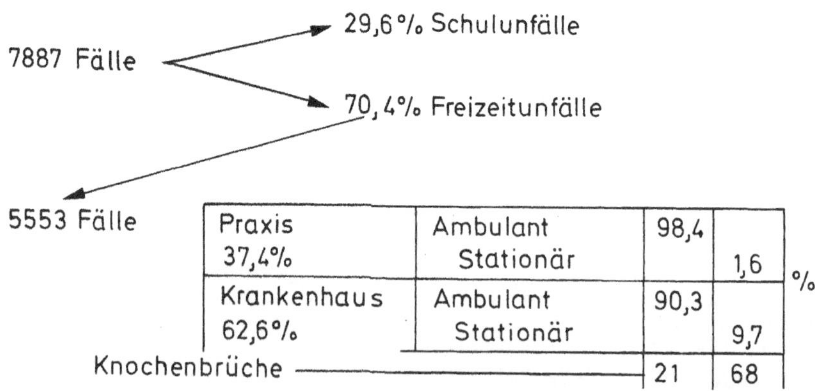

Abb.1. Kinderunfälle im Landkreis Wolfenbüttel (125.000 Einwohner, 1971-1975)

Diesen Ausführungen liegen 5553 kindliche Unfälle zugrunde. Rund 40% der Unfälle wurden zunächst in den chirurgischen Praxen behandelt. Lediglich 1,6% dieser Kinder bedurften wegen der Art der Verletzung der stationären Weiterbehandlung. Dagegen mußten rund 9% aller kindlichen Unfälle, die zunächst in der Notfallambulanz des Krankenhauses behandelt wurden, stationär weiterbehandelt werden.

Daß hierfür hauptsächlich stationär behandlungsbedürftige Frakturen verantwortlich waren, geht daraus hervor, daß bei rund 1/5 aller nur ambulant behandelten Kinder die Diagnose "Knochenbruch" lautete, der Anteil an Frakturen bei den im Krankenhaus stationär behandelten Kindern aber auf mehr als 2/3 anstieg. Im übrigen standen bei den stationär behandelten Fällen schwerere Schädel-Hirn-Traumen und stumpfe Bauchtraumen im Vordergrund. Bei den lediglich ambulant behandelten Unfallfolgen standen "Bagatelltraumen" wie Distorsionen, Prellungen und Schürfungen neben der gleichgroßen Gruppe von "Wunden" im Vordergrund.

Bei der Auswertung der Freizeitunfälle ergab sich bezüglich der Geschlechtsverteilung ein Plus zugunsten der Jungen mit 62% gegenüber 38% Mädchen. Die Aufschlüsselung nach dem Alter ergab nach einem etwas geringeren Anteil an Einjährigen, nämlich 3,2%, eine relativ gleichmäßige Verteilung auf alle übrigen Alterstufen, nämlich zwischen 8,6% jeweils an 5- und 6jährigen sowie 5,7% an 14jährigen. Diese Verteilung entspricht den Zahlen der im untersuchten Zeitraum in Wolfenbüttel in den einzelnen Altersstufen gemeldeten Kinder.

In der Unfallentstehung kamen Unfälle in "häuslicher Umgebung" mit 51,2% weitaus am häufigsten vor (Tabelle 1). Hierunter haben wir alle nicht anders aufgeschlüsselten Unfälle zusammengefaßt, auf die ich anschließend zu sprechen komme. Bei der Zusammenstellung nach Altersgruppen stellte die häusliche Umgebung bei den Kleinkindern bis zur Vollendung des 3. Lebensjahres das Hauptkontingent mit 71% dar, was wohl heißt, daß diese Altersgruppe im "Lernprozeß Leben" noch stark überfordert ist. An zweiter Stelle lag der Unfall im Straßenverkehr mit 12,8% vor Unfällen auf dem Spielplatz oder beim Sport, die jeweils 10,9% der Gesamtzahl ausmachten. Erst dahinter rangierten Unfälle im Haushalt mit 7,1%. Der Rest verteilt sich auf alle möglichen Bißwunden und Verletzungen durch groben Unfug.

Der Unfall im "Haushalt" war bei den bis zu 3 Jahre alten Kindern mit 10,2% am häufigsten und nahm in den höheren Altersgruppen deutlich ab. In allen Altersgruppen spielten Messer sowie Glas- und Flaschenscherben eine bedeutende Rolle. Verbrennungen durch Verbrühen mit Kaffe, Tee, Brühe oder heißem Wasser lagen zahlenmäßig noch vor Verletzungen durch Haushaltsmaschinen. Aus der Verteilung der Unfallursachen nach Altersgruppen zeigte sich, daß das Unfallrisiko dann am größten war, wenn die Kinder erstmals mit den als Unfallursache in Frage kommenden Dingen konfrontiert wurden, so z.B. Messer oder Haushaltsmaschinen bei den 4- bis 6jährigen.

Tabelle 1. Unfallort (5553 Fälle)

Unfallort	Gesamt	-3	4-6	7-11	12-14	Jahre
Haushalt	7,1	10,2	8,4	5,5	4,2	
Häusl. Umgebung	51,2	71,0	51,4	42,8	39,5	
Straßenverkehr	12,8	6,0	16,0	15,1	13,9	
Spielplatz	10,9	7,5	14,7	13,7	7,8	
Sport	10,9	0,5	3,3	13,7	26,2	
Bißverletzung	3,7	2,2	2,8	5,7	4,2	
Unfug	3,4	2,6	3,4	3,5	4,3	%

Beim "Sport" lag das Unfallmaximum bei geradliniger Zunahme bei den 12- bis 14 jährigen, also nicht unbedingt zum Zeitpunkt der ersten sportlichen Betätigung, sondern zum Zeitpunkt vermehrter und wohl auch leistungsbezogenerer Ausübung. Einen entscheidenden Anteil in allen Altersgruppen hatte das Fußballspiel, ob organisiert im Verein oder als Straßenfußball. An zweiter Stelle lagen Unfälle im Schwimmbad vor Unfällen, die im Zusammenhang mit dem Reitsport standen. Landschaftsbedingt traten Wintersportunfälle weniger in Erscheinung.

Der "Straßenverkehr" als Unfallursache war bei den 4- bis 6-jährigen am häufigsten, wie es allgemein so zu sein scheint, daß der Mensch bis zum 4. Lebensjahr zwar relativ am meisten lernen muß, die Verarbeitung des Stoffes dann jedoch noch erhebliche Schwierigkeiten bereitet. Daß die Kleinkinder noch ausreichenden Mutterschutz erfahren, geht aus dem mit 6% relativ geringen Anteil der Straßenverkehrsunfälle in dieser Gruppe hervor. Mit 16% spielte der Straßenverkehr bei den 4- bis 6jährigen die größte Rolle, um in den höheren Altersstufen wieder abzufallen. Das Fahrrad, in den untersten Altersgruppen das Dreirad, und Verletzungen, die durch Fahrradspeichen entstanden, waren eindeutig am unfallträchtigsten und lagen in allen Altersgruppen vor Unfällen, bei denen Kinder vom Auto angefahren oder als unfallbeteiligte Autoinsassen in Verkehrsunfälle verwickelt wurden. Die Fahrradunfälle stiegen mit steigendem Alter. Umgekehrt verhielt es sich mit dem PKW-Anfahrunfällen, die im Kleinkindesalter am häufigsten waren und dann stark abnahmen.

In dieser Arbeit und im folgenden Vortrag von Herrn THIELE fanden nur Kinderunfälle ohne tödlichen Ausgang Berücksichtigung, da über Toteinlieferungen in der Klinik keine weiteren Aufzeichnungen angefertigt werden. Allein bezüglich der Straßenverkehrsunfälle ließen sich aufgrund behördlicher Aufzeichnungen nähere Angaben machen: Der Anteil an Kindern bei Straßenverkehrsunfällen machten 13,7% aus. Hiervon verliefen 2,7% primär tödlich, d.h. von den noch zur Klinikaufnahme kommenden Kindern verstarb keines an Unfallfolgen.

Aus dem Gesagten ergaben sich Ansätze zur Unfallverhütung, die nicht in jedem Fall beim Kind liegen müssen. Der Erwachsene muß den "Lernprozeß Leben" des Kindes nachempfinden und verstehen lernen! Man kann zwar feststellen, daß zum Beispiel die 4- bis 6jährigen im Straßenverkehr am gefährdetsten sind, und berechtigterweise mehr und bessere Verkehrserziehung der Kinder fordern. Damit wird sich das Problem jedoch nur zu einem Teil lösen lassen, da man durch Verkehrserziehung allein nicht das in verschiedenen Altersstufen sich unterschiedlich auswirkende emotionale Verhalten der Kinder oder deren Wahrnehmungs- und Denkfähigkeit, die sich erst allmählich entwickeln, berücksichtigt. Für den Erwachsenen kann das neben natürlich noch zu steigender Sorgfaltspflicht zu Hause nur aktive Rücksichtnahme auf und Verständnis für das Verhalten des Kindes bedeuten. Hinzu muß dann die Einbeziehung und Berücksichtigung des Kindes und eben seiner Verhaltensweise in den verschiedenen Altersstufen beim Bau von Schulen, Kindergärten, Spielplätzen und Sportstätten kommen.

K. Thiele, J. Leithe und H.O. Bodewig, Wolfenbüttel

Kindergarten- und Schulunfälle – Ursachen bei Kinderunfällen in einer deutschen Stadt mit 50000 Einwohnern in den Jahren 1971 – 1975

Seit 1.4.1971 sind in Deutschland die in Zusammenhang mit der vorschulischen Kindergartenerziehung und dem Schulbesuch auftretenden Unfälle den Arbeits- und Wegunfällen der gewerblichen Wirtschaft gleichgestellt und im Durchgangsarztverfahren vorstellungspflichtig. Nach Ablauf von 5 Jahren bietet sich somit die Möglichkeit, über die Unfallursachen bei einer großen Zahl von alltäglich zur Versorgung kommender Kindergarten- und Schulunfälle zu berichten.

Im Durchgangsarztbereich Wolfenbüttel wurden im Krankenhaus und 2 ambulanten Durchgangsarztpraxen von 1971-1975 2334 Kindergarten- und Schulunfälle behandelt. Von dieser Zahl ausgehend haben wir nur für die Schulen der Stadt Wolfenbüttel eine Unfallquote von 39% errechnet, wobei wir den Eindruck hatten, daß diese Quote für die hauptsächlichen Schultypen etwa gleich groß ist.

Für die weiteren Ermittlungen haben wir die Durchgangsarztberichte von 1969 Kindergarten- und Schulunfällen durchgesehen, die im Krankenhaus und einer ambulanten Durchgangsarztpraxis versorgt wurden.

Dabei zeigte sich, daß der Anteil der Jungen mit 58,4% gegenüber dem der Mädchen mit 41,6% deutlich größer war. Unter den Verletzungsarten überwogen die Bagatellverletzungen (Schürfungen, Prellungen und Zerrungen) mit 53,1%; bei 21,0% handelte es sich um Wunden und bei 25,9% um Knochenbrüche, Epiphysenlösungen und Bandzerreißungen, wobei der Anteil der Knochenbrüche mit 23,2% beim niedergelassenen Chirurgen kleiner war als im Krankenhaus mit 30,6%. Insgesamt konnten 94,5% der Unfälle ambulant behandelt werden, nur 5,5% benötigten stationäre Behandlung. Dabei brauchte der niedergelassene Chirurg nur 0,8% in stationäre Weiterbehandlung zu verweisen, das Krankenhaus mußte bei schwerer verletztem Krankengut 13,2% stationär aufnehmen. Bei den Unfallzeitpunkten ergab sich hinsichtlich der Wochentage und Monate eine gleichmäßige bzw. feiertags- und ferienabhängige Verteilung, für die Tageszeit fanden wir eine Häufung der Unfälle von 41,1% in den Stunden von $10\text{-}12^{oo}$, 28,5% ereigneten sich von $8\text{-}10^{oo}$, 16,0% von $12\text{-}14^{oo}$, ein kleiner Rest früher oder später. Für die Altersversorgung läßt das Säulendiagramm der Unfallzahlen (Abb. 1) im schwarzen Block für die Kindergarten- und Schulunfälle den allmählichen Anstieg der Zahl der Unfälle vom 3. bis zum 13. Lebensjahr erkennen, dann tritt wieder ein gleichmäßiger Abfall bis zum 18. Lebensjahr ein. Die häuslichen Unfälle (schraffiert dargestellt) erreichen ein hohes Niveau nach steilem Anstieg schon im 2. Lebensjahr, um dann nach einem flachen Gipfel im 5. und 6. Lebensjahr bis zum 14. Lebensjahr wieder allmählich etwas zurückgehen. Für beide Unfallarten zusammen (weiße Säulen) ergibt sich ein gleichmäßig hohes Niveau mit Gipfel bei den 10-14jährigen Kindern. Betrachten wir noch den Anteil der Kindergarten- und Schulunfälle an der Gesamtzahl der Kinderunfälle, so finden wir eine Steigerung von 3,8% im 3. Lebensjahr bis 45,4% im 13. Lebensjahr.

Die Kindergartenunfälle machten mit 154 Fällen 7,8% aller Schul- und Kindergartenunfälle aus. Unter den 13 Wegunfällen befand sich nur ein echter Verkehrsunfall, bei dem ein Kind angefahren wurde. Sonst handelte es sich bei den Wegunfällen ebenso wie bei den im Spielzimmer und auf dem Spielplatz um die typischen Unfälle des Kleinkindesalters, meist Schädelprellungen mit Platz-

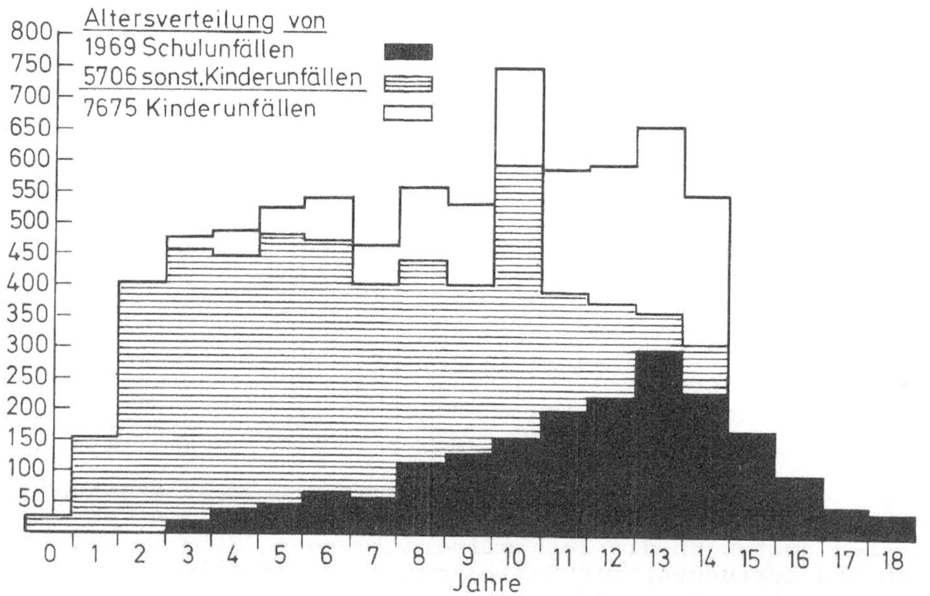

Abb.1

Abb.1

wunden. Von den Spielplatzunfällen ereigneten sich 1/3 an Klettergerüsten und Rutschen, wobei gehäuft Vorderarm-, Ellenbogen- und Schlüselbeinbrüche auftraten.

Von 1815 Schulunfällen (92,2% aller Kindergarten- und Schulunfälle, Tabelle 1) fanden 43,1% beim Sportunterricht statt, weitere 2,3% waren noch durch Werk- und Chemieunterricht oder Schulausflüge unterrichtsbedingt. Mit 39,2% Pausenunfällen und 15,4% Wegunfällen geschah aber mehr als die Hälfte aller Schulunfälle außerhalb des Unterrichts in Zeiträumen, in denen die Kinder ihren Bewegungsdrang entweder weniger oder gar nicht beaufsichtigt austoben können.

Von 782 Sportunfällen ereigneten sich 1/3 bei Ballspielen. Der diesbezügliche Prozentsatz nimmt von 21,5% bei den 7-11jährigen über 34% bei den 12-15jährigen auf 51,3% bei den 16-22jährigen zu. Bei 28,7% der Sportverletzungen handelte es sich um Gerätesportunfälle, wobei hier ein Abfall des Prozentsatzes bei den drei Altersgruppen von 38,8% über 26,7% auf 17,4% feststellbar ist. Unter den unfallbedingenden Gerätesportarten stand das von jüngeren Kindern besonders häufig ausgeübte Bock- und Kastenspringen mit 60% an 1. Stelle, es folgten Barrenturnen mit 20% und Turnen am Reck, Ringen und Klettergerüst mit weiteren 20%. Unter den Reck- und Ringturnern sowie den Kletterern war der Anteil der Knochenbrüche mit 52,4% am höchsten. Bei den 38,2% mit Verletzungen durch anderen Sportarten wurde die Hälfte durch Bodenturnen, Trampolinspringen und Hoch- und Weitsprung verursacht. Die Hoch- und Weitsprungverletzten wiesen mit 40,5% ebenfalls einen besonders hohen Knochenbruchanteil auf.

711 Schulunfälle waren Pausenunfälle. Wer die auf dem Schulhof durcheinanderlaufende Kinder einmal gesehen hat - hier ereigneten sich 50,6% aller Pausenunfälle -, wer einmal erlebt hat, wie nach Unterrichtsende eine Schulklasse schubsend und stoßend sich sturzflutartig über Flur und Treppen ergießt - hier geschahen 23,7% der Pausenunfälle -, oder wer das muntere Treiben einer Klasse vor dem Eintreffen eines Lehrers beobachtet hat - im Klassenraum zogen sich 25,7% der Kinder den Pausenunfall zu -, für den bedarf die hohe Anzahl der Pausenunfälle keiner weiteren Erklärung. Dabei ereigneten sich 24,4% aller Pausen- und der noch zu besprechenden Wegunfälle in Zusammenhang mit einer Rauferei oder einer anderweitigen Gewalteinwirkung durch ein anderes Kind. Nur bei der Gruppe der 16-22jährigen zeichnete sich eine beginnende Reife durch einen diesbezüglichen Prozentsatz von 5,9% ab.

Tabelle 1. 1815 Schulunfälle (92,2% der Kindergarten- und Schulunfälle)

Schulsport	782 (43,1%)
Unterricht	42 (2,3%)
Pause	711 (39,2%)
Schulweg	280 (15,4%)
	1815 (100%)

Zu den Gewalteinwirkungen durch andere Kinder gehören auch die nicht seltenen Bosheitsakte wie das Hinhalten von Nadeln und Bleistiften beim Setzen, das Wegziehen von Stühlen, Steinwürfe oder das Hantieren mit Feuerwerkskörpern und Luftgewehren auf dem Schulweg.

Von den 280 Schulwegunfällen waren nur die Hälfte echte Verkehrsunfälle. Aber gerade dabei zogen sich die Kinder schwerere Verletzungen zu und sicher befanden sich auch ein Teil der in der Statistik für die Stadt Wolfenbüttel ausgewiesenen 5 tödlichen Verkehrsunfälle bei Kindern, die nicht mehr in ärztliche Behandlung kamen, auf dem Schulweg. Die Tabelle der Wegunfälle zeigt mit 27,7% einen erschreckend hohen Prozentsatz von Anfahrunfällen für die Gruppe der 7-11jährigen und auch von den 34,2% bzw. 48,8% Fahrradstürzen der 12-15jährigen und 16-22jährigen kann jeder einzelne unter ungünstigen Unständen fatale Auswirkungen haben. Nicht einmal der Transport im Schulbus geht ohne Unfälle einher. 23 (8,3%) der Wegunfälle geschahen beim Erwarten, Besteigen oder Verlassen des Schulbusses, es wurden auch Kinder von diesem für sie eigens bestimmten Fahrzeug angefahren.

P. Fasol und R. Passl, Wien

Fenstersturzverletzungen

Zu den für Großstadtgebiete typischen Unfallschäden zählen Verletzungen nach Sturz aus dem Fenster. Im wesentlichen sind es zwei Unfallshergänge, die zu solchen Verletzungen führen: der unbeabsichtigte Sturz aus dem Fenster (z.B. von unbeaufsichtigten Kindern oder von Hausfrauen beim Fensterputzen) oder der absichtliche Sprung aus dem Fenster als Mittel zum Selbstmord.

An der Lehrkanzel für Unfallchirurgie II in Wien wurden in den Jahren 1960-1975 241 Patienten mit Verletzungen nach Fenstersturz behandelt. Dabei lagen bei 99 Patienten Unglücksfälle, bei 142 Verletzten Selbstmordversuche vor (Tabelle 1).

Tabelle 1. Übersicht über 241 Fenstersturzverletzungen

	n	♂	†	%	♀	†	%	Ki	†	%
Stürze	99	39	1	2,6	17	4	23,5	43	3	7,0
SMV	142	46	25	54,3	96	41	42,7	-	-	-
	241	85	26	30,6	113	45	39,8	43	3	7,0

Unter den 241 Verletzten fanden sich 85 Männer, 113 Frauen und 43 Kinder bis zum 12. Lebensjahr. Die unbeabsichtigten Stürze Erwachsener betrafen 39 Männer und 17 Frauen. Unter den 142 Selbstmordversuchen überwog das weibliche Geschlecht mit 96 Verletzten deutlich das männliche mit 46 Patienten (Tabelle 1). Selbstmordversuche im Kindesalter haben wir nicht beobachtet. Hingegen fanden sich unter 23 Fenstersturzverletzungen Jugendlicher vom 13.-17. Lebensjahr 15 Selbstmordversuche. Weibliche Jugendliche wählten den Sprung aus dem Fenster 4 mal häufiger als Mittel zum Selbstmord (12 von 15) als männliche.

Betrachtet man die Häufigkeit der Fenstersturzverletzungen der einzelnen Jahre, erkennt man einen deutlichen Rückgang dieser Verletzungsart in den letzten Jahren nach einer Spitze im Jahre 1969 mit 23 Fällen trotz einer Zunahme der jährlichen Gesamtpatientenzahlen der unfallchirurgischen Klinik. Erfreulicherweise zeigen auch die auf diese Weise durchgeführten Selbstmordversuche sowohl Erwachsener wie auch Jugendlicher derzeit eine sinkende Tendenz auf. Diese Zahlen lassen jedoch keine Schlüsse auf die Selbstmordhäufigkeit im Raum von Wien zu, da z.B. die Zahl der Todesfälle nach Selbstmord in Wien in den Jahren 1960-1975 nur unbedeutenden Schwankungen unterworfen war (Auskunft des Statistischen Amtes der Gemeinde Wien).

Von 127 Patienten, die in Selbstmordabsicht aus dem Fenster sprangen, liegen in 104 Fällen Diagnosen nach psychiatrischer Konsiliaruntersuchung vor. Darunter überwiegen Psychosen bei weitem vor chronischem Alkoholismus und endogener Depression. Andere Diagnosen wie Debilität, Rauschgiftsucht, pathologischer Rausch, Psychopathie, Carcinophobie und Kurzschlußreaktion spielen zahlenmäßig nur eine untergeordnete Rolle.

Untersucht man die Letalität nach Fensterstürzen in Abhängigkeit von der Sturzhöhe, so steigt die Zahl der Todesfälle erwartungsgemäß mit zunehmender Höhe. Sie liegt bei Stürzen aus dem 4. Stockwerk bei 70%. Es werden aber erstaunlicherwiese auch immer wieder Stürze aus großer Höhe überlebt. So haben von 5 aus dem 5. Stockwerk gestürzten Patienten 2 überlebt.

Bei der Gegenüberstellung von Patientenalter und Letalität zeigt sich naturgemäß eine deutlich schlechtere Prognose für die höheren Altersgruppen.

Eine Analyse der Überlebenszeit der an der Fenstersturzverletzung verstorbenen Patienten zeigt, daß der überwiegende Großteil der Verletzten kurz nach nach dem Trauma der Schwere der Verletzung erliegt (Tabelle 2). So waren von 74 verstorbenen Fenstersturzverletzten 31% bereits nach einer Stunde und 68% nach 6 Std. ad exitum gekommen.

66 von 74 verstorbenen, zum überwiegenden Teil polytraumatisierten Patienten erlagen unmittelbar den Verletzungsfolgen, wobei bei 24 Patienten die Verblutung, bei 21 Verletzten ein schweres Schädelhirntrauma und bei 21 Fällen der irreversible Schock als Todesursache auf Grund der Autopsiebefunde angenommen werden können. Nur 5 Patienten erlagen sekundären Komplikationen: 3 einer Pneumonie, 1 einer Pulmonalembolie und 1 einem Myocardinfarkt.

Tabelle 2. Überlebenszeit von 74 verstorbenen Fenstersturzverletzten

	-1^h	-2^h	-6^h	-12^h	-24^h	-48^h	-1Wo	>1Wo
Parterre	-	-	-	-	-	-	-	-
1. Stock	1	1	2	-	1	-	2	2
2. Stock	2	5	1	1	2	-	3	1
3. Stock	13	6	9	1	-	-	2	1
4. Stock	4	1	1	1	3	-	2	1
5. Stock	2	1	-	-	-	-	-	-
7. Stock	1	-	-	-	-	1	-	-
	31%	50%	69%	70%	80%			

Von 3 Verstorbenen liegt kein Obduktionsbefund vor. Als Ursachen des Verblutungstodes konnten 7 Aorten-, 4 Leber- und 4 Milzrupturen festgestellt werden. Außerdem fanden wir einmal eine Zerreißung der Niere und einen Abriß des Mesenteriums. An kombinierten Organ- bzw. Gefäßrupturen fanden sich: Leber-Milz 3mal, Leber-Niere, Milz-Niere, Milz-Vena cava, Leber-Milz-Niere und schließlich Leber-Milz-Aorta-Vena cava je einmal.

Um eine etwaige Häufung bestimmter Verletzungen nach Fenstersturz festzustellen, wurden alle beobachteten Verletzungen topographisch geordnet. Dabei blieben 52 Patienten, die sich bei ihrem Sturz nur Bagatellverletzungen wie Kontusionen, Distorsionen oder Rißquetschwunden zugezogen hatten, unberücksichtigt. Es wurden somit die Verletzungen von 189 schwerer verletzten Patienten ausgewertet:

Eine schwere Schädelverletzung (Fract. cranii, Contusio cerebri, intracranielle Blutung) wurde 83 mal einzeln oder in Kombination festgestellt. Die intracranielle Blutung tritt dabei an Bedeutung mit nur 5 Fällen zurück.

Unter den Verletzungen des Stammes überwiegen Frakturen des Bekkens mit 67 Fällen vor 54 Patienten mit Serienrippenfrakturen. Es wurden weiters 47 Wirbel-, 13 Sternum- und 9 Sacrumfrakturen beobachtet. Auffallend häufig war die Kombination von Becken- und Wirbelsäulen-, sowie Becken- und Serienrippenfrakturen. In 4 Fällen waren Wirbelfrakturen durch Querschnittslähmungen kompliziert.

Unter den Rupturen parenchymatöser Organe überwogen die Milzrupturen bei 16 Verletzten die Leber- und Nierenrupturen mit 13 bzw. 5 Fällen. Es wurden außerdem 7 Aortenrupturen, sowie 2 Zerreißungen der Vena cava und 4 Mesenteriumrisse beobachtet.

Insgesamt waren Frakturen im Bereich des Schultergürtels und der oberen Extremität wesentlich weniger häufig als Frakturen im Bereich des Stammes und der unteren Extremitäten. Es wurden 30

Frakturen im Unterarmbereich, je 10 Brüche der Clavicula, des Humerus und des Ellbogengelenkes, 3 Brüche der Scapula und 2 des Handbereiches beobachtet.

Unter den Frakturen des Hüftgelenkes und der unteren Extremität steht typischerweise die Calcaneusfraktur mit 71 Fällen an der Spitze der beobachteten Frakturen überhaupt. Nach Unterschenkelbrüchen in 45 und Oberschenkelfrakturen in 32 Fällen treten die übrigen Frakturen im Bereich der unteren Extremität zahlenmäßig zurück.

Zusammenfassung

Verletzungen nach Sturz oder Sprung aus dem Fenster sind mit einer hohen Letalität in Abhängigkeit von Sturzhöhe und Lebensalter betroffen. Viele Verletzte sterben trotz frühzeitiger und adäquater Behandlung an der schweren Kombinationsverletzung in den ersten Stunden nach dem Trauma.

H.G. Ender, Wien

Vorsätzlich herbeigeführte Verletzungen

Wenn auch im Vergleich mit amerikanischen Statistiken, was die Kriminalität anlangt, Österreich als eine Insel der Seligen erscheint, wird das Ausmaß und die Häufigkeit vorsätzlich herbeigeführter Verletzungen von der Öffentlichkeit weit unterschätzt und geht in ihrer Bedrohlichkeit auch gar nicht ausreichend in das Öffentlichkeitsbewußtsein ein.

Lediglich wenn man selbst damit befaßt ist, oder wenn man selbst ein Opfer eines solchen Verbrechens oder Vergehens gegen Leib und Leben geworden ist, wird einem bewußt, wie sehr wir alle im täglichen Leben bedroht sind.

Im Gegensatz zu den Tätern gegen das Vermögen sind die Täter gegen Leib und Leben meist nicht besonders intelligent vorgehende Menschen sondern vor allem ausgesprochen primitive, enthemmte Typen, wie der ländliche Wirtshausraufer oder der städtische Messerstecher. Es handelt sich um Menschen mit verminderter Intelligenz und primitiven Reflexen. Die Täter kommen aus bekannt schlechtem Milieu, sehr häufig kommt als auslösender Faktor Übergenuß von Alkohol mit seiner typischen enthemmenden Wirkung dazu. Im Gegensatz zur allgemeinen Meinung finden sich die Opfer in allen gesellschaftlichen Schichten relativ gleichmäßig verteilt vom Generaldirektor bis zum Sandler.

In der heutigen Zeit sind vorsätzlich herbeigeführte Verletzungen gegen den eigenen Körper relativ selten und Selbstmörder mit psychischen Erkrankungen oder Kurzschlußhandlungen stellten die meisten Fälle.

In Kriegszeiten wird immer wieder von Verletzungen berichtet, die vorsätzlich gegen den eigenen Körper herbeigeführt werden, mit deren Hilfe sich der Täter der direkten Gefahr der Front zu entziehen sucht.

In Friedenzeiten versuchen manchmal inhaftierte Verbrecher, dem eintönigen Leben für einige Zeit zu entkommen, indem sie sich mit Rasierklingen verletzen, Löffel schlucken oder auch mit Benzininjektionen enorme Abszesse zufügen. Fälle von Versicherungsbetrügen durch Selbstverletzungen sind nur vereinzelt berichtet.

Nun zu den eigentlichen Vergehen gegen Leib und Leben. (Folgende Zahlen sind auf das Jahr 1974 bezogen, das Jahr 1975 hat eine minimale Steigerung gebracht).

Gewalttaten mit tödlichem Ausgang sind 129 bekannt. Gewalttaten wie Mordversuch, Raub und Notzucht 1552, davon kann man rechnen, daß etwa 50% mit einer Verletzung und etwa 30% mit einer schweren Verletzung einhergingen.

Die Vergehen gegen Leib und Leben betragen 80.200, darin sind sowohl körperliche Beschädigungen als auch Straßenverkehrsunfälle und sonstige Fälle aufgenommen. Die Statistiken zeigen, daß die Sittlichkeitsdelikte vielleicht durch die sexuelle Aufklärung deutlich abgenommen haben, die Delikte gegen das Vermögen mit 62% stark zugenommen haben und die Delikte gegen Leib und Leben mit 27% etwa gleichgeblieben sind (Abb. 1). Die Delikte gegen Leib und Leben beziffern sich im gesamten mit 84.000 davon sind fahrlässig 52.000 (oder besser gesagt es konnte die Vorsätzlichkeit nicht bewiesen werden) und vorsätzlich 32.000.

Interessant ist vielleicht noch die Gegenüberstellung von aufgeklärten zu nichtaufgeklärten Verbrechen. Man muß hier zur Ehrenrettung der Polizei sagen, daß bei den Delikten gegen Leib und Leben zwischen 89% und 96% von der Polizei aufgeklärt werden konnten. Schlechter hingegen sieht es bei den Vermögensdelikten aus, wo nur zwischen 31% und 60% aufgeklärt werden konnten.

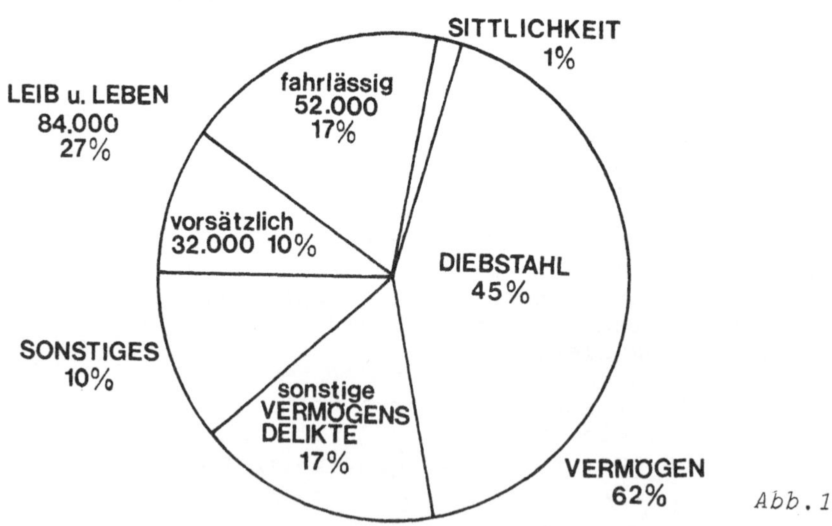

Abb.1

Nicht zuletzt ist dies durch die vorrangige Behandlung der Delikte gegen Leib und Leben durch die Polizei zu erklären.

Eine allgemeine Verbrecherstatistik verteilt auf die Bundesländer in Österreich zeigt uns, daß das Burgenland mit 1921 Delikten auf 100.000 Einwohner am geringsten beteiligt ist, hingegen Wien mit 5709 führt, aber knapp gefolgt wird von dem Land Salzburg und den scheinbar besonders rauflustigen Tirolern und Kärntnern.

Es ist vielleicht ganz interessant, sich vor Augen zu halten, wie die Delikte auf Stadt und Land verteilt sind. Es ist überraschend, daß dabei am Land mit 64% die Delikte gegen Leib und Leben führen, es handelt sich dabei um Raufhändel und dergleichen, während die Eigentumsdelikte wesentlich weniger ausmachen.

In der Stadt machen die Delikte gegen Leib und Leben überraschenderweise nur 20% aus, jedoch die Delikte gegen das Vermögen 42%. Das läßt sich vielleicht auch damit erklären, daß in manchen Bundesländern es noch zum guten Ton gehört, bei einer Rauferei dabei zu sein, während in der Stadt vor allem die Begehrlichkeit der Bevölkerung wesentlich ist.

Bei den Delikten gegen Leib und Leben wird die Gesamtbevölkerung mit 4.100 pro 100.000 Einwohnern belastet. Auf die Altersgruppen bezogen führt die Gruppe vom 18. bis zum 25. Lebensjahr mit einer fast dreimal so hohen Aktivität als die Gruppe über 25 Jahren.

Auch zeigt sich ein zeitlicher Rhythmus in der Häufigkeit dieser Delikte. Man sieht ein Ansteigen zum Wochenende, aber auch gegen jeden Ersten des Monats und ein ebenso deutliches Gefälle unter den Wochentagen, aber auch gegen das Monatsende hin. Diese Verteilung ist vor allem durch die Lebensgewohnheiten der Täter bedingt, der vermehrte Wirtshausbesuch nach Erhalt des Arbeitslohnes, den Trinkgewohnheiten und andererseits dem Abnehmen der Zahlungsfähigkeit gegen das Ende des Monats hin.

Wenn man nun die Häufigkeit der Delikte gegen Leib und Leben in bezug auf das ganze Jahr betrachtet, ergibt sich eine überraschende Ähnlichkeit mit der Kurve von Verkehrsunfällen mit Personenschaden, welche von alkoholisierten Lenkern verursacht werden. Deutlich unter dem Durchschnitt liegt die Zeit vom Jänner bis zum April, im Frühling, wenn die Emotionen stärker werden, kommt es zu einem Anstieg über den Durchschnitt. Während der Ferien und Urlaube kommt es neuerlich zu einem deutlichen Absinken und dann zu einem Ansteigen im September bis Oktober.

Bei den vorsätzlich herbeigeführten Verletzungen finden wir 28.275 leichte und 3127 schwere, das sind etwa 11%. Es ist erschreckend, wenn man bedenkt, daß diese Verletzungen an Zahl fast 1/3 der gesamten Arbeitsunfälle ausmacht. Noch schlimmer sieht es bei den fahrlässigen körperlichen Beschäftigung aus, zu denen auch die Verkehrsunfälle zählen. Dabei kommt es bei 55.009 zu leichten und 6916 zu schweren Verletzungen, das sind 15%.

So gesehen muß man manchen Juristen recht geben, welche das Auto als gefährliche Waffe bezeichnen.

Wenn man vom persönlichen Schicksal der Verletzten absieht, nur die vorsichtig errechneten Kosten der Spitalserhalter sich vor Augen führt, sieht man welche enormen Summen zur Behandlung der Opfer vor Delikten gegen Leib und Leben aufgewendet werden müssen.

Allein in den österreichischen Arbeitsunfallkrankenhäusern und den Unfallabteilungen fallen etwa 18,4 Millionen Schilling an. Wir wissen, daß meist nur im Regreßverfahren Kosten eingetrieben werden können und bei vielen der Täter ja meist nichts zu holen ist und wenn die Krankenkasse bzw. die Fürsorge die Kosten übernimmt, werden von diesen der österreichischen Arbeitsunfallversicherung lediglich 40% der Kosten abgegolten.

Bei den übrigen Krankenhäusern in Österreich schätzt man die anfallende Summe auf etwa 55 Millionen Schilling. Wenn man sich darüber hinaus bewußt wird, welcher Schaden durch den Leistung- und Arbeitsausfall der Verletzten entsteht, kann man abschätzen welch großer gesundheitlicher und wirtschaftlicher Schaden durch kriminelle Elemente der Bevölkerung zugefügt wird.

E. Egkher, R. Passl und P. Fasol, Wien

Schwere kriminelle Verletzungen des Schädels, Brust- und Bauchraumes

In den Jahren 1966-1976 kamen an der Lehrkanzel für Unfallchirurgie II, vormals II. Unfallstation in Wien 217 schwere kriminelle Verletzungen des Schädels, des Thorax- und Bauchraumes zur Aufnahme. In unserer Studie blieben Patienten, die nur eine Verletzung der Extremitäten oder keine Eröffnung der Pleura- oder Peritonealhöhle bzw. kein Schädelhirntrauma erlitten haben, unberücksichtigt.

Die Tatorte der 217 Fälle in Bezirksgruppen zusammengefaßt, ergibt folgendes Einzugsgebiet unserer Klinik: Mit 34 Fällen, das sind 16%, steht der 2. Bezirk weit an der Spitze. Hier spielt sicher der in diesem Bezirk befindliche Vergnügungspark eine große Rolle. Aber auch in Wohngebieten mit schlechten Wohnverhältnissen und hoher Bevölkerungsdichte ist die Fallzahl auffallend hoch.

Während in den ersten 5 Jahren unseres Untersuchungszeitraumes die Anzahl der schweren kriminellen Verletzungen konstant blieb, verzeichneten wir ab dem Jahr 1971 einen deutlichen Anstieg,

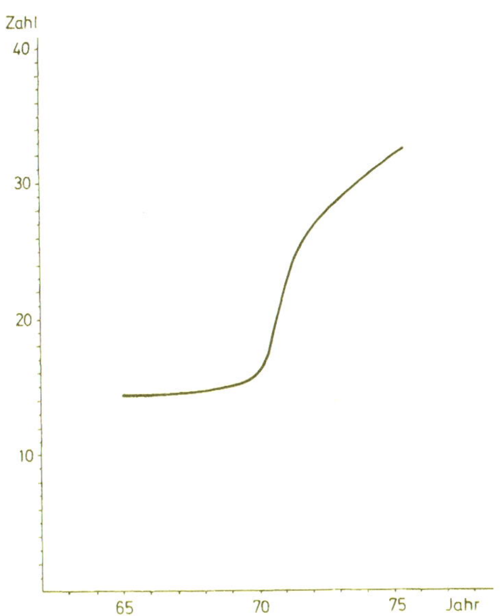

Abb.1. Fallzahl

und zwar von durchschnittlich 15 Fällen in den Jahren 1966-1970 auf 28, in den folgenden. Das entspricht einer Steigerung von nahezu 100% (Abb. 1).

Dies ist aber größtenteils dem erhöhten Ausländeranteil in diesem Zeitraum zuzuschreiben. Der Anteil der Frauen blieb im langjährigen Durchschnitt mit 2-3 Fällen pro Jahr völlig konstant und erreicht mit 24 Fällen 11% des untersuchten Kollektivs.

Eine unterschiedliche Altersgruppierung bei den durch kriminelle Handlungen Verletzten ist auffallend. Während der erste Anstieg bei den 19- und 20jährigen sicher mit der Loslösung vom Elternhaus in Zusammenhang steht, kann der zweite Gipfel zwischen dem 26. und 28. Lebensjahr wahrscheinlich auf die besondere Vitalität und die damit verbundene Aggressivität dieses Lebensalters zurückgeführt werden. Ähnliche Verhältnisse sind aus Verkehrsunfallstatistiken bekannt. Der 3. Anstieg exakt bei den 33jährigen war für uns überraschend. Die anamnestische Auswertung ergab einen besonders hohen Anteil von Verletzten, die eindeutig Unterweltskreisen zugeordnet werden können. Offensichtlich kommt es hier in diesem Alter häufig zu sogenannten Etablierungsfehden.

Zu Beginn der wärmeren Jahreszeit ist ein deutliches Ansteigen der kriminellen Delikte mit Körperverletzungen zu vermerken. Diese Häufung tätlicher Auseinandersetzungen wird in den Sommermonaten nicht mehr erreicht.

Eine Beziehung zwischen Freizeit und Tatzeit ist bei unserem Krankengut eindeutig nachzuweisen. Wenigen Delikten am Vormittag und am frühen Nachmittag stehen hohe Werte zu Mittag und abends gegenüber. In den Nachtstunden kommt es zum Anstieg auf absolute Spitzenwerte (Abb. 2).

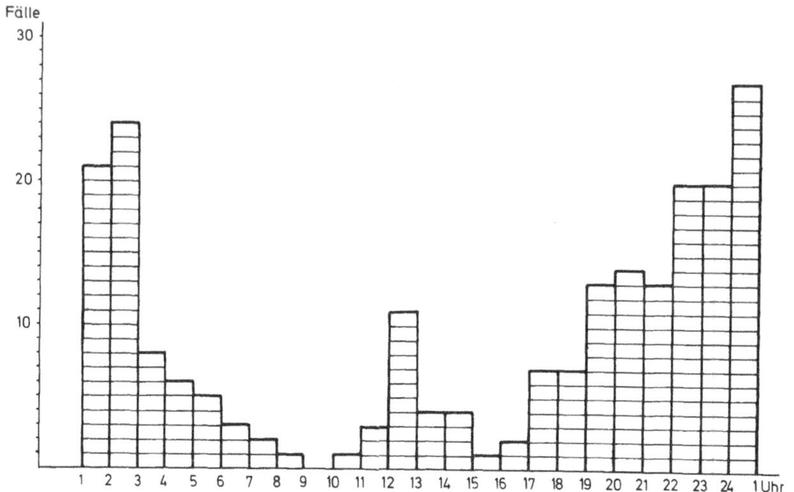

Abb. 2. Zeitpunkt der Verletzung

In 53 Fällen wurde die Tat mit einer Handfeuerwaffe verübt. In 156 Fällen kam es zu Stichverletzungen meist mit Messer als Tatwaffe. In 4 Fällen trat die schwere Verletzung durch Schläge, einmal durch Tritt ein, einmal wurde die Tat durch Stoß aus dem Fenster verübt.

Durch Schuß wurde 7mal der Kopf, 20mal der Thorax und 26mal das Abdomen, bei Stichverletzungen einmal der Hals, 81mal der Thorax und 74mal das Abdomen verletzt. Ungleich öfter war die li. Körperhälfte betroffen. Häufig waren neben der Lunge das Herz, die Leber, der Magen, der Dick- und Dünndarm verletzt. Selten war die Milz, das Duodenum, der Urogenitaltrakt, die Gallenblase, der Uterus und das Rückenmark mitbetroffen.

Von den 7 Kopfschüssen starben 4, davon 2 nach operativem Eingriff. Durch Schläge auf den Kopf kam es in 4 Fällen zu einem Schädelhirntrauma. Ein 4 Wochen altes Kind erlag unmittelbar nach Einlieferung seinen Verletzungen. Ein weiterer Patient verstarb an einem Subduralhämatom nach Abriß der Brückenvenen. Bei den 2 überlebenden Fällen mußten Impressionsfrakturen angehoben werden.

Von den 12 Thoraxschußverletzungen ohne Herzbeteiligung verstarben 4. Zweimal war schon die Reanimation nach Einlieferung erfolglos. Ein weiterer Patient verstarb postoperativ nach Unterlappenresektion, Splenektomie und Versorgung eines Magendurchschusses an einer Verbrauchscoagulopathie. Ein Patient verstarb nach Versorgung einer Zweihöhlenverletzung an einer akuten Blutung aus einem alten callösen Ulcus ventriculi. Von den 70 Thoraxstichverletzungen starben 3, davon 1 Fall unmittelbar nach Einlieferung und zwei Fälle intraoperativ an Verblutungsschock. Bei diesen 2 Fällen waren die Vena subclavia bzw. die Cava inferior eröffnet. 19mal war ein operatives Vorgehen zur Stillung einer Blutung aus der Arteria mammaria interna, einer stark blutenden Lungenverletzung oder zur Versorgung eines Zweihölenstiches notwendig. 51mal genügte ein konservatives Vorgehen, beschränkt auf Drainage oder Punktion des Pleuraraumes.

Alle Schußverletzungen im Bereich des Herzens führten auch bei sofortigem operativen Eingriff zum Tod. Bei den 11 Herzstichverletzungen verstarben dagegen nur 4 Patienten. 3 davon wurden bereits tot eingeliefert und 1 Patient verstarb intraoperativ an einem irreversiblen Kammerflimmern. Die 7 Überlebenden wiesen alle eine Herzbeuteltamponade auf und konnten durch die sofortige operative Versorgung gerettet werden.

Von den 26 durch Bauchschuß verletzten Patienten verstarben 5. 3 davon unmittelbar nach Einlieferung, ein weiterer intraoperativ an einem Verblutungsschock bei zerrissener Leber und Niere, 1 Patient am 4. Tag nach Splenektomie, Versorgung einer Leber-, Dick- und Dünndarmverletzung. Bei den Bauchstichen trat nur 1 Todesfall durch Milzverletzung und Verblutung ins Abdomen auf. Eine sofort ausgeführte Splenektomie kam bereits zu spät.

Während bei perforierenden Thoraxverletzungen primär nur bei anhaltenden und lebensbedrohenden Blutungen operativ vorgegangen wurde, haben wir alle perforierenden Bauchverletzungen laparotomiert. Die Versorgung der intraabdominellen Verletzungen richtete sich nach den allgemeinen Grundsätzen der Abdominalchirurgie.

Bei einem Vergleich der Letalität der 217 kriminellen Verletzungen mit den 62 im gleichen Zeitraum eingelieferten Selbstmordversuchen fällt die wesentlich höhere Sterblichkeit der letzteren auf. Das ist wahrscheinlich auf die höhere Anzahl der Kopfschüsse in diesem Kollektiv, 1/3 der Fälle, aber auch auf das verspätete Auffinden der Verletzten zurückzuführen.

Der Anteil der schweren kriminellen Verletzungen am stationären Patientengut der Lehrkanzel für Unfallchirurgie II beträgt 2,5%. Bei einer ungefähren Kostenschätzung mit Berücksichtigung der Intensivpflege kamen wir daher auf einen jährlichen Aufwand von 1/2 Millionen Schilling.

III. Faktoren der Unfalldisposition

J. Poigenfürst, Wien

Meine Damen und Herren, wir beginnen den 2. Tag unseres Kongresses heute mit der Vortragsgruppe der Soziologen, Psychologen und Psychiater. Wir schenken diesen Vorträgen besonderes Interesse, weil sich gestern bei den Ausführungen der Chirurgen eigentlich gezeigt hat, daß die rein zahlenmäßige Aufbereitung des Materials einer Unfallabteilung für die Erklärung des Unfallgeschehens nicht ausreicht. Es ergibt sich daraus bestenfalls eine reine Zählung oder Beschreibung der Unfallursachen, doch ist bisher nicht einmal eine einwandfreie statistische Auswertung des Materials möglich. Es bleibt also bei einer Art von Buchhaltung oder Buchführung. Zweitens wurde gestern ganz klar, daß der zentrale Faktor im Unfallgeschehen, der uns nach wie vor ganz unberechenbar erscheint, der Mensch selbst ist und deshalb erhoffen wir uns von den Vorträgen des heutigen Tages Aufklärung in dieser Richtung.

W. Schuster, Wien

Beiträge zur Soziologie des Unfallgeschehens

In der Bundesrepublik Deutschland durchgeführte Untersuchungen der Ursachenfaktoren von 1798 Arbeitsunfällen (5) zeigten, daß 749 Ursachenfaktoren dem psychologischen Bereich, 700 dem soziologischen, 184 dem technischen und 165 dem medizinischen Bereich zuzuordnen waren. Die häufigsten sozialen Ursachenfaktoren waren Verstöße von Unfallbeteiligten gegen Unfallverhütungsvorschriften und Gesetze (225), Zeitdruck und Kommunikationsmangel (58), Arbeits-, Arbeitsplatz- und Lohnunzufriedenheit (175), gestörte hierarschische Beziehungen (118) und gestörte kollegiale Beziehungen (124). Die Häufigkeit sozialer Ursachenfaktoren rechtfertigt wohl die Frage nach den ursächlichen sozialen Prozessen.

Ausgangsbasis für soziologische Betrachtungen ist der Einfluß der Gesellschaft auf das Individuum, dem - angeblich unvorhergesehen - ein Unfall widerfährt. Mein Anliegen ist es, eben diese "Unvorhersehbarkeit" des Ereignisses Unfall zu hinterfragen. Dabei vernachlässige ich die Betrachtung von Handlungen, von denen wir wissen, daß sie mit hoher Wahrscheinlichkeit zu körperlicher Schädigung führen, z.B. Krieg, bestimmte medizinische Experimente, bestimmte kriminelle Handlungen.

Es dürfte wohl jedem Menschen bewußt sein, daß sein Verhältnis zur Gesellschaft bzw. zu seiner Bezugsgruppe oder -person nicht immer klaglos verläuft, sondern daß er bei einigem Überdenken seiner Situation erkennt, wie wenig er sich den gesellschaftlichen Ansprüchen im Grunde genommen entziehen kann und wie sehr er von sozialen Prozessen im weitesten Sinne in Anspruch genommen wird. Frustration, Pessimismus, Mißtrauen, Hoffnungslosigkeit, Verzweiflung, Isolation, mangelnde Motivation und Identifikation sind nur einige ihrer Erscheinungsformen. Sie belasten das Individuum in ihrer Summe sowie in Teilsummen, bewußt oder unbewußt, einmal mehr einmal weniger. Das Maß des auf diese Art bewirkten Streß hängt von der Intention der sozialen Prozesse (sozialer Wandel, Sozialisation) ab, wobei hinzuzufügen wäre, daß wir heute in einer Zeit mit besonders rapidem sozialem Wandel leben.

Die sozialen Prozesse sind in der Lage, bei den meisten Individuen die Grenze der subjektiven Belastbarkeit dauernd zu bedrohen, was ja an sich schon wieder zusätzliche Belastung darstellt. Ist das der Fall, so kann durch ein bestimmtes, im Alltag weiter nicht auffälliges Ereignis (Anlaß) z.B. bei der Arbeit, im Verkehr, der Streß die maximale Belastungsschwelle erreichen, die bei jedem Individuum subjektiv verschieden anzusetzen ist und sich nach seiner jeweiligen körperlichen und psychischen Konstitution richtet. Unter Überbelastung bricht die automatische zentrale Steuerung des Körpers kurzzeitig zusammen. Da dieses Ereignis (Anlaß) für das betreffende Individuum überraschend auftritt, ist es zeitlich nicht mehr in der Lage, einen Kontrollersatz, etwa das Bewußtsein, vorher einzuschalten. Sollte das Individuum in diesem Augenblick eine Tätigkeit verrichten, die ihm bei verminderter Aufmerksamkeit körperlichen Schaden zufügen könnte, so kommt es zum Unfall.

Es ist leicht einzusehen, daß für den Soziologen als Ausgangsbasis seiner wissenschaftlichen Bemühungen weniger die Beobachtung des Unfallopfers, also des Individuums selbst, in Frage kommt, sondern es geht ihm mehr um die Feststellung der gesellschaftsbedingten Unfallursachenfaktoren, und zwar um die sozialen Prozesse. Um diese umfangreiche Problematik präziser darstellen zu können, haben wir uns zu einer Teilung des Stoffes verabredet: Herr Professor ZAPOTOCZKY wird im Anschluß über den Einflußbereich der Sozialisation auf das Unfallgeschehen Auskunft geben, so daß ich die zwei, wie mir scheint, wichtigsten Aspekte des sozialen Wandels als streßauslösende Faktoren zur Darstellung bringen kann. Den Unterschied zwischen sozialem Wandel und Sozialisation möchte ich in diesem Zusammenhang folgendermaßen erklären: Der soziale Wandel beschäftigt sich mit jene Prozessen, bei denen sich das Individuum gegen die gesellschaftlichen Ansprüche nicht oder in nur beschränktem Maße zur Wehr setzen kann. Die Sozialisation handelt von den Prozessen, bei denen eine Mitbestimmung des Aktionsflusses auch vom Individuum her wenigstens theoretisch möglich wäre. - Wie wohl der soziale Wandel zur Entfaltung des Menschen beiträgt, nämlich dann, wenn stabilisierte

Formen der Koexistenz heterogener Sozialstrukturen beseitigt werden müssen, kann er auch in Zeiten besonders rapider Umwälzung die Menschen überfordern; nur davon soll im folgenden die Rede sein.

Säkularisierung und Anomie: Abbau einer allgemeinverbindlichen Gesellschaftsordnung

Der Prozeß der Säkularisierung wurde insbesonders von P.L. BERGER untersucht: "Wir verstehen darunter einen Prozeß, durch den Teile der Gesellschaft und Ausschnitte der Kultur aus der Herrschaft religiöser Institutionen und Symbole entlassen wurden. Wenn wir von Gesellschaft und Institutionen der modernen abendländlichen Geschichte sprechen, verstehen wir Säkularisierung natürlich als Rückzug der christlichen Kirchen aus Bereichen, die vorher unter ihrer Kontrolle oder ihrem Einfluß gestanden haben - als Trennung von Kirche und Staat, als Enteignung von Kirchengut oder als Emanzipation der Erziehung von der Autorität der Kirchen. Wenn wir jedoch von Kultur und Symbolen sprechen, implizieren wir, daß es sich um mehr als einen soziostrukturellen Prozeß handelt. Säkularisierung wirkt sich auf die Totalität des kulturellen Lebens und der Ideation aus und läßt sich im Verschwinden religiöser Inhalte aus den Künsten, der Philosophie und Literatur, sowie - und dies ist am wichtigsten - am Aufkommen der Naturwissenschaften als autonome, durch und durch säkuläre Weltansicht beobachten. Mehr noch, wir implizieren, daß der Säkularisierungsprozeß auch eine subjektive Seite hat. Wie eine Säkularisierung der Kultur und der Gesellschaft, so gibt es auch eine Säkularisierung des Bewußtseins. Das heißt also, daß mindestens in Europa und den Vereinigten Staaten heutzutage eine ständig wachsende Zahl von Menschen lebt, die sich die Welt und ihr eigenes Dasein auch ohne religiösen Segen erklären können" (2).

Inmitten einer historisch ein- und erstmaligen allgemeinen Massenprosperität, die mit gesteigerter Sicherheit und auf Grund des medizinischen Fortschrittes gesundheitlichen Krisenlosigkeit ausgestattet ist, entdecken wir Unzufriedenheit, Unruhe und Vertrauens- und Sinnesverlust. Hier scheinen also "Widersprüche" im Spiel zu sein. "Es handelt sich bei ihnen aber offenbar nicht so sehr um Widersprüche in der objektiven sozioökonomischen-politischen Struktur der Gesellschaft selbst, als vielmehr um Widersprüche zwischen der objektiven Systemstruktur der Gesellschaft und den "subjektiven" Reaktionen der Menschen auf sie." meint H. KLAGES (4). Die Folge dieses Antagonismus ist eine gewisse Unruhedisposition in der Gesellschaft, die auf ein nicht geklärtes Selbstverständnis des Zusammenhanges der beiden Dimensionen zurückzuführen ist, eine gewisse Ordnungslosigkeit, oder Anomie wie E. DÜRKHEIM, ein Klassiker der Soziologie, dieses Phänomen nannte. In seinem Buch "Der Selbstmord" (3) beschreibt er die Anomie als einen sozialen Zustand von Normenlosigkeit oder Richtungslosigkeit, dessen Auftreten in Zeiten sozialen Umbruches festzustellen ist.

Anomie ist jener Zustand der Gesellschaft, in dem die traditionellen Werte keine Autorität mehr besitzen und neue Bewußtseinsinhalte, Werte und Normen noch keine Kraft zeigen. Anomie ist ein sozialer Zustand, bei dem jeder einzelne und jede Gruppe seinen bzw. ihren Weg ohne verbindliche Ordnung innerhalb einer Gesellschaft sucht. Dieser Zustand birgt nach DÜRKHEIM nicht nur Lebensgefahr für den Bestand der Gesellschaft, sondern auch für die Individuen in ihr, die aus individuellen Gründen besondere Anfälligkeit für Verzweiflung zeigen: Wo die Ordnungskraft der Gesellschaft versagt, kommt es zu Identitätsverlust und Entfremdung als psychische Überbelastung, mithin zu gesteigerter Unfallgefahr für den einzelnen.

Der moderne zivilisierte Mensch der westlichen Welt ist also von einer Reihe von Phänomenen sozialer Entstabilisierung betroffen, die für ihn als seelische und soziale Überbelastung in den verschiedensten Formen spürbar werden. Streß dieser Art ist geeignet, nicht ohne weiteres einsehbare Unfallursachenfaktoren darzustellen: Sie treten bei einseitig von der Gesellschaft an das Individuum gestellten überdurchschnittlich hohen Ansprüchen auf.

Der Wandel des Leistungsprinzips

Bereits im späten Mittelalter und am Beginn der Neuzeit beginnt sich das bürgerliche Bewußtsein zu entwickeln. Ein Charakteristikum seines Wesens besteht in der Einsicht, daß Arbeit die Lebenserfüllung des Menschen sei; deshalb findet die Hochschätzung der Arbeit in der Theologie von LUTHER und CALVIN einen frühen Niederschlag.

Die Bedeutung der Calvinistischen Prädestinationslehre (d.i. die Lehre von der Erwählung des Menschen zum ewigen Heil oder zum ewigen Verworfensein) im Zusammenhang mit der weltzugewandten Arbeits- und Askesehaltung, die einen Verbrauch erworbener Erträge verbietet, untersuchte M. WEBER. Er zeigte, daß das Ertragen der Prädestinationslehre einerseits nur mit der Gewißheit eigenen Auserwähltseins möglich war. "Und andererseits wurde um jene Selbstgewißheit zu erlangen als hervorragendstes Mittel rastlose Berufsarbeit eingeschärft" (7).

Damit war der Grundstein für das Leistungsprinzip gelegt. Es bestimmt seither mehrere Jahrhunderte lang die ökonomische und soziale Entwicklung Europas und Nordamerikas, was neben dem ökonomischen und kulturellen Aufschwung auch Belastung aller Art, insbesondere Entfremdung und Streß zur Folge hatte. In Verbindung mit der innerweltlichen Askese, dem Verbot des unbefangenen Genusses des Reichtums, führte die Paarung von Prädestinationslehre und Askesehaltung zum Entstehen großer Vermögen, wodurch eine der Vorbedingungen für die Entstehung des Kapitalismus und der Industriellen Revolution gegeben war. Allerdings behauptet Max WEBER niemals, daß dies die einzige Bedingung darstellte.

"Das Grundkonzept der industriellen Gesellschaft ist der 'Leistungsgedanke' und das kennzeichnende Element der modernen Arbeit ist nicht die Arbeitsteilung - denn sie ist so alt wie die Geschichte der Menschheit - sondern die Zeitteilung und die Arbeitsmessung" meint D. BELL (1). Nach der Mechanisierung im Laufe des 19. Jahrhunderts kam es ab 1895 zur Rationalisierung der Arbeit durch das Taylorsystem in den USA: Dieses System der wissenschaftlichen Betriebsführung zur Leistungssteigerung beruht auf der Aufgliederung von Arbeitsvorgängen in kleinste mechanische Komponenten und ihre Neuzusammensetzung zu einer wirksamen Kombination.

Im speziellen Fall der Arbeitszeitmessung und Bewegungsplanung wird der Mensch während seiner Arbeitszeit zu einem Werkzeug degradiert, zu einem Ding, was nicht nur eine klassische Entfremdungssituation (Verdinglichung), sondern durch den Verlust der Verfügungsgewalt über seine Person auch einen Stressor und somit Unfallursachenfaktor ersten Ranges darstellt.

Das dritte leistungssteigernde Merkmal der Industriearbeit ist die Organisation, die synchrone Güterproduktion und ihre Kontrolle. Ihr Einsatz beginnt mit der Konzentration aller Produktionselemente (Energiequelle, Rohstoffe, Ersatzteile, menschliche Arbeitskraft) unter einem Dach. Die Unternehmensleitung übernimmt dabei alle Kopfarbeit, die sich wieder in Planungs-, Programm- und Konstruktionsabteilungen konzentrieren. Die Einführung der elektonischen Rechner ist keineswegs eine Weiterführung von Automation der Mechanisierung, sondern stellt die "Mechanisierung" des Entscheidungshandelns und der Planung dar und ersetzt damit die Schichte des mittleren Managements. Dem Charakter der modernen Industriearbeit inhäriert somit völlige Entfremdung für den Menschen (Streß) und daher Unfallursachenfaktoren auf Grund seiner Konzeption.

Zusammenfassend kann man sagen, daß das Bürgertum eine neue Situation schuf. Die Arbeit verlor an interdependenten Sozialbeziehungen. Die Menschen vereinsamen zusehends, der Entfemdung und dem Streß ist jeder Zugang geöffnet. Bei einseitiger Überbelastung seitens der modernen Gesellschaft durch die ordnende Kraft der Arbeit bleibt dem Individuum kein Spielraum mehr zur Feststellung seiner subjektiven Ansprüche an die Gesellschaft, wie sie etwa SCHILLER verlangte: "Der Mensch spielt nur, wo er in voller Bedeutung des Wortes Mensch ist, und er ist nur da ganz Mensch, wo er spielt" (6). Zur Realisierung Schillerscher Ambitionen zusammen mit Anforderungen der modernen Industriegesellschaft wäre allerdings ein Rahmen von geselligem Beisammensein oder von Festen, die durchaus den Kommunikationsrahmen von ingroups oder Familien überschreiten können, notwendig. Die Symptome heutiger streßgeladener Entfremdungssituationen können sich in Unkonzentriertheit, Angstzuständen, Depressionen, Apathie, aber auch in Aggressionen, Haß und Neid äußern und als Unfallursachenfaktoren angesehen werden.

Abschließend möchte ich noch auf andere wichtige Aspekte des sozialen Wandels hinweisen: etwa den sozialen Wandel in der Familie mit der Problematik der Generationen- und Geschlechterkonflikte, die Entfremdungssituation in der katholischen Kirche, wenn wir etwa an die Dimensionen Sünde und Schuld denken; dann die Streßsituation des "cultural lag", worunter man die Kluft zwischen dem technischen Fortschritt und der relativen Rückständigkeit des menschlichen Bewußtseins dazu als Belastung für das Individuum verstehen könnte. Die Ausgangsbasis für eine Unfallprophylaxe kann nicht der Unfall oder das Unfallgeschehen selbst sein, sondern es sind die sozialen Hintergründe, die als Ursachenfaktoren in Frage kommen, Streß verursachen und auf diesem Umweg Unfälle auslösen.

Literatur

1. BELL, D.: In W. BERNSDORF: Wörterbuch der Soziologie I, Stichwort "Arbeit", S. 40
2. BERGER, P.L.: Zur Dialektik von Religion und Gesellschaft, S. 103f, Frankfurt/M. 1973
3. DÜRKHEIM, E.: Der Selbstmord, Neuwied und Berlin 1973
4. KLAGES, H.: Die unruhige Gesellschaft, S. 13f. München 1975
5. NEULOH, O.: Arbeitsunfall und seine Ursachen, Stuttgart 1957, S. 351
6. SCHILLER, F.: Über die ästhetische Erziehung des Menschen, S. 212. Leipzig 1910
7. WEBER, M.: Die protestantische Ethik, S. 129. Hamburg 1972

K. Zapotocky, Wien

Einfluß der Sozialisation auf das Unfallgeschehen

Zunächst die Frage: Was ist Sozialisation? Ich möchte Sie nicht mit Begriffsbestimmungen belasten, umgekehrt glaube ich, daß es entscheidend ist, sich die vielfältigen Sichtweiten von Sozialisation zu vergegenwärtigen, damit man die Hintergründe dieses Vorganges und die Vielfältigkeit des Hineinwachsens, Hineingenommenwerdens der Individuen in verschiedene Gruppen und in die Gesamtgesellschaft verstehen kann. Die Sozialisation wird von unterschiedlichen Gesichtspunkten her, wie die Kultur, die Gesellschaft, das Einzelindividuum gesehen. Sie wird aber auch als ein recht unterschiedlicher Prozeß aufgefaßt, nämlich als Erziehung, als Verhaltensanpassung oder als Lernen. Es besteht eine sehr intensive Diskussion darüber, wie lange dieser Prozeß der Sozialisation im Leben der einzelnen Menschen andauert, ob er sich auf das Kindheits- oder Jugendalter konzentriert, oder ob es, wie zunehmend angenommen wird, ein lebenslanger Prozeß ist. Die in den verschiedensten Bereichen stattfindende Sozialisation in die Gesellschaft hinein geschieht zu einem Zeitpunkt, der grundverschieden ist von dem, wo dieses Sozialisiertwerden immer wieder im Leben jedes Menschen wirksam wird. D.h. wir passen uns an, wir lernen Institutionen zu einem Zeitpunkt verstehen, wo diese Institutionen eine ganz andere Gestalt haben. Diese Institutionen ändern sich im Laufe unseres Lebens wesentlich, aber wir handeln immer noch so, wie wir es gelernt haben, als wir seinerzeit sozialisiert wurden. Und wenn Sie die verschiedenen Schwierigkeiten von alten Menschen betrachten, von betrieblich Umgeschulten, die immer wieder, nicht in der Regel, aber in entscheidenden Momenten, zu fast automatischen Fehlhandlungen führen, dann merken Sie, wie bedeutungsvoll dieser von OGBURN (1) "cultural lag" genannte Sozialisationsprozeß sich eben darstellt.

Wir wollen nun fragen, wie ist dieser Sozialisationsvorgang für eine vermehrte oder wünschenswert niedrige Unfallhäufigkeit von

Bedeutung und ich möchte die These formulieren: Unfallhäufigkeit wird reduziert, wenn alle interagierenden Personen und Gruppen ihre Rollen zufriedenstellend erfüllen.

Eine solche zufriedenstellende Rollenerfüllung baut auf drei Elementen auf: dem Wissen, was von der einzelnen Person oder der entsprechenden Gruppe erwartet wird, der Fähigkeit, diesen Erwartungen zu entsprechen und dem Willen, dieses Verhalten zu praktizieren und entsprechende Ziele zu verfolgen.

Wir bemerken in unserer heutigen Gesellschaft eine zunehmende Rollenunsicherheit, die das jeweilig notwendige Wissen nun schon beeinträchtigt, weil wir eine Rolle zu einem Zeitpunkt erfassen und lernen, wo die Rolle noch nicht so ausgestattet ist, als zu einem späteren Zeitpunkt, wo wir dann immer wieder diese Rolle erfüllen. Weiters, die Fähigkeit, den Rollenerwartungen zu entsprechen - wir haben in unserer pluralistisch genannten Gesellschaft die Tatsache, daß es immer divergierende und einander widersprechende Rollenerwartungen sind, die an uns gestellt werden und dieses "unterschiedlichen Anforderungen gerecht werden zu sollen" erzeugt zunehmenden Streß für die Individuen - und letztlich der Wille, ein bestimmtes Verhalten zu praktizieren, scheint in unserer Gesellschaft sich zu verringern. Aktives verantwortliches Handeln scheint in allen Lebensbereichen geringer zu werden. Damit verbunden ist auch die Gefahr einer Reduktion der einzelnen Personen auf bestimmte Rollen und die Gefahr nun in jeweilig unterschiedlichen Situationen nur bestimmte Rollen zu erfüllen, was im Endeffekt dazu nicht ein besseres und unfallfreieres Leben in der Gesellschaft mit sich bringt, sondern zu einem inkonsistenten Verhalten führt, so daß dann gelegentlich - und das sind dann die unangenehmen Situationen - ein Übergreifen der einen Runde in die nächste zu spät einsetzt, oder überhaupt im Augenblick nicht geleistet werden kann und dann ein typisch falsches Verhalten in der jeweilig veränderten Situation eintritt.

Ich möchte nun einige Aspekte unserer Sozialisationsforschung nennen und zwar in folgenden hauptsächlichen Bereichen:

Einmal das <u>Sozialisationsmilieu</u>, ein zeitlich kontinuierliches, nach Art der Beziehung konsistentes Feld sozialer Interaktionen. Wir sind hier in der großen Schwierigkeit, daß diese Konsistenz immer weniger gegeben ist. Wenn Sie daran denken, in zunächst so einfach scheinenden Bereichen wie Wohnungswechsel, Arbeitsplatzwechsel, Wechsel der Beziehungskreise wird es für die Menschen zunehmend schwierig und nicht nur für einige wenige einzelne, sondern für die große Menge der Bevölkerung, hier ein konsistentes Feld sozialer Interaktionen aufzubauen. Der Mensch scheint dann immer wieder seine Freunde, seine Beziehungskreise zu verlieren, was sich nicht dauernd aber eben im speziellen Fall, der dann zu Unfällen führen kann, entsprechend auswirkt. Das heißt, wir haben ein Defizit in den Wertnormen und verhaltensmäßigen konsistuanten Inhalts von Sozialisationsproblemen.

Weiters müssen wir die <u>Sozialisationsträger</u> betrachten, die Akteure in der Gesellschaft, die nun die einzelnen Menschen hineinnehmen in den gesamten Wirkungsprozess der Gesellschaft. Und hier müssen wir wieder unterscheiden die prägenden Akteure, etwa prägend in einem relativ frühen Prozeß des gesellschaftlichen Lebensablaufes und die jeweils aktuellen Akteure im Augenblick des Unfallgeschehens. Wir haben hier einen sehr starken Wandel in den entscheidenden Lebensbereichen, etwa in Familie, Schule, Betrieb, Freundesgruppe, Freizeitclub etc. Auch die Normierungen in diesem Bereich verändern sich sehr stark, verändern sich stärker als es den Antwortmöglichkeiten der Einzelpersonen und Gruppen entsprechen würde.

Damit wird es auch für die Sozialisationsempfänger zunehmend schwieriger, sich in jeder Situation richtig zu verhalten - und das ist das entscheidende, daß wir sozusagen jede Situation betrachten müssen und nicht mehr, wie das die Soziologen in der Regel tun, nur die wichtigsten und lebensprägenden Momente herauszunehmen. Wir müssen anstreben, daß eben jede Situation von den so Sozialisierten gemeistert wird, denn es geht ja nicht darum, daß in der Regel ein unfallfreies Verhalten zustande kommt, sondern es geht darum, daß in allen Situationen, in allen Bereichen so eine Unfalldisposition überwunden werden kann, wenn auch mit mehr oder weniger großen Schwierigkeiten. Das heißt, das Sozialisationsziel, welches von uns angestrebt wird, muß sein, nicht im Regelfall des Lebens für den einzelnen hier Rollenerwartungen, Rollenverhalten zu vermitteln, sondern auch für Extremsituationen eine entsprechende Handlungsweise, eine entsprechende Verhaltensweise sicherzustellen.

Die Vehikel, die wir hier verwenden, sind einerseits die Sozialisationstechniken, andererseits die Sozialisationsinhalte. Diese Sozialisationsinhalte sind immer verbunden mit Werten, Normen und Symbolen, die eben von den Sozialisationsträgern an die Sozialisationsempfänger weitervermittelt werden. Bedenken Sie nun, wie diese Wertnormen und Symbolträchtigkeit oder -unträchtigkeit in unserer Gesellschaft aussieht. Ich wage die Behauptung, daß wir hier wesentliche Defizite haben, zumindest um sich greifende Unsicherheiten, vor allem in einer ganzen Reihe von Lebensbereichen. Wenn ich Sie frage, welche Wertnorm "Sicherheit" gibt es etwa im großen Bereich des Sportes. Hier stellt es den wesentlichen Wert oder die Grundnorm dar, übermäßige Leistungen zu erbringen, was der durchschnittliche, privat Sportbetreibende nicht leisten kann. Es nützt nichts, daß man auf Schwierigkeiten oder Gefährdungen aufmerksam macht, wenn die Grundeinstellung zu diesem Sportbetreiben derart ist, daß sie die Unfalldisposition ständig erhöht, bzw. ständig beibehalten läßt.

Das heißt, von der Soziologie her gesehen, müssen wir sagen, interessieren uns nicht in erster Linie die Unfallfolgen als Symptome, sondern wir müssen von diesen Unfallfolgen als Symptome, die wir überall als mangelnde Anpassung, als mangelndes Lernen, als mangelndes "sich an bestimmte Werte und Ordnungen halten" sehen, zu den Unfallursachen vorstoßen. Als Soziologen müssen wir zu den gesellschaftlichen Unfallursachen vorstoßen und fragen: Wie sieht in den konkreten Lebensbereichen diese unfallbegünstigende oder Unfall nicht verhindernde Sozialisation aus?

Wir sind darangegangen, natürlich nur in pilot studies, bei spielhaften Grunduntersuchungen in eingeschränkten Bereichen, etwa der Familie, des Betriebes, die ad hoc Anforderungen dieses Bereiches gegenüberzustellen der Grundsozialisation, die die Menschen in diesem Bereich erfahren haben und haben im Anschluß an eine Befragung besonders informierter Personen (manche von ihnen waren ja sozusagen Opfer unserer Befragungen) diese Studien der Lebensbereiche durchgeführt, um eben hier modellhaft neue Ansatzpunkte zu einer besseren Vermeidung von Unfällen oder zur Überwindung von Unfalldispositionen zu finden.

Literatur

1. OGBURN, W.F.: Social Change. London 1922

Detlev v. Uslar, Zürich

Unfallursachen in der Sicht einer Psychologie der Situation

Ein Unfall hat selten nur eine einzige Ursache. Unfälle müssen multikausal erklärt werden. Sie gehen zumeist auf ein Zusammenkommen vieler Umstände zurück, z.B. klimatischer, physikalischer, sozialer, psychischer, technischer, physiologischer u.s.w. Die psychischen Umstände stellen also nur einen Faden im vielfältigen Ursachengewebe dar. Sie erscheinen häufig unter dem Stichwort "menschliches Versagen", auf die Unfälle in Verkehr, Industrie, Haushalt oder Sport zurückgeführt werden.

Es ist also stets wichtig, das Psychische nicht isoliert zu sehen, sondern eingebettet in den vielfältigen Zusammenhang der Kausalfäden. Dafür ist eine Psychologie der Situation besonders geeignet. Unter "Psychologie der Situation" verstehe ich eine Betrachtungsweise, die den Menschen nicht als isoliertes Einzelindividuum oder Einzelsubjekt für sich auffaßt, sondern ihn von vornherein aus seinen Beziehungen zur Welt und zur Situation versteht.

Besonders deutlich werden diese Dinge am Beispiel der Verkehrssituation und des Verkehrsunfalls. Analoges gilt aber auch für den Betriebsunfall, den Sportunfall oder den Haushaltsunfall. Stellen wir also einmal die Frage: "Was ist eine Verkehrssituation?" Der Versuch, diese Frage zu beantworten, zeigt ihre ganze Vielschichtigkeit. Sie ist zunächst eine technisch-physikalische Situation, bestimmt durch die technische Gestaltung und Funktion der Fahrzeuge, die Beschaffenheit der Straße und physikalische Gesetze, nach denen sich z.B. der Bremsweg richtet. Ebensosehr ist sie aber eine Situation von Organismen, bestimmt durch deren Verletzbarkeit und Belastbarkeit und durch physiologische Größen, die z.B. eine untere Grenze der Reaktionszeit, auch unabhängig von den psychischen Faktoren, bedingen.

Schließlich aber ist die Verkehrssituation ebenso auch eine psychische Situation, bestimmt durch das Erleben und Verhalten aller an ihr Beteiligten. So spielen die Möglichkeiten und Grenzen von Auffassung, Aufmerksamkeit und Überblick der Verkehrsteilnehmer für sie eine große Rolle, ebenso die Faktoren der Motivation aller einzelnen, ihr Bestreben, möglichst schnell an einen bestimmten Ort zu kommen u.s.w. Auch die untergründige Bewegung von Trieb und Affekt, Erregung und Ruhe, in der sich aller Verkehrsteilnehmer als Menschen ständig befinden, bestimmt das Ganze der Situation mit.

Die Verkehrssituation ist aber nicht nur eine psychische Situation der einzelnen an ihr Beteiligten, sondern sie ist als solche immer auch eine soziale Situation. Wir sind nicht allein in ihr, sondern eine Fülle von Absichten und Wünschen verschiedener Menschen durchkreuzen sich hier ständig. Als soziale Situation zwingt uns die Verkehrssituation zur gegenseitigen Rücksicht, wodurch sie zugleich zu einer moralischen und dadurch auch zu einer juristischen Situation wird, in der man schuldig werden kann und Verantwortung hat. Schließlich kann und muß man die Verkehrssituation neben all den genannten Aspekten auch noch als eine wirtschaftliche Situation betrachten, die ökonomischen Gesetzen unterliegt.

Bei den Fragen nach Sicherheit und Unfall, Unfallursachen, -prognose und -prophylaxe geht es um das Zusammenspiel und die Einheit aller dieser Faktoren und Aspekte. Analoges gilt für den Betriebsunfall und die Arbeitssituation. Auch hier kommt es auf ein vielfältiges Zusammenspiel von Faktoren und Umständen an, z.B. auf die Rolle von Maschinen, Material, Beleuchtung, Tempo und Zeitablauf und auf den gesamten Funktionszusammenhang. Auch hier sind psychische Faktoren entscheidend, wie z.B. Ehrgeiz und Motivation oder Interesselosigkeit und die damit zusammenhängende Aufmerksamkeit. Auch die Betriebssituation ist eine soziale Situation, die z.B. durch das Betriebsklima und hierarchische Verhältnisse bestimmt wird. Ebenso ist sie die ganz persönliche Situation jedes einzelnen, die mitbestimmt wird durch persönliche Belastungen, z.B. Aufregungen, die er zu Hause gehabt hat, und Spannungen im Familienleben. Und auch die Arbeitssituation ist zugleich eine moralische und juristische Situation.

Um die Rolle und Bedeutung einer Psychologie der Situation in diesen Zusammenhängen richtig zu erfassen, müssen wir uns einmal ganz allgemein fragen: Was ist eigentlich überhaupt eine Situation? (Diese Frage ist wichtig, weil sie zu der theoretischen Grundlage führen kann, auf der eine Zusammenordnung der vielfältigen Faktoren möglich wird). Ist die Situation primär etwas subjektives, "nur" psychisches, weil sie ja unsere je eigene Situation ist? Oder ist sie vielmehr etwas objektives, die Summe der harten Fakten, die uns bestimmen? Die Antwort muß lauten: Sie ist die Einheit von beidem. Es gibt keine Situation ohne Fakten, keine nur subjektive Situation. Aber es gibt auch keine Situation ohne die Person, die in ihr ist, oder die Personen, die sie miteinander teilen. Zur Situation gehört darum auch die Perspektive der Beteiligten, die mitbestimmt ist durch ihre persönliche Vorgeschichte. Die Situation ist als solche stets eine Einheit von Perspektiven und Fakten. Das Subjektive und das Objektive machen erst zusammen das Wesen der Situation aus. Sie ist der übergreifende Begriff über Subjektivität und Objektivität.

Zur Situation im Verkehr, in Betrieb, Sport und Haushalt, zum situativen Zusammenhang, aus dem heraus ein Unfall entsteht, gehört also auch die persönliche Vorgeschichte jedes einzelnen an ihr Beteiligten. Die Situation ist für ihn ein Glied in einer langen Kette von Situationen. So hat sie neben der vordergründigen oft auch eine untergründige Bedeutung für ihn, die man nur tiefenpsychologisch verstehen kann. Er kann z.B. Triebkonflikte und Beziehungskonflikte in sie hineinspiegeln. Sie kann eine unbewußte symbolische Bedeutung für ihn erhalten, die zu Fehlleistungen und Fehldeutungen der Situation führen. Der Unfall, der hier entstehen kann, hat so oft einen ganz bestimmten Stellenwert in seiner Lebensgeschichte. Unfälle können diese symbolische Bedeutung auch nachträglich erhalten.

Zur Verkehrssituation, Betriebssituation, Haushaltssituation oder Sportsituation, aus der heraus ein Unfall entstehen kann, gehört also ein komplexes Zusammenspiel technischer und physikalischer Fakten, psychischer Perspektiven und Auffassungsmöglichkeiten, sozialer Verhältnisse und persönlicher Vorgeschichten bewußter und unbewußter Art. Die Situation ist die Einheit aller dieser subjektiven und objektiven Momente. Nur eine multidimensionale Psychologie, die das Zusammenspiel dieser Faktoren betrachtet, kann darum für Unfallforschung und -bekämpfung geeignet sein. Dasselbe gilt aber auch von der Zusammenarbeit der Wissenschaften überhaupt: Unfallforschung und -prophylaxe setzt die Teamarbeit und das Zusammenspiel von Technikern, Medizinern, Soziologen, Juristen, Psychologen und anderen voraus. Sie verlangt ein Denken aus der Einheit der Situation.

Nicht vernachlässigen darf man hierbei auch den politischen Aspekt dieser Zusammenhänge, z.B. die Verkehrspolitik und Wirtschaftspolitik, die die Situation wesentlich mitbestimmen. Eine entscheidende Rolle spielt dabei im Grunde die Frage, welches Risiko die Gesellschaft, die Menschheit einer bestimmten Zeit in der Verkehrssituation oder Arbeitssituation auf sich zu nehmen bereit ist. Wieviel Gefahren wollen die Menschen riskieren, z.B. im Dienst der Geschwindigkeit, des Wohlstandes, der Produktivität oder des sportlichen Erfolges? Die realen Möglichkeiten der Unfallprophylaxe sind immer solche des Kompromisses zwischen Risiko und Sicherheit, der als solcher vielleicht für das Leben überhaupt charakteristisch ist.

E. Mittenecker, Graz

Psychologische Unfallursachen und Versuche zu ihrer Reduktion

In den letzten Jahrzehnten wurde immer wieder die Feststellung getroffen, daß die große Mehrzahl der Unfälle nicht auf technische und andere von den betroffenen Menschen unabhängige Ursachen, wie Arbeits- oder Verkehrsorganisation, zurückzuführen ist, sondern auf das sogenannte menschliche Versagen. Die Angaben über den Anteil dieser menschlichen Bedingungen schwanken gewöhnlich um Werte zwischen 70 und 90%. Solche Angaben stammen aus verschiedenen Ländern und aus verschiedenen Lebensbereichen. Diese menschlichen Ursachen müssen gerade bei psychologischen Auswertungen meistens weiter differenziert werden in solche, welche im Verletzten selbst liegen, und in fremdpersönliche Bedingungen. Die persönliche Beteiligung des Betroffenen muß wiederum aufgegliedert werden in psychologische und nichtpsychologische persönliche Bedingungen, wobei unter die nichtpsychologischen die medizinischen, körperlichen Ursachen fallen. Daß diese letzteren rein anteilsmäßig offensichtlich seltener als Unfallursachen in Erscheinung treten, ist ein Verdienst der medizinischen Wissenschaft. Sie sind besser und sicherer erkennbar geworden. So sind der CO-Gehalt im Blut eines Fahrzeuglenkers oder die Herabsetzung der Sehschärfe eines Arbeiters an einer Präzisionsmaschine relativ sicher festzustellen; Maßnahmen zur Beseitigung von groben gesundheitsschädlichen und damit unfallfördernden Einflüssen können auch eher durchgesetzt werden als die Änderung psychologischer und sozialer Lebensbedingungen.

Es ist leichter, Personen mit physischen Mängeln von vornherein von gefährlichen, für sie speziell ungeeigneten Tätigkeiten auszuschließen, und es besteht eher die Neigung, die Funktion des Arztes, etwa die Begutachtung im Rahmen einer Führerscheinerteilung oder die Empfehlung eines Betriebsarztes, einen bestimmten Angehörigen nicht auf einem bestimmen Arbeitsplatz zu verwenden, zu akzeptieren und auch gesetzlich anzuerkennen. Die Betroffenen selbst sind auch nicht immer, aber doch häufiger als bei psychologischen Mängeln, bereit, solche Restriktionen anzunehmen.

Zwischen Bedingungen mit menschlicher, speziell mit psychologischer, und solchen ohne psychologische Beteiligung des Betroffenen selbst, also den sozialen und den technischen Bedingungen, herrschen eigenartige und schwer entwirrbare Wechselwirkungen, die die Diskussion über die sogenannten wahren Unfallursachen sehr erschweren (10). An jedem einzelnen konkreten Unfallereignis ist eine große Anzahl spezifischer und allgemeiner, direkt und indirekt wirksamer Bedingungen beteiligt.

In der Regel neigt man dazu, eher allgemeine, dauernd wirksame Bedingungen als wahre Ursachen zu bezeichnen, und andererseits gelten, vor allem in naturwissenschaftlicher Betrachtungsweise, eher die direkten, die zeitlich-räumlich unmittelbar einem Ereignis vorangehenden Bedingungen als Ursachen. Nun sind aber gerade die allgemeinen Bedingungen, etwa die Arbeitsorganisation oder soziale Mißstände oder technische Gegebenheiten, wie Unvollkommenheit von Fahrzeug- und Maschinenkonstruktionen oder auch der Zustand der Verkehrswege, - vor allem also nicht individuell-psychologische Gegebenheiten - indirekt wirksam. Die direkten Bedingungen dagegen, die in der augenblicklichen Situation, die dem Unfall unmittelbar vorangeht, wirken, wie etwa die Aufmerksamkeit des Betreffenden, sein Ermüdungszustand, die Wahl eines bestimmten Abstandes des Fahrzeugs zum Vorderfahrzeug, konkrete Bewegungsverhaltensweisen usw., sind wiederum höchst spezifische psychologische Einzelbedingungen. Wer also direkte, spezifische Kausalbedingungen untersucht, findet fast nur psychologische Ursachen, wer nach allgemeinen Ursachen Ausschau hält, wird auf soziale und technisch-organisatorische Faktoren stoßen.

Unentscheidbar wird die Frage nach den wahren Ursachen dadurch, daß sich die Bedingungen verschiedener Art gegenseitig beeinflussen, daß sie ein Ganzes bilden. Eine bestimmte allgemeine Bedingung, wie etwa überhöhter Wettbewerb oder wirtschaftliche Not in einem Lande oder ein bestimmtes Lohnsystem, kann in Einzelmenschen die Tendenz sehr stark steigern, mehr zu leisten, mehr zu verdienen, ohne daß aber eine innere Beziehung zur Tätigkeit hergestellt wird, sodaß es dann zu psychologischen Unfallursachen, wie zu riskante Arbeitsweise, überhöhtes Arbeitstempo oder erhöhtes Verkehrstempo oder hektisch-gespannte Affektlage kommen kann. Ein Mangel an wirtschaftspolitischem Interesse kann die Verbesserung der Konstruktion von Maschinen, die optimale Anpassung an die menschliche Leistungsfähigkeit verhindern. Wenn man sich nicht um die Herstellung neuer Verkehrswege kümmert, kann es zum Auftreten von Schäden oder Mängeln an den Verkehrsanlagen kommen, die zu langsamerer Fahrt und erhöhter Verkehrsdichte zwingen. Damit werden aber wiederum psychologische Unfallbedingungen gefördert, wie Ungeduld, Ärger usw. Diese erhöhen ihrerseits die Wahrscheinlichkeit von Unfällen infolge der dauernd vorhandenen unvermeidlichen Aufmerksamkeitsschwankungen. Man kann diese Schwankungen dann nicht leicht "unterbringen" in entlasteten Augenblicken, in Pausen, in denen weniger Anforderungen gestellt werden. Bei dichterem Verkehr werden sie sich also stärker auswirken können. Diese mannigfaltigen Wechselwirkungen bedingen es, daß immer wieder in der Diskussion über die wahren Unfallursachen scheinbar ganz entgegengesetzte Standpunkte eingenommen werden. Von den reinen Forschungsergebnissen her wäre es nicht möglich, zu entscheiden, welche die eigentlich verantwortlichen Bedingungen sind. Vom Standpunkt der Unfallverhütung aus könnte man behaupten, es seien die technischen Bedingungen, wenn man etwa argumentiert, daß unter den gegebenen sozialen und menschlichen Bedingungen ein technisches Gerät, eine Maschine von vornherein so konstruiert sein muß, daß es trotz der Mängel und Eigenarten der sozialen und psychologischen Bedingungen, unter denen es benützt wird, eben sicher funktioniert oder zumindest Personenschäden und große Sachschäden vermeidet. Die heutigen Kraftfahrzeuge und ein Teil der in der Industrie verwendeten Maschinen, aber auch im Haushalt verwendete Maschinen, sind zum Beispiel noch immer um einiges von dieser Forderung entfernt. Die technische Optimalisierung könnte prinzipiell viel besser erfüllt werden, als dies heute der Fall ist, wenn auch zugegeben werden kann, daß in dieser Hinsicht gegenüber der Vergangenheit große Fortschritte erzielt worden sind.

Man kann aber ebensogut - wahrscheinlich mit noch mehr Recht - statt der technischen die sozialen Bedingungen als die eigentlich verantwortlichen bezeichnen, wenn man von der Gesellschaft erwartet, daß sie das Leben so gestaltet, daß unter den gegebenen technischen und psychologischen Bedingungen Unfälle möglichst ausgeschlossen sind. Das heißt, die wirtschaftlichen Voraussetzungen, die Gesetze, die Arbeitsvorschriften, die Zulassungsbedingungen für Kraftfahrzeuge, die Verkehrsleiteinrichtungen usw. würden die Hauptverantwortung tragen. Tatsächlich bestimmen ja soziale Bedingungen auch den gesetzlichen und finanziellen Rahmen für die Entwicklung und den Einsatz technischen Maßnahmen.

Schließlich könnte man aber auch die psychologischen Bedingungen als verantwortlich ansehen, da letzten Endes jeder einzelne sich selbst und der Gesellschaft gegenüber verpflichtet ist, sein Verhalten den gegebenen technischen Bedingungen anzupassen, um selber keinen Schaden zu nehmen und auch keinen zu erzeugen.

Diese Konsequenz, nämlich daß die individuell-psychologischen Bedingungen in der Mehrzahl der Unfälle als die Ursachen schlechthin anzusehen seien, wirkt sich ja am deutlichsten in der Rechtsprechung aus. Es liegt in der Natur der Strafgerichtsbarkeit, daß individuelle Schuldige gesucht werden und nicht nach Ursachen und deren Beseitigung geforscht wird. Z.B. wird schuldig gesprochen, wenn auch nur kurzzeitige Unaufmerksamkeit im Verkehr zu einem Unfall führt ("Der Beschuldigte hätte wissen müssen, daß er unter diesen, allgemein als gefährlich erkennbaren, Umständen besonders vorsichtig hätte sein müssen" usw.). Zur Aufrechterhaltung einer möglichst gerechten Spruchpraxis und zur Sicherung der zivilrechtlichen Ansprüche der Geschädigten mögen solche Begründungen vertretbar sein (zur Verhinderung von allzu erfolgreichen Schutzbehauptungen). Psychologisch ist diese Argumentation in vielen Fällen nicht akzeptabel . Nicht einmal ihr individueller Erziehungswert und ihre generalpräventive Wirkung können besonders hoch sein. Dies ergibt sich schon daraus, daß Unfälle dieser Art im Lauf der Zeit kaum weniger werden.

Da keine der drei Bedingungen, die sozialen, die menschlichen und die technischen, absolute naturgegebene Konstanten sind, ist die Frage nach den eigentlichen Ursachen und den Möglichkeiten ihrer Verhütung irrelevant. Es handelt sich eben um ein Geflecht verschiedenartiger und auch verschieden direkter Bedingungen, die ein Ganzes bilden. Welche Konsequenzen sich aber für die Allgemeinheit, für die Praxis der Unfallverhütung, ergeben, darauf soll später noch einmal eingegangen werden. Im Bereich der rein psychologischen Unfallursachenforschung hat man in den ersten Jahrzehnten einer intensiveren psychologischen Forschung auf dem Gebiet, beginnend etwa vor 50 Jahren, immer wieder den Versuch gemacht, einzelne besonders wichtige, Unfälle aller Art bedingende Ursachen aufzufinden. Ursachen, von denen man annahm, daß sie bei einem Teil der Personen in höherem Maß vorhanden sind und deswegen zu besonderer Unfallgefährdung dieses Teiles führen können: etwa Faktoren der Leistungsfähigkeit, wie Reaktionszeit, Konzentrationsfähigkeit der Aufmerksamkeit u.ä. oder in besonderer Ausprägung vorhandene Charaktereigenschaften, Persönlichkeitsmerkmale, wie emotionelle Stabilität, Kofliktoleranz, Risikobereitschaft. Die sehr widersprüchlichen, teilweise auch negativen Resultate dieser auf individuelle Unterschiede gerichteten Forschungsbemühungen führten immer mehr zur Erkenntnis,

1. daß das Unfallgeschehen selbst bezüglich seiner psychologischen Determination sehr uneinheitlich ist. Es ist daher unbedingt notwendig, in der Forschung nach Unfallarten zu unterscheiden. Es gibt z.B., Unfälle, bei denen tatsächlich eine individuell verlangsamte Reaktionsgeschwindigkeit eine Rolle spielt oder ein besonders ausgeprägter Mangel an Konflikttoleranz. Bei der Erklärung anderer Arten von Unfällen aber haben solche individuellen Unterschiede wenig oder gar keine Bedeutung.

2. Die zweite Erkenntnis neben der Notwendigkeit, nach Unfallarten zu differenzieren, ist die, daß es weite Bereiche des Arbeits- und Verkehrsunfallgeschehens gibt, in denen individuelle Mängel oder Schwächen eines Teils der Beschäftigetn oder der Verkehrsteilnehmer nur eine sekundäre Rolle spielen, in denen vielmehr überindividuelle, bei allen betroffenen Menschen vorhandene Bedingungen im Vordergrund stehen. Ich möchte mich von diesem allgemeinpsychologischen Standpunkt aus mit den Unfallursachen beschäftigen, mit den sozusagen allgegenwärtigen Ursachen also, die durch Ausscheiden einer kleinen Gruppe von Ungeeigneten durch Testmethoden, durch Restriktion, nicht beseitigt werden können, zumindest nur wenig reduziert werden können.

Die allgemeinen psychologischen Unfallursachen gehören teilweise zu den Bedingungen, die eingangs als direkte, situationsnahe bezeichnet wurden, andererseits aber auch zu den indirekten, über längere Zeit im Hintergrund stehenden situationsfernen Ursachen. Zuerst soll anhand von Beispielen der Bereich der direkten Bedingungen charakterisiert werden. In vielen Arbeitssituationen, vor allem aber im motorisierten Straßenverkehr, kommen unvermeidliche Fehlleistungen in großer Zahl vor. Das Verhalten eines Menschen an einer Maschine oder in einem Kraftfahrzeug ist als Teil eines Regelkreises anzusehen, in dem Ziele durch konkrete Handlungen angestrebt werden, laufend der Erfolg dieser zielführenden Handlungen registriert wird und die Rückmeldungen wiederum die in Gang befindlichen Handlungen laufend modifizieren. Ein Regelprozeß dieser Art hat die Eigenschaft, daß er auch dann noch leidlich funktioniert, wenn die Rückmeldungen verzerrt und ungenau sind, wenn sie nur laufend erfolgen. Die kontinuierliche Lenkung, Beschleunigung, Bremsung usw. eines Fahrzeugs zum Beispiel ist ein Musterfall dafür. Wir wissen aus vielen empirischen Untersuchungen (wie: BINDER (1), GOGEL und TIETZ (5), GRONER (6) und HÄKKINEN (7)), daß die Menschen im allgemeinen nicht imstande sind, Abstände, Geschwindigkeiten und Beschleunigungen, Seitenreibkräfte usw. richtig wahrzunehmen, d.h. es gibt große systematische Fehler, wie Über-oder Unterschätzung, und auch unsystematische, d.h. Variationen der Schätzung von Moment zu Moment. Trotzdem wird im Normalfall eines einigermaßen eingeübten Fahrers das Fahrzeug ohne Kollisionen über den Kurs ans Ziel gesteuert. Die fehlerhaften Eingangsgrößen wirken sich aber schlagartig aus, wenn eine unvorhergesehene Verkettung äußerer Umstände eine im Moment genaue Wahrnehmung und Abschätzung einer dieser Größen erfordert, wenn sozusagen aus der Regelung für einen Augenblick eine Steuerung wird. Ein Autofahrer mag monate-, ja jahrelang unfallfrei fahren, obwohl er die Bremsweglänge bei gegebener Geschwindigkeit völlig falsch einschätzt. Er modifiziert sie laufend in Anpassung an die Verkehrsgegebenheiten; das entspricht eben einem automatischen, auch ohne bewußte Kontrolle funktionierenden Regelsystem. Wenn er aber einmal in eine unerwartete Situation hineingerät, wenn einmal sein Vorderfahrzeug völlig unerwartet zum Stillstand kommt, etwa durch Auftreffen auf ein Hindernis vor ihm, dann ist ein Auffahren völlig unvermeidlich. Wie universell dieses Verhalten ist, demonstrieren Statistiken über Messungen von Fahrzeugabständen (zw. 7 und 40% gefährliche Abstände, je nach Beleuchtung, Verkehrsdichte usw. von BURKHARDT (3) registriert), aber auch die Berichte über Auffahrunfälle bei nasser Fahrbahn oder bei Nebel, in die oft hundert und mehr Fahrzeuge verwickelt sind. Abstand wahrnehmen und adäquat in Rechnung stellen ist aber nur eines von vielen Beispielen aus dem Bereich der Informationsaufnahme und -verarbeitung. Ein zweites Beispiel wäre die Quantität, die Menge der Informationen, die laufend verarbeitet wird. Die Verkehrsleiteinrichtungen überfordern das Normalmaß an Daueraufmerksamkeit immer wieder. So haben KLEBELSBERG und KALLINA (8) nachgewiesen, daß mehrere Verkehrszeichen zugleich nur mehr von einem Teil der Durchschnittsfahrer aufgenommen werden. Ein weiteres Beispiel sei aus dem motorischen Vollzugsbereich des Regelkreises gegeben. Bewegungen werden ebenfalls nur mit beschränkter Genauigkeit im Augenblick ausgeführt, auch wenn sie letzten Endes infolge der laufenden Erfolgsrückmeldungen ihr Ziel erreichen. Auch hier gibt es immer wieder Fehlreaktionen, die nur bei Zusammentreffen mit ungünstigen äußeren Umständen zu gefährlichen Situationen führen können. Wenn ein Arbeiter an einem ungeschützten rückwärtigen Teil einer laufenden Maschine eine kleine Reparatur ausführen muß, dann kann schon eine kleine Bewegungsungenauigkeit zu einem Unfall führen, der Mann gerät in bewegte Teile der Maschine oder berührt nichtisolierte stromführende Drähte. Solche Fehlleistungen, auch im motorischen Bereich, findet man ja auch häufig in der Freizeit und im Haushalt. Beispiele für allgemein verbreitete direkte Unfallursachen könnten beliebig vermehrt werden.

Warum treten Verhaltensfehler dieser Art so häufig auf? Warum lernen Menschen, die gelehrigsten aller Lebewesen, sie nicht völlig auszumerzen? Offensichtlich stoßen wir in unserer technischen Umwelt, ihren komplizierten bewegten Maschinen, mit Kräften und Geschwindigkeiten, die weit außerhalb unseres Erfahrungsbereiches liegen, auf die Grenzen des Bereichs humaner Leistungsbedingungen. Wieweit jenseits des intuitiv Erfaßbaren wir uns häufig bewegen, wird besonders deutlich bei der Einschätzung von äußeren oder gar von inneren Auswirkungen von Kräften. Ein Mopedfahrer meint auf die Frage, warum er keinen Sturzhelm trage, er fahre ohnehin nur im Stadtbereich und höchstens 40 oder 50 km/h. Diese Antwort zeugt davon, daß sich kaum ein motorisierter Verkehrsteilnehmer eine adäquate Vorstellung von den Kräften macht, die bei einem Aufprall frei werden können. Bereits bei 22 km/h kann beim Aufprall des Kopfes auf ein festes Hindernis eine Kräfteeinwirkung von fast 1000 kp zustandekommen. Bei einem ungünstigen seitlichen Aufprall genügt schon eine Geschwindigkeit von 7 km/h, um einen Lochbruch im Schläfenbereich herbeizuführen. Diese Tatsachen, die wir von den Technikern und von den Medizinern, von den Unfallchirurgen, gelernt haben, sind für den Menschen auf der Straße rein theoretisches Wissen - bestenfalls theoretisches Wissen.

Auf ähnliche fast unüberwindliche Schwierigkeiten stoßen wir auch bei der Analyse der indirekten Unfallursachen: Zu den Bedingungen, die in die konkrete Situation hineinführen, in welcher dann unvermeidliche Direktgefährdungen auftreten, gehören neben den sozialen und organisatorischen Ursachen auch die auf diesem sozialen oder organisatorischen Hintergrund entstehenden psychologischen Dauereinstellungen, Motive, Werthaltungen des Handelnden. Nur ein Beispiel ist die Einstellung zur Arbeits- oder Verkehrsgeschwindigkeit. Je höher die Geschwindigkeit, desto größer sind die Verhaltensfehler. Warum wird aber überhaupt eine hohe Geschwindigkeit bei der Arbeit, im Verkehr gewählt? Der Einstellungs- und Wertungshintergrund ist hier im Regelfall ausschlaggebend. Viele Arbeiter werden nach wie vor nach Systemen entlohnt, die selbstgefährdende Einstellungen, z.B. die Einstellung auf möglichst hohe Arbeitsgeschwindigkeit, fördern. Auch unzählige Kraftfahrer, nicht etwa nur die vielzitierte kleine Minorität von Rowdies, haben auf ihrer Fahrt die Einstellung, möglichst schnell zum Ziel zu gelangen, sie meinen, etwas zu versäumen, wenn sie Sekunden oder Minuten von einer stundenlangen Fahrt verlieren.

Sie unterwerfen sich außerdem einem Konkurrenzdruck gegenüber anderen, sie machen Überholvorgänge zu einer Prestigeangelegenheit. Mit diesen Motivationen und Einstellungen variiert das Ausmaß an Sicherheitseinstellung, an Risikobereitschaft, natürlich auch von Mensch zu Mensch. Die individuellen Unterschiede sind aber einer allgemeinen und im Durchschnitt viel zu geringen Sicherheitseinstellung nur überlagert. Bedeutungsvoller als die individuell-psychischen sind übrigens die Gruppenunterschiede, etwa die nach dem Geschlecht, zwischen verschiedenen Altersgruppen, oder nach Angehörigkeit zu verschiedenen sozialen Schichten. Hier besteht eine ganz enge Verflechtung zu den sogenannten sozialen Bedingungen des Unfallgeschehens. In einer psychologischen Untersuchung an jugendlichen Mopedfahrern (MITTENECKER (11)), ergaben sich z.B. die größten Unterschiede zwischen mehr oder weniger verkehrsangepaßten Fahrern in schichtspezifischen Faktoren der sozialen Einstellung, der Zufriedenheit mit dem Leben in der Familie und am Arbeitsplatz, der Identifikation mit den Werten und Normen der Gesellschaft, der Bewertung von Impulsivität und Selbstbeherrschung.

Was folgt aus diesen Überlegungen für die Unfallverhütung? Eine direkte Konsequenz ist die, daß es wenig Sinn hat, Maßnahmen in die Wege zu leiten, die darauf abzielen, praktisch unvermeidbares Fehlverhalten zu beseitigen. Günstigenfalls kann es reduziert werden; z.B. können durch besonderes Training in psychomotorischen Tätigkeiten ganz allgemein geringere Fehlerzahlen erreicht werden, d.h. die Geschicklichkeit könnte erhöht werden. Das wirkt sich natürlich auch auf die Unfälle aus, aber in weiten Bereichen, vor allem bei unqualifizierter industrieller Arbeit und im motorisierten Privatverkehr, ist es ausgeschlossen, auch nur diese geringe Verbesserung zu erzielen, weil Intensivtrainingskurse sehr aufwendig wären, aber nur einen minimalen Prozentsatz erfassen können; und weil überhaupt nur ein kleiner Teil der Unfälle auf "Ungeschicklichkeit" (sensomotorische Fehlleistungen) zurückzuführen ist. Erinnern wir uns an die Statistiken der Auffahrunfälle (auf Autobahnen mehr als 50% aller Unfälle, (2)) und des zu geringen Abstandes (3). Hier würde ein Training im Abstandschätzen gar nichts nützen, auch nicht ein Training, in sicherem Abstand zu fahren - es kann ja ohnedies jeder in größerem Abstand fahren, er macht es nur nicht, genauso wie jeder Gurte anlegen oder einen Sturzhelm tragen kann. Hier sind es also andere Faktoren, Einstellungsfaktoren, die durch Trainingsmaßnahmen kaum betroffen werden.

Die andere Denkmöglichkeit wäre daher, daß nicht konkrete Fehlverhaltensweisen reduziert werden, sondern daß verhindert wird, daß man sich in die gefährliche Situation selbst hineinbegibt, daß also Einstellungsänderungen bewirkt werden. Hier sind es die sozialen und organisatorisch bedingten Motive, Werthaltungen und Einstellungen, die man beeinflussen sollte. Darauf zielt seit Jahrzehnten die Unfallverhütung, etwa in ihren Werbemaßnahmen, ab. In den Betrieben sind Plakate angebracht, die nicht bloß über die Gefahren informieren; daß ein Sturz von der Leiter gefährlich ist, daß das Berühren von blanken Starkstromleitungen gefährlich ist, weiß ohnedies jeder. Diese Werbung zielt vor allem auf Einstellungsänderungen ab: "Prüfen Sie Ihr Arbeitsgerät vor der Benützung, schalten Sie den Strom ab, tragen Sie den Schutzhelm oder die Sicherheitsschuhe, die man ihnen gegeben hat! Bedenken Sie, was die Unterlassung für Folgen für Sie, für Ihre Familie hat usw." Alle diese Warnungen und Aufforderungen richten sich darauf, größere Vorsicht, größere Sicherheitseinstellung zu entwickeln. Ähnlich ist es im Verkehr, wenn man etwa an die Appelle, an die jahrzehntelang nun schon vergeblichen Appelle an die Autofahrer denkt, eine größere Sicherheitseinstellung zu entwickeln, weniger soziale Konkurrenz, keine Prestigeeinstellungen im Verkehr zu haben. Die mit ihren oft über viele Jahre ziemlich konstanten Unfallzahlen der Statistik zeigen, daß man das Unfallproblem damit nicht wesentlich beeinflussen kann. Die Sorglosigkeit gegenüber Gefahren in manchen Situationen, sogar eine gewisse Lust am Risiko, werden davon nur bei wenigen, bei besonders intensiver Beeinflussung (z.B. Androhung drastischer Strafen) zwar bei viel mehr Menschen, aber nur für kurze Zeit, beeinflußt. Bald pendelt sich bei unverändertem Gesamtsystem der alte Zustand wieder ein.

Was bleibt an Maßnahmen übrig? Was kann die Psychologie dazu beitragen? Ich halte es für einen entscheidenden Schritt der Anwendung wissenschaftlicher Forschung, daß sich mehr und mehr die Erkenntnis durchsetzt, daß durch isolierte Maßnahmen, die sich auf Änderung des menschlichen Verhaltens und der Motive und Einstellungen richten, nur wenig Erfolg erzielt werden kann, daß dagegen zuerst alles daran gesetzt werden soll, die nichtindividuellen Unfallbedingungen zu reduzieren. In manchen besonders kritischen Bereichen wird dieses Ziel schon seit langem und mit großem Erfolg angestrebt. Im Bahnverkehr, im Luftverkehr, in Atomkraftwerken kann man sich ein unkontrolliertes Mensch-Maschine-Regelsystem nicht leisten. Man geht daher, zumindest in großen Teilbereichen, auf Steuerung und auf Fremdregelung über. Der Pilot hat aufgrund einer "Checkliste" eine einfache Prüfhandlung nach der anderen auszuführen, sein Ermessens- und Urteilsspielraum ist dabei außerordentlich eingeengt. Der Lokführer fährt nach Signalen, die ihm das Anhalten im Blockabstand hinter einem Zug diktieren. Er fährt nach einem Buchfahrplan, der ihm auf jedem einzelnen Streckenteil die Geschwindigkeit vorschreibt usw.

Steuerung und Außenregelung bzw. Vollautomatisierung haben den Vorteil, a) daß Wahrnehmungs- und Urteilstäuschungen, etwa über Einflußgrößen, die außerhalb des menschlichen Erfahrungsbereichs liegen, weitgehend ausgeschaltet werden, b) daß die Auswirkung trügerischer Erfahrungen verhindert wird, z.B. das Erlebnis des <u>Erfolgs</u> von potentiell gefährlichen Handlungen, deren Unfallwahrscheinlichkeit aber sehr klein ist. Man kann immer wieder mit zu kleinem Abstand fahren, ohne Sicherheitsgurte fahren, ohne Schutzhelm arbeiten und es wird immer wieder gut gehen.

"Mir ist noch nie etwas passiert", heißt es dann. Daß es so oft gut ausgeht, wirkt lerntheoretisch genau entgegengesetzt der Intention der Unfallverhütung.

Was Fremdsteuerung in der breiten Masse unbeliebt macht, ist die Einschränkung der Entscheidungs- und Handlungsfreiheit gegenüber einem reinen Mensch-Maschine-Regelsystem. Wie weit dieser mißverstandene Freiheitsbegriff geht, konnte man erst kürzlich wieder in den Diskussionen über Gurtanlegepflicht und über allgemeine Geschwindigkeitsbeschränkungen erleben.

Eine zweite Art von weniger umfassenden und radikalen technischen Maßnahmen zur Beseitigung von Gefährdungen sind diejenigen konventionellen Unfallverhütungstechniken, bei denen der Schutz nicht auf den Körper verlegt bzw. durch Verhaltensanweisungen gegeben wird, sondern sozusagen nach außen verlegt wird. Statt aufzufordern, einen erhitzten Maschinenteil nur mit Schutzhandschuhen zu berühren, wäre es besser, den Teil selbst so zu isolieren, daß Berührungen nicht zu Verbrennungen führen. Damit wird die Gefährdung verhaltensunabhängig beseitigt. Andere Beispiele für technische Beseitigung der Gefährdung sind: die Verwendung einer 24 V-Spannung anstelle einer 220 V-Spannung bei einem stromführenden Aggregat, das nicht isoliert werden kann; statt einer Tafel "Betreten des Raumes bei laufenden Maschinen verboten" ein Kontakt, der bei Öffnen der Tür die Maschinen ausschaltet; statt eine Sicherheitsvorrichtung davon abhängig zu machen, daß sie vor einen gefährlichen Teil geschoben wird, sie in allen gefährlichen Abschnitten eines Arbeitsvorganges zwangszuverriegeln.

Daß ausschaltbare Schutzvorrichtungen häufig umgangen werden, zeigt übrigens drastisch, wie wenig Wirkung die bisherigen Versuche gehabt haben, die Sicherheitseinstellung zu heben.

Nun kann auch die technische Unfallverhütung ihre Grenzen haben. Das sind zum Teil unerfreuliche Grenzen. Wenn etwa die völlige Neukonstruktion einer Maschine oder eines Arbeitsablaufes erforderlich wäre, um von der Technik her Unfälle auszuschließen, dann sind es oft rein materielle, wirtschaftliche Argumente, die solche Maßnahmen verhindern. Zum Teil sind es aber nach dem heutigen Stand der Technik noch unüberwindliche Grenzen, die erkannt und anerkannt werden müssen und die konsequenterweise zu erhöhter Vorsicht bei den Gefährdeten führen müssen. Hier werden psychologisch wirksame Maßnahmen unumgänglich. Gibt es solche überhaupt? Es gibt einige wenige Beispiele aus dem industriellen Bereich, und zwar aus Betrieben, in denen psychologische, technische und Maßnahmen der Arbeitsorganisation, der Entlohnung, der innerbetrieblichen Mitbestimmung als Ganzes gesehen wurden, wo radikale Senkungen der Unfallzahl erzielt wurden, die auch über längere Zeit anhielten. Als wesentlich dabei wird angesehen, daß von allem Anfang der Planung solcher Maßnahmen an die Betroffenen direkt beteiligt werden, z.B. bei der Auffindung der Gefährdungsschwerpunkte (12,13).

Zur Ermittlung solcher Schwerpunkte sind Methoden ausgearbeitet worden, die an Stelle der Beobachtung und Analyse der relativ seltenen Unfälle die Beinahe-Unfälle und kritischen Vorfälle erfassen, bei denen nur Sachschaden entstand oder nur durch "Zufall" kein Unfall eingetreten ist. (Auf einen Unfall mit Verletzung fallen z.B. 100-500 Vorfälle mit Sachschaden). Solche Methoden haben schon vor Jahren FLANAGAN auf den Kraftfahr- und Flugverkehr, GAUDART (4) auf den PKW-Verkehr angewendet. Wenn im Industriebetrieb unter Mitarbeit der Betroffenen die Gefährdungsschwerpunkte aufgespürt und Maßnahmen zu ihrer Beseitigung getroffen werden, ist der Erfolg wesentlich größer, als wenn sie bloß ohne Kommunikation den Betroffenen "verordnet" werden.

Genau dieser Faktor der persönlichen Mitbeteiligung kann im Straßenverkehr viel schwerer ins Spiel gebracht werden, die Anonymität der undefinierbar großen Masse von Betroffenen ist vor allem im großstädtischen Bereich bisher ein Haupthindernis dafür gewesen, daß nichttechnische Maßnahmen im Straßenverkehrsbereich zum Erfolg geführt haben. Nur durch radikale Ereignisse, wie Krisen, oder durch Neueinführung besonders hoher Strafen bedingte Einstellungsänderungen waren hier gelegentlich für kurze Zeit wirksam. Mittelfristig können wahrscheinlich nur technische Verbesserungen der gegenwärtigen Verkehrswege und Verkehrsleitsysteme und eine strenge Überwachung des Verkehrs einigen Erfolg bringen. Auf lange Sicht aber kann der Psychologe auf dem Verkehrssektor nur auf eine völlige Neuentwicklung des Verkehrs- und Transportwesens hoffen, auf die Entwicklung von Systemem, die die Vorteile des Individualverkehrs weitgehend erhalten, aber rein technisch Unfälle ausschalten und es nicht der Bereitschaft der Verkehrsteilnehmer überlassen, Gesetze und Regeln zu beachten und rücksichtsvoll gegenüber anderen zu sein.

Zusammenfassend muß festgestellt werden, daß es, trotz jahrzehntelangen Bemühungen von Praktikern und Forschern, auf allen Gebieten der Unfallverhütung noch sehr viel zu tun gibt. Es gilt nicht nur, die Unfallverhütung den laufenden Neuentwicklungen von technischem Gerät und damit neu entstehenden Gefährdungen anzupassen. Es gibt sich auch niemand mit dem bisher Erreichten zufrieden; denn die Unfallzahlen sind nach wie vor erschreckend hoch. Auch weiterhin wird das Zusammenwirken technischer, organisatorischer und psychologischer Maßnahmen erforderlich sein. Im gegenwärtigen Zustand allerdings (und wahrscheinlich noch in nicht absehbarer Zukunft) sind uns diejenigen am unentbehrlichsten, deren Arbeit erst einsetzt, wenn der Unfall geschehen ist, und deren Kunst die furchtbaren Folgen der Unfälle zu beseitigen oder zu lindern hilft, das sind vor allem die Unfallchirurgen.

Literatur

1. BINDER, H.J.: Möglichkeiten und Grenzen der Geschwindigkeitswahrnehmung im Straßenverkehr. Phil. Diss. Tübingen 1963
2. BITZL, F.: Verkehrsuntersuchung BAB Frankfurt-Mannheim. Verkehrsunfallanalyse 1962-1964, Teil I, Schlußbericht, Wien 1966
3. BURKARDT, F.: Beurteilung der Kraftfahrzeugabstände auf Bundesautobahnen. Diss. Stuttgart 1962
4. GAUDART, D.: Eine Analyse kritischer Vorfälle im Straßenverkehr. Phil. Diss. Wien 1962

5. GOGEL, E.C., TIETZ, J.: The effect of perceived distance on perceived movement. Perc. & Psychoph. 16, 70-78 (1974)
6. GRONER, P.: Die Fahrgeschwindigkeit als Orientierungs- und Verhaltensproblem. Phil. Diss. Tübingen 1963
7. HÄKKINEN, S.: Estimation of Distance and Velocity in Traffic Situations. Rep. Inst. Occ. Health Nr. 3, Helsinki 1963
8. KLEBELSBERG, D., KALLINA. H.: Wieviele Verkehrszeichen können gleichzeitig wahrgenommen werden? Zbl. Verkehrs-Med. 7, 20-22 (1961)
9. McFARLAND, R.A.: Human and Environmental Factors of Automobile Satefy. SAE Trans. 64, 625-654 ( )
10. MITTENECKER, E.: Methoden und Ergebnisse der psychologischen Unfallforschung. Wien: Deuticke 1962
11. MITTENECKER, E.: Psychologie des jugendlichen Mopedfahrers. Öst. Bundesverlag 1967
12. SCHNEIDER, W., HEIM, H., KATZMANN, H.: Entwicklung und Erfolgsvergleich von Maßnahmen zur Beeinflussung des Sicherheitsbewußtseins im Betrieb, Forschungsbericht 114, Dortmund, BAU, 1974
13. ZIMOLONG, B.: Methoden der psychologischen und technischen Arbeitssicherheit. Psychologie und Praxis 20 (2), 55-69 (1976)

E. Vanecek, Wien

Die Unfallneigungshypothese – kritisch betrachtet

Die enorme Entwicklung der Technisierung in vielen Lebensbereichen, wie Arbeitsplatz, Verkehr, Sport, Haushalt usw. erforderte in zunehmendem Maße eine gezielte Unfallforschung, welche die Grundlagen für eine wirksame Unfallprophylaxe zu schaffen hätte. Es war deshalb von allem Anfang an ein Hauptanliegen der psychologischen Unfallforschung, Grundzüge der Persönlichkeit aufzudecken, die eine erhöhte Unfallneigung begleiten oder bedingen. Seit etwa einem halben Jahrhundert wurde in einer Fülle von Forschungen der Versuch unternommen, eine interindividuell unterschiedlich ausgeprägte Unfallneigung nachzuweisen. Die Analyse von Unfallstatistiken hatte zunächst mit beeindruckender Regelmäßigkeit immer wieder zur Beobachtung geführt, daß es offenkundig Menschen gibt, die deutlich öfter als andere Unfälle erleiden oder verschulden. Diese Beobachtung hat in scheinbar logischer Konsequenz zum Postulat einer sog. Unfällerpersönlichkeit geführt. Relativ unerheblich für diesen Gedankengang war die Frage, ob sich eine einzige, gut isolierbare Dimension "Unfallneigung" verifizieren läßt, oder ob es sich dabei - was wesentlich wahrscheinlicher erscheint - gleichsam um eine Resultierende aus einer Konstellation persönlichkeitsbedingter Merkmale handelt.

Diese eindimensionale Betrachtungsweise wurde im Grunde auch beibehalten, als man abzuklären versuchte, ob die Unfallneigung ein allgemeines oder spezifisches Merkmal einer Person darstellt. Es geht dabei um das Problem, ob sich die erhöhte Unfalltendenz eines Menschen in allen gefährdenden Situationen dokumentieren kann, oder ob jemand nicht viel mehr nur in sehr speziellen Situationen eine besondere Unfallanfälligkeit zeigt. Es ist ja durchaus denkbar, daß Personen nur Unfälle im Straßenverkehr, nur im Arbeitsbereich oder ausschließlich in noch viel enger gefaßten Situationen erleiden oder provozieren. Trotz dieser differenzierteren Auffassung bliebe jedoch die Hypothese einer rein persönlichkeitsdeterminierten Unfallkausalität aufrecht.

Mittlerweile wurde jedoch das eindimensionale Modell der Unfallneigung sehr in Frage gestellt. Es dürfte die Annahme einer allgemeinen Dimension "Unfallneigung", die sich in verschiedensten Situationen einigermaßen gleich auswirkt, weder den praktischen Erfahrungen noch den wissenschaftlichen Ergebnissen gerecht werden können. Demgegenüber scheint ein multidimensionales Modell der wesentlich fruchtbarere Forschungsansatz zu sein. Hier wird von der Überlegung ausgegangen, daß erst die Kombination von Persönlichkeitsmerkmalen und situationsspezifischen Gegebenheiten, die eine Unfallsdisposition mitbedingen können, die Voraussetzung für ein Unfallsgeschehen bildet und daß diese Kombination von Fall zu Fall völlig verschieden sein kann. Für die testmäßige Erfassung der Persönlichkeitsstruktur ist demnach auch von vornherein zu erwarten, daß sich Individuen mit erhöhter Unfallhäufigkeit genauso deutlich voneinander unterscheiden wie von unfallfreien Persönlichkeiten.

Am Wiener Psychologischen Institut werden zur Zeit Forschungen zur konstellationsspezifischen Unfallneigung durchgeführt. Um die Überlegungen dieses Ansatzes noch einmal deutlich zu machen: während die orthodoxe Ansicht über die Unfällerpersönlichkeit davon ausgeht, daß Unfäller in persönlichkeitsdiagnostischen Tests weitgehend interindividuelle Homogenität aufweisen und solchermaßen identifizierbar sind, meint der konstellationsspezifische Ausgangspunkt, daß sich Personen mit häufigen Unfällen in testmäßig erfaßbaren Leistungsdimensionen und Persönlichkeitsmerkmalen durchaus unterscheiden können; kommt jedoch in einer unfallrelevanten Situation ein spezieller Faktor oder eine Kombination solcher Faktoren hinzu, wird sich derjenige, der gerade auf diese Faktoren anspricht, stärker zum Fehlverhalten provozieren lassen als andere Personen. Als eine Folgerung dieser Überlegungen ergibt sich auch, daß Personen, die mit den herkömmlichen Untersuchungsverfahren als "Nichtunfäller" klassifiziert werden, durchaus der Gruppe potentieller Unfäller angehören können.

Zweifellos bringt eine derartige Verzahnung von persönlichkeits- und situationsspezifischen Komponenten eine erhebliche Steigerung der Schwierigkeit mit sich, dieses Zusammenspiel wissenschaftlich zu durchleuchten. Und das noch dazu in einem ohnehin hochkomplexen und vielschichtigen Gebiet, wie es die Unfallforschung darstellt.

Ein methodisch einwandfreier Weg, die konstellationsspezifische Unfällerhypothese zu überprüfen, bestünde in der Schaffung geeigneter Testsituationen, in denen bestimmte Situationscharakteristika so variiert werden, daß sie in vorhersagbarer Weise bestimmte Persönlichkeiten zu riskanterem Verhalten verleiten.
Auf diese Weise könnten experimentell jene Facetten einer Situa-

tion gefunden werden, die aus einer zunächst durchaus zu bewältigenden und kontrollierbaren Situation für gewisse Personen zumindest potentiell eine Unfallsituation machen. Diese Vorgangsweise stößt allerdings auf beträchtliche Schwierigkeiten. Es ist beispielsweise nicht einfach, Versuchsbedingungen herzustellen, in welchen die Versuchspersonen mit Sicherheit das Verhalten in der Realsituation für den simulierten Fall beibehalten.

In einer Dissertation am Wiener Psychologischen Institut wurde von Alfred DVORAK ein anderer Weg eingeschlagen.

Zuerst stellt sich die Frage, ob es trotz der äußeren Mannigfaltigkeit von Gefahrensituationen nicht doch einige Grundzüge gäbe, die sich in fast jeder solcher Situation in unterschiedlicher Ausprägung finden. Zur Beantwortung dieser Frage mußten 50 Versuchspersonen 58 gefährliche Situationen nach 14 Kriterien beurteilen. Diese 14 Bewertungsgesichtspunkte umfaßten u.a. die Durchschaubarkeit einer Situation, das Sozialprestige, welches eine Handlung mit sich bringt, die Lernabhängigkeit, die Geschicklichkeit, die Unabbrechbarkeit einer Situation usw. In einer Faktorenanalyse konnten vier Faktoren höherer Ordnung extrahiert werden. Diese wurden mit "Geschicklichkeit", "Außenbestimmtheit", "Erhöhte Tendenz zu riskanten Verhaltensweisen". und "Nichterfassen der Gefährlichkeit einer Situation" verbal umschrieben. Damit ließen sich zweifelsfrei situationsspezifische und persönlichkeitsspezifische Grundfaktoren in Unfallsituationen nachweisen. Es war nun das weitere Ziel der Arbeit, unter verunfallten Personen solche Persönlichkeitsstrukturen zu finden, deren auslösende situative Momente für riskantes Verhalten relativ einfach aufzuspüren sein müßten. Sollte sich zum Beispiel bei einer Person eine überdurchschnittliche Extrovertiertheit, eine starke Abhängigkeit der Meinungsbildung und ein gesteigertes Bedürfnis nach sozialer Anerkennung bei gleichzeitiger erhöhter Tendenz zu riskanten Verhaltensweisen abzeichnen, dann ist die Vermutung berechtigt, daß diese Persönlichkeit zu unkontrollierten Handlungen neigen wird, wenn in unfallsrelevanten Situationen sozusagen ein Publikum anwesend ist, das beeindruckt werden soll. Eine eben beschriebene Persönlichkeit müßte also nur dann eine erhöhte Unfallneigung zeigen, wenn in den unterschiedlichsten Situationen der eine, letzlich aber ausschlaggebende Faktor, nämlich die angestrebte soziale Anerkennung, wirksam werden kann.

Mit Hilfe eines standardisierten Interviews, dreier Persönlichkeitstests (Repression-Sensitization-Scale, Sensation-Seeking-Scale, 16-PF-Test von CATTELL), einem Fragebogen zum Risikoverhalten und einem Intelligenztest (Matrizentest von RAVEN) wurden insgesamt 57 Personen mit erhöhter Unfallzahl auf ihre spezifischen und unfallsrelevanten Persönlichkeitsstrukturen hin untersucht. Durch das besondere Entgegenkommen der Österreichischen Gesellschaft für Unfallchirurgie, wofür ihr herzlicher Dank auszusprechen ist, war es möglich, die Probanden in 5 Wiener Unfallspitälern an 3 aufeinanderfolgenden Tagen zu testen. Die Vpn mußten folgendes Kriterium erfüllen: 4 selbstverschuldete Unfälle mit Verletzungen innerhalb der letzten 3 Jahre, welche einen Spitalsaufenthalt oder ärztliche Versorgung erforderten. Alle Probanden befanden sich während der Versuchsdurchführung wegen ihres letzten selbstverschuldeten Unfalles in Spitalspflege.

Um Auswirkungen eines eventuellen Unfallschocks auszuschalten und um den Patienten ein Eingewöhnen in die neue Umgebung zu ermöglichen, wurde frühestens nach 3 Tagen Spitalsaufenthalt mit der Testung begonnen. Patienten mit schweren Schädelverletzungen, starken Schmerzen oder unter Einwirkung von Medikamenten wurden nicht in die Untersuchung miteinbezogen.

Auf Grund des Interviews und der Durchführung einer "schrittweisen Diskriminanzanalyse" ließen sich innerhalb der untersuchten Probandengruppe eindeutig zwei Untergruppen von je 15 Personen unterscheiden. Die eine Gruppe repräsentierte Individuen mit "erhöhter Tendenz zu riskanten Verhaltensweisen", die andere solche mit "mangelnder Erfassung der Gefährlichkeit komplexer Situationen".

Im letzten Abschnitt der Untersuchung sollte nun versucht werden, an Hand einer genauen Analyse der Unfallsituationen jener 30 Probanden definierbare Situationsspezifika zu entdecken, die ein risikoreiches Verhalten hervorrufen. Tatsächlich konnte festgestellt werden, daß für die Gruppe mit "erhöhter Tendenz zu riskanten Verhaltensweisen" der soziale Faktor - also Bedürfnis nach Zuwendung bzw. Anerkennung - zweifellos ein situatives Moment darstellt, das die Unfallgefährdung dieses Persönlichkeitskreises steigert. Andererseits war für die Gruppe mit "mangelnder Erfassung der Gefährlichkeit komplexer Situationen" der subjektive Komplexitätsgrad ein typisches Situationsspezifikum zur Unfallauslösung. Meistens dann, wenn die Situation - egal ob im Verkehrsgeschehen, in der Freizeit oder am Arbeitsplatz - für diese Personen nicht mehr kognitiv zu verarbeiten war, setzte ein erhöhtes Unfallrisiko ein. In Anbetracht der Komplexität des Forschungsgebietes und der relativen Neuheit des konstellationsspezifischen Ansatzes ist es verständlich, daß es hier noch mehr offene als geklärte Fragen gibt. Allerdings läßt sich schon jetzt behaupten, daß die Konstellations-Spezifität des Unfallgeschehens sowohl in theoretischer als auch praktischer Hinsicht richtungsweisend sein dürfte. Es zeichnet sich dadurch die Möglichkeit ab, viele zum Teil widersprechende Forschungsresultate durch diese wesentlich differenziertere Hypothese zu erklären. Zweitens gestatten Unfälle, die eine immer wiederkehrende Situationsspezifität erkennen lassen, eine weitaus günstigere Chance für die Unfallprophylaxe, da durch weitgehende Eliminierung der Faktoren mit lerntheoretisch orientierten Verhaltensmodifikationen deren Effekte reduziert werden können.

G.J.S. Wilde, Toronto

Theorie der Risikokompensation der Unfallverursachung und praktische Folgerungen für die Unfallverhütung*

Vor einiger Zeit führten zwei meiner Studenten und ich einen Versuch durch, der sich die Messung der psychischen Beanspruchung bei

---

* Die Österreichische Gesellschaft für Unfallchirurgie dankt Frau Dr. E. KLEBEL für die deutsche Übersetzung des englischen Manuskriptes.

der Fahraufgabe zum Ziel setzte (CURRY, HIEATT und WILDE, 1975) (7). Die vorhandene Literatur enthält verschiedene Methoden für die quantitative Messung der Schwankungen im Schwierigkeitsgrad der Fahraufgabe unter wechselnden Bedingungen. Einige dieser Methoden sind psycho-physischer Art, andere sind so gestaltet, daß sie vom Fahrer verlangen, während des Lenkens gleichzeitig eine weitere Aufgabe auszuführen, z.B. Kopfrechnen. Es wird ihm gesagt, daß die Fahraufgabe von primärer Bedeutung ist und daß man von ihm die Beschäftigung mit der Nebenaufgabe nur dann erwartet, wenn seine Aufmerksamkeit nicht völlig durch Wahrnehmung, Entscheidungstreffen und Fahrzeugbedienung in Anspruch genommen wird. Auf diese Weise können die Schwankungen in der mit der Fahraufgabe verbundenen Beanspruchung aus den Leistungsschwankungen in der Nebenaufgabe abgeleitet werden (Überblick auf deutsch bei KÜTING, 1976) (18).

Unser Versuch hatte einen zweifachen Zweck. Wir wollten verschiedene Nebenaufgaben in Hinblick auf ihre Sensitivität beim Fahren unter unterschiedlichen Bedingungen vergleichen: im Stadtzentrum, in einer Wohngegend, auf einer zweispurigen Straße und einer vierspurigen Straße. Spezielle elektronische Meßinstrumente wurden entwickelt, die am Fahrzeug der Versuchsperson angebracht werden konnten, um dadurch die Anzahl der Artefakte, welche durch die Fahrt unter künstlichen Bedingungen entstehen, zu reduzieren. Die verschiedenen Nebenaufgaben wiesen in der Tat deutliche Unterschiede in ihrer Sensitivität in Hinblick auf die verschiedenen Umweltbedingungen beim Fahren auf. Verbales Tapping, genauer der prozentuelle Anstieg von Unregelmäßigkeiten hierbei (MICHON, 1966) (20), erwies sich am empfindlichsten in unseren Untersuchungen.

Darüber hinaus enthielt unser Versuch eine zweite Zielsetzung die wahrscheinlich von größerer Allgemeinbedeutung für ein Verständnis des Fahrverhaltens und der Unfallverursachung ist. Es sei darauf hingewiesen, daß der Schwierigkeitsgrad beim Fahren unter gegebenen Bedingungen größtenteils vom Fahrer kontrolliert wird. Indem er zum Beispiel langsamer fährt, reduziert der Fahrer die Häufigkeit des Wechsels von Situationen und Ereignissen, die seine Aufmerksamkeit beanspruchen und von ihm fordern, eine Entscheidung zu treffen und auszuführen. Wir wollten die Hypothese verifizieren, daß ein Fahrer den Grad seiner psychischen Beanspruchung trotz unterschiedlicher Verkehrsbedingungen so konstant als möglich zu halten versucht. Anders ausgedrückt: wir wollten herausfinden, ob Fahrer sich solcher Fahrstrategien bedienen, daß sie die Fahrgeschwindigkeit so wählen, daß die Schwierigkeit der Fahraufgabe ungeachtet äußerer Bedingungen ungefähr gleich bleibt. Im Prinzip wäre der Fahrer danach fähig, eine Konstanz in der Aufgabenbeanspruchung zu erreichen, indem er seine Geschwindigkeit anpaßt. Sobald er viele Stimuli erwartet, auf die er achten muß, könnte er seine Fahrt verlangsamen, sind wenige Stimuli vorhanden, könnte er die Geschwindigkeit erhöhen. Das Gesamtergebnis davon wäre, daß die Stimuli-Aufnahme pro Zeiteinheit verhältnismäßig unverändert bleibt und folglich auch die psychische Beanspruchung.

Nachdem Fahrerreaktionen pro Streckenlänge von einer Achtelmeile in jeder der genannten vier Verkehrsbedingungen analysiert wurden, wurden sie in Zeitabschnitten von je vier Minuten einer neuerlichen Analyse zugeführt. Wiederum wurde die Leistung in der Nebenaufgabe unter den verschiedenen Verkehrsbedingungen verglichen. Wie vorausgesehen stellte sich heraus, daß die Leistung bei zweifachen Aufgaben unter verschiedenen Verkehrsbedingungen weit weniger schwankte, wenn sie pro Zeiteinheit berechnet wurde. In der Tat wiesen Varianzanalysen eine weit höhere Signifikanz in der Diskriminierung zwischen den verschiedenen Straßentypen auf, wenn die Daten auf Distanzen bezogen wurden und nicht auf die Zeiteinheit.

Die beiden vorhergehenden Ergebnisse (d.h. der große Unterschied zwischen Daten pro Streckeneinheit und der kleine Unterschied zwischen Daten pro Zeiteinheit) weisen darauf hin, daß eine Wechselwirkung zwischen der Beanspruchung durch die Fahraufgabe und der Geschwindigkeit besteht: Fahrer tendieren dazu, die Unterschiede in der Belastung durch eine Verteilung auf gleiche Zeiteinheiten zu vermindern.

Die in dieser Untersuchung geprüfte und verifizierte Hypothese stammt aus einer früheren Arbeit von TAYLOR in England über die Risikowahrnehmung bei Fahrern (TAYLOR, 1964) (29). Veränderungen des elektrischen Hautwiderstandes des Fahrers wurden gemessen, während er auf einer Teststrecke im wirklichen Verkehr fuhr. Diese Veränderungen wurden als Hinweis auf die wechselnde Risikowahrnehmung des Fahrers interpretiert. Es wurde beobachtet, daß die räumliche Dichte der Hautwiderstandsreaktionen aufs engste mit der unterschiedlichen Höhe des Unfallrisikos an verschiedenen Stellen der Teststrecke korrelierte. Das heißt, daß eine deutliche positive Korrelation zwischen den von den Versuchspersonen an bestimmten Stellen gezeigten Hautwiderstandsreaktionen und den Unfällen, die an diesen Stellen vorgefallen waren, bestand. TAYLOR fand auch, daß die Hautwiderstandsreaktionen zeitlich gleichmäßg über die ganze Länge der gefahrenen Strecke verteilt waren. Folglich, wenn das subjektive Risiko anstieg, verringerte die Versuchsperson die Geschwindigkeit und wenn das subjektive Risiko sank, erhöhte sie ihre Geschwindigkeit; dadurch hielt sie das Produkt aus Geschwindigkeit und Risiko konstant. Das kann als Mittel angesehen werden, das Angstrisiko während der Fahrt gleichmäßig zu halten.

In Zusammenarbeit mit GANTON replizierte ich TAYLORS Untersuchung unter kanadischen Fahrbedingungen (GANTON und WILDE, 1971) (10). Anstelle der Hautwiderstandsreaktion verwendeten wir eine sehr einfache Registriertechnik: verbale Einstufungen der subjektiven Risikoeinschätzung. Die Versuchsperson wurde aufgefordert, die subjektive Höhe des Risikos nach einer Skala von 1 - 9 einzustufen. Die Korrelation zwischen der Einschätzung durch einen erfahrenen Fahrer und durch einen Beifahrer, der selbst eine umfangreiche Fahrerfahrung hatte, betrug im Durchschnitt 0,65. Daraus geht hervor, daß die Reliabilität zwischen verschiedenen Beobachtern bei dieser Methode der Messung der Risikowahrnehmung für Forschungszwecke ausreichend war. Die Kommunikation zwischen Fahrer und Beifahrer im Hinblick auf ihre Risikoeinschätzung wurde natürlich in diesem Versuch verhindert. Ein anderer Hinweis darauf, daß diese verbale Risikoeinschätzung sinnvoll war, ergab sich daraus, daß die Fahrerfahrung der jeweiligen Versuchsperson auch tatsächlich stets dieser entsprach.

Die Teststrecke bestand aus 11 Abschnitten mit heterogenen Verkehrsbedingungen von Stadtverkehr bis zu einer vierspurigen Überlandstraße. Die Fahrgeschwindigkeiten in diesen verschiedenen Abschnitten variierten zwischen etwa 40 und 110 km/h. Trotz der Unterschiede in den Fahrbedingungen unterschieden sich die verschiedenen Risikoeinschätzungen zwischen den elf Abschnitten nicht signifikant voneinander. Wir interpretierten dies dahingehend, daß die subjektive Risikowahrnehmung der elf Versuchspersonen unabhängig von den Verkehrsbedingungen war.

Folglich fahren Fahrer aufgrund der eben vorgelegten Ergebnisse anscheinend so, daß Variationen in der Beanspruchung durch die Aufgabe und in der subjektiven Risikowahrnehmung möglichst gering gehalten werden. Betont soll sein, daß die Variationen in Beanspruchung und Risiko verringert werden, und nicht die Höhe. Dies würde darauf hinweisen, daß ein Fahrer bereit ist, ein gewisses, ihm irgendwie bequem, geeignet oder nützlich erscheinendes Risiko zu akzeptieren und zu tolerieren. Daraus ergibt sich die Fragestellung, warum Fahrer bereit sind, ein gewisses Maß an Risiko zu akzeptieren.

Es gibt viele mögliche Gründe für die Akzeptierung eines gewissen Risikos während einer bestimmten Fahrt. Jemand in Eile möchte die Fahrtdauer verkürzen: er wird wahrscheinlich schneller fahren, Verkehrsampeln nicht beachten, den Vorrang mißachten, weniger Rücksicht auf Fußgänger nehmen und so weiter. Nach Untersuchungen in Israel sind bei Taxifahrern Verkehrsgesetzübertretungen um 15 Prozent und Unfälle mit Personenschaden um 40 Prozent höher als bei privaten Personenwagen (BEN-DAVID, LEWIN, HALIVA, FRIEDMAN, SNYDER, und TEL-NIR, 1973) (3). Das ist nur ein Beispiel. Ich komme später auf die Faktoren zurück, die die Höhe des akzeptierten Risikos steigern oder verringern.

Die zwei beobachteten Konstanzphänomene, die Konstanz der psychischen Beanspruchung und die Konstanz des subjektiv wahrgenommenen Risikos über die Zeit werden wohl nur ein Mechanismus sein. Obwohl bis jetzt empirisch noch nicht verifiziert, würde es plausibel erscheinen, daß Schwankungen in psychischer Beanspruchung direkt von den Schwankungen in der Risikowahrnehmung abhängen, denn, so oft das wahrgenommene Risiko eine bestimmte Höhe überschreitet, wird der Fahrer etwas dagegen unternehmen wollen, damit das subjektive Risiko auf ein akzeptables Niveau gesenkt wird. Diese Anstrengung, (die aus gesteigerter Beobachtung der Umgebung, intensiviertem Entscheidungstreffen und Bedienung des Fahrzeuges besteht), würde einen kurzfristigen Anstieg der von der Fahraufgabe beanspruchten Aufmerksamkeit bedeuten. Stimmt das, so dürfte erwartet werden, daß Veränderungen in der psychischen Beanspruchung fast gleichzeitig mit Veränderungen im wahrgenommenen Risiko auftreten.

Ich möchte nun versuchen, die vorhergehenden Betrachtungen auf die Formulierung einer allgemeinen Theorie des Fahrverhaltens anzuwenden und das vorhandene Wissen in ein umfassendes Modell zu integrieren. Eine kurze Formulierung meiner These lautet: "Die Höhe des wahrgenommenen Risikos minus der Anstrengungen, die der Fahrer unternimmt, sein subjektives Risiko zu reduzieren (also das Ausmaß an Vorsicht), ist eine Konstante. Diese Konstante bedeutet den Grad des tolerierten Risikos".

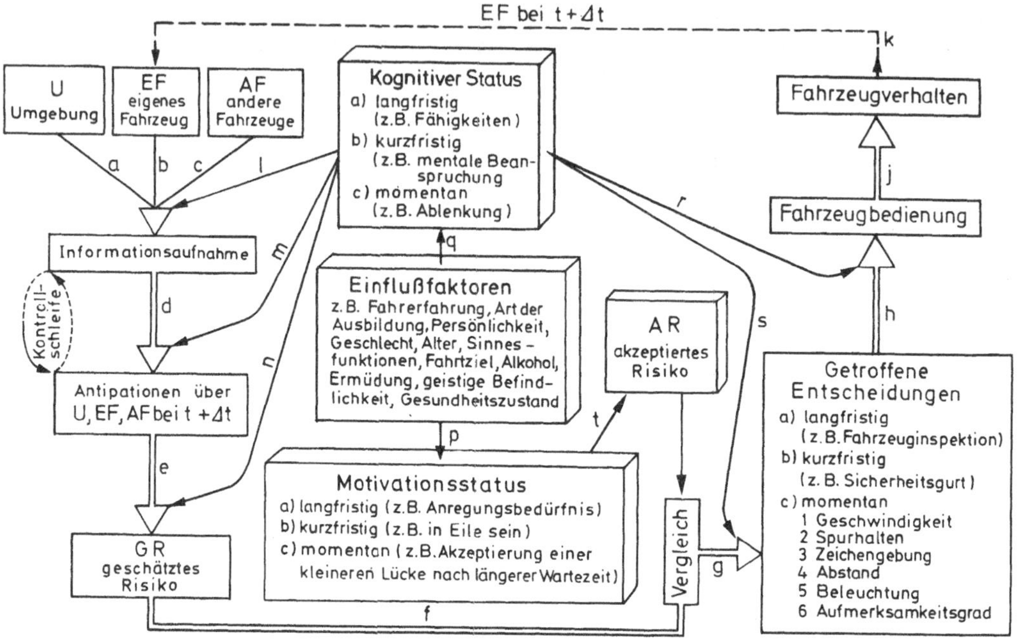

Abb. 1

Die folgenden Abbildungen dürften die Beschaffenheit und die Folgerung aus dieser Theorie erklären.

Mit einigem Bedenken zeige ich die erste Abbildung (WILDE, 1974), (31), weil darin soviel Information enthalten ist, daß man kaum den Wald vor lauter Bäumen sieht.

Es wird angenommen, daß der Fahrer drei verschiedene Dinge wahrnimmt: die Umgebung, den Weg seines eigenen Fahrzeuges und den Weg, den die anderen Fahrzeuge einschlagen. Dieses ist in dem Kasten "Informationsaufnahme" angedeutet. Der seltsame Aufbau oben auf diesem Kasten soll einen Filter darstellen, was auf die Möglichkeit hinweist, daß nicht alle wichtigen Informationen den Fahrer tatsächlich erreichen. Aufgrund der empfangenen Information macht der Fahrer bestimmte Antizipationen über Umweltmerkmale und die Position seines und anderer Fahrzeuge eine kurze Zeit später, beispielsweise einige Sekunden später. Er kann die Richtigkeit dieser Voraussagen durch weitere Informationen verifizieren (Kontrollschleife). Der Filter oben auf dem Kasten "Antizipationen" deutet weiters darauf hin, daß etwas fehlgehen kann: die Antizipationen können falsch sein. Wie dem auch sei, der Fahrer gelangt daraufhin zu einer Einschätzung des Risikos in der dynamischen Situation. Er vergleicht das wahrgenommene Risiko mit dem Risiko, welches er bereit ist, zu akzeptieren (Vergleich, "Komparator"). Wenn das wahrgenommene Risiko nur etwas unter dem tolerierten Risiko liegt, wird der Fahrer einfach seine Fahrt fortsetzen und es nicht für nötig halten, entweder seine Fahrtrichtung oder Geschwindigkeit zu ändern. Wenn aber andererseits das wahrgenommene Risiko größer als das akzeptierte Risiko ist, wird der

Fahrer eine Entscheidung treffen wollen. In dem entsprechenden Kasten sind Beispiele angeführt von einer Anzahl von möglichen Entscheidungen nach drei Kategorien gruppiert: langfristige Entscheidungen, kurzfristige Entscheidungen und momentane Entscheidungen. Die letztere Kategorie schließt die Entscheidungen mit ein, die Fahrtgeschwindigkeit zu ändern, das Auto in eine andere Richtung zu steuern, sich mit anderen Verkehrsteilnehmern zu verständigen (z.B. hupen oder Blinker betätigen), den Abstand zum Vordermann zu ändern, die Beleuchtung an- oder abzuschalten und schließlich die Entscheidung, die Aufmerksamkeit beim Fahren zu erhöhen oder zu verringern. Diese Entscheidungen werden in die Fahrzeugbedienung umgesetzt. Diese Befehle werden von dem Fahrzeug ausgeführt, was folglich nach Beginn des Vorganges von Wahrnehmung - Entscheidung - Handlung eine etwas veränderte Position zu einem späteren Zeitpunkt einnimmt. Dieser Zeitpunkt bestimmt den Anfang einer erneuten Schleife und so weiter.

In der Mitte der Abbildung sind drei Kästen erkennbar, welche den temporären und den permanenten Zustand des Fahres erfassen. Wahrnehmungsvermögen, Entscheidungsvermögen und Geschicklichkeit bei der Fahrzeugbedienung sind in diesem Kasten enthalten (kognitiver Zustand), sowie der Grad der psychischen Beanspruchung und die momentanen Schwankungen in der Qualität der kognitiven Funktionstüchtigkeit des Fahrers, soweit es sicheres Fahren betrifft.

Der untere Kasten mitten in der Abbildung zeigt den Motivationszustand, welcher einen direkten Einfluß auf das Risiko, das der Fahrer zu akzeptieren bereit ist, ausübt. Beispiele dafür sind: das Bedürfnis nach Stimulierung, in Eile sein oder im Verkehr aufgehalten worden zu sein.

Genau in der Mitte der Abbildung schließlich wurden diejenigen Faktoren identifiziert, welche den kognitiven oder Motivationszustand des Verkehrsteilnehmers beeinflussen. Beispiele davon sind die Fahrerfahrung, Persönlichkeitsmerkmale, Geschlecht, Alter, Alkohol, Gesundheitszustand, Qualität der Sicht, usw.

Von dem Kasten "kognitiver Zustand" zeigen Pfeile auf die "Filter" am Rande des Modells, welche auf die operationale Qualität der in dem Kasten angeführten Funktionen hinweisen. Pfeil 1, z.B., zeigt den Einfluß des kognitiven Zustandes des Fahrers auf seine aktive Informationsaufnahme im Hinblick auf die Verkehrssituation.

Die nächste Abbildung, Abb. 2, stellt einen Versuch dar, ein vereinfachtes Bild desselben Modells zu geben. Nur die wichtigsten Bestandteile der vorigen Abbildung sind beibehalten und diese wurden umformuliert in der Hoffnung, daß der Wald sichtbarer wird, nachdem einige Bäume gefällt wurden. Diese Abbildung zeigt, daß ein Verkehrsteilnehmer aufgrund seiner Wahrnehmungen ein Risiko einschätzt, das mit einer gegebenen Situation verbunden ist. Ob er das tatsächliche Risiko erfaßt, hängt von seiner Wahrnehmungsfähigkeit ab. Er vergleicht seine Risikoeinschätzung mit der Höhe des Risikos, welches er zu akzeptieren bereit ist. Ist das erstere größer als das letztere, so wird er versuchen, seine Vorsicht entsprechend anzupassen. Ob diese Vorsichtsmaßnahmen zu Handlungen führen, die auch objektiv vorsichtig sind,

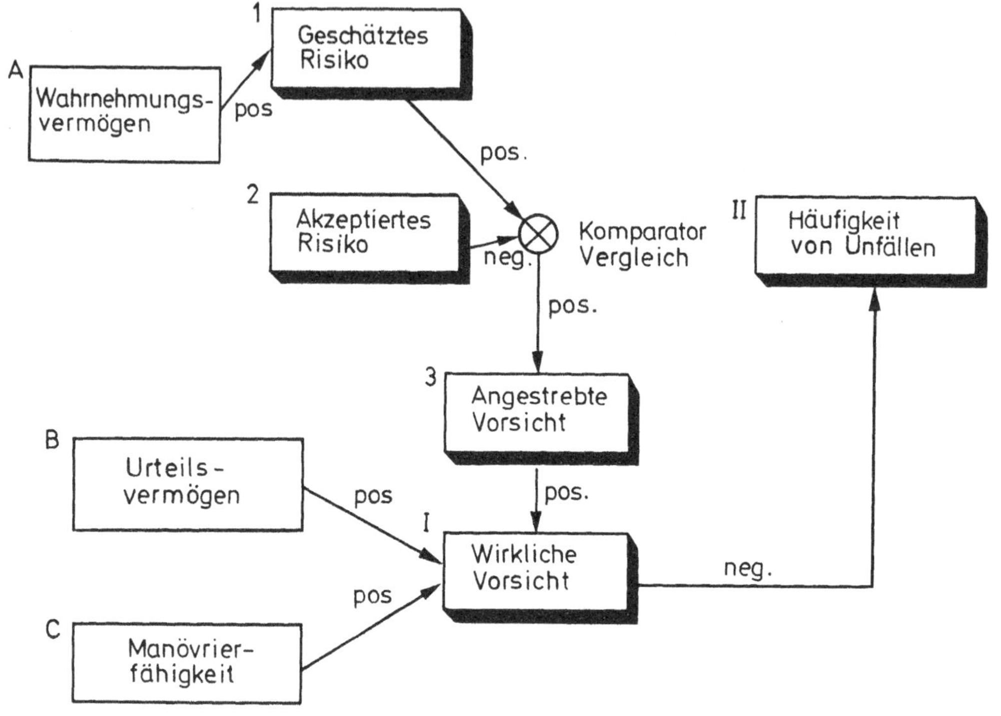

Abb.2

hängt von der Fähigkeit des Fahrers ab, sich richtige Urteile zu bilden und Entscheidungen zu treffen und von seiner Fähigkeit, diese Entscheidungen adäquat auszuführen. In dem Maße, in dem die wahre oder objektive Vorsicht erhöht wird, wird die Wahrscheinlichkeit oder Häufigkeit von Unfällen vermindert.

Dieser Anschauung nach gibt es vier verschiedene Methoden, die zu einer Verbesserung der Verkehrssicherheit führen können.

a) Maßnahmen, die den Grad des wahrgenommenen Risikos erhöhen,
b) Maßnahmen, die das Entscheidungsvermögen, d.h. die Fähigkeit richtige Entscheidungen zu treffen, verbessern,
c) Fahrerausbildung, so daß diese Entscheidungen angemessen durchgeführt werden und
d) Maßnahmen, welche die Höhe des Risikos herabsetzen, das die Fahrer zu akzeptieten bereit sind.

Dieser vierfache Vorschlag dürfte eine Verkehrssicherheitsstrategie in der Nußschale darstellen und viel von dem, was bisher für die Förderung von Verkehrssicherheit getan wurde, kann hier ohne Schwierigkeiten eingeordnet werden. Aber welche Dauerwirkungen dürfen erwartet werden, wenn dieser Vorschlag ohne weitere Kritik angenommen würde?

Die nächste Abbildung, Abb. 3, stellt wiederum dasselbe Modell dar mit einer Ergänzung, die möglicherweise nicht ohne Bedeutung ist. Angenommen, daß innerhalb einer gewissen Zeitspanne Maßnahmen getroffen werden, die den Grad des wahrgenommenen Risikos zu

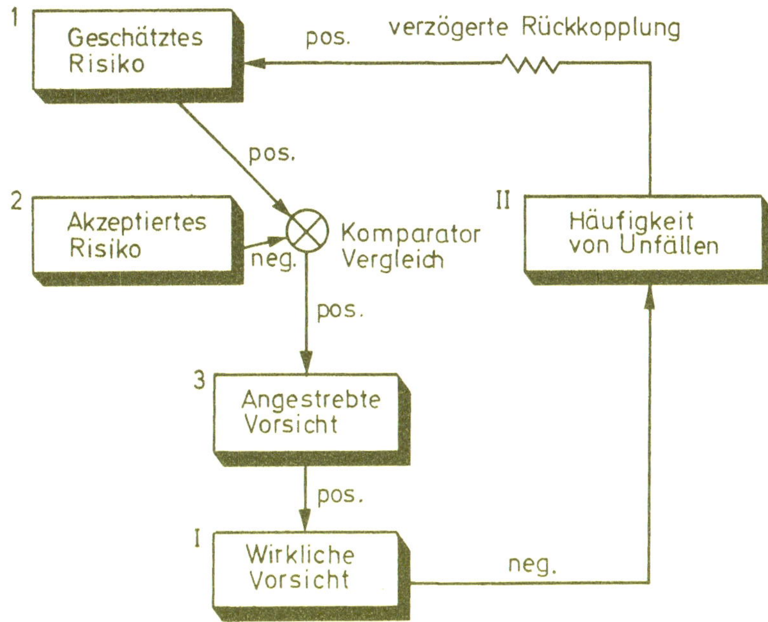

Abb. 3

erhöhen versuchen, z.B. durch bessere Fahrausbildung, Massenkommunikation, Verkehrsschilder und -zeichen, Geometrie des Straßennetzes und ergonomisch hochentwickelte Informationssysteme im Armaturenbrett der Fahrzeuge. Nehmen wir weiter an, daß keine Maßnahmen auf der Ebene des Akzeptierens von Risiko, des Urteilsvermögens und der Fahrzeugbedienung (Kasten 2, B und C in Abb. 2) durchgeführt wurden. Nach dieser Abbildung (Abb. 3) übersteigt das wahrgenommene Risiko des öfteren die Höhe des akzeptierten Risikos. Daraus sollte sich ergeben, daß man versucht, vorsichtiger zu sein. Da die tatsächliche Fähigkeit, vorsichtig zu handeln in der Fahrerpopulation gleich bleibt, wird Vorsicht tatsächlich erhöht und die Unfallzahl sinkt. Nachdem einige Zeit verstrichen ist, werden die Verkehrsteilnehmer jedoch gewahr, daß die Straßen nicht mehr so gefährlich sind wie früher und folglich muß sich die durchschnittliche Risikowahrnehmung verringern.

Das wahrgenomme Risiko wird dann das akzeptierte Risiko weniger häufig überschreiten, und die Vorsicht sinkt. Daraufhin ist zu erwarten, daß die Anzahl der Unfälle steigt bis ein neues Gleichgewicht hergestellt ist, das heißt, das alte Gleichgewicht ist wieder erreicht. Die Unfallzahl wurde nur vorübergehend gesenkt.

Derselbe Ansatz kann auch im Hinblick auf die erwartete Wirkung einer Vorgangsweise angewandt werden, welche die wirkliche oder objektive Vorsicht der Fahrer zu erhöhen versucht. Das würde bedeuten, Fahrer so zu schulen, daß ihre Fähigkeit, Entscheidungen zu treffen und auszuführen, verbessert wird. Eine Reduktion der Unfallzahl würde wiederum stattfinden, aber auch diese wäre nur vorübergehend.

Jede Änderung bringt das Ergebnis mit sich, daß sie sich selbst aufhebt, solange die Höhe des akzeptierten Risikos unverändert bleibt. Mit anderen Worten, die Unfallzahl in der Vergangenheit bestimmt die Unfallzahl in der Gegenwart als Folge eines homoiostatischen Systems. Deswegen hat ein Kollege von mir diese Theorie als "WILDES Gesetz der Erhaltung der Unfallzahl" bezeichnet. Die Zahl der Unfälle in einem bestimmten Land hängt ausschließlich von der Unfallzahl ab, die die Bevölkerung bereit ist zu tolerieren und nicht von den Maßnahmen in anderen Bereichen in diesem Kontrollsystem, wenigstens nicht auf längere Dauer.

Von diesem Standpunkt aus gesehen, hängt die Häufigkeit der oft sehr komplexen und heterogenen Verkehrsunfälle letzten Endes nur von einem Faktor ab. Es besteht grundsätzlich nur eine unabhängige Variable, von der die Zahl der Unfälle abhängt und das ist die Risikobereitschaft.

Es dürfte angebracht sein, uns mit dem vorgeschlagenen Modell durch Analogie mit einem anderen Beispiel von homoiostatischem Gleichgewicht vertraut zu machen: die thermostatische Raumtemperaturregelung. Die nächste Abbildung, Abb. 4, versucht diesen

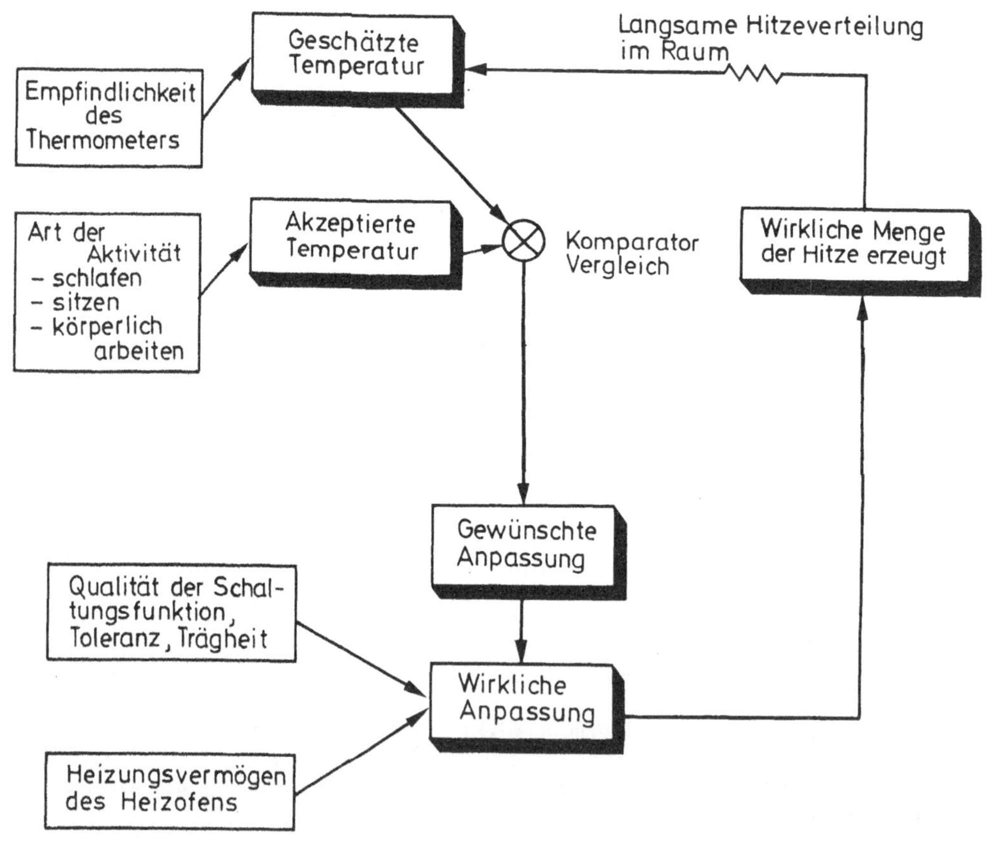

Abb. 4

Vergleich zu erklären. Die akzeptable Höchsttemperatur wird von dem Individuum gewählt und hängt von seinen augenblicklichen Bedürfnissen ab. Das Wahrnehmungsvermögen des Fahrers kann mit der Empfindlichkeit des Thermometers verglichen werden, seine Fähigkeit, die richtige Entscheidung zu treffen, mit der Funktion des Thermostaten, insbesondere mit seiner Trägheit. Die Fähigkeit adäquat zu handeln, entspricht der Wirksamkeit des Heizungssystems. Die Zusammenhänge zwischen den übrigen Teilen in Abbildung 4 und 5 können auch leicht erfaßt werden. Genau wie die Häufigkeit der Unfälle schwankt, so schwankt auch die tatsächliche Temperatur im Raum. In Abhängigkeit von der Funktion der verschiedenen Kontrollelemente können diese Schwankungen nach Wellenlänge und Amplitude variieren. Von größter Wichtigkeit ist aber die Tatsache, daß die durchschnittliche Temperatur gleich bleibt, solange man nicht eine höhere oder niedrigere Höchsttemperatur wählt.

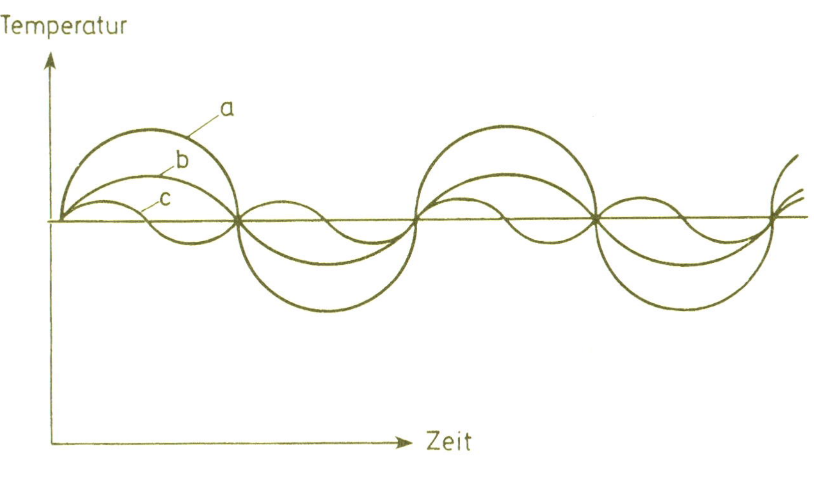

Abb. 5

Die Analogie zwischen der Risikokompensationstheorie der Unfallverursachung und der Funktion eines Thermostaten kann den Sachverhalt klarmachen. Dennoch ergibt sich daraus kein Beweis, und ich muß zugeben, daß eine zwingende Verifizierung meiner Theorie schwierig herzustellen ist, besonders in Form eines gut kontrollierten Laborversuchs oder eines anderen Experiments.

Dennoch möchte ich diskutieren, welche weitere Bestätigung für diese Theorie neben den schon erwähnten in England und Kanada durchgeführten Untersuchungen aus der vorhandenen Literatur abgeleitet werden kann.

In einer Reihe von nordamerikanischen Untersuchungen wurde festgestellt, daß Verkehrsampeln mit drei Phasen an Stadtkreuzungen die Unfallrate nicht verändern, noch ändern sie die Schwere von Kreuzungsunfällen, obwohl der am häufigsten vorkommende Unfalltyp deutlich beeinflußt wird: weniger seitliche Kollisionen und mehr Auffahrunfälle ereignen sich nach Installation von Verkehrsampeln. Obwohl diese Einrichtungen zur Verkehrsregelung eine drastische Verhaltensveränderung herbeiführen, blieb das Unfallrisiko unverändert (VEY, 1933 (30); FLEIG, DUFFY, 1967 (9); ROER, 1968 (26); BOX, 1970 (5); KING und GOLDBLATT, 1975 (16)). Die zunehmende Errichtung von Verkehrsampeln, Stop- und Vorfahrtsschildern im Laufe der vergangenen Jahrzehnte hat nicht nur ihre Wirkung auf Kreuzungsunfälle verfehlt, sondern der proportionale Anteil von Kreuzungsunfällen an allen Unfällen im Stadtgebiet blieb laut ROER derselbe. Die Untersuchung von FLEIG und DUFFY weist darauf hin, daß Verkehrsampeln nicht nur keine Reduktion von Unfällen der Fahrzeuginsassen bewirken, sondern daß auch die Fußgängerunfälle von deren Einrichtung unbeeinflußt bleiben.

Die Wirkung der Fahrzeugbeleutung auf Unfälle wurde in Holland und den Vereinigten Staaten untersucht. 1969 berichtete SCHREUDER (28) von einer Massenmedienkampagne, welche den Gebrauch des Abblendlichtes anstelle des Standlichtes nach Einbruch der Dunkelheit fördern sollte. Die Kampagne wurde in der holländischen Stadt Utrecht durchgeführt, während drei weitere Städte zur Kontrolle dienten. Eine Steigerung der Verwendung des Ablendlichtes um 37% bis 80% wurde erzielt, während in den Kontrollstädten keine Änderung beobachtet wurde. Beobachtungen vor, während und nach dem Massenmedienprogramm zeigten, daß ein Jahr später das erwünschte Verhalten von etwa 55% der Fahrer beibehalten wurde. Obwohl die Kampagne in dieser Hinsicht erfolgreich war, führte der häufigere Gebrauch des Abblendlichtes jedoch zu keinen Veränderungen in den Unfallraten, noch wurde das Verhältnis zwischen Unfällen bei Tageslicht und bei Dunkelheit beeinflußt. Man fand dennoch, daß Autos mit abgeblendetem Licht weniger häufig in Unfälle verwickelt waren als Wagen mit Standlicht. Daß das Ziel einer Verringerung von Unfällen nach Einbruch der Dunkelheit in der Versuchsstadt verfehlt wurde, dürfte daher daran liegen, daß das Unfallrisiko für Fahrer mit Standlicht erhöht wurde. Ihr Risiko wird umso größer, je geringer ihre relative Anzahl ist. Das Unfallrisiko dürfte sich daher von einer Fahrerkategorie auf eine andere verlagert haben, das Gesamtrisiko blieb gleich.

Eine Untersuchung über die Wirkung der größeren Sichtbarkeit von Fahrzeugen auf Unfallraten wurde in New York von CANTILLI (1970) (6) durchgeführt. Zweihundert Fahrzeuge der New York Port Authority (Hafenbehörde) wurden so modifiziert, daß Standlichter und Rücklichter automatisch durch die Zündung angestellt wurden. Auf diese Weise waren diese Fahrzeuge bei Tageslicht, Dämmerung und Dunkelheit ständig beleuchtet. Vierhundert Wagen wurden nicht modifiziert und dienten als Kontrolle. Eine Beobachtungsperiode von einem Jahr zeigte, daß die modifizierten Fahrzeuge in 18% weniger Unfälle verwickelt waren. Die monatlichen Kurven der Unfallraten wiesen jedoch darauf hin, daß sich der Unterschied zwischen den zwei Fahrzeugkategorien in der Unfallbeteiligung im Laufe der Zeit verringerte, mit dem Ergebnis, daß sich gegen Ende der Untersuchungsperiode die Raten von verschiedenen Unfalltypen ausgeglichen hatten. Das kann vielleicht so interpretiert werden, daß Fahrer anfangs die Sicherheitsvorteile der ständigen Beleuchtung erkannten, diese Vorteile aber auch dadurch abschwächten, daß sie ihren Fahrstil änderten und damit das Risiko auf die normale Höhe zurückkehrte. Solch eine Interpretation wurde durch unsere eigenen Befunde unterstützt (WILDE, BROWN und CAKE, 1973) (34). Bei Fahrern, die Abendlichter bei Tageslicht, aber unter schlechten Sichtbedingungen auf zweispurigen Straßen außerhalb von Kongston, Ontario gebrauchten, wurde festgestellt, daß sie etwas, jedoch signifikant schneller fuhren, als Fahrer von unbeleuchteten Fahrzeugen.

Der Deutsche Psychologe Eberhard KUNKEL beschreibt in seiner Monographie "Fahrerfahrung - Lebensalter - Fahreignung" eine Vielfalt von Phänomenen, in denen er den Risikokompensationsmechanismus erkannte (KUNKEL, 1975)(17). Auto- und Radfahrer geben beim Linksabbiegen signifikant häufiger Signal als beim Rechtsabbiegen. Ältere Wagen werden weniger gefahren als neuere Fahrzeuge, gefährlich kurze Abstände sind bei zunehmender Dunkelheit weniger häufig, Unfälle beim Überholen kommen seltener bei größerer Sichtweite vor, doch steigen an denselben Stellen die Unfälle durch überhöhte Geschwindigkeit. Ich möchte auf KUNKELS Publikation hinweisen, welche weitere Beispiele von Fahrverhalten enthält, die sich auf dieselbe Art erklären lassen.

Schon oft wurde die Bemerkung laut, daß manche Straßenarten sicherer sind als andere. Als angeblicher Beweis dafür wird angeführt, daß moderne vierspurige Straßen eine geringere Rate von tödlichen Unfällen je Millionen gefahrener Kilometer aufweisen als zweispurige Straßen und Landstraßen. Auf vierspurigen Straßen bewegt sich der Verkehr bedeutend schneller als auf zweispurigen Straßen. Das bedeutet, daß der Unterschied in der Todesrate je Million Stunden hinter dem Steuer viel geringer ist. Überdies machen Schnellstraßen, die hohe Geschwindigkeiten erlauben, das Fahren atraktiver und bequemer im Vergleich zu anderen Verkehrsmitteln. In Kanada hat man ausgerechnet, daß je Passagiermeile das Bahnfahren etwa dreißigmal sicherer ist als das Autofahren (Mc DOUGALL, 1968) (19). Es wäre angebrachter zu sagen, daß moderne Schnellstraßen sicherer pro Meile sind, etwa gleich sicher pro gefahrene Stunde und gefährlicher pro Passagier.

Bis jetzt haben wie unsere Blickrichtung auf Fahrerunfälle gerichtet, dennoch liegen Hinweise vor, daß Risikokompensation auch im Fußgängerverhalten besteht, vor allen Dingen in der Wechselbeziehung zwischen Fußgängern und Fahrern. Ich möchte einige Beispiele aus einem jüngeren OECD Bericht über Fußgängersicherheit zitieren (WILDE, 1976) (32).

Nach den Beobachtungen von HERWIG (1965) (13) und KATZ, ZAIDEL und ALGRISHI (1973) (15) weisen Fahrer bei Fußgängerübergängen häufiger die Tendenz auf, daß Tempo zu verlangsamen und anzuhalten, wenn Fußgänger als Gruppe, nicht vereinzelt den Übergang benützen. Andererseits wurde in einer Untersuchung über Akzeptierung oder Ablehnung von Verkehrslücken von Fußgängern (Di PIETRO und KING, 1970) (8) festgestellt, daß Fußgänger in Gruppen von drei oder vier bedeutend kürzere Zeitabstände akzeptierten als "Gruppen" von einer Person. SCHIOLDBORG (1976) (27) bemerkte auch in seiner Untersuchung der Wirksamkeit des norwegischen Kinderverkehrsclubs auf die Verbesserung im Fußgängerverhalten von Kindern, daß Kinder bei Überquerungen in Gruppen nachlässiger waren als einzelne Kinder. Daß Fußgänger die angemessene Beobachtung der Straße vor und während der Überquerung unterlassen, wird häufig als Unfallfaktor erwähnt (z.B. GRAYSON, 1975) (11). Es mag dennoch unrealitisch sein, eine Reduktion der Fußgängerunfälle zu erwarten, welche der Verbesserung der Wahrnehmungsfähigkeit entspricht. KATZ, ZAIDEL und ALGRISHI (1973) (15) verglichen zwei Arten von Blickverhalten von Fußgängern unter Versuchsbedingungen. In einem Versuch sah der Fußgänger (ein Mitarbeiter des Versuchsleiters) ein entgegenkommendes Auto an und versuchte Augenkontakt mit dem Fahrer herzustellen. Unter der anderen Bedingung fing derselbe Fußgänger an, die Straße zu überqueren, nachdem er sich anscheinend mit Brieftasche oder Zeitung beschäftigt hatte, während der Überquerung blickte er geradeaus und niemals zur Seite. In allen anderen Hinsichten war das Fußgängerverhalten unter beiden Bedingungen gleich. Die Fahrgeschwindigkeiten der sich nähernden Fahrzeuge, welche unauffällig beobachtet wurden, waren signifikant niedriger unter der Bedingung des "Nichthinschauens".

KATZ und ALGRISHI meinen, daß "das Blickverhalten des Fußgängers ihm (dem Fahrer) beweist, daß der Fußgänger das Fahrzeug wahrgenommen hat. Dadurch erhöht er seine (des Fahrers) Bereitschaft, sich den Vorrang zu erzwingen". Als der Fußgänger sich nicht umsah, verlangsamte der Fahrer eher seine Fahrt, "anscheinend weil der Fahrer gezwungen war, einen größeren Teil der Verantwortung für das Ergebnis des Konfliktes bei der Überquerung zu übernehmen".

Außer den eben erwähnten Beispielen wurde bei Fußgängern, die in Toronto, Ontario, Straßen bei Nacht überquerten, festgestellt, daß hellgekleidete Fußgänger weniger oft darauf warteten, daß ein Fahrzeug anhielt als dunkelgekleidete (JACOBSON, 1975) (14). Eine finnische Untersuchung über den Gebrauch von Rückstrahlern durch Fußgänger während der Nacht wies anscheinend auch darauf hin, daß diese Sicherheitshilfsmittel bei verhältnismäßig geringer Unfallwahrscheinlichkeit seltener benützt wurden (ORANEN, 1975) (23).

Fußgängerverhalten und Fußgänger-Fahrzeug-Konflikte wurden an zwei Arten von ampelgeregelten Kreuzungen in Detroit verglichen: Kreuzungen mit zusätzlichen Fußgängersignalen und solchen ohne diese (MORTIMER, 1975) (22).

Vorschriftsmäßiges Überquerungsverhalten war bedeutend häufiger bei zusätzlichen Fußgängerampeln und es kam auch seltener vor, daß Passanten liefen anstatt zu gehen. Dennoch wies ein Gefahrenindex, der auf dem Verhältnis der Häufigkeit von Ausweichmanövern der Fahrer oder Fußgänger basierte, keinen Unterschied zwischen den beiden Kreuzungstypen auf.

Von nicht geringem Interesse ist in diesem Zusammenhang die Feststellung, daß der Gefahrenindex zwischen Fußgängern, die bei grün, gelb oder rot oder bei "Gehen" oder "Nicht Gehen" die Fahrbahn überquerten, keine Unterschiede aufwies. Diese Befunde bestätigten frühere Schlußfolgerungen von FLEIG und DUFFY (1967) (9): Die Einrichtung von Fußgängerampeln an Kreuzungen in New York übte keinen Einfluß auf Fußgängerunfälle aus, noch wurde die Häufigkeit von unvorsichtigem Verhalten beeinflußt. Anscheinend verhalten sich Fußgänger und Fahrer derart, daß die Wahrscheinlichkeit eines Konfliktes zwischen Fußgänger und Fahrzeug konstant bleibt, ungeachtet der Art der Signaleinrichtung und ungeachtet der Signalphase.

Um auf die Unfälle von Fahrern zurückzukommen, möchte ich Ihre Aufmerksamkeit auf eine sehr elegante aber dennoch nicht weniger komplizierte Untersuchung von Sam PELTZMAN (1975), Professor für Ökonomie der Universität Chicago, lenken (25). Es ist schwierig, dieser äußerst interessanten Publikation mit wenigen Worten Genüge zu tun. Um zusammenzufassen: PELTZMAN wollte den tatsächlichen Sicherheitsgewinn durch den U.S. National Traffic and Motor Vehicle Safety Act von 1966 feststellen. Dieser Erlaß schrieb technische Normen für die Herstellung von Fahrzeugen vor, z.B. die Installation von Sicherheitsgurten für alle Insassen, eine energieabsorbierende Lenksäule, Sicherheitswindschutzscheiben, Zweikreisbremssystem und gepolstertes Armaturenbrett.

Aufgrund der Einschätzungen von Sicherheitsingenieuren über die lebensrettenden Eigenschaften dieser Einrichtungen und die allmähliche Einführung solcher Fahrzeuge, sowie die bekannte Anlegequote von Sicherheitsgurten, rechnete PELTZMAN aus, wieviele Leben hätten gerettet werden sollen. Danach verglich er diese Ziffer mit den tatsächlichen Unfallstatistiken von Fahrern und anderen Verkehrsteilnehmern, vor allen Dingen Fußgängern. Nach seiner Berechnung haben die Sicherheitsvorschriften die tödlichen Verkehrsunfälle nicht verringert. PELTZMAN bemerkt, daß die technische Sicherheitsliteratur die Fahrerreaktion auf Sicherheitsnormen nicht beachtet und daß in der Tat die Risikokompensation praktisch vollkommen ist. Auf dieser Seite des Atlantiks betonte BÖCHER (1975) (4), daß Fahrverhalten aus dem Gesichtspunkt der Systemtheorie analysiert werden soll, d.h. in voller Anerkennung der wechselseitigen Beziehungen zwischen Verhalten des Menschen und der von ihm erzeugten Maschine und Umwelt. Einige von PELTZMANS Analysen weisen darauf hin, daß bisweilen das Leben von Fahrzeuginsassen auf Kosten des Lebens anderer Verkehrsteilnehmer gerettet wurde. PELTZMAN interpretiert einen Teil seiner Untersuchungsbefunde unter Berücksichtigung der Tatsache, daß Sicherheitsnormen zwar bessere Sicherheitseinrichtungen bewirken, jedoch das Sicherheitsverlangen der Öffentlichkeit nicht erhöhen. Der öffentliche Wunsch nach Sicherheit oder die Risikotoleranz nach unserer Terminologie blieb konstant.

Ein letztes Beispiel zu einer möglichen Erklärung der Risikokompensationstheorie ist die schwedische Erfahrung in und nach dem Jahre 1967. Im Jahre 1967 schrieb die Verkehrsvorschrift die Umstellung vom bisherigen Linksverkehr auf Rechtsverkehr vor. Die Umstellung auf Rechtsverkehr brachte eine beträchtliche Reduktion tödlicher Unfälle mit sich, nämlich im Ausmaß von etwa 20%. Zwei Jahre später stieg jedoch die Häufigkeit von tödlichen Unfällen wieder an und stimmte dann mit langfristigen Trends überein, welche nach Jahresstatistiken vor der Umstellung kalkuliert wurden (ALEXANDERSON, 1972) (1). Man kann diese Ergebnisse wie folgt interpretieren: anfangs überschätzte die schwedische Öffentlichkeit das durch die Umstellung hervorgerufene Risiko. Damit wurde die Zahl der schweren Unfälle verringert. Nach einiger Zeit wurde man sich dieser Tatsache bewußt und entdeckte, daß die Straßen doch nicht so gefährlich waren wie vorher. Da zwar die Risikowahrnehmung, nicht jedoch die Risikotoleranz von der neuen Regelung beeinflußt wurde, sahen sich Verkehrsteilnehmer immer weniger veranlaßt, die ursprünglich angestrebten Vorsichtsmaßnahmen beizubehalten. Daher wurde die tatsächliche Vorsicht zunehmend reduziert und die Rate der tödlichen Unfälle kehrte auf das Niveau vor der Umstellung zurück.

Bemerkt soll sein, daß die verschiedenen eben erwähnten Befunde zwei Fragestellungen von nicht geringem Interesse beantworten dürften:

1. ist die Kompensation vollständig oder unvollständig und
2. auf welche Zeitspanne wird die Rückkoppelung verzögert?

Im Hinblick auf die erste Frage ist zu sagen, daß einige der oben erwähnten Untersuchungen keinen Beweis erbringen, weil in diesen die Unfallraten nicht berücksichtigt wurden. Die vorhandenen Beweise jedoch legen die Annahme nahe, daß die Kompensation tatsächlich vollständig ist.

Was die zweite Frage betrifft, scheint es aufgrund der vorhandenen Daten, als ob Kompensation entweder praktisch unmittelbar einträte, oder eine höchstens zweijährige Zeitspanne hierfür charakteristisch sei. Es soll betont werden, daß dies für den durchschnittlichen Verkehrsteilnehmer zutrifft. Manche mögen wohl schneller erkennen, daß weniger Vorsicht nötig ist, um dieselbe Unfallhäufigkeit beizubehalten, während andere längere Zeit brauchen, um dies zu erkennen. Dennoch möchte ich in diesem Referat nicht auf Unterschiede zwischen einzelnen Fahrern eingehen.

Wenn Sie mit mir bereit sind, einen Augenblick lang an der Vorstellung festzuhalten, daß es die Risikokompensationstheorie ermöglicht, eine Reihe heterogener Befunde in ein Modell des Verhaltens von Verkehrsteilnehmern zu integrieren, erhebt sich die Frage, welche Schlußfolgerungen wir daraus ziehen dürfen, um eine Strategie für die Förderung von Verkehrssicherheit zu entwickeln.

Die mir verbleibende Zeit möchte ich auf drei verschiedene Fragenkomplexe verwenden:

1. Was sind die Folgen für eine umfassende Planung einer Strategie zur Hebung der Verkehrssicherheit?

2. Besteht die Möglichkeit, den Rückkoppelungsmechanismus so zu beeinflussen, daß günstige Auswirkungen von Unfallgegenmaßnahmen, welche auf andere Faktoren zielen als auf das akzeptierte Risiko, von längerer Dauer sind?
3. Welche Maßnahmen müssen unternommen werden, um das akzeptierte Risiko herabzusetzen?

In Hinblick auf den ersten Fragenkomplex, d.h. auf die Planungsstrategie für Unfallgegenmaßnahmen, erscheint es wichtig, eine klare begriffliche Unterscheidung zu treffen zwischen den Gegenmaßnahmen einerseits, die erwarteterweise eine Wirkung von relativ kurzer Dauer ausüben und andererseits den Maßnahmen, die auf eine Wirkung von längerer Dauer abzielen. Alle Maßnahmen, die die Risikowahrnehmung der Straßenbenützer erhöhen, oder die das Entscheidungsvermögen und ein tatsächlich vorsichtiges Verhalten fördern, gehören in die Kategorie kurzfristiger Wirkungen.

Es wurde schon des öfteren aufgezeigt, daß diese Maßnahmen sehr wertvoll sein mögen, obwohl deren Nutzen nach dieser Theorie nur von begrenzter Dauer sein kann. Beispielweise führten einige Verkehrssicherheitskampagnen in den Massenmedien nicht nur zu einer Verringerung von tödlichen und sonstigen schweren Unfällen, sondern sie erwiesen sich auch als ökonomisch gerechtfertigt. Mit anderen Worten, die Kampagnenkosten waren geringer als die finanziellen Folgen der dadurch verhüteten Unfälle (WILDE, L'HOSTE, SHEPPARD und WIND, 1971 (33); MORRIS, 1972 (21); WILDE, 1976 (32)). Die kurze Wirkungsdauer solcher Gegenmaßnahmen soll nicht bedeuten, daß sie ohne Nutzen sind, sondern es ist wichtig, daß man sich der Tatsache völlig bewußt wird, daß vernünftigerweise nur kurzfristige Wirkungen von diesen Maßnahmen erwartet werden können.

In Hinblick auf die zweite Fragestellung, die Rückkoppelung im geschlossenen System, könnte man eine künstliche Verzögerung der Rückkoppelung oder sogar eine Fälschung vorschlagen. Man könnte sich eine Situation vorstellen, in welcher die Massenmedien die Anzahl und Schwere der Unfälle systematisch übertreiben, während jede Unfallreduktion sorgfältig verheimlicht würde. Eine solche Vorgangsweise weckt aber zu viele Assoziationen mit den Methoden diktatorischer Propaganda, um annehmbar zu sein. Überdies würden solche Nachrichten nach kurzer Zeit an Glaubwürdigkeit verlieren, da sie durch die unmittelbare und tägliche Erfahrung der verkehrsteilnehmenden Öffentlichkeit widerlegt würden. Ein weiteres Gegenargument gegen diese Strategie wäre, daß sich Kompensation in manchen Fällen unmittelbar einstellt, wie wir gesehen haben, so daß während der Verzögerungsperiode wenig oder nichts unternommen werden kann.

Abschließend möchte ich den dritten obenerwähnten Punkt erörtern: mit welchen Mitteln kann die gegenwärtige Risikotoleranz unter der Fahrerbevölkerung herabgesetzt werden?

Betrachten wir vorerst, welche Faktoren die Risikotoleranz herabsetzen und welche sie erhöhen. Abb. 6 stellt einen Versuch zu einer Kategorisierung dar.

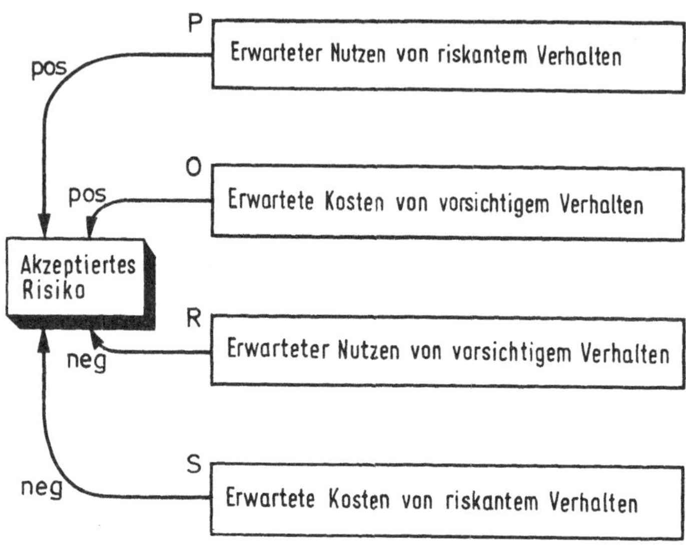

Abb. 6

Nach dieser Abbildung wirken zwei Faktoren positiv auf die Risikotoleranz ein: die erwartete Nützlichkeit von riskantem Verhalten (Kasten P), und die erwarteten Kosten von vorsichtigem Verhalten (Kasten Q). Andererseits wird das akzeptierte Risiko in dem Maße reduziert, in dem die Nützlichkeit von sicherem Verhalten (R) erhöht wird, und in dem die erwarteten Kosten von riskantem Verhalten (S) steigen.

Laut unserem Modell des Fahrverhaltens hängt daher eine dauerhafte Reduktion von Verkehrsunfällen von dem Ausmaß unseres Erfolgs in der dauerhaften Beeinflussung dieser vier Faktoren (P.Q.R und S) ab.

Betrachten wir einige Beispiele. In Hinsicht auf Kasten P könnte die Prämie abgeschafft werden, die Berufsfahrern für Langstreckenfahrten und frühe Ankunft am Ziel ausgezahlt wird. Auch dürfte nur die Bezahlung je Arbeitsstunde für Taxifahrer in Betracht gezogen werden. Bezahlung pro Fahrt erhöht den Wunsch, täglich so viele Fahrten als möglich zu machen und daher, schnell zu fahren und sonstige Risiken einzugehen. Fahrzeuge mit leichter Außenausführung und stabiler, widerstandsfähiger Innenausführung könnten hergestellt werden, damit die Fahrer eher zur Vermeidung auch kleinerer Zusammenstöße neigen, aber wahrscheinlich weniger Verletzungen erleiden, wenn dennoch Unfälle vorkommen.

Im Hinblick auf Kasten Q könnte der Vorschlag für die Aufhebung der negativen Folgen für Arbeitsverspätung durch die allgemeine Einführung gleitender Arbeitszeit gemacht werden. Sicherheitsgurte könnten bequemer zum Tragen und leichter zum Ab- und Anschnallen hergestellt werden.

Im Hinblick auf Kasten R könnte man die Einrichtung eines Systems erheblicher Herabsetzung von Versicherungsprämien für Fahrer ohne Unfälle mit Personenschaden in Betracht ziehen. Dasselbe könnte für Kranken- und Lebensversicherung, Straßensteuern und Gebühren für die Führerscheinverlängerung angewandt werden.

Um die erwarteten Kosten von riskantem Verkehrsverhalten (Kasten S) zu erhöhen, solgten folgende Maßnahmen in Betracht gezogen werden: Neben der Einführung einer gesetzlichen Vorschrift zum Tragen von Sicherheitsgurten könnte der rechtliche Anspruch auf Schadenersatz reduziert werden bei Fahrern oder Mitfahrern, die zur Zeit des Unfalls nicht angeschnallt oder sonstwie nachlässig waren. Versicherungsprämien für Fahrer, die Unfälle mit Personenschaden verursachten, müßten viel stärker ansteigen, als dies jetzt der Fall ist. Nicht nur die Autoversicherung dürfte dabei in Frage kommen, sondern auch Haftpflicht und Krankenversicherung, sowie die Gebühren für Zulassungs- und Führerscheine.

Kurz, jeder dieser Vorschläge zielt darauf, Verkehrssicherheit angenehmer und Verkehrsunfälle kostspieliger für die allgemeine Öffentlichkeit zu machen, Das Ziel ist, ein allgemeines, gesellschaftliches, ökonomisches und rechtliches Klima zu schaffen, in dem sicheres Fahren noch bewertet wird.

Diese Liste von Empfehlungen ist roh und unvollständig. Ich bin der erste, der das zugibt. Der allgemeine Entwurf und die spezifischen Vorschläge für ein wirklich effektives System beanspruchen die Zusammenarbeit von Juristen, Ökonomen, Organisationsexperten und sogar Psychologen. Eine wichtige Rolle wird den Volkswirtschaftlern zukommen müssen, da nur sie in der Lage sind, auszurechnen, inwiefern eine Reduktion von riskantem Verhalten von Verkehrsteilnehmern mit finanziellen Verlusten im Bruttonationalprodukt verbunden ist, die nicht durch eine Reduktion der Unfallkosten als solche ausgeglichen werden kann. Die Ökonomen sind auch am besten in der Lage zu bestimmen, aus welcher Tasche erhöhte Sicherheit bezahlt würde.

Was die psychologischen Aspekte in dieser Angelegenheit betrifft, sind mir nur zwei Feldexperimente bekannt, worin Versuche zur Unfallreduktion durch ausdrückliche und vorsätzliche Reduktion der Risikotoleranz unternommen wurden.

Der erste Versuch wurde vor etwa 15 Jahren auf einer Militärbasis in Texas (BARMARCK und PAYNE, 1961) (2) durchgeführt. Es wurde der Versuch gemacht, durch die Einführung von ernsten Konsequenzen für die Beteiligten (Kasten S in Abb. 6) die Anzahl der Unfälle herabzusetzen. Der Dienstgrad der Beteiligten wurde gefährdet und sie gingen sogar das Risiko einer unehrenhaften Entlassung aus dem Wehrdienst ein, wenn sie bei einem Unfall die Schuld trugen. Verweisung an einen Psychiater war eine weitere unangenehme Folge eines verschuldeten Unfalles. Diese Maßnahmen wurden innerhalb einer einjährigen Zeitspanne durchgeführt und die Resultate wurden mit Unfallstatistiken der Perioden vorher und nachher verglichen, sowie mit den Unfallzahlen des Personals auf anderen Militärbasen und mit allgemeinen Trends in den Unfallraten. Die Unfälle unter dem Militärpersonal im Versuchsgebiet wurden um 50% reduziert; die Gesamtzahl von Unfällen mit Personenschaden um 54% und mit Verletzungen der Fahrer um 60%.

Das zweite Experiment untersuchte eine Stichprobe von 50.000 Fahrern aus der allgemeinen Fahrerpopulation im Staat Kalifornien (HARANO und HUBERT, 1974) (12). In diesem Staat müssen Führerscheine alle vier Jahre erneuert werden. Die Gebühr beträgt nur drei Dollars, doch unterzieht sich der Fahrer auch einer Wiederholungsprüfung über seine Kenntnisse der Verkehrsgesetze. Sehtüchtigkeit und Gesundheitszustand werden ebenfalls untersucht. Anscheinend nimmt man diese Wiederholungsprüfung verhältnismäßig ernst, da etwa 50% derjenigen, die geprüft werden sollten, ein Exemplar des Fahrerhandbuchs vor der Prüfung verlangten.

In Kalifornien existiert wie in anderen Staaten und Provinzen Nordamerikas ein Strafpunktesystem für Verkehrsverstöße, unabhängig davon, ob diese zu einem Unfall führen oder nicht. Die Strafpunkte der einzelnen Fahrer werden in einem Zentralregister eingetragen. Deshalb ist es möglich, die ganze Fahrerpopulation in Untergruppen den angesammelten Strafpunkten entsprechend zu unterteilen.

Die Zielsetzung dieser Untersuchung sollte feststellen, ob sich Unfälle und Verkehrsverstöße von einem System beeinflussen lassen, in welchem der erwartete Nutzen von vorsichtigem Verhalten vermehrt wurde (Kasten R in Abb. 6). 15.000 Fahrer, die mindestens ein Jahr ohne Strafpunkte fuhren, erhielten von der Behörde für Kraftfahrzeuge einen Brief zur Ermunterung, worin ihnen erklärt wurde, daß ihnen die nächste Prüfung erlassen würde (Belohnungsbedingung). Ihnen wurde auch erklärt, daß sie sich eine weitere Führerscheinverlängerung verdienen könnten, wenn sie in der folgenden Periode keine Strafpunkte erhielten. 10.000 weitere Fahrer, die gleichfalls keine Strafpunkte hatten, erhielten keinen Brief, und diese dienten als Kontrollgruppe.

15.000 weitere Führerscheininhaber, die einen oder mehr Strafpunkte hatten, erhielten einen Brief, worin sie benachrichtigt wurden, daß sie sich eine kostenlose Führerscheinverlängerung und eine Erlassung der Wiederholungsprüfung verdienen könnten, wenn sie keine weiteren Strafpunkte in der folgenden einjährigen Zeitspanne erhielten (Anspornbedingung). Zum Vergleich mit dieser Gruppe wurde eine Kontrollgruppe von 10.000 weiteren Fahrern gewählt.

Nachdem die Briefe ausgeschickt waren, wurden die Verkehrsverstöße und Unfälle aller Fahrer in der ganzen Stichprobe durch das Zentralregistersystem verfolgt.

Die Resultate waren zumindest auffallend und teilweise sogar schwierig zu erklären. Die "belohnten" Fahrer hatten 14% mehr Unfälle und etwa dieselbe Zahl von Verkehrsverstößen im Vergleich zu der entsprechenden Kontrollgruppe. Die Fahrer mit der "Anspornbedingung" hatten nicht weniger Verstöße, aber sie hatten 22%

weniger Unfälle als die entsprechende Kontrollgruppe. Der Paradoxeffekt in der Gruppe von belohnten Fahrern lag vor allen Dingen bei den Personen, die im Jahr vor Empfang des Briefes keine Strafpunkte hatten, die aber Strafpunkte in den zwei vorhergehenden Jahren angesammelt hatten.

Nachdem die Ergebnisse der darauffolgenden einjährigen Zeitspanne zusammengestellt wurden, erhielt ein Teil der Fahrer unter der Belohnungsbedingung eine zweite Belohnung in Form einer weiteren Führerscheinverlängerung. Die unvorteilhafte Wirkung des Programms setzte sich bei dieser Gruppe fort: 46% mehr Unfälle als in der Kontrollgruppe. Dennoch zeigten sich die günstigen Effekte des Programms weiter bei den Fahrern, deren Registerauszug im Jahr vor Empfang des ersten Briefes Strafpunkte aufwies, und die im darauffolgenden Jahr ohne Unfälle und Verstöße waren. Am Ende des ersten Jahres, in welchem ihnen der Sicherheitsansporn gegeben wurde, erhielten sie die versprochene Belohnung. Daraufhin benutzten sie die Straßen so, daß sie 33% weniger Unfälle als die entsprechende Kontrollgruppe verursachten.

Die unterschiedlichen Ergebnisse dieses verhältnismäßig großangelegten Experiments zeigen, daß die Entwicklung eines wirklich effektiven Belohnungssytems keine einfache Angelegenheit ist. Ein Programm, das versucht, den erwarteten Nutzen vorsichtigen Verhaltens zu erhöhen, kann wenigstens teilweise die entgegengesetzte Wirkung erzielen. Gründliche Vorbereitung und ein intensiver Plan für Effizienzkontrollen wird notwendig sein, wenn die Bestandteile in Abb. 6 so konkretisiert werden sollen, daß sich ein effektives operationales System zur Reduzierung von toleriertem Risiko bei der Fahrerpopulation daraus ergeben soll. Meines Erachtens jedoch bildet dies die einzige Möglichkeit für Maßnahmen zur permanenten Reduktion der Häufigkeit von Verkehrsunfällen.

Ich fasse zusammen: Eine wirklich vernünftige Verkehrssicherheitspolitik kann nur dann entwickelt werden, wenn uns eine akzeptable Theorie der Unfallverursachung zur Verfügung steht. Gegenwärtig jedoch liegen so viele unterschiedliche Ansichten und Theorien über Verkehrsteilnehmerverhalten vor, daß es schwierig ist, eine ausgewogene Strategie zu entwerfen, welche jedem Teil das gibt, was ihm zukommt.

Was wir zuerst benötigen, ist ein integriertes Modell, durch welches Unfallverursachung verstanden und umfassend erklärt werden kann.

Das Modell, das ich vorschlage, führt zu einer Reihe von Konsequenzen für die Planung einer Verkehrssicherheitspolitik. Es ist wichtig, klar zwischen den Sicherheitsmaßnahmen zu unterscheiden, von welchen kurzfristige Wirkungen einerseits zu erwarten sind und den Unfallgegenmaßnahmen andererseits, die zu einer permanenten Reduktion der Unfallhäufigkeit führen. Diese letzteren Maßnahmen sind alle auf Versuche abgezielt, eine drastische Reduktion des Risikos herbeizuführen, welches Verkehrsteilnehmer zu akzeptieren bereit sind.

Die Art der Überlegungen, die ich zu entwickeln versuchte, beinhaltet eine etwas erstaunliche Folgerung: Die Anzahl der Unfälle, die gegenwärtig vorkommen, hängt von unserer gegenwärtigen Risikotoleranz ab. Wenn wir Erfolg in der Reduktion der Risikotoleranz erzielen, so wird die Unfallzahl sinken. Zukünftige Unfälle werden jedoch wieder von unserer jeweiligen Risikotoleranz abhängen. Folglich werden zukünftig vorkommende Unfälle weiterhin genauso beunruhigend auf uns wirken wie die gegenwärtigen Unfallzahlen.

Der Fortschritt in der Medizin und die längere Lebenserwartung im Vergleich zu früheren Generationen haben das soziale Interesse an der Gesundheit nicht verringert.

Ebenso darf erwartet werden, daß, obwohl die eigentliche Zahl von Verkehrsunfällen reduziert werden mag, das Ausmaß, in welchem die zukünftige Unfallrate als soziales Problem aufgefaßt wird, wahrscheinlich gleich bleiben wird.

Literatur

1. ALEXANDERSSON, S.: Some data about traffic and traffic accidents. The Swedish Road Satefy Office, Stockholm, 1972.
2. BARMACK, J.E., PAYNE, P.E., The Lackland accident countermeasure experiment. Highway Research Board proceedings. 40, 513-522 (1961).
3. BEN-DAVID, G., HALIVA, Y., FRIEDMAN, P., SNYDER, M., TEL-NIR, N.: The influence of personal communication on urban driving behaviours. Paper presented at the First International Conference on Driver Behaviour. Zürich, Switzerland, Oct. 8-12, 1973.
4. BÖCHER, W.: Abhängigkeiten und Beeinflussungsmöglichkeiten des Verkehrsverhaltens. Unpublished manuscript. T.Ü.V. Rheinland e.V. Köln, June 1975.
5. BOX, P.C.: Intersections, Chapter Four in Traffic control and roadway elements, their relationship to highway safety. Washington, D.C.: Highway Users Federation for Safety and Mobility, 1970.
6. CANTILLI, E.J.: Accident experience with parking lights as running lights. Highway Research Record, No. 332, 1-13 (1970).
7. CURRY, G.A., HIEATT, D.J., WILDE, G.J.S.: Task load in the motor vehicle operator: a comparative study of assessment procedures. Ottawa: Transport Canada, Report CR7504, 1975.
8. DIPIETRO, C.M., KING, L.E.: Pedestrian gap acceptance. Highway Research Record, No. 308, 80-91 (1970).
9. FLEIG, P.H., DUFFY, D.J.: A study of pedestrian safety behaviour using activity sampling. Traffic Safety Research Review, December, 106-111 (1967).
10. GANTON, N., WILDE, G.J.S.: Verbal ratings of estimated danger by drivers and passengers as a function of driving experience. Studies of Safety in Transport, Queen's University, Kingston, Ontario, July 1971.
11. GRAYSON, G.B.: The Hampshire pedestrian accident study. 1: Child Pedestrians. Crowthorne, Berkshire (U.K.): Transport and Road Research Laboratory, Report No. LR 668, 1975.

12. HARANO, R.M., HUBERT, D.E.: An evaluation of California's "good driver" incentive program. Research and Statistics Section, Department of Motor Vehicles, Highway Research Report B0146, NTS # CAL-DMV-RSS-74-46, Sacramento, California, 1974.
13. HERWIG, B.: Verhalten von Kraftfahrern und Fußgängern an Zebrastreifen. Zeitschrift für Verkehrssicherheit 11, 189-202 (1965).
14. JACOBSON, J.Z.: Pedestrian and driver estimates of pedestrian visibility at crosswalks. Report submitted to Road and Motor Vehicle Traffic Safety, Ministry of Transport, Ottawa, Canada, 1975.
15. KATZ, A., ZAIDEL, D., ALGRISHI, A.: Interactive behaviour of drivers and pedestrians at marked pedestrian crossings. Paper presented at the First International Conference on Driver Behaviour, Zürich, Switzerland, Oct. 8-12, 1973.
16. KING, G.F., GOLDBLATT, R.B.: The relationship of accident patterns to type of ontersection control. Paper presented at The 55th Annual Meeting of the Transportation Research Board, Washington, D.C., January, 1975.
17. KUNKEL, E.: Fahrererfahrung-Lebensalter-Fahrneigung. (Driver's experience, age and driving ability). T.Ü.V. Rheinland e.V., Köln, 1975.
18. KÜTTING, H.J.: Belastung und Beanspruchung des Kraftfahrers - Literaturübersicht zum Stand der Forschung. Forschungsbericht im Auftrag der Bundesanstalt für Straßenwesen (BAST)-Köln, Technischer Überwachungsverein Hannover e.V., Mai 1976.
19. MCDOUGALL, J.L.: The relative safety of railway and highway operations, Unpublished manuscript. Department of Economics, Queen's University, Kingston, Ontario, February, 1968.
20. MICHON, J.A.: Tapping regularity as a measure of perceptual motor load. Ergonomics, 9, 410-412 (1966).
21. MORRIS, J.P.: Road safety publicity: quantifying the effectiveness of public service advertising. London, U.K., Advertising Association, Chantrey House, Eccleston Street, 1972.
22. MORTIMER, R.G.: Behavioral evaluation of pedestrian signals. Traffic Engineering, 44, 22-26 (1973).
23. ORANEN, L.: Investigations into light traffic; II: pedestrian reflectors. Helsinki, Finland: Liikenneturva, Report No. 18, 1975.
24. PECK, R.C.: Program Evaluation and Research Unit, California Department of Transportation, Division of Highways, Sacramento, California, personal communication, 1975.
25. PELTZMAN, S.: The effects of automobile safety regulation. Journal of Political Economy, 83, 677-725 (1975).
26. ROER, P.O.: Traffic safety and the use of intersection control devices. Proceedings of the 1968 Convention of the Canadian Good Roads Association, Toronto, Ontario, September 30 - October 3, 538-555 (1968).
27. SCHIOLDBORG, P.: Children, traffic and traffic training; an analysis of Children's Traffic Club. Paper presented at the conference of the International Federation of Pedestrian Associations, Geilo, Norway, June 24-25, 1976.
28. SCHREUDER, D.A.: Side lights and low-beam headlights in built-up areas. SWOV, Report No. 7, 1969.

29. TAYLOR, D.H.: Driver's galvanic skin response and the risk of accident. Ergonomics, 7, 439-451 (1964).
30. VEY, A.H.: Effect of signalization on motor vehicle accident experience. Proceedings of the Institute of Traffic Engineers (U.S.A.), 56-63 (1933).
31. WILDE, G.J.S.: Wirkung und Nutzen von Verkehrssicherheitskampagnen: Ergebnisse und Forderungen - ein Überblick. Zeitschrift für Verkehrssicherheit. 20, 227-238 (1974).
32. WILDE, G.J.S.: Mass media communications for pedestrian safety. Report prepared for the OECD Road Research Programme, Queen's University, Studies of Safety in Transport, Kingston, Canada, August, 1976.
33. WILDE, G.J.S., L'HOSTE, J., SHEPPARD, D., WIND, G.: Road Safety Campaigns: Design and Evaluation. Paris, OECD Publications, 1971.
34. WILDE, G.J.S., BROWN, I.D.R., CAKE, L.J.: The effects of different campaign components upon behaviour change in road users. Paper presented at the First International Conference on Driver Behaviour, Zürich, Switzerland, Oct. 8-12, (1973).

B. Güttel, I. Oberhummer, St. Wiesnagrotzki und H.G. Zapotocky, Wien

Zur Frage eines möglichen Zusammenhanges von Befindlichkeitsänderungen und Unfallhäufigkeit

Einleitung

Für die Entstehung und Fortdauer von einigen Formen des neurotischen Syndroms, wie Phobien und Zwänge wurde in letzter Zeit die Bedeutung von Organismusvariablen mehr und mehr betont. So stellte sich heraus, daß Änderungen des Antriebs, der Befindlichkeit, insbesondere unter der Berücksichtigung der Biorhythmen (Tagesschwankungen, Schlafstörungen), der Triebe, des Vegetativums und des Aktivierungsniveaus mitentscheidend für die Manifestation sogenannter neurotischer Störungen sein können. Diese Veränderungen welche unter dem Begriff "zyklisches Achsensyndrom" (BERNER) zusammengefaßt worden sind, vermögen Lernvorgänge zu beeinträchtigen, welche sich somit als zustandsabhängige Lernprozesse darstellen.

Dank der Einladung der österr. Gesellschaft für Unfallchirurgie zur Mitwirkung an dem Thema der Unfallprophylaxe bot sich die Möglichkeit, eine Untersuchung darüber durchzuführen, ob derartige Beeinträchtigungen - wie sie im zyklischen Achsensyndrom zur Darstellung kommen und emotionale Vorgänge beeinflussen - auch in primär nicht psychisch auffälligen Verhaltensweisen wie der Unfallhäufigkeit zu Geltung kommen können. Die Hypothese unserer Arbeit lautet dementsprechend, daß Patienten mit einer Veränderung des Antriebs (sowohl im Sinne der Antriebssteigerung als auch im Sinne der Antriebsminderung), der Befindlichkeit unter besonderer Berücksichtigung von Biorhythmen (also mit Tagesschwankungen, Schlafstörungen) mit einer Beeinträchtigung der Triebe, des Vegetativums und der Arousal-Reaktionen nicht nur wie nachgewiesen leichter und andauernder neurotische Symptome ausbilden, sondern auch häufiger in ein Unfallgeschehen verwickelt werden.

Methode

Die Untersuchungen zu dieser Studie wurden im Lorenz Böhler Unfallkrankenhaus geführt. Die Explorationen erfolgten jeweils an einem Dienstag, sodaß das Probandengut zum größten Teil vom Vortrag oder Explorationstag selbst stammte. Die ursprünglich geplante und erwünschte Probandenzahl von 500 konnte nicht erhoben werden, da die Durchführung der Explorationen sich als schwierig erwies. Die meisten der Patienten konnten nur zwischen den einzelnen chirurgischen Untersuchungen und Behandlungen befragt werden, viele wurden uns zwar gemeldet, verließen die Klinik jedoch vorzeitig.

Auch die zunächst geplante Follow up-Studie nach jeweils drei Wochen mußte fallengelassen werden, da von den zur Nachuntersuchung bestellten Patienten nur bis zu 10% kamen.

Insgesamt konnten also 100 Probanden explorativ erfaßt werden, wobei sich eine Verteilung von 14 Probanden mit zyklischem Achsensyndrom zu 86 ohne ein solches ergab. Die Verteilung von Probanden mit Belastungsmerkmalen zu solchen ohne war 50:50.

Zur Erfassung der Befindlichkeitsänderungen im Rahmen des zyklischen Achsensyndroms wurde ein spezieller Fragebogen erstellt, der aktuelle Störungen im Bereich einer Angstsymptomatik, der "Stimmung", und der Antriebslage erfaßt, weiters vegetative Beschwerden, Sexualstörungen und Beeinträchtigungen im sozialen Umfeld.

In einem zweiten Interviewteil wurden weitere Daten zur Person und zum Unfallgeschehen selbst erhoben, wie folgt:

Nach Unfallsart (Verkehrs-, Haushalts-, Arbeitsunfall gegliedert in Weg-, Fahrzeugunfall und bei der Arbeit selbst, Freizeitunfall gegliedert in Hobby-, Sportunfall), weiters situative Erfassung des Unfallgeschehens (Befindlichkeit der letzten Woche vor dem Unfall, zum Unfallzeitpunkt, Wochentag und Tageszeit, Zweck der Tätigkeit, Erwartungseinstellungen, Erinnerungen an frühere Unfälle). An Daten zur Person wurden erhoben:

Alter, Schulbildung, Beruf, soziale Schicht, wie anamnestische Daten von kindlichen Verhaltenstörungen, Geburtstraumata, Schädel-Hirn-Traumata, abermals Befindlichkeitsstörungen, Ängste, Störungen der Biorhythmen, endokrine Sörungen, Trinkgewohnheiten, Medikamentenmißbrauch, wie psychiatrische Vorbehandlungen (s. Beilage ...).

Beeinträchtigungen, die im Laufe des Interviews erhoben werden konnten, und nicht in den Rahmen des zyklischen Achsensyndroms fallen, wurden als Belastungsmerkmale (bzw. Belastung) bezeichnet; ihr Zusammenhang mit dem zyklischen Achsensyndrom einerseits und dem Unfallgeschehen bzw. der anamnestischen Unfallfrequenz andererseits wurden ebenfalls untersucht. An Belastungsmerkmalen wurden Geburt mit Komplikationen, kindliche Verhaltensstörungen, Schädel-Hirntrauma (mit und ohne Bewußtlosigkeit), pathologische Schilddrüsenfunktionen, Medikamentenmißbrauch, Alkoholabusus, psychiatrische Vorbehandlungen erhoben.

Von diesen 7 Merkmalen wurden 3 wegen geringer Häufigkeit nicht weiter berücksichtigt. Die restlichen 4 (Geburtstrauma, kindl. Verhaltensstörungen, Schädel- Hirntrauma und psychiatrische Vorbehandlung) wurden mit der oben genannten Fragestellung konfrontiert.

An statistischen Prüfmethoden kamen zur Anwendung:

Man-Whitney-U-Test, Korrelation nach Spearman, Chi-Quadrat (χ^2)-Methoden, Kruskal-Wallis-Rand-Variantenanalyse.

Ergebnisse

Von den 100 untersuchten Probanden konnten bei 14 Befindlichkeitsänderungen im Sinne eines zyklischen Achsensyndroms gefunden werden. Störungen der Befindlichkeit bei früheren Unfällen waren nicht explorierbar. Ebensowenig ergaben sich nennbare Daten bei Fragen nach Erwartungseinstellungen.

1. Die Annahme der Hypothese, daß Probanden mit einem zyklischen Achsensyndrom häufiger in ein Unfallgeschehen verwickelt werden als solche, die kein zyklisches Achsensyndrom aufweisen, wurde nicht bestätigt. Es ergab sich kein statistisch gesicherter Zusammenhang von anamnestisch erhobener Unfallfrequenz und dem Vorhandensein eines zyklischen Achsensyndroms. Anders ausgedrückt, Probanden mit zyklischem Achsensyndrom unterscheiden sich hinsichtlich ihrer Unfallhäufigkeit nicht von Probanden ohne zyklisches Achsensyndrom.

(ZA: $\bar{x}$ = 1,64 s = 1,15, p n.s.
$\not Z \not A$: $\bar{x}$ = 1,57 s = 2,13,)

2. Die Überprüfung der Altersverteilung bei Probanden mit zyklischem und ohne zyklisches Achsensyndrom ergab einen signifikanten Unterschied. Probanden mit ZA waren im Durchschnitt signifikant älter.

(ZA: $\bar{x}$ = 46,1 s = 11,8, z p s
2,97 0,01
$\not Z \not A$: $\bar{x}$ = 13,8)

3. Eine Überprüfung des Unterschiedes zwischen Probanden mit und ohne ZA hinsichtlich der Relation von Unfallsfrequenz und Alter Qotient/Unfallfrequenz/Alter) ergab keine Signifikanz. Das heißt, Pat. mit ZA haben auch in ihrer Altersrelation nicht mehr Unfälle als Probanden ohne ZA.

(Quotient
ZA: $\bar{x}$ = 0,066, s = 0,045 p n.s.
Z̸A̸: $\bar{x}$ = 0,087 s = 0,047)

4. Die Frage nach dem Zusammenhang von Alter und Unfallfrequenz über alle Probanden ergab eine äußerst geringe Korrelation (nach Spearmann, r_s = 0,05), sodaß sie verneint werden kann.

5. Anamnestische Belastungsdaten wurden zunächst dichotomisiert nach vorhanden/ nicht vorhanden. Ihre Auszählung über alle Probanden ergab eine Verteilung von 50:50.

Die Überprüfung eines Unterschiedes zwischen Probanden mit ZA und Pb. ohne ZA hinsichtlich der durchschnittlich vorhandenen Anzahl von Belastungsmerkmalen ergab einen signifikanten Unterschied. Im Durchschnitt wiesen Pat. mit ZA signifikant mehr Belastungsmerkmale auf.

(ZA: $\bar{x}$ = 1,64 s = 2,09 z p
2,65 0,01 s.
Z̸A̸: $\bar{x}$ = 0,65 s = 0,85)

Bei Fragestellungen hinsichtlich eines Unterschiedes der Unfallfrequenz zwischen Pb mit und solchen ohne Belastung mußte die anamnestisch erhebbare Unfallsfrequenz bei Probanden mit Belastungsangabe eines Schädel-Hirn-Traumas um -1 korrigiert werden, da sich dieses mit einem der angegebenen Unfälle deckt.

6. Besteht ein signifikanter Unterschied in der Unfallsfrequenz zwischen Pb. mit und ohne Belastung?

Diese Frage muß ebenfalls negativ beantwortet werden. Probanden mit Belastung haben im Durchschnitt keine größere Unfallshäufigkeit aufgewiesen als solche ohne Belastung.

(B: $\bar{x}$ = 1,18 s = 1,84 p
B̸: $\bar{x}$ = 1,34 s = 2,00 n.s.)

7. Die Frage nach einem Unterschied im Alter der Pb. mit und ohne Belastung ergab ebenfalls keine Signifikanz. Hinsichtlich des Alters unterscheiden sich Pb. mit Belastung nicht signifikant von denen ohne Belastung.

(B: $\bar{x}$ = 36,8 s = 13,5 p
B̸: $\bar{x}$ = 34,4 s = 14,7 n.s.)

8. Weiters wurden Pb. mit zyklischem Achsensyndrom und ohne zyklisches Achsensyndrom, aufgeschlüsselt nach Vorhandensein hinsichtlich ihrer Unfallsfrequenz miteinander verglichen. Auch hier ergab die statistische Überprüfung keine Unterschiede der Unfallsfrequenz bei Pb. mit und ohne zyklisches Achsensyndrom bzw. mit und ohne Belastungsmerkmale.

(	ZB	ZØ B	A̸Z̸B	A̸Z̸ Ø B	
n	10	4	40	46	
$\bar{x}$	1,10	1,25	1,20	1,35	p
s	1,26	2,02	2,06	2,06	n.s.)

9. Von den Belastungsitems wurden 4 nach größerer Häufigkeit ausgewählt und abermals ein Vergleich zw. Pb. mit einem oder mehreren von diesen und belastungsfreien Pb. hinsichtlich ihrer Unfallhäufigkeit angestellt.

(Anzahl der Pb. mit diesen Items 33, davon 6 mit ZA). Die statistische Überprüfung ergab aber ebenfalls keinen signifikanten Unterschied in der Unfallfrequenz.

(B: $\bar{x}$ = 1,24 s = 2,15

  B̸: $\bar{x}$ = 1,34 s = 2,00   p n.s.)

10. Die Erfassung der Befindlichkeitsqualitäten zum Zeitpunkt des Unfalles, dessentwegen die Pb. ins Unfallkrankenhaus kamen, wurde einer gesonderten Betrachtung unterzogen. Bei kleinen Belegzahlen ist eine Statistik mit Vorsicht durchzuführen und zu interpretieren.

a) Zunächst wurden Angaben sowohl von Hochstimmung als auch depressiver Verstimmung zusammengefaßt als beeinträchtigt gezählt. In der Verteilungsüberprüfung stellte sich heraus, daß in Relation zu ihrer (geringen) Gesamtzahl die Prob. mit AS signifikant häufiger Beeinträchtigung zum Unfallszeitpunkt angegeben hatten (chi^2 = 6,36 p 0,05 s.). (Befindlichkeitsqualitäten "ermüdet", "gereizt" kamen bei Pb. mit ZA nicht vor, Pb. ohne ZA mit diesen Befindlichkeitsangaben wurden daher aus der Verrechnung genommen.)

b) Bei Betrachtung der Angaben von depressiver Befindlichkeitsänderung waren ebenfalls die Pb. mit AS (wiederum nur in Relation zur geringen Gesamtzahl im Rahmen dieser Untersuchung die eine depressive Störung zum Unfallszeitpunkt angegeben haben, als Pb. ohne ZA signifikant häufiger.

(Chi^2 = 5,21 p 0,05 s.)

c) Ein signifikanter Unterschied in der Häufigkeitsangabe von Hochstimmung zwischen Pb. mit ZA und Pb. ohne ZA ergab sich nicht.

(Chi^2 = 3,70 n.s.)

Sowohl insgesamt, als auch getrennt nach Pb. mit ZA und Pb. ohne ZA ist jedoch die Angabe von neutraler Verfassung die häufigste (74, bzw. 8:46).

Diskussion

Die Ergebnisse der Untersuchung dürften für den Psychiater aufschlußreicher sein, als für den Unfallschirurgen.

1. Die Tatsache, daß Patienten mit einem zyklischen Achsensyndrom signifikant mehr Belastungsmerkmale (Geburtstrauma, kindliche Verhaltensstörungen, Schädel-Hirn-Traumata und psychiatrische Vorbehandlung) aufgewiesen haben, unterstreicht den Syndromcharakter. Das zyklische Achsensyndrom läßt sich ätiologisch auf verschiedene Ursachen zurückführen, stellt also ein O-Variable im weitesten Sinne des Begriffes dar.

2. Die Falsifikation der ursprünglichen Hypothese scheint darauf zu deuten, daß das Unfallgeschehen nicht auf einen einzelnen Faktor wie es ein zyklisches Achsensyndrom darstellt, allein zurückgeführt werden kann, sondern von vielen Momenten abhängig zu sein scheint. In emotionaler Hinsicht, was also die Genese von neurotischen Störungen anlangt, kann man dem zyklischen Achsensyndrom durchaus eine Bedeutung zuerkennen. Beim Unfallgeschehen scheinen aber auch kognitive Momente, von der Befindlichkeit unabhängige Lernprozesse, Zufall etc. eine Rolle zu spielen.

3. Es handelt sich bei den untersuchten Patienten aus dem Unfallkrankenhaus um ein selektives Krankengut. Die psychiatrischen Untersuchungsbedingungen in einem Unfallkrankenhaus müssen von vorneherein als problematisch angesehen werden, da nicht nur die Patienten gewisse Vorurteile gegen eine nicht primär auf ihre körperliche Störung ausgerichtete Examination entwickeln. Viele Patienten haben sich einer psychiatrischen Exploration entzogen, wobei denkbar ist, daß dabei emotionale Momente eine Rolle gespielt haben.

Zusammenfassung

In dieser Untersuchung wurden 100 Patienten psychiatrisch exploriert. Von diesen wiesen 14 Probanden Befindlichkeitsänderungen im Rahmen eines zyklischen Achsensyndroms auf. Belastungsmerkmale (Geburtstrauma, kindliche Verhaltensstörungen, Schädel-Hirntrauma, psychiatrische Vorbehandlung, pathologische Schilddrüsenfunktionen, Medikamentenmißbrauch, Alkoholabusus) konnten anamnestisch erfaßt werden und verteilten sich in einem Verhältnis von 50:50.

Die ursprüngliche Hypthese, daß Patienten mit einem zyklischen Achsensyndrom nicht nur leichter und andauernder neurotische Symptome aufwiesen, kann nach den Ergebnissen, daß Patienten mit einem zyklischen Achsensyndrom anamnestisch nicht signifikant häufiger Unfälle hatten als Pat. ohne zyklisches Achsensyndrom, nicht verifiziert werden. Die Falsifikation der ursprünglichen Hypothese scheint darauf zu deuten, daß das Unfallgeschehen nicht auf einen einzelnen Faktor wie es ein zyklisches Achsensyndrom darstellt allein zurückgeführt werden kann, sondern von vielen Faktoren abhängig zu sein scheint. Die Tatsache, daß Patienten mit einem zyklischen Achsensyndrom signifikant mehr Belastungsmerkmale aufgewiesen hatten, unterstreicht den Syndromcharakter des zyklischen Achsensyndroms (Tabelle 1).

Tabelle 1. Deskriptive Statistik allgemeiner Daten

		Z.A.		kein Z.A.				insgesamt		
Alters-klassen	bis 20	1	7%	20	23%			21	21%	
	30	1	7%	19	22%			20	20%	
	45	3	21%	24	28%			27	27%	
	60	9	63%	23	27%			32	32%	
		14		86				100		
Geschlecht										
	m	6	42%	65	76%			71	71%	
	w	8	56%	21	24%			29	29%	
		14		86				100		
Schicht:	U	4	28%	14	16%			18	18%	
	M	9	63%	65	76%			74	74%	
	O	1	7%	7	8%			8	8%	
		14		86				100		
Unfallsart:										
Arbeit		8	56%	45	52%			53	53%	
A-Weg		-		5	6%	A-insg.		5	5%	
A-Fahrzeug		-		6	7%	56	65%	6	6%	64 64%
Verkehr		-		6	7%			6	6%	
Freizeit-Hobby		-		10	12%			10	10%	
Freizeit-Sport		2	14%	7	8%			9	9%	
Haushalt		4	18%	7	8%			11	11%	
		14		86				100		
Befindlichkeit zum Unfalls-zeitpunkt:										
depressiv		2	14%	2	2%			4	4%	
neutral		8	57%	66	76%			74	74%	
hoch		4	18%	9	10%			13	13%	
ermüdet		-		3	3%			3	3%	
reizbar, gereizt		-		6	7%			6	6%	
		14		86				100		

A. Balkanyi, Zürich

Unfall oder Selbstmord?

Die Suicidforschung, die sich jahrelang mit diesem Problem beschäftigt, hat Motive und Zusammenhänge weitgehend eruiert. Die Forschungsergebnisse wurden auch bereits mit mehr oder weniger Erfolg im Dienste der Prophylaxe und beim überlebenden Suicidenten angewendet. Dabei handelt es sich um den offensichtlichen Freitod, der bei frühzeitiger Beachtung der Symptome das Eingreifen rechtzeitig ermöglicht.

Anders handelt es sich beim getarnten Freitod. Es ist nicht von ungefähr, daß die bisherige Literatur nur vereinzelte Fälle herausgreift. Auch die Schlüsse, die die meisten Autoren ziehen, sind für die Prophylaxe nur wenig von Bedeutung, handelt es sich doch beim getarnten Selbstmord um ein Geschehen, bei dem der Suicident die Umwelt täuschen möchte oder es zur unfreiwilligen Täuschung durch Verkettung verschiedender Umstände kommt. Die prodrome Symptomatik wird auch deshalb anders aussehen als beim offensichtlichen Selbstmord. Der überlebende Suicident wird in einem Teil der Fälle seine Tat als versuchter Selbstmord aus verständlichen Gründen leugnen.

Getarnte Selbsttötung fordert naturgemäß eine Suicidmethode, bei der die Tat verschleiert werden soll. Die Beweggründe hierfür sind mannigfaltig:

a) Der Suicident wählt aus Rücksicht auf die Hinterbliebenen eine Methode aus, die den Schein eines Unfalles erwecken soll. Bei einem Autounfall zu sterben ist "gesellschaftsfähiger" als durch offensichtliches Suicid.

b) Der Lebensmüde benützt den getarnten Unfall im Sinne eines Versicherungsbetruges, um wenigstens die Nachfahren finanziell abzusichern.

c) Das Autofahrersuicid wird in den meisten Fällen von der Polizei als ein Unfall und kaum als Selbstmordunternehmen eruiert. Bei dieser Methode des Suicides ist nicht einmal immer eine echte "Tarnung" im Spiel. Vielmehr scheint das Kraftfahrzeug bei Personen, bei denen die Selbstvernichtungstendenz eine eruptive, selbstaggressive Form annimmt, die Rolle des großen Verführers zu spielen. Obwohl es sich nach allen Kriterien um einen offensichtlichen Selbstmord handeln dürfte, wird man nach geschehener Tat einen Unfall rekonstruieren.

d) Ein getarnter Selbstmord muß nicht unbedingt als Unfall aussehen. Er kann auch als Mord dargestellt werden. Beweggrund könnte unter anderem der Wunsch sein, aus dem Leben als Ehrenmann zu scheiden. Beispiel dafür dürfte der Fall von Kaufmann J.S., 31jährig, sein, der am 23.7.1976 in Wien Selbstmord beging und die Tat als Raubmord darstellte. Es handelte sich dabei um einen Hochstapler, der sowohl zu Lebzeiten als auch nach dem Tode durch die Umwelt höher bewertet werden wollte als er in Wirklichkeit war.

e) Der seit Romeo und Julia bekannte gemeinsame Tod von Liebespaaren kann bei der Form eines Autofahrersuicides als getarnter Freitod gewertet werden.

Die Methoden des getarnten Freitodes sind mannigfaltiger als man denken könnte. Es kommt eine breite Palette in Frage, wobei das Autofahrersuicid an der Spitze zu stehen scheint.

Das Autofahrersuicid wird in drei Kategorien eingeteilt:

1. Das Motorfahrzeug wird als tödlicher Kohlenoxyderzeuger verwendet.
2. Die kinetische Energie des Motorfahrzeuges wird dazu gebraucht, sich überfahren zu lassen.
3. Der Lebensmüde befindet sich im Fahrzeug und benutzt die kinetische Energie des durch ihn gesteuerten Motorfahrzeuges um gegen ein Hindernis zu prallen. Er bildet dabei mit dem Fahrzeug eine Einheit während der Kollision und besitzt die gleiche kinetische Energie wie das Fahrzeug.

Der Selbstmord, bei dem das Kraftfahrzeug als Kohlenoxyderzeuger verwendet wird, kommt gelegentlich in getarnter Form vor. Häufiger wird die Methode des sich überfahren lassen gebraucht. Am häufigsten kommt meines Erachtens das eigentliche Autofahrersuicid vor, bei dem der Suicident mit seinem Fahrzeug gegen ein Hindernis prallt.

Allein in den Jahren 1968 bis 1971 konnte ich in der Schweiz sechzehn Fälle von überlebenden Autofahrersuicidenten untersuchen. Ohne sich in Mutmaßungen zu verlieren, dürfte die Dunkelziffer der überlebenden Autofahrersuicidenten und vor allem der vollendeten Suicide viel größer sein. Diese Annahme deckt sich auch mit Untersuchungen in den Vereinigten Staaten.

Unlängst habe ich ein derartiges vollendetes Autofahrersuicid zuhanden einer Versicherungsgesellschaft in der BRD untersucht. Auf Grund der umfangreichen Akten war ein eigentliches Autofahrersuicid aus versicherungsbetrügerischen Gründen nahegelegen. Erwähnenswert an diesem Fall ist, daß obwohl diverse Versicherungen durch die Erbin ebenfalls zur Kasse gerufen wurden, nur eine Versicherung den sogenannten Unfall näher untersuchte. Auch die Polizeiorgane gaben sich ohne auf nähere Einzelheiten einzugehen mit der Feststellung "tödlicher Unfall" zufrieden.

In der Regel hält sich auch die Polizei bei Verkehrsunfällen an die vordergründigen Fakten: Fahruntüchtigkeit infolge Alokohols, Unaufmerksamkeit, Übermüdung, erhöhte Geschwindigkeit, Vorfahrtsverletzungen, falsches Überholen, technisches Versagen und Umweltfaktoren. Die meisten Indizien auf ein getarntes Autofahrersuicid würden erst auftauchen, wenn kriminalistische Untersuchungen in der Umgebung des Täters getätigt würden.

Es ist auch klar, warum die meisten Versicherungsgesellschaften beim Autofahrersuicid hilflos sind. Beim Autofahrersuicid sind die Erstuntersuchungen von ausschlaggebender Bedeutung. Da in den meisten Fällen bei den Erstermittlungen nicht an ein Autofahrersuicid gedacht wird, werden die erforderlichen Untersuchungen unterlassen. Dadurch steht den Versicherungsgesellschaften nur ein dürftiges Beweismaterial für eine These des Selbstmordes zur Verfügung. Abhilfe schaffen könnte der anläßlich eines Verkehrsunfalles zugezogene Gerichts-, bzw. Polizeiarzt, indem er bei Verdacht auf Suicid die untersuchenden Beamten auf die richtige Fährte stoßen würde.

Schwer zu beweisen ist auch eine andere Art des Autofahrersuicids, bei dem der Autofahrer mit voller Geschwindigkeit von der Straße abweicht und in einen See stürzt. Vor einigen Jahren ereignete sich ein derartiger "Unfall" unweit von Zürich. Eine junge Autolenkerin wich auf einer übersehbaren, geraden Strecke nach links, durchbrach die Seeumzäunung, worauf den Personenwagen in den Zürichsee stürzte. Im hinaufgezogenen Kraftfahrzeug bot sich ein grauenhaftes Bild. Vor dem Lenkrad saß die Frau und auf der Hinterbank befanden sich ihre drei Kinder. Der Tod der Mutter und der Kinder trat durch Ertrinken ein. Die Ermittlungen ergaben einen starken Verdacht auf ein Suicidgeschehen.

Diese Sonderart des eigentlichen Autofahrersuicides dürfte vor allem von Suicidenten ausgeführt werden, die kein Verstümmelungsbild darbieten möchte.

Das sich Erschießen, sei es als vorgetäuschter Unfall beim Reinigen der Waffe (bekanntestes Beispiel der Schriftsteller Hemingway) oder, wie der bereits obenerwähnte Selbstmord, als Raubmord, wird meist bei geringster Unklarheit wegen des Verdachtes auf Verbrechen sowohl durch die Ermittlungsbeamten als auch durch den Gerichtsarzt mit großer Sorgfalt untersucht.

Der tödliche "Unfall" durch den elektrischen Strom ist nicht schwer als Suicid zu tarnen. Auch hier sind, abgesehen von genauer Erfassung des Tatbestandes, die Nachforschungen in der Umgebung des Täters maßgebend.

Das Ersticken durch Umstülpung des Kopfes mit einem Plastiksack, mit oder ohne Rauschmittel wie Chloroform, Äther, etc., kann als echter Selbstmord, als getarnter "Selbstmord-Unfall" und als echter Unfall vorkommen.

Das Drosseln und Erhängen kann als echter Unfall, aber auch als durch Drittpersonen getarnter Selbstmord dargestellt werden. Selbstverständlich ist auch die Möglichkeit eines als Unfall oder Selbstmord getarnten Mordes abzuklären.

Ein interessanter Fall wird von HOLZER geschildert:

Ein 39 Jahre alter türkischer Arbeiter wird von seiner Ehefrau über Nacht ausgesperrt. Nach Angaben der Frau wird ihr Mann durch sie um 04.30 Uhr früh vor dem Hause liegend aufgefunden. Man fand ein Stück Strick auf der Leiche. Dieser Strick gehörte zum Rest einer Wäscheleine, die unter dem Stubenfenster befestigt war. Die Obduktion ergab einen Strangulationstod. Weitere Ermittlungen ergaben folgende Überlegung: Der Mann versuchte in die Stube hineinzugelangen. Er hatte das Vorfenster bereits aufgemacht, ausgehängt und auf die Bank abgestellt. Dabei oder nach dem Abstellen des Fensters, als er sich wieder umdrehte, um auch das Innenfenster einzudrücken oder zu öffnen, kam es vermutlich zur Verwicklung der Leine um den Hals, damit zum Drosseln, dann durch Einwirkung der Körperschwere zum Hängen und schließlich zum Erhängen.

Sogar Vergiftungen können als Suicid vorgetäuscht werden wie der folgende Fall zeigt:

Ein Angestellter schloß 1962 und 1963 Lebensversicherungen ab. Am 15.2.1967 wurde gemeldet, daß der Versicherte einen Unfalltod erlitt. Der Tote wurde in einem abschüssigen Waldstück gefunden. Ein dürrer Ast hatte sich zwischen Kinn und Kehlkopf gedrückt, wodurch sichtliche Druckstellen ohne Hautverletzungen verursacht wurden. Der Sturz auf dem abschüssigen Boden und der Druck eines Astes auf die Luftröhre sollten den Unfalltod herbeigeführt haben.

Der Versicherte wurde am 13.11.1966 wegen Verdacht auf Unterschlagungen aus seiner Stellung entlassen. Eine Verhandlung gegen ihn hatte am 13.2.1967 stattgefunden. Diese Umstände ließen die Versicherungsgesellschaft an dem "Unfalltod" zweifeln.

Es wurde darauf eine Obduktion vorgenommen. Es konnten dabei keinerlei Zeichen äußerer Gewalteinwirkungen festgestellt werden, ebenfalls ließen sich keine innere Todesursachen eruieren. Im Magen dagegen wurden 150 ml einer Flüssigkeit, welche aus einem Gemisch von Nitrobenzol und Trikresylphosphat bestand, gefunden. Nitrobenzol ist eine hochtoxische Substanz, von der bereits 1 Gramm tödlich wirkt. Die typischen Vergiftungserscheinungen wie Zyanose und graublaue Totenflecke waren auch vorhanden. Die Leistungen aus der Unfallzusatzversicherung wurden auf Grund des Obduktionsgutachtens abgelehnt.

Beim Ertrinkungstod ist die Unterscheidung zwischen Selbstmord und Unfall äußerst schwierig. Wissen wir doch, daß auch erstklassige Schwimmer durch eine momentane Bewußtseinsstörung ertrinken können. Eine Obduktion kann in unklaren Fällen gelegentlich helfen, in dem man z.B. eine Einnahme von Schlafmitteln feststellen würde.

Es wurden nur ein Teil der Selbsttötungsmethoden aufgezählt, die einen Unfall vortäuschen könnten. Grundsätzlich kommen die meisten bekannten Suicidmethoden in Frage. Folgende Überlegungen können unter Umständen zum Erfassen von getarnten Suiciden, bzw. vorgetäuschten Unfällen beitragen:

- Bei jeder eigenartigen Situation soll an die Möglichkeit eines Suicides gedacht werden.
- Häufig ergeben sich Hinweise auf die Absicht aus den Lebensumständen des Täters. Insbesondere ist ein Verdacht auf ein Suicid gegeben, wenn bekannt ist, daß er an psychischen Störungen litt, Alkoholismus oder sonstige Süchte vorlagen oder Suicidversuche in der Anamnese vorkommen.
- Das Auffinden von Abschiedsbriefen bestätigt die Suicidabsicht, deren Fehlen schließt sie jedoch nicht aus.
- Je mehr Faktoren zusammentreffen, die für eine Suicidabsicht sprechen, um so begründeter erscheint die Annahme einer Suicidhandlung.

Literatur

1. BALKANYI, A.: Das Autofahrersuicid, Zentrallblatt für Verkehrsmedizin, Verkehrspsychologie, Luft- und Raumfahrtsmedizin, 19. Jahrgang, Heft 1, 23.
2. FRÖHLICH, E.M.: Ein Fall aus der versicherungsärztlichen Praxen. LVM, Heft 3 (1969).
3. HOLZER, F.J.: Drosseln und Erhängen, Selbstmord oder Unfall? Archiv für Kriminologie 151, Nr. 1-2, 17 (1973).
4. MÜLLER, E., RÖTZSCHER, K.: Selbstmord durch Fahrt ins Wasser, Achiv für Kriminologie 144, 45
5. NAEVE, W.: Selbstmord und Tötungsdelikte unter Vortäuschung eines autoerotischen Unfalles. Arch. Kriminol. 154, 145
6. PIOCH, W.: Zur gerichtsmedizinischen Untersuchungen von Tötungsdelikten durch elektrischen Strom. Archiv für Kriminologie 142, 143
7. STAAK, M., SPRINGER, E., BESSERER, K.: Schablonenhafte Selbsttötung durch elektrischen Strom. Archiv für Kriminologie 150, 146
8. BEAN, P.: Accidental and intentional self poisoning in the over-60 age group. Geront. clin. 15, 259 (1973).
9. FRANK, M.G.: Suicide in automobile accidents. Med. Coll. Bull. 147, 1 (1965).

E. Scherzer, Wien

Zusammenhang zwischen neurologischen bzw. psychischen Vorerkrankungen und Unfallgeschehen

Der Zusammenhang zwischen neurologischen bzw. psychischen Vorerkrankungen und Unfallgeschehen kann in zwei Formen gegeben sein:

1. Die Vorerkrankung auf nervenärztlichem Gebiete kann ein erhöhtes Unfallrisiko darstellen.
2. Die Vorerkrankung auf nervenärztlichem Gebiete kann den klinischen Verlauf nach einem Unfall ungünstig beeinflussen.

Als neurologische Erkrankungen, welche die allgemeine Unfallgefährdung erhöhen, sind prinzipiell solche zu nennen, bei denen Anfälle verschiedener Art, Gangstörungen und Gleichgewichtsstörungen das Krankheitsbild beherrschen.

Das Unfallrisiko ist bei cerebralen Anfallsleiden, welche mit einem abrupten Bewußtseinsverlust verbunden sind, am größten. So sind jedem Unfallchirurgen zahlreiche Epileptiker bekannt, die sich durch den Sturz im Anfall eine oft schwere Verletzung zugefügt haben. Dennoch ist die Gefahr, gemessen an der Anzahl aller Epileptiker, nicht sehr groß. Häufig geht ja dem generalisierten Krampfanfall eine Aura voran, die dem Kranken den nahenden Bewußtseinsverlust ankündigt und ihm in der Regel genug Zeit läßt, sich vor schweren Folgen eines Sturzes zu schützen. Wird der Patient jedoch in exponierter Lage, z.B. auf einer Leiter, vom Anfall überrascht, fehlt die warnende Aura oder ist sie sehr kurz, so steigt die Verletzungsgefahr durch Sturz ganz erheblich.

Der große epileptische Krampfanfall birgt vor allem die Gefahr einer Schädelverletzung, seltener einer Schulterluxation und ausnahmsweise eines jedoch harmlosen Brustwirbelkompressionsbruches in sich. Letzterer tritt in der tonischen Ansprungsphase ein, konnte übrigens nach nicht-mitigierten Elektroschockbehandlungen relativ häufig beobachtet werden. Mitunter kommt es, wenn sich der Anfallskranke in der Nähe eines heißen Ofens oder einer heißen Flüssigkeit befindet, zu Verbrennungen oder Verbrühungen. Daß Epileptiker kein Fahrzeug lenken sollen, ist allgemein bekannt, wird aber häufig nicht beachtet. Immer wieder gefährden Anfallskranke sich und andere durch mangelnde Disziplin in dieser Hinsicht.

Synkopen und Schwindelzustände infolge niedrigen Blutdruckes, Arteriosklerose der Hirngefäße und Hypertonie lassen dem Betroffenen zumeist genügend Zeit, sich abzusichern, da sie nur ausnahmsweise abrupt in Erscheinung treten, wie dies beim Morbus Menière und beim akuten Vestibularisausfall möglich ist.

Spontane Subarachnoidalblutungen, Hirnblutungen oder Encephalomalacien verlaufen in der Regel nicht perakut, so daß die Unfallgefährdung relativ gering ist, ausgenommen der Betroffene befindet sich auf einem einspurigen Fahrzeug oder sonst in exponierter Lage, z.B. auf einer Stiege. Bei den letztgenannten Affektionen wirken oft Bewußtseinsstörung und Lähmungserscheinungen ungünstig zusammen. Isolierte homonyme Hemianopsien werden mitunter erst dann entdeckt, wenn sie einen Unfall verursacht haben.

Es ist interessant, daß chronische Gangstörungen infolge Arteriosklerose der Hirngefäße, Parkinsonismus, Apoplexie, multipler Sklerose, Tabes dorsalis, Kleinhirnerkrankungen, funikulärer Myelose, Lähmungen peripherer Nerven und Systemerkrankungen (z.B. Heredoataxie) zwar auch das Unfallrisiko erhöhen, aber doch nur geringgradig, da die Patienten Zeit haben, sich an ihren Defekt zu gewöhnen, sich nicht zu viel zumuten und solchermaßen Ausfälle meist ausreichend kompensieren lernen. Anders verhält es sich, wenn durch zusätzliche psychische Störungen die vorhandene Gangbehinderung nicht richtig beurteilt wird. Diese Patienten sind uneinsichtig, unüberlegt, überschätzen ihre physischen Fähigkeiten bei weitem und sind in ganz besonderem Maße sturzgefährdet.

Intoxikationen mit Alkohol oder Suchtgift erhöhen das Unfallrisiko in dreifacher Hinsicht: Einerseits können sie Gleichgewichtsstörungen verursachen, andererseits beeinträchtigen sie das Reaktionsvermögen und schließlich bewirken sie eine psychische Enthemmung, welche ein pathologisches Kraftgefühl mit falscher Einschätzung der eigenen körperlichen Möglichkeiten vermittelt. Es gibt Rauschgiftsüchtige, die aus dem Fenster stürzen, weil sie in einem halluzinatorischen Erlebnis voll davon überzeugt sind, sie könnten in der Luft gehen oder sogar fliegen. Falsche Beurteilung der Situation und Verlangsamung der Reaktionen spielen bei den so häufigen Verkehrsunfällen Alkoholisierter eine überragende Rolle.

Dies führt uns zur Frage der Unfallgefährdung bei rein psychischen Erkrankungen. Eine solche kann gegeben sein bei Enthemmung (Psychopathie, Manie), Beeinträchtigung der intellektuellen Fähigkeiten (Demenz, Oligophrenie), abnormer Verlangsamung (Depression, Neurose, posttraumatisches oder sonstiges organisches Psychosyndrom) oder Suicidtendenz (Depression, Neurose, Schizophrenie). Praktisch besonders bedeutungsvoll ist die Kombination eines Intelligenzmangels mit psychopathischer Persönlichkeitsstruktur bei jugendlichen Verkehrsteilnehmern, vor allem wenn diese zusätzlich unter Alkoholwirkung stehen.

Ebenso wichtig bezüglich einer erhöhten Unfallgefährdung erscheint mir heutzutage die Einnahme von Psychopharmaka. Diese beeinträchtigen die Fahrtüchtigkeit oft ganz erheblich. Am meisten eingenommen werden derzeit Valium, Limbitrol, Biobamat, Tryptizol, Melleril, Anxiolit und Deanxit. Auch ohne zusätzlichen Alkoholgenuß kann je nach individueller Empfindlichkeit die Reaktionsfähigkeit mehr oder minder herabgesetzt werden. Aus diesem Grunde sollte der Arzt jedem Patienten, der solche Medikamente einnimmt, das Autolenken prinzipiell verbieten.

Als neurologische Vorerkrankungen, die den klinischen Verlauf nach einem Unfall ungünstig beeinflussen können, sind vor allem organische Hirnaffektionen anzuführen, welche die Folgen einer gleichfalls organischen Verletzung des Gehirns (Gehirnkontusion, Hirnschädigung bei intrakraniellen traumatischem Hämatom) schlechter kompensieren lassen. Eine Gehirnverletzung bei vorbestehender Arteriosklerose der Hirngefäße oder bei chronischem Alkoholismus kann stärkere Ausfälle zeigen, insbesondere auf psychischen Gebiet (Verwirrtheit, delirante Symptomatik), als ohne cerebrale Vorschädigung. Dies bedeutet auch, daß in einem solchen Falle die cerebralen Verletzungsfolgen in ihrer Art durch die vorbestehende cerebrale Erkrankung geprägt sind, z.B. daß die traumatische Psychose bei einem chronischen Alkoholiker delirant gefärbt ist, aber dennoch direkt aus der ödembedingten Bewußtseinsstörung hervorgeht. Im Vergleich zu Patienten ohne cerebrale Vorerkrankung läßt sich meist, aber nicht immer, ein längerer Heilungsverlauf beobachten.

Einen besonderen Fall stellt unter Umständen ein initialer, bislang klinisch stummer Hirntumor dar. Sogar ein leichtes Schädeltrauma, das als Commotio cerebri oder Contusio capitis zu werten ist, kann beim Träger eines Hirntumors ein ausgeprägtes perifokales Ödem mit konsekutiven neurologischen Ausfällen, epileptischen Erscheinungen und psychischen Alterationen nach sich ziehen. Der Unfall bewirkt aber hier letzten Endes nur die etwas frühere Erstmanifestation des expansiven intrakrankiellen Prozesses. Auch ohne Schädeltrauma wäre es sicher binnen kurzer Zeit zu cerebralen Symptomen als Folge der Raumforderung im Schädelinneren gekommen.

Eine Aneurysmablutung durch Unfall kommt kaum je vor. Intrakranielle Aneurysmen und Hämangiome erweisen sich, sofern das Trauma nicht die Gefäßwand direkt lädiert, als äußerst widerstandfähig.

Man kann bei Hirnsektionen nach Unfall neben ausgeprägten traumatischen Veränderungen des Gehirns als Zufallsbefund unverletzte, vorbestehende Aneurysmen und Gefäßgeschwülste finden. Das Platzen eines Aneurysmas ist überwiegend abhängig von der lokalen Gefäßwandschwäche und in weiterer Folge vom intravasalen Druck. Nur ganz ausnahmsweise steht eine direkte Verletzung der Aneurysmen- oder Hämangiomwand zur Debatte.

Ein vorbestehender Verschluß eines großen, zum Hirn führenden Gefäßes, vor allem ein vorbestehender Karotisverschluß, kann sich bei einem stärkeren Schädeltrauma ungünstig auswirken. Kommt es nämlich zu einer Gehirnkontusion, so bedeutet die ohnedies schon reduzierte Hirndurchblutung erschwerte Heilungsbedingungen für die zerebrale Verletzung, deren Kompensationsmöglichkeiten in einem solchen Falle zweifelsohne geringer sind.

Verletzungen des zentralen Nervensystems, besonders des Gehirns, können insofern eine multiple Sklerose verschlimmern, als sie einen Schub dieser Krankheit auszulösen vermögen. Gleiches gilt für schwere Traumen, welche die allgemeine körperliche Widerstandskraft herabsetzen. In diesen beiden Fällen erscheint gutachtlich die Unfallskausalität des einzelnen Schubes annehmbar. Weitere Schübe sind jedoch nicht mehr auf das erlittene Trauma zu beziehen, sondern dem unfallunabhängigen Grundleiden zuzuschreiben. Im Einzelfall ist es oft schwierig, Folgen einer Gehirnkontusion von den Auswirkungen der multiplen Sklerose zu unterscheiden.

Was neurologische Systemerkrankungen anlangt, so möchte ich auf Grund meiner persönlichen Erfahrung deren Zusammenhang mit einem Unfall weitgehend negieren, bin mir aber sehr wohl der Tatsache bewußt, daß manche Autoren z.B. die Verursachung einer amyotrophischen Lateralsklerose durch ein Trauma bejahen. Hingegen kann eine schwere Verletzung bei vorbestehender Systemerkrankung erheblichere Folgen nach sich ziehen als ohne eine solche.

Ausnahmsweise entwickelt sich nach einer lokalen traumatischen Schädigung eine tabische Arthropathie. Dies ist als ungünstiger Heilungsverlauf der Verletzung auf Grund des vorbestehenden neurologischen Leidens anzusehen, zumal die Tabes dorsalis auch oft eine stark verzögerte, obgleich ausreichende Heilungstendenz in bezug auf Knochenbrüche aufweist. Gleiches gilt für die Syringomyelie, bei der ein Unfall außerdem eine akute Hämatomyelie bewirken kann.

Periphere Nervenläsionen erhöhen das Unfallrisiko im allgemeinen nur unbedeutend, meist nur dann, wenn plötzlich adäquate Abwehrbewegungen erfolgen sollten, z.B. beim Ausrutschen auf Glatteis. Zu erwähnen sind hier noch Pseudarthrosen und hochgradige Gelenksveränderungen, welche auch nach lege artis behandelten Extremitätenverletzungen bei vorbestehendem Poliomyelitisdefekt auftreten können.

Ein ganz wichtiges Kapitel stellen Aufbrauch- und Abnützungserscheinungen der Wirbelsäule, vor allem der Halswirbelsäule, dar. Cervicalsyndrome, auch mit radikulären Beschwerden und Ausfällen, finden sich bei vielen älteren Personen. Ähnliche Beschwerdebilder kommen aber ebenso nach Schleuderverletzungen der Halswirbelsäule vor. Deformierende Spondylose, Osteochondrose und Arthrose der kleinen Wirbelgelenke bedeuten erschwerte Heilungsbedingungen für ein traumatisch bedingtes Cervicalsyndrom einschließlich radikulärer Störungen. Die degenerativ vorgeschädigte Halswirbelsäule ist gegenüber einem Trauma in besonderem Maße empfindlich, so daß wesentlich stärkere und länger anhaltende Beschwerden resultieren. Es kann schließlich zu einem fließenden Übergang in ein Cervicalsyndrom kommen. In einem solchen Fall muß gutachtlich trotz der Schwierigkeiten, die sich dabei ergeben, eine zeitliche Trennung der zwei ähnlichen Zustandsbilder verschiedener Ätiologie vorgenommen werden. Der weitere schicksalshafte Aufbruch- und Abnützungsprozeß der Wirbelsäule darf nicht unter dem Hinweis, der Patient sei früher ja gesund gewesen, dem seinerzeitigen Unfall angelastet werden. Traumatische Bandscheibenrupturen kommen bei vorbestehender Osteochondrose leichter zustande als ohne eine solche.

Abschließend noch ein Wort zu psychischen Veränderungen nach Unfall, welche nicht einem posttraumatischen Psychosyndrom als Folge einer organischen Hirnschädigung entsprechen. In erster Linie handelt es sich hier um Fälle mit sogenannter "Unfallneurose". Diese Bezeichnung halte ich für irreführend, denn man könnte glauben, daß eine solche Neurose Folge eines Unfalles sei. Dem ist aber nicht so. Zumeist bestanden bei dem Betroffenen bereits vor dem Unfall neurotische Störungen. Durch das Unfallereignis erfährt lediglich der Inhalt der Neurose ein Änderung, nämlich eine Hinwendung zum Unfall, zu seinen Begleitumständen und zu seinen vermeintlichen oder tatsächlichen Unfallfolgen, welche in der Regel psychogen ausgeweitet und überdimensioniert werden. Psychoanalytisch lassen sich auch die Wurzeln einer Neurose, die nach einem Unfall klinisch Beschwerden verursacht hat, bis in die Kindheit zurückverfolgen. Solche Unfallneurosen zeigen eine dynamische Entwicklung, nehmen mit zeitlicher Distanzierung vom Unfalltage oft noch an Intensität zu und treten nach leichten Kopfverletzungen, welche keinen oder nur kurzen Bewußtseinsverlust bedingen, besonders häufig auf. Die Unfall- oder Rentenneurose ist Ausdruck eines permanenten Triebkonfliktes in Verbindung mit der Gesellschaft. Derartige Zustandsbilder sind unfallfremde psychische Veränderungen, für die das Trauma ein bloß belangloses, zufällig auslösendes Monent darstellt, dem ein Kausalitätswert abzusprechen ist.

In der vorliegenden Arbeit habe ich versucht, Ihnen einen Überblick über den vielfachen Zusammenhang zwischen neurologischen bzw. psychischen Vorerkrankungen und Unfallgeschehen zu geben, ohne daß ich jedoch Anspruch auf Vollständigkeit erheben möchte. Leider verfügen wir noch über keine ausreichenden Untersuchungen, welche verläßliche statistische Aussagen über das in solchen Fällen erhöhte Unfallrisiko gestatten würden.

P. Kohn, Wien

Innere Krankheiten und körperliche Gebrechen beim Unfall*

Im Frühjahr des heurigen Jahres hat es sich eine Arbeitsgruppe, bestehend aus Mitarbeitern der Allgemeinen Unfallversicherungsanstalt, bzw. des Lorenz Böhler-Krankenhauses und des Unfallkrankenhauses Meidling, den beiden Unfall-Kliniken, sowie aus Statistikern, Pharmakologen, Gerichtsmedizinern und Internisten zum Ziel gesetzt, die Bedeutung jener Unfallursachen zu untersuchen, die das Unfallopfer sozusagen selbst mitbringt, das heißt also körperliche Leiden, Gebrechen und Erkrankungen sowie den Einfluß von Medikamenten, Alkohol und Drogen.

Das dabei erfaßte Patientengut von 557 Fällen kann natürlich nicht für die Gesamtheit der Unfallopfer repräsentativ sein. Das ist zunächst darauf zurückzuführen, daß die Studie in den Sommermonaten durchgeführt wurde und daher Glatteis sowie Skiunfälle und dergleichen nicht erfaßt wurden.

Darüber hinaus erfolgte die Auswahl der Patienten rund um die Uhr. Die Woche wurde dabei in vier Abschnitte (Montag, Dienstag bis Donnerstag, Freitag sowie Samstag bis Sonntag) und jeder dieser Zeiträume nach der Tageszeit wieder in vier Abschnitte unterteilt. Da es für spätere Vergleiche erforderlich schien, in jedem der 16 Kästchen eine ausreichende Patientenzahl zu erfassen, repräsentierten die Zahlen während der einzelnen Zeiträume nicht die tatsächliche Unfallfrequenz.

Es war uns dabei von vornherein klar, daß die Studie keine absolut bewiesenen Fakten erbringen würde, sondern vielmehr als pilot study zu bezeichnen ist, die allerdings wertvolle Hinweise liefern kann.

Für jeden Patienten wurden Formblätter angelegt, welche das Nationale, Art und Zeitpunkt des Unfalles, Intervall zwischen Unfall und Einlieferung sowie eine Reihe anamnestischer Daten enthielt. Letztere bezogen sich auf körperliche Gebrechen, Leiden und Krankheiten von möglicher Relevanz zum Unfall. Weiters wurde die Einnahme von Nahrung, Alkohol, Medikamenten, Drogen sowie der Zeitpunkt der letzten Einnahme festgehalten.

Darauf folgte eine klinische Untersuchung bei der Körpergröße und Gewicht, Herzrhythmus und Frequenz, Blutdruck, Carotispuls und Pupillenreaktion beurteilt wurden. Die unfallchirurgische Diagnose wurde natürlich ebenfalls festgehalten.

Schließlich wurde noch ein Labor Screening durchgeführt, bestehend aus Blutbild, Blutzucker (Reflotest bzw. enzymatisch) und Urinuntersuchung (Combur-6-Test).

Insgesamt wurden auf diese Weise 557 Patienten erfaßt. 384 davon waren männlichen, 173 weiblichen Geschlechtes. Männer sind also

---

* unter Mitarbeit von W.BUCHINGER, E.EGKHER, H.G.ENDER, J.GAMBAL, L.HAVELEC, A.HORACEK, H.KUDERNA, D.LIPPERT, H.MARTINEK, B.POLLER.

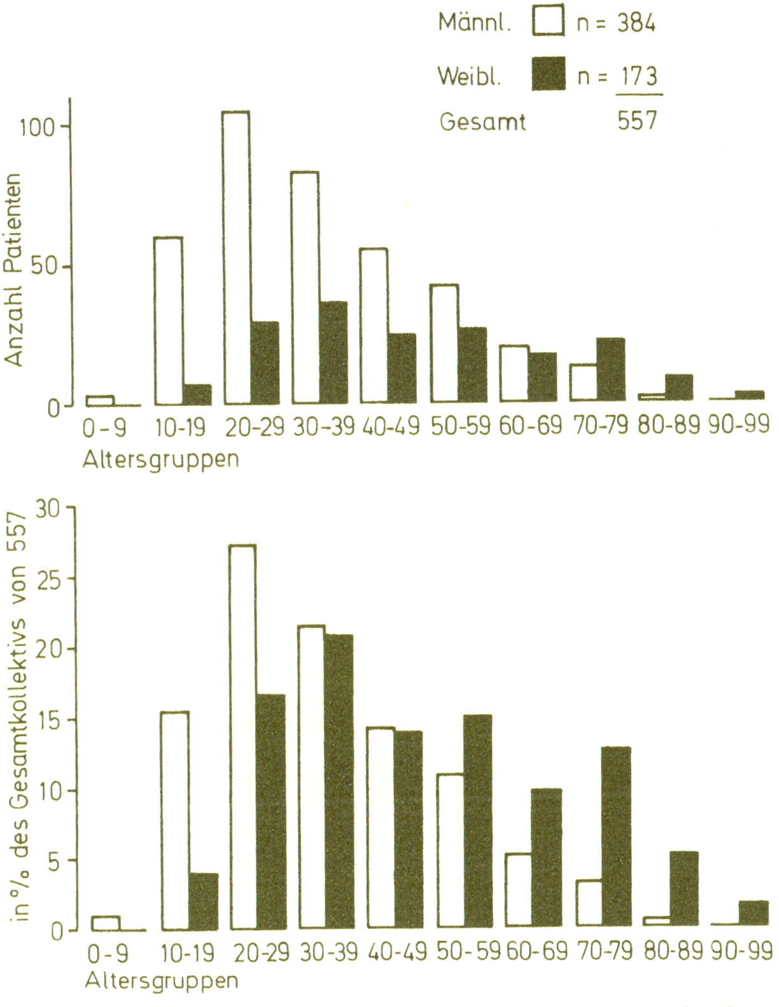

Abb.1. Untersuchte Patienten nach Altersgruppen und Geschlecht

stärker unfallgefährdet als Frauen. Abb. 1 zeigt Ihnen auch die Altersverteilung. Aufschlußreicher ist diesbezüglich die Aufschlüsselung der Patienten der einzelnen Altersstufen in % des Gesamtkollektivs. Während in den ersten drei Dezennien die Männer eindeutig überwiegend, findet sich ab dem 50., noch deutlicher ab dem 60. Lebensjahr eine ausgeprägte Prävalenz der Frau.

Eine eindeutige Aussage ermöglicht natürlich erst der Vergleich mit dem Anteil der einzelnen Altersstufen an der Wiener Gesamtbevölkerung. Hier zeigt sich, daß z.B. das erste Dezennium (18,4 bzw. 15,5% der Gesamtbevölkerung) unter den Unfallopfern praktisch nicht vertreten ist.

Bei den Männern entspricht der Anteil der 10 bis 19jährigen an allen Unfallopfern (15,6%) jenem an der Gesamtbevölkerung (15,5%), während bei den Mädchen der Anteil an den Unfallopfern (4,0%) deutlich geringer ist (13,2%).

Im nächsten Dezennium (20 bis 29 Jahre) beträgt der Anteil der Männer 27,3% der Unfallopfer gegenüber nur 15,3% an der Gesamtbevölkerung, während sich die Prozentsätze bei den Frauen noch nicht signifikant unterscheiden.

Erst bei den 30 bis 39jährigen sind beide Geschlechter unter den Unfallopfern viel stärker vertreten (21,6% bzw. 20,8%) als unter der Gesamtbevölkerung (12,8% bzw. 11,1%).

Zwischen dem 40. und dem 59. Lebensjahr finden sich keine signifikanten Unterschiede.

Bei den älteren Patienten fällt auf, daß bloß 9% der männlichen Unfallpatienten älter als 60 Jahre sind, obwohl der Anteil dieser Altersgruppen an der Gesamtbevölkerung 16,8% beträgt. Ältere Männer erleiden offenbar seltener Unfälle. Ganz anders verhält es sich bei den Frauen, wo 19,6% aller Unfallopfer älter als 70 Jahre sind, obwohl der Anteil dieser Altersgruppen an der Gesamtbevölkerung nur 10,6% beträgt.

Auch im Hinblick auf die Art der Unfälle gibt es Unterschiede zwischen Männern und Frauen. Während unter den Männern 45,6% der Unfälle Arbeitsunfälle und immerhin 6,3% Sportunfälle sind, stehen bei den Frauen Freizeitunfälle an erster Stelle. Interessant ist, daß Freizeitunfälle im Haus nicht erst bei Frauen im Pensionsalter, sondern auch bei jungen Frauen sehr häufig sind. Es ist bekannt, daß die Tätigkeit der Hausfrau gefährlich ist.

Bei den Frauen wurde auch untersucht, ob eine Korrelation zwischen Unfallzeitpunkt und weiblichem Cyclus festzustellen ist. Unter insgesamt 173 Frauen konnten 14 keine genauen Angaben machen und 85 waren bereits in der Menopause. Von den verbleibenden 75 Frauen mußten vor der Verwertung jene eliminiert werden, bei welchen ein kausaler Zusammenhang auszuschließen war (z.B. als Beifahrerin verletzt, etc.). Es verbleiben somit 62 verwertbare Fälle, die jedoch kein signifikantes Ergebnis brachten.

Der nächste Punkt unserer Auswertung befaßte sich mit angeborenen oder erworbenen körperlichen Gebrechen. In 81 Fällen hatten Fehlsichtige zum Zeitpunkt des Unfalles ihre Brille nicht benützt. Wenngleich ein kausaler Zusammenhang mit dem Unfall kaum zu beweisen ist, ergab eine Beurteilung der Art der Fehlsichtigkeit sowie des Unfallherganges immerhin in 22 Fällen den dringenden Verdacht auf das Vorliegen eines Zusammenhanges, das sind 3,9% aller Unfallopfer.

Unter den 19 Fällen von Schwerhörigkeit oder Taubheit fand sich hingegen kein Anhaltspunkt für einen solchen Zusammenhang.

In 5 Fällen war ein Zusammenhang zwischen einer stattgehabten Amputation mehrerer Finger und einer Verletzung bei bestimmten manuellen Tätigkeiten anzunehmen, in 4 weiteren Fällen bestand ein solcher Zusammenhang zwischen Gebrechen im Bereiche der unteren Extremitäten und Unfällen durch Stolpern und dergleichen. Insgesamt waren also 1,6% der Unfälle auf solche Gebrechen zurückzuführen.

Ein weiteres Hauptgewicht legte unsere Auswertung auf Erkrankungen, welche als Unfallursache von Bedeutung sein könnten. Es sind hier im wesentlichen Anfallsleiden, andere neurologische Erkrankungen, Herz- und Kreislauferkrankungen sowie der Diabetes mellitus zu nennen.

Solche Erkrankungen bestanden bei 180 Patienten, das heißt also in 32,3% aller Unfallopfer. 15 mal war die Krankheit mit Sicherheit als Unfallursache anzusehen, 62 mal erschien ein solcher Zusammenhang immerhin möglich.

Wenn wir und den einzelnen Diagnosen zuwenden (s. Tabelle 1):
Epilepsie ohne Unfallzusammenhang: 1 Fall.
Andere neurologische Erkrankungen: Es handelte sich dabei 3 mal um einen Zustand nach cerebralen Insult. 1 mal um einen Zustand nach stattgehabter Operation im Bereich des zentralen Nervensystems.

Herz: 40 Fälle.
Hypertonie: 48 Fälle.
Hoher Blutdruck: Bei 36 Patienten ohne anamnestische Angaben im Hinblick auf eine Hypertonie wurde bei der Untersuchung ein beträchtlich erhöhter Blutdruck festgestellt. Es ist natürlich nicht zu beurteilen, inwieweit es sich dabei lediglich um eine Folge der unfallbedingten Streß-Situation handelt. In einem Viertel dieser Fälle fanden sich jedoch anamnestische Angaben über Kopfschmerzen, Schwindel, etc., welche die Annahme einer Hypertonie nahelegten. In 3 Fällen waren solche Beschwerden sicher als unfallauslösend zu betrachten.

Hypotonie: 41 Fälle.
Diabetes: 52 Fälle.
Erkrankungen des Herzens, Hypertonie, Hypotonie und Diabetes waren bei Frauen signifikant häufiger als bei Männern anzutreffen.

Tabelle 1. Möglich unfallrelevante Vorerkrankungen bei 180 Patienten

Epilepsie	1
Andere neurologische Erkrankungen	4
Erkrankungen des Herzens	40
Hypertonie	48
Hypotonie	41
Diabetes mellitus	52
Diagnosen insgesamt	186

Tabelle 2 zeigt die Zusammenhänge zwischen internen Erkrankungen und Lebensalter der Patienten. Bei der Hypotonie sind auffallenderweise nicht die jüngeren Patienten sondern die 40 bis 59 jährigen am häufigsten vertreten, wenn man die Prozentangaben mit der Häufigkeit der genannten Altersstufen im gesamten Patientengut vergleicht. Bei der Hypertonie und beim Diabetes sind es die 50 bis 79 jährigen, bei den Erkrankungen des Herzens schließlich die ältesten Patienten.

Tabelle 2

Alter	Gesamt n= 557 = 100%	Hypotonie n= 41 = 100%	Hypertonie n= 48 = 100%	Diabetes n= 52 = 100%	Herz n= 40 = 100%
0- 9	0,7%	2,4%	—	—	—
10-19	12,0%	9,7%	2,0%	5,8%	—
20-29	24,0%	14,6%	2,0%	3,9%	0,5%
30-39	21,3%	24,3%	14,5%	15,6%	—
40-49	14,1%	19,5%	16,6%	15,6%	17,5%
50-59	12,2%	21,9%	16,6%	15,6%	12,5%
60-69	6,6%	4,8%	16,6%	13,7%	17,5%
70-79	6,2%	2,4%	29,1%	25,7%	35,0%
80	2,4%	—	2,0%	3,8%	12,5%

Dementsprechend finden sich zwischen den einzelnen Erkrankungen auch signifikante Unterschiede im Hinblick auf die Art der erlittenen Unfälle: Patienten mit Herz- oder Kreislaufleiden hatten weniger Arbeits- aber mehr Freizeitunfälle als Patienten ohne diese Erkrankungen. Diabetiker hingegen hatten ebenfalls weniger Arbeitsunfälle als Nichtdiabetiker, aber mehr Weg, Verkehrs- und Fahrzeugunfälle (s. Tabelle 3).

Tabelle 3

Unfallart	Gesamt n=557 = 100%	Herz n=40 = 100%	Kreislauf n=125 = 100%	Diabetes n=52 = 100%
Keine Angaben	4,4%	5,0%	6,4%	5,7%
Arbeit	36,0%	12,5%	23,2%	23,0%
Weg, Verkehr, Fahrzeug	12,9%	15,0%	13,6%	26,9%
Sport	4,6%	2,5%	2,4%	3,8%
Freizeit	40,0%	65,0%	54,4%	40,3%

Die Auswertung im Hinblick auf das Vorliegen von Übergewicht zeigte, daß ein solches bei weiblichen Unfallpatienten mit 36,4% signifikant häufiger als bei männlichen Patienten (20,8%) vorliegt. Von den hypotonen Patienten war erwartungsgemäß nur ein einziger übergewichtig. Für die anderen Erkrankungen konnten statistisch signifikante Unterschiede (z.T. infolge geringer Zahlen) nicht nachgewiesen werden.

Die Bestimmung des Blutzuckers sowie die Untersuchung des Urins auf Zucker und Aceton deckte bei 28 Patienten, welche vorher nichts davon wußten, das Vorliegen eines Diabetes mellitus oder zumindest einer diabetischen Stoffwechsellage auf (28 Patienten, das sind 5% des gesamten Krankengutes!). Bei den übrigen 23 Diabetikern war die Erkrankung den Patienten bekannt.

Die übrigen chemischen Harnbefunde (pH, Eiweiß, Blutfarbstoff, Urobilinogen) sowie das Blutbild waren als Unfallursache in keinem Fall von Bedeutung. Interessant ist vielleicht die Tatsache, daß ein Anaemie lediglich in 2% der männlichen Unfallpatienten, hingegen in 9,9% der Frauen vorlag, wobei die bereits in der Menopause befindlichen Patientinnen mit 11,7% sogar häufiger als die noch menstruierten Patientinnen (7,8%) befallen sind.

Zusammenfassend kann man, mit allen eingangs erwähnten Einschränkungen, feststellen:

1. Männer sind stärker unfallgefährdet als Frauen; das trifft ganz besonders für junge Männer zu.
2. Alte Frauen sind auffallend stark, alte Männer auffallend weniger unfallgefährdet.
3. Bei Männern dominieren Arbeits- und Sportunfälle, bei Frauen Freizeitunfälle. Allerdings haben wir unsere Untersuchungen im Sommer durchgeführt und die Mehrzahl der Sportunfälle sind Fußballunfälle, eine Sportart, bei der die Frauen noch nicht voll emanzipiert sind. Im Winter, mit den Skiunfällen, würde das Ergebnis vielleicht anders aussehen.
4. Eine wichtige Rolle spielen Seh-Fehler, wobei das Nichttragen der Brille für 3,9% aller Unfälle wahrscheinlich kausal maßgebend war sowie andere körperliche Gebrechen, die 1,6% der Unfälle verursachten.
5. Neurologische und vor allem interne Erkrankungen die als Unfallursache theoretisch in Frage kommen, lagen in 32,3% aller Patienten vor. In 2,6% stellten diese Erkrankungen mit Sicherheit die Unfallursache dar, in weiteren 17,5% erschien ein kausaler Zusammenhang immerhin möglich.
6. Herzleiden, Hochdruck und Diabetes fanden sich besonders unter den alten Patienten, die dementsprechend wenig Arbeits- und viel Freizeitunfälle erleiden. Auffallend ist noch die Häufigkeit von Weg-, Verkehrs- und Fahrzeugsunfällen unter den Diabetikern.

Über die Ergebnisse der Studie im Hinblick auf die Bedeutung von Alkohol bzw. Medikamenteneinnahme wird in den folgenden Referaten berichtet.

K. Czech und H. Zyman, Wien

Untersuchungen über Medikamenteneinnahme vor dem Unfall*

Im Rahmen der Vorarbeiten zu diesem Kongreß wurde auch die Frage aufgeworfen, inwieweit die Einnahme von Pharmaka einen bestimmenden Faktor für das Unfallgeschehen bildet. Immerhin ist der Umsatz von Arzneimitteln groß genug, um mit Sicherheit annehmen zu können, daß ein zunächst nicht näher bekannter Teil der Patienten zum Unfallzeitpunkt unter Medikamenteneinwirkung stand. Zweifellos handelt es sich dabei um einen untersuchenswerten Aspekt.

---

* unter Mitarbeit von BUCHINGER, E.EGKHER, H.G.ENDER, J.GAMBAL, L.HAVELEC, A.HORACEK, H.KUDERNA, D.LIPPERT, H.MARTINEK, B.POLLER.

Um Daten zur Bearbeitung dieses Fragenkomplexes zu gewinnen wurden bei allen Patienten der Studie genaue Anamnesen bezüglich Medikamenteneinnahme erhoben und, soweit möglich, Harnproben abgenommen. Unsere Aufgabe bestand darin, durch chemische Analysen die Angaben der Patienten zu kontrollieren. Wir hatten nicht vor, auf eine Vielzahl möglicher Pharmaka zu prüfen, etwa im Sinne eines "drug-screening", da dies bei der uns zur Verfügung gestellten Probenmenge sowohl arbeitstechnisch als auch finanziell in keinem vertretbaren Verhältnis zur Aussagekraft des Ergebnisses gestanden wäre. Wir wählten stattdessen willkürlich 3 verhältnismäßig einfach zu analysierende Wirkstoffgruppen und untersuchten die bei uns eingelangten 293 Harnproben nach folgenden Methoden:

Tabelle 1

Nr.	Art des Unfalls	Barb.	Phenac.	Sali-cyl.	anamnestizierte Medikamente	Übereinstimmung
6	PKW-Unfall		+	+	O	keine
10	Sturz i.d. Wohnung		+		O	keine
14	Kollaps		+	+	O	keine
24	Sturz a.d. Straße		+		O	keine
34	Motorrad-Unfall	+			O	keine
40	beim Fußballspiel		+++		O	keine
255	unbekannt			+	Isoptin, Istenon Resaltex, Zyloric	keine
262	Schnitt mit Messer		+++		APA Tabl.	keine
272	-"-mit zerbr. Flasche		++	+	Effortil	keine
306	Sturz v. Leiter			+++	erst Aspro, dann geleugnet	möglich
538	Sturz m. Farhrad		+++		Prednisolon	keine
624	Schnitt m.Hobelmesser		+	+	O	keine
759	Sturz im Wald		+		Voltaren, Aldolorin, Waldheim	pos.
772	Verl. mit Kreissäge		+		Schmerztabl. Vasorbate, Visken Myocardon, Legalon	möglich
806	Moped-Unfall			+	Kardiofrik	keine
823	Arbeitsunfall		++		O	keine
876	Arbeitsunfall		++	+	O	keine
896	Sturz über Stiege			+	Perdormal Venoruton, Effortil, Mischpulver	pos.
939	von Sessel gestürzt		++	+	Valium, Demetrin	keine
961	Mordversuch	+++			O	keine

1. p-Aminophenolnachweis nach WELSH und CONNEY. Diese Methode erfaßt die Metaboliten von Phenacetin und Paracetamol.
2. Salicylatnachweis nach NATELSON.
3. Barbituratnachweis nach VALENTOUR und LORENZO.

Insgesamt konnten wir bei 20 Harnen (6,8% der Proben) deutlich positive Reaktionen beobachten, bei weiteren 21 Harnen (7,2% der Proben) waren die Ergebnisse schwach positiv und entsprachen nur minimalen Medikamentenspuren.

Beim Vergleich der Anamnesen mit den Analysenergebnissen findet sich bei Berücksichtigung nur der deutlich positiven Reaktionen folgendes Ergebnis: s. Tabelle 1.

Nur in 3 Fällen stimmten die Anamnesen mit den Analysen überein, in weiteren 2 Fällen fand sich eine mögliche Übereinstimmung. In den restlichen 15 Fällen waren die Anamnesen bezüglich Medikamenteneinnahme falsch bzw. unvollständig.

Unsere Untersuchungen erbrachten somit 2 Schlußfolgerungen:

1. Die Annahme, ein durchaus berücksichtigenswerter Teil der Patienten stehe zum Unfallzeitpunkt unter Medikamenteneinwirkung, ist richtig. Eine Prüfung auf nur 3 Wirkstoffgruppen brachte bereits 6,8% sicher positive Ergebnisse. Ein breitgestreutes Screening würde vermutlich noch weit höhere Prozentsätze erbringen.
2. Anamnestische Daten über Medikamenteneinnahme sind äußerst unzuverlässig. Bei den medikamentenpositiven Harnen war nur in 30% die Anamnese richtig, in 65% sicher falsch.

Zur Datenerhebung für Untersuchungen über einen möglichen Zusammenhang zwischen Medikamentenkonsum und Unfallereignis scheinen anamnestische Angaben allein nicht ausreichend. Sollte man sich jemals ernstlich dieser Problematik zuwenden, wird man auf umfangreiche Analysen zurückgreifen müssen, ein Aufwand, der zum gegenwärtigen Zeitpunkt sicher nicht realisierbar ist.

G. Machata, Wien

Alkohol und Unfall*

Die Alkoholisierung ist in zunehmendem Maß ein soziales und gesellschaftliches Problem geworden. Über die Bedeutung der Alkoholisierung im motorisierten Verkehr kann es kaum mehr eine Diskussion geben. Kennzeichnend ist zum Beispiel der Mittelwert aus allen Alkoholbestimmungen an unserem Institut, der ungeachtet der gesetzlichen 0,8 ‰-Grenze im Jahre 1975 schon etwa 1,70 ‰ betrug, in Übereinstimmung mit Zahlenmaterial aus drei deutschen Großstädten.

---

* unter Mitarbeit von W.BUCHINGER, E.EGKHER, H.G.ENDER, J.GAMBAL, L.HAVELEC, A.HORACEK, H.KUDERNA, D.LIPPERT, H.MARTINEK, B.POLLER.

Der Gedanke war naheliegend, wissenschaftliche Grundlagen über die Alkoholisierung bei Unfällen außerhalb des Bereiches von Kraftfahrzeugen zu erhalten, um den vermuteten Einfluß des Alkohols zu bestätigen.

In Zusammenarbeit mit den beiden Wiener Lehrkanzeln für Unfallchirurgie und den Arbeitsunfallkrankenhäusern wurden Harnproben von Patienten zur Untersuchung auf Äthylalkohol verwendet. Wir nahmen von der Verwendung von Blutproben aus rechtlichen Gründen Abstand, um eine zusätzliche Blutabnahme zu vermeiden.

Der Harnalkohol (HA) entspricht zwar nicht dem Blutalkohol (BA), da der Alkohol resorptionsverzögert im Harn auftritt und außerdem durch Entleerung der Blase oder durch Flüssigkeitsaufnahme in Relation zum BA schwanken kann, trotzdem ist der Alkoholwert im Harn jedoch kennzeichnend für eine Alkoholaufnahme, wobei im einzelnen Fall ohne nähere wahrheitsgemäße Angaben nicht gesagt werden kann, in welcher Alkoholisierungsphase (Anflutung, Plateau oder Resorption) sich die betreffende Person befindet. Dies gilt übrigens auch im gleichen Maß für den BA-Wert. Diese Schwierigkeiten könnten zum Beispiel durch Untersuchungen in verschiedenen Zeitabständen eliminiert werden (Abb. 1).

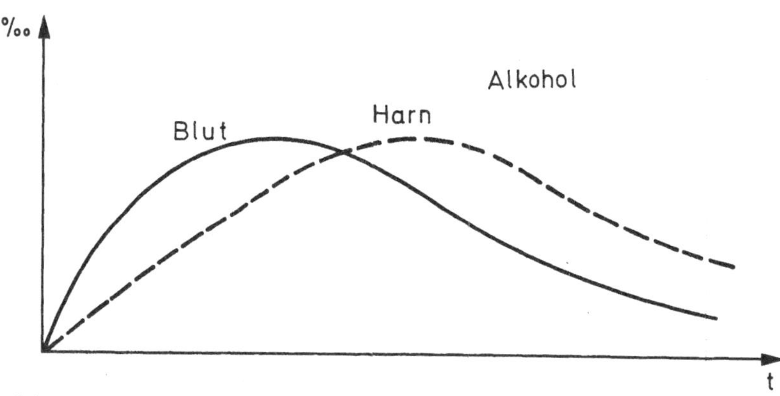

Abb.1

Die Untersuchungen wurden mit der von uns entwickelten automatischen GC-Methode in der Dampfphase durchgeführt, die Ergebnisse werden on-line über einen Processrechner ausgedrückt.

Für die Untersuchungen und die statistischen Auswertung verwendeten wir nur HA-Werte über 0.1‰ . Bei den Untersuchungen bestand prinzipiell die Möglichkeit, daß der HA durch Alkoholaufnahme nach nach dem Unfall entstanden sein konnte. Außerdem könnte eine schon beendete Blutresorption einen positiven Harnbefund ergeben. Im letzten Fall ist anzunehmen, daß nach den Gesetzen der Statistik diese Fälle durch negative Harnbefunde bei noch positiven Blutbefunden kompensiert werden.

Von dem untersuchten Kollektiv von 504 Personen waren 19,4% positiv. Frauen und Männer waren in etwa gleichem Verhältnis (52:48%) beteiligt, wobei die Alkoholisierung bei Männern - bezogen auf den Anteil der Geschlechter - um das 4,9-fache überwog (Tabelle 1).

Tabelle 1. Unfälle/Harnalkohol

504 Untersuchungen
98 positiv (>0,1‰)
18,4% Frauen
81,6% Männer

Bezüglich der Alkoholwerte kann festgestellt werden, daß die hohen und höchsten Werte nicht dem Gesetz einer Normalverteilung entsprechen, sondern überdurchschnittlich vorhanden sind (Tabelle 2). Auch hinsichtlich der Altersverteilung mit dem zu erwartenden Maximum im Bereich zwischen 21 und 40 Jahren fällt auf, daß bei den Altersgruppen über 60 Jahren kein Absinken eintritt (Tabelle 3).

Tabelle 2. Alkoholwerte im Harn

44%	0,1 - 0,5‰
22%	0,51 - 1,0‰
18%	1,01 - 2,0‰
16%	2,01 ⟶

Tabelle 3. Altersverteilung

8%	14 - 20 Jahre
30%	21 - 30 "
25%	31 - 40 "
19%	41 - 50 "
8%	51 - 60 "
8%	60 ⟶

Betrachtet man die Art der Unfälle, so ist ein Prozentsatz von rund 30 bei Arbeitsunfällen sehr hoch. Die Folgerungen und Konsequenzen daraus zu ziehen, bleibt den gesetzgebenden Körperschaften, Krankenkassen und Versicherungen überlassen. In der Statistik fällt noch der hohe Anteil an Alkoholisierungen bei Freizeitunfällen mit fast 50% auf. Zu gleichen Teilen betrafen diese Unfälle Vorgänge im Haus und außer Haus (Tabelle 4).

Tabelle 4. Alkoholisierung bei Unfällen

29,9%	Arbeit
6,2%	Weg
5,2%	Sport
47,4%	Freizeit

Die vorliegende Statistik, die vom Computer-Service der Arbeitsunfallversicherung erstellt wurde, birgt noch eine Fülle von Daten, die noch ausgewertet werden, wie zum Beispiel Grad der Verletzung, medizinische Daten des Verunfallten, Verschuldensfragen, medizinische Beurteilung der Alkoholisierung, Angaben des Verunfallten zum Alkoholgenuß und vieles andere in bezug auf die Alkoholisierung.

So ist zum Beispiel von Interesse, daß die Häufung der Unfälle unter Alkoholeinfluß ab der Mittagzeit einsetzt und dann in etwa gleichen Anteilen bis zum Morgen bestehen bleibt. Deutlich abgesetzt davon sind nur die Vormittagsstunden mit einem geringeren Prozentsatz (Tabelle 5). Auch die Verteilung an einzelnen Tagen zeigt ein Überwiegen der Freitagsunfälle mit einem etwa doppelt so hohen Prozentsatz als an den anderen Tagen der Woche (Tabelle 6).

Tabelle 5. Unfall/Uhrzeit

07 - 11	18%
11 - 15	30%
15 - 19	25%
19 - 07	27%

Tabelle 6. Unfall/Tag

Mo	14%
Di - Do	34%
Fr	28%
Sa - So	24%

Wir hoffen, mit dieser Arbeit einen Beitrag geliefert zu haben, der uns vielleicht veranlaßt, über das Problem der Alkoholisierung bei Unfällen außerhalb des motorisierten Verkehrs nachzudenken und auch entsprechende Schritte, beginnend von der Aufklärung der Bevölkerung bis zu allfälligen gesetzlichen Maßnahmen, einzuleiten.

Literatur

1. MACHATA, G.: The Advantages of Automated Blood Alcohol Determination by Head Space Analysis. Z. Rechtsmedizin 75, 229 (1975)
2. MACHATA, G.: Über die gaschromatographische Blutalkoholbestimmung. Blutalkohol 4, 252 (1967)

A. Tuchmann und H. Schubert, Wien

Über die Alkoholisierung Unfallbeteiligter

Um zu bestimmen, welchen Einfluß der Alkoholkonsum auf die Entstehung und die Art von Unfällen hat, sowie zur Ermittlung des Hundertsatzes der Alkoholisierten an der Gesamtzahl traumatologischer Patienten, wurden alle an sechs bestimmten Tagen (zwei Serien zu je drei aufeinander folgenden Tagen) an der Lehrkanzel für Unfallchirurgie I an der 1. Chirurgischen Universitätsklinik in Wien Behandelten einer Alkoholprobe unterzogen.

Die erste Serie fand am Freitag, den 4., Samstag, den 5., und Sonntag, den 6. Juli 1975 statt, die zweite Freitag, den 25., Samstag, den 26. und Sonntag, den 27. Juli 1975 statt, jeweils in der Zeit von Freitag, 8 Uhr, bis Montag, 8 Uhr (also 72 Std.). Testpersonen waren dabei alle Patienten ab Jahrgang 1962, welche noch in die Studie einbezogen wurden. Für die Alkoholprobe wurden Alcoteströhrchen mit 0,8%-Markierung verwendet, wodurch eine Zuordnung zu den Gruppen

1. nicht alkoholisiert (=neg.),
2. bis 0,8% und
3. über 0,8% möglich wurde.

326 Probanden konnten an den sechs Tagen getestet werden, die restlichen 75 Patienten, die an den Testtagen an der LKU 1 zur Aufnahme gelangten, konnten aus organisatorischen Gründen nicht verwertet werden. Von den oben genannten 326 haben 12 weitere zwar nicht die Alkoholprobe durchgeführt, wurden aber aus folgenden Gründen in das Ergebnis inkludiert: Sechs Personen waren so betrunken, daß sie zum "ins Röhrchen blasen" nicht fähig waren und konnten daher der Gruppe 3) zugeordnet werden. Sechs weitere Patienten waren bewußtlos, litten unter einer psychiatrischen Erkrankung oder hatten eine Lippenverletzung. Sie konnten mit gutem Gewissen in die Gruppe 1) untergebracht werden. Bemerkenswert ist, daß sich nur drei Patienten weigerten, eine Alkoholprobe abzulegen.

Die Auswertung der zur Verfügung stehenden Informationen brachte folgendes Ergebnis: Die Tatsache, daß Männer häufiger und stärker alkoholisiert sind als Frauen, war auch bei unserem Patientengut statistisch signifikant (s. Tabelle 1). Bei der Altersverteilung findet sich der größte Anteil Alkoholisierter bei den 40-49jährigen (s. auch Abb. 1). Vorurteile gegen Angehörige anderer Nationen können durch unsere Untersuchungen zurückgewiesen werden: Österreicher waren sogar häufiger alkoholisiert als Ausländer, allerdings nicht signifikant (s. Tabelle 2). Die Frage, ob Alkoholisierte ihren Unfall selbst verschulden oder unschuldig Opfer eines Unfalls werden, beantwortet Tabelle 3. Alkoholisierte haben ihren Unfall signifikant seltener allein verursacht, was durch den hohen Anteil eines kriminellen Geschehens begründet ist. Betrunkene und Angeheiterte frequentieren eine traumatologische Klinik häufiger in den Abend- und Nachtstunden (hochsignifikant, s. Tabelle 4). Die Zeitintervalle zwischen Unfall und Aufnahme zur Behandlung sind bei Alkoholisierten kürzer als bei Alkohol-Negativen

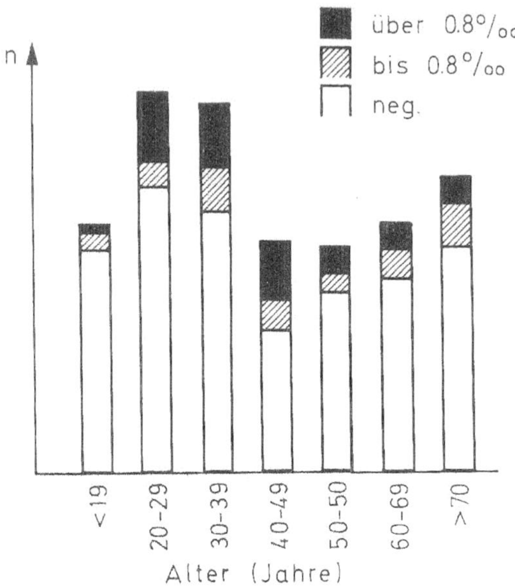

Abb.1. Altersverteilung und Alkoholisierung

Tabelle 1. Alkohol und Unfall

	Geschlecht: männlich 34,3%		weiblich 45,7%		
nicht alkoholisiert	120	67,8%	129	86,6%	249
alkoholisiert	57	32,2%	20	13,4%	77
	177		149		326

$x^2 = 15.8162$; $p < 0{,}001$.

(s. Tabelle 5). So wurden 100% der Gruppe 3 (über 0,8‰) als Notfälle mit der Rettung eingeliefert, vollkommen unabhängig vom Verletzungsgrad. Man kann also von einer vermehrten Inanspruchnahme von Einsatzfahrzeugen durch schwer Alkoholisierte sprechen.

Ein Überblick über den Familienstand zeigt keine signifikante Unterschiede auf (Tabelle 6). Arbeiter hingegen erweisen sich als stärkere Trinker als Angestellte (Tabellen 7 und 8).

Wenn man Korrelationen zwischen Alkoholtest-Ergebnis und Verletzungsart sucht (wie in Tabellen 9 und 10), ergeben sich keine signifikante Differenzen. Lediglich die Knochenbruchfrequenz ist

Tabelle 2. Staatsangehörigkeit

	Österreicher 85%		Ausländer + fragliche 15%		
nicht alkoholisiert	213	76,9%	35	71,4%	248
alkoholisiert	64	23,1%	14	28,6%	78
	277		49		326

$x^2 = 0.6836$ n.s.

Tabelle 3. Unfallhergang

	selbstverschuldet 78,9%		andere 21,1%		
nicht alkoholisiert	201	80%	41	61,2%	242
alkoholisiert	50	20%	26	38,8%	76
	251		61		318/-8

$x^2 = 10.3707$; $\underline{p < 0,01}$.

Tabelle 4. Zeitpunkt der Aufnahme

	nicht alkoholisiert 76,5%		alkoholisiert 23,5%		
8-12h	79	32,0%	5	6,6%	84
12-18h	100	40,5%	23	30,3%	123
18- 8h	68	27,6%	48	63,1%	116
	247		76		323/-3

$x^2 = 36.7986$; $\underline{p < 0.001}$.

Tabelle 5. Intervall Unfalltag - Aufnahme

Aufnahme	am gleichen Tag 69,8%		später 30,2%		
nicht alkoholisiert	155	69,8%	86	88,7%	241
alkoholisiert	67	30,2%	11	11,3%	18
	222		97		318/-8

$x^2 = 12.9301$; $p < 0.001$.

Tabelle 6. Familienstand

	ledig, verwitwet, geschieden 57,5%		verheiratet 42,5%		
nicht alkoholisiert	138	78%	103	78,6%	241
alkoholisiert	39	22%	28	21,4%	67
	177		131		308/-18

$X^2 = 0.0193$ n.s.

bei der Gruppe über 0.8‰ leicht erhöht. Allerdings erleiden Alkoholisierte signifikant häufiger eine Weichteilverletzung, die einer operativen Therapie (Wundexcision und Naht in Lokalanaesthesie) bedarf als Nicht-Alkoholisierte, bei denen leichte Weichteilverletzungen (Prellungen, Abschürfungen) häufiger anzutreffen sind (Tabelle 11).

Vergleicht man nun unsere Ergebnisse mit den Angaben in der Literatur, so finden sich viele Parallelen. Beispielweise berichtet eine Bostoner Gruppe über ganz ähnliche Prozentsätze wie wir: So waren dort 22,3% bei Unfällen im Heim, 29,5% bei Verkehrsunfällen, 15,5% bei Arbeitsunfällen und 56% bei Raufereien alkoholisiert (19). Bei den 19 Arbeitsunfällen in unserem Patientengut waren auch immerhin 4 alkoholisiert. Bei HANSEN waren sogar 41% der allgemeinen Unfälle, 32% der Verkehrsunfälle, 9% der Betriebsunfälle, 32% der Selbstmorde und 20% der plötzlichen Todesfälle unter Alkoholeinwirkung entstanden (5). Doch wurden in diesem Patientenkollektiv (wie auch bei den meisten anderen) prozentuell weniger Personen zur Alkoholprobe herangezogen als bei uns, was auf eine gewisse Vorselektionierung der Probanden schließen läßt. Der Schweizer Psychiater KIELHOLZ findet ähnliche Zahlen (7). KIRKPATRICK testete Patienten erst ab dem 22. Lebensjahr, was uns wesentlich zu spät scheint (8). Von 541 in Posen tödlich Verunfallten waren 65 alkoholisiert (9). Wesentlich niedriger ist der Alkoholisierungsgrad in Leningrad: 16% standen dort unter Alkoholeinfluß. Nur 9% der Alkoholisierten waren Frauen. Lobenswerterweise scheint die Leningrader Gruppe sämliche traumatologischen Patienten in die Studie einbezogen zu haben (11).

Tabelle 7. Beruf

	Arbeiter		Angestellte		
nicht alkoholisiert	60	63,8%	67	85,1%	127
alkoholisiert	34	36,2%	11	14,1%	45
	94		78		172

$X^2 = 10.7460$; $p < 0.01$.

Tabelle 8. Beruf

	Schül. + Studenten 6,9%	Arbeiter 29,5%	Angest. 24,5%	Hausfrauen 5,6%	Selbst-ständige 1,3%	Pens. 27,3%	Arb.-lose 2,5%	Häft-linge 0,6%	? 1,8%	
neg	21 95,5%	60 63,8%	67 85%	17 14,4%	4 100%	71 81,6%	0	2 100%	1 16,7%	243
bis 0,8 ‰	0	11 11,7%	18 10,3%	1 5,6%	0	8 9,2%	4 50%	0	2 33,3%	34
über 0,8 ‰	1 4,5%	23 24,5%	3 3,8%	0	0	8 9,2%	4 50%	0	3 50%	42
Gesamt	22	94	78	18	4	87	8	2	6	319

Tabelle 9. Verletzungsart

	Weichteile	73,5%	Brüche	26,5%	
negativ	164	77,7%	59	77,6%	223
bis 0,8 ‰	25	11,8%	5	6,5%	30
über 0,8 ‰	22	10,5%	12	15,9%	34
	211		76		

$x^2 = 0{,}22$ n.s.

Tabelle 10. Behandlungsart

	Operation + Gips		Andere		
nicht alkoholisiert	107	70,9%	124	77,5%	231
alkoholisiert	44	29,1%	36	22,5%	80
	151		160		311

$x^2 = 1.7291$ n.s.

Tabelle 11. Verletzungsart

	Weichteilverletzung leicht		mit Operation		
nicht alkoholisiert	133	32,5%	51	68,9%	164
alkoholisiert	24	17,5%	23	31,1%	47
	137		74		211

$x^2 = 5.1050$; $p < 0.05$.

WITWICKI weist mit 57% den höchsten Prozentsatz an durch Alkohol verursachten Unfällen auf (21). Einige Autoren befassen sich nur mit dem Alkoholeinfluß auf Verkehrsunfälle (1,2,14,18), mit Betriebsunfällen und ihren Beziehungen zum Betrunkensein (4,12, 13) sowie seltenen Unfallursachen und Alkoholisierung wie Verbrechen (10), Ertrinken (15,16) und Feuertod (6). Abschließend soll nochmals auf den hohen Anteil der Alkoholisierten am Gesamtpatientengut einer unfallchirurgischen Universitätsklinik hingewiesen werden (32,2% der Männer, 13,4% der Frauen), die Wichtigkeit einer objektiven Auswertung mit Alkoholteströhrchen und das Miteinbeziehen auch relativ Alkohol-unverdächtiger Gruppen (bis Jahrgang 1962 inklusive). Auch die Erfassung von leicht Alkoholisierten (unter 0.08‰) scheint wesentlich.

Zusammenfassung

326 Patienten wurden ohne Selektionierung einer Alkoholprobe unterzogen. Nach einer Zuordnung zu 3 Gruppen (negativ, bis 0.08‰, über 0.08‰ Blutalkoholgehalt) erfolgte eine Aufschlüsselung nach Geschlecht, Alter, Staatsangehörigkeit, Hergang des Unfalls sowie Aufnahmezeit, Familienstand, Beruf und Diagnose. Korrelationen konnten hergestellt und Signifikanzen aufgezeigt werden (Tabelle 12).

Tabelle 12. Diagnosen

	n	neg.	bis 0.8 ‰	über 0.8 ‰
1. Leichte Weichteil-verletzung	137	113	15	9
2. Weichteilwunden*	74	51	10	13
3. Band- u. Sehnenver-letzung*	14	12	-	2
4. Commotio (±)	7	4	1	2
5. Schädelbruch	3	1	-	2
6. Nasenbeinbruch(*)	6	3	-	3
7. Trommelfellzerreißung	2	1	-	1
8. Sturz im Rausch ohne Verletzung	4	-	1	3
9. Kontrollen	2	2	-	-
10. Bruch d. HWS(*)	1	1	-	-
11. Rippenbrüche	4	2	1	1
12. Lux. u. Frakt.(*) (Schulter, Oberarm)	9	7	1	1
13. Frakturen Unterarm (*) Handwurzel	14	10	2	2
14. Beinbrüche*	2	1	1	-
15. Schenkelhalsbrüche*	5	5	-	-
16. Unterschenkel- u. Kniescheibenbrüche*	3	2	1	-
17. Knöchel- u. Fuß-wurzelbrüche*	15	13	-	2
18. Brüche von Fingern (Zehen) (*)	17	16	-	2
19. Coma	1	1	-	-
20. Bauchstich*	1	-	-	1
21. Polytrauma*	2	2	-	-

* Erfordern operative oder/und Gipsbehandlung.
(*) Erfordern teilweise operative oder/und Gipsbehandlung.
1.= Abschürfungen, Prellungen, Verstauchungen, kleine Tierbisse, eingebrachte Fremdkörper, Varizenruptur.
2.= Schnitt- oder Rißquetschwunden (RQW).

Literatur

1. DERVILLEE, P., SEGUIN, J.: Taux d'alcoolémie et leur interprétation chez un certain nombre der sujets hospitalisée pour accident de la circulation. Ann. Méd. lég. 39, 437-440 (1959).

2. EWING, M.R., FOX, A.R.: Blood alcohol levels in adult patients admitted to hospital after road traffic accidents. Med.J.Aust. 48, 976 (1961).
3. GIBBONS, H.L., PLECHUS, J.L.: Analysis of medical factors in fatal aircraft accidents. Tex.St.J.Med. 61, 667-671 (1965).
4. HANSEN, A.: Wzrost wypadkowosci w zatrudnieniu w gospodarce narodowej a niektore problemy zwalczania alkoholizmu w zakladach pracy. (Increased Incidence of industrial accidents in the national economy and some problems of prevention of alcoholism in industry.) Probl.Alkzmu,Wars. 16 (no. 5) 3-4, (1968).
5. HANSEN, G. und JENTZSCH, G.: Über die Mitwirkung des Alkohols bei gewaltsamen und natürlichen Todesursachen. Dtsch. Gesundheitswes. 11, 1737-1745 (1956).
6. HOLLIS, W.S.: Drinking: its part in fire deaths, Fire J. 67 (No. 3), 10-11 13. (1973).
7. KIELHOLZ, P., BATTEGAY, R., MÜHLEMANN, R.: Alkohol und Verkehr.
8. KIRKPATRICK, J.R., TAUBENHAUS, L.J. Blood alcohol levels of home-accidents patients. Quart.J.Stud.Alc. 28, 734-737 (1967).
9. KOSKA, W. Alkohol wypadki uliczne w m. Poznaniu (Alcohol and traffic accidents in the city of Poznan). Probl.Alkzmu, Wars. 16, No: 6, 5-6, (1968).
10. MEDINA, L.E. Papel del alcohol en los accidentes y violencias. Arch.Biol. Med.exp., Chilw, Suppl. No.3, 305-308, (1969). Also as: The role of alcohol in accidents and violence. Pp. 350-355. In: Popham, R.E. ed. Alcohol and Alcoholism Toronto; Univ. of Toronto Press 1970.
11. MIKHEIKIN, V. Ya.: K'voprosu ob organizatsii statsionarnoi meditsinsko pompshchi postradavshim ottravmy sostoyanii alkogol'nogo op' yaneniya (On the problem of organization of hospital medical service for patients who reveived injuries while in a state of alcohol ontoxication Sovetsk.Zdravookhr. Mosk.22 (No.6), 34-36 (1963).
12. NAEVE, W.: Alkohol als Ursache tödlicher Betriebsunfälle im Hamburger Hafen- und Industriegebiet. Zbl.Arbeitsmed. 9, 90-91 (1959).
13. NAEVE, W. BRINKMANN, B., JANSSEN, W.: Alkohol und Betriebsunfall; gerichtsmedizinischer Beitrag zur sozialmedizinischen Bedeutung alkoholbedingter Betriebsunfälle. Beitr.ger.Med. 30, 317-323 (1973).
14. STERLING-SMITH, R., FELL, J.C.: Special accident investigation studies; the role of alcohol/drug involvement. Proc.Amer. Ass. autom.Med. 16, 93-114 (1973).
15. STJERNVALL, L. Alkohol och drunkningsolyckor. (Alcohol and drowning accidents). Nord. Med. 82, 830-831 (1969).
16. JÄÄSKELÄINEN, A.J.: Hukkumiskoolemat ja alkoholi. (Deaths by drowning and alcohol). Alkoholipolitikka 34, 127-131 (1969).
17. TRUCHET, P., JAQUEMOND, D., BENAZET, L.: Etude statistique de l'imprégnation alcoolique des traumatisés admis dans un service de chirurgie. (Statistical study of alcoholic impregnation of the injured admitted to a surgical service.) Lyon méd. 215, 903-917 (1966).
18. WALLER, J.A.: Factors associated with alcohol and responsibility for fatal highway crashes. Quart. J. Stud. Alc. 33, 160-170 (1972).

19. WECHSLER, H., KASEY, E.H., THUM, D., DEMONE, H.N.Jr.: Alcohol level and home accidents; a study of emergency service patients. Publ. Hlth. Rep., Wash. 84, 1043-1050 (1969).
20. WILENTZ, W.C., BRADY, J.P.: The alcohol factors in violent deaths. Amer. Practit. Dig. Treatm. 12, 829-835 (1961).
21. WITWICKI, T., ZACHARJASIEWICZ, L., ZIUBRYNOWICZ, W.: Posrednie trudno wykrywalne przyczny wzrostu urazowosci. (Indirect causes underlying the increase in accidents), Wlad,lek. Wars. 22, 1759-1763 (1969).

R.F. Borkenstein, Bloomington

Die Rolle des Alkohols in der Unfallätiologie*

Da mir nur 10 Minuten zur Verfügung stehen, um über das Thema, welches ich gewählt habe, zu sprechen, kann ich nur einige kurze Statements machen. Ich möchte dies in Form von 8 Punkten tun:

Punkt 1. Vom Standpunkt der menschlichen Faktoren aus gesehen, können Unfallursachen primär, sekundär oder tertiär sein. Primäre Ursachen sind situativ. Es handelt sich hier um eine physikalische Beziehung zwischen Elementen der Situation und den Handlungen des Fahrers, welche hoch mit Unfällen korrelieren. Diese Faktoren sind unmittelbar beobachtbar.

Zu den sekundären Ursachen gehören Zustände, welche der Fahrer absichtlich selbst herbeigeführt hat, z.B. solche, welche durch das Trinken exzessiver Mengen von Alkohol entstehen, oder solche, die eine Folge der Einnahme bestimmter Drogen wegen ihrer bewußtseinsverändernden Effekte und nicht aus therapeutischen Gründen, sind. Die Rolle der sekundären Ursachen von Verkehrsunfällen ist indirekt, auf sie muß daher rückgeschlossen werden.

Tertiäre Unfallursachen beziehen sich auf den Zustand des Fahrers und ihr Beitrag zur Unfallverursachung ist ebenfalls Gegenstand von Schlußfolgerungen. Diese Zustände werden jedoch nicht absichtlich vom Fahrer herbeigeführt. Zu diesen Unfallursachen gehören psychologische Faktoren, bestimmte Krankheiten und vom Arzt verschriebene Medikamente, deren Effekte dem Fahrer selbst unbekannt sind. Der Grund für diese Klassifikation von Unfallursachen ist es, den Beitrag des Alkohols zur Unfallverursachung richtig einzuordnen. Alkohol ist eine sekundäre Unfallursache, weil sein Beitrag zum Zustandekommen von Verkehrsunfällen nicht direkt beobachtbar und beschreibbar ist, sondern aus Tatsachen z.B. Forschungsergebnissen der Verhaltenswissenschaften in bezug auf die Wirkung bestimmter Blutalkoholkonzentrationen und epidemiologische Studien über die Häufigkeit von Akohol bei Unfall- und Kontrollgruppen, rückgeschlossen werden muß.

---

* Die Österreichische Gesellschaft für Unfallchirurgie dankt Frau Dr. E. KLEBEL für die deutsche Übersetzung des englischen Originalmanuskriptes

Tatsächlich gibt es nur einen einzigen Grund, alkoholische Getränke, besonders wenn es sich um große Mengen handelt, zu trinken - die sedierenden und bewußtseinsändernden Effekte des Alkohols. Wie sich diese Bewußtseinsänderung auf die Verkehrssicherheit auswirkt, war Gegenstand der Forschung zumindest während der letzten 75 Jahre. Aus dieser umfassenden Forschung im Labaratorium, an Fahrsimulatoren und in epidemiologischen Studien ergab sich ein Wissen, das in seiner Gesamtheit die sekundäre, jedoch hoch signifikante Rolle der Unfallverursachung klar zutage treten läßt. Im übrigen trifft dies nicht nur für Verkehrsunfälle, sondern auch für alle anderen Arten von Unfällen zu. Das ist mein erster Punkt.

Punkt 2. Indem man Alkohol als eine sekundäre, jedoch sehr wichtige Unfallursache darstellt, erreicht man auch einen hohen public relations-Effekt. Es wird klar, daß das primäre situative Verhalten, nämlich das unangepaßte Fahren, das wirkliche Vergehen ist. Dann kann der Alkohol für die Tatsache verantwortlich gemacht werden, daß die Situation überhaupt auftrat. Dies leuchtet auch dem Durchschnittsmenschen ein, der Schlußfolgerungen allein mißtraut.

Punkt 3. Wir können die Alkoholtoleranz jedes einzelnen Fahrers nicht messen. Dies wäre vom praktischen Standpunkt aus unmöglich. Jedoch ist die Blutalkoholkonzentration (BAK) ein bemerkenswert gutes Maß der Beeinträchtigung, obwohl die Alkoholtoleranz etwas variiert. Wenn wir die Wirkung einer Alkoholkonzentration von 0,8‰ auf das Fahrverhalten in einer Gauss-Kurve darstellen wollten, wäre die Anzahl der Fahrer, die keine meßbare Beeinträchtigung aufwiesen, extrem klein. Auch diese Fahrer wären dann nicht völlig unschuldig. Ich mache diese Feststellung sowohl aufgrund einer großen Anzahl von Studien als auch auf Grund unserer eigenen epidemiologischen Untersuchungen. Ein groß angelegtes Forschungsprojekt, welches wir vor einigen Jahren durchführten und in welchem wir nahezu 8000 Unfallfahrer interviewten und einen Alkoholtest unterzogen, sowie 8000 unfallfreie Fahrer an den Stellen, an denen sich Unfälle ereignet hatten, anhielten, ergab die Risikokurve (Abb. 1). Diese Kurve basiert auf Unfällen aller Schweregrade. Wenn nur Unfälle mit tödlichem Ausgang herangezogen worden wären, wäre das Risiko noch größer. Unfälle unter Einfluß von Alkohol sind schwerer sowohl im Hinblick auf Personenschaden als auch hinsichtlich Sachschaden. Bei BAKs von 0,8 ‰ oder mehr wurde Alkohol der Hauptfaktor bei den untersuchten Unfällen.

Punkt 4. Fahrer mit einer BAK über 1‰ sind in Unfälle mit 1 bis 2 Toten pro 100 Mill. Fahrzeugkilometer verwickelt. In den Vereinigten Staaten sind sie für ungefähr die Hälfte der Rate von 2,12 Toten pro 100 Mill. Fahrzeugkilometer verantwortlich. Verlässliche Zahlen für die Alkoholbeteiligung bei den tödlichen Unfällen in Österreich stehen mir nicht zur Verfügung, jedoch liegt sie wahrscheinlich bei ungefähr einem Fünftel der Gesamtrate von 9,4. Ich kann meine Aussage durch ziemlich verlässliche Daten aus zwei Ländern veranschaulichen, welche auf eine nahezu

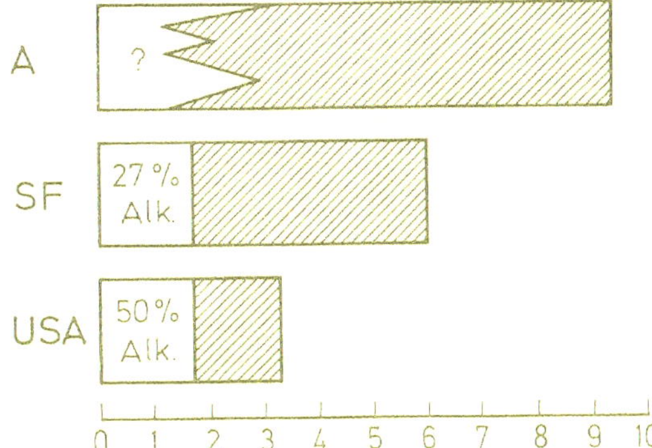

Abb.1. Todesrate pro 10^8 Fahrz. km (R.F. BORKENSTEIN, 1976)

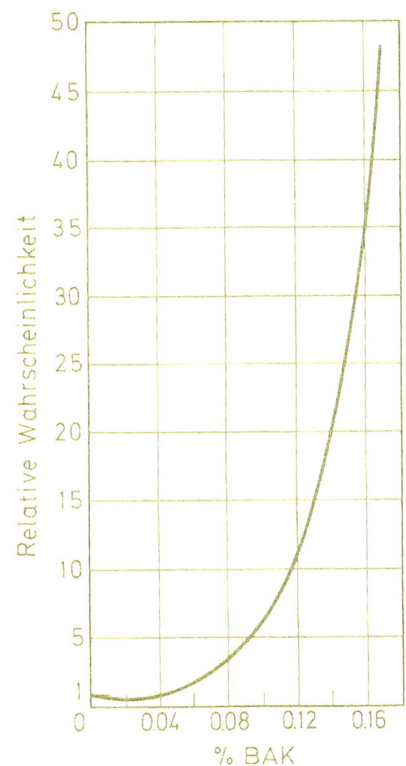

Abb.2. Relative Wahrscheinlichkeit, einen Unfall zu verursachen

vollständige Erhebung aus den USA und aus Finnland aus dem Jahre 1974 basieren. Abb. 2 zeigt, daß sowohl die Todesrate pro 100 Mill. Fahrzeugkilometer sehr verschieden, die Alkoholrate beinahe die gleiche ist.

Punkt 5. Das von der jeweiligen Kultur abhängige Trinkverhalten ist ebenfalls ein Faktor. Morgen werde ich den pro Kopf-Verbrauch von Alkohol als einen der Indikatoren für das Problem ansprechen.

Je höher der pro Kopf-Verbrauch, desto wahrscheinlicher ist es, daß Alkohol eine größere Rolle beim Fahren spielt. Auch die Form, in welcher Alkohol konsumiert wird, ist von einiger Bedeutung. Harte Getränke tendieren dazu, rascher höhere BAKs zu erzeugen als Bier oder Wein, obwohl der Unterschied nicht exorbitant ist und die erreichten BAKs dieselbe Bedeutung haben. Der pro Kopf-Verbrauch ist zwischen den einzelnen Ländern sehr unterschiedlich, wie man aus Abb. 3 sieht.

Punkt 6. Die Generalprävention des Fahrens unter dem Einfluß von Alkohol durch systematische Überwachung wird stark vernachlässigt. In den Staaten, über welche ich einen Überblick habe, einschließlich den USA, hält der durchschnittliche Polizeibeamte, welcher mit der Überwachung des Straßenverkehrs betraut ist, weniger als 2 Fahrer pro Jahr wegen Lenkens eines Kraftfahrzeugs im alkoholosierten Zustand an. Dies kann unmöglich einen Großteil der Fahrer abschrecken. Sie sehen das Risiko des "Erwischtwerdens" als sehr gering an. Nach den Ergebnissen von Feldstudien schätzen wir, daß für jeden Fahrer der angehalten und bestraft wird, zumindest 2000 Fahrer, welche dasselbe Delikt begangen haben, nicht angehalten werden.

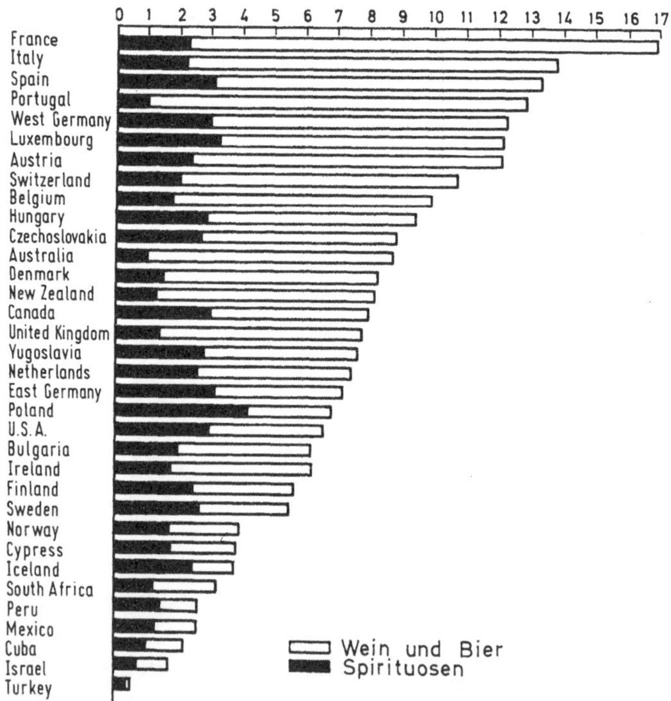

Abb.3. Pro Kopf-Alkoholkonsum in Litern 100%-Alkohols 1973 (R.F. BORKENSTEIN, 1976)

Punkt 7. Personen, welche in alkoholisiertem Zustand ein Fahrzeug lenken, haben oft Alkoholprobleme in ihrem Gesamtleben: Alkohol beeinträchtigt ihre Arbeit und ihr Privatleben, er macht sie auch außerordentlich anfällig für Unfälle während der Arbeit, in der Freizeit oder im Haushalt. In einer Studie in einer großen Fabrik fanden wir, daß 80% der Arbeiter, die Arbeitsunfälle hatten und die deshalb in Spitalsbehandlung waren, BAKs über 1‰ hatten. Eine Studie an über 5000 Personen, welche wegen der Folgen von Haushaltsunfällen innerhalb eines Jahres im Allgemeinen Krankenhaus von Boston stationär behandelt wurden, zeigte, daß mehr als 40% davon unter dem Einfluß von Alkohol standen.

Punkt 8. Information über die Häufigkeit hoher BAKs bei Verunfallten ist für die Festlegung von Strategien, für den Aufbau von Gegenmaßnahmen und für Effizienzkontrolle präventiver Programme dringend erforderlich. Diese Information beinhaltet das Vorhandensein und Konzentration von Alkohol und anderen beeinträchtigenden Drogen bei Unfällen aller Schweregrade, die nicht notwendigerweise für Überwachungszwecke benützt werden muß. Dies ist der Punkt, in welchem Ihr Beitrag und Ihre Hilfe vonnöten ist.

Dies sind meine 8 Punkte und damit schließe ich meinen Beitrag zu diesem Teil des Kongresses.

Literatur

1. U.S. Department of Transportation: 1968 Alcohol and Highway Safety Report. U.S. Government Printing Office, Washington, D.C., 1968.
2. American Medical Association: Alcohol and the Impaired Driver. Chicago, 1970. Chapter V.
3. BORKENSTEIN, R.F., CROWTHER, R.F., SHUMATE, R.P., ZIEL, W.B., ZYLMAN, R.: The Role of the Drinking Driver in Traffic Accidents. Indiana University, Bloomington, Indiana, 1964.
4. British Medical Association: Evidence to the Government Committee of Inquiry into Drinking and Driving. London, 1974.
5. Centralforbundet for Alkohol- Och Narkotikaupplysning. Stockholm, Rapport, 1975.
6. FOX, B.H., FOX, J.H., eds.: Alcohol and Traffic Safety. U.S. Department of Health, Education, and Welfare, Public Health Service, National Institutes of Health, Bethesda, Maryland, 1963.

E. Klebel, Wien

Verkehrspsychologische Aspekte der Wirkung von Alkohol und Pharmaka: Methoden und Probleme der pharmakologischen Forschung

1. Einleitung

Der Konsum von Alkohol und Pharmaka hat bedrohliche Ausmaße angenommen: In Österreich wurden im Jahr 1975 etwa 20 Milliarden S für alkoholische Getränke und ca. 4 Milliarden S für Medikamente ausgegeben. Daß damit gravierende Auswirkungen für die Verkehrssicherheit verbunden sind, ist naheliegend. Für Alkohol kann es als wissenschaftlich erwiesen gelten, daß sich extreme Trinkgewohnheiten und damit ein hoher Prokopfverbrauch in der Rate der Alkoholunfälle niederschlägt, welche ja meist besonders folgenschwer sind. Wir wissen bereits, daß einzelne Medikamente bzw. Medikamentengruppen die Fahrtüchtigkeit beeinträchtigen, jedoch liegen im Hinblick auf Pharmaka im allgemeinen noch keine direkten Beweise für die Erhöhung des Unfallrisikos vor.

Der Alkoholforschung wurde in den letzten 50 Jahren mit gutem Grund eine hohe Priorität eingeräumt, handelt es sich doch um die verbreitetste Droge. Unser Wissen im Hinblick auf ihre Wirkung hat einen hohen Stand erreicht, die wichtigsten Forschungsergebnisse sind gut dokumentiert und zusammengefaßt und haben eine weite Verbreitung gefunden. In dem vorliegenden Referat sollen Forschungsmethoden und einzelne Ergebnisse über die Rolle des Alkohols im Straßenverkehr vorwiegend als Beispiele verwendet werden, anhand derer Gedanken zur Problematik für Pharmakopsychologie des Straßenverkehrs verdeutlicht werden.

Es soll in der Kürze der zur Verfügung stehenden Zeit weder auf die Folgen von chronischem Alkoholmißbrauch noch auf den Konsum illegaler Drogen eingegangen werden. Auch die Wirkungsweise bzw. die Nebenwirkungen spezifischer Medikamente soll im einzelnen nicht angeführt werden (eine zusammenfassende Darstellung vieler Untersuchungsergebnisse wird z.B. in ORZACK, 1975 gegeben). Vielmehr sollen die wichtigsten empirischen Untersuchungsmethoden dargestellt, damit verbundene Probleme angerissen und offene Fragen angesprochen werden.

2. Forschungsmethoden zur Klärung des Einflusses von Alkohol und Medikamenten auf die Fahrtüchtigkeit

Epidemiologie

Das Risiko des Fahrens unter Drogeneinfluß kann grundsätzlich als die erhöhte Wahrscheinlichkeit bezeichnet werden, mit der ein Verkehrsunfall durch abnormes Fahrverhalten, das durch eine Droge verursacht wurde, eintritt, wenn alle anderen Variablen gleich bleiben.

Diese Definition beinhaltet, daß:

a) Die Wahrscheinlichkeit eines Verkehrsunfalls durch Drogeneinfluß erhöht ist und es stellt sich im Anschluß die Frage:
b) wie groß die Erhöhung des Unfallrisikos ist.

Für die Droge Alkohol wurde sowohl a) als auch b) geklärt. Epidemiologische Studien, bei denen BAK verunfallter Fahrer mit der von Lenkern die unter den gleichen Bedingungen keinen Unfall hatten, verglichen wurden, haben den eindeutigen Nachweis für das erhöhte Unfallrisiko unter Alkoholeinfluß und für das Ausmaß der Risikoerhöhung erbracht (z.B. BORKENSTEIN et al., LUCAS et al., 1953). Für einzelne Medikamente liegen nur wenige und kontroversielle Forschungsergebnisse in dieser Richtung vor: so z.B. wurde in einer norwegischen Studie festgestellt, daß Valium allein oder in Kombination mit Alkohol öfter in Körpern von verunfallten Lenkern vorhanden war als in einer Kontrollgruppe von unfallfreien Fahrern. Dies konnte allerdings in einer ähnlichen Untersuchung in den USA nicht bestätigt werden (RICHTER, 1976). Es gibt meines Wissens bis jetzt noch keine epidemiologische Studie, die einen Vergleich von verunfallten Fahrern hinsichtlich Medikamentenkonsum generell zum Inhalt hat. Selbstverständlich muß dabei beachtet werden, daß es ungleich schwieriger und aufwendiger ist, entsprechende Proben zu entnehmen und mit den verschiedensten Verfahren zu analysieren. Vorderhand wäre eventuell daran zu denken, diesbezügliche Analysen an tödlich verunglückten Fahrern vorzunehmen und die Ergebnisse mit einer Kontrollgruppe zu vergleichen.

Felduntersuchungen

Hier wird das Verhalten von Versuchspersonen im normalen Straßenverkehr beobachtet, um so direkt Alkohol- bzw. Medikamenteneinflüsse auf das Fahrverhalten festzustellen. Die systematische Beobachtung des Fahrverhaltens kann entweder unwissentlich durch Nachfahren (HÖFNER, 1967) oder wissentlich durch mitfahrende Beobachter (s. QUENAULT, 1967; KLEBELSBERG et al., 1970; KROJ und PFEIFFER, 1973) erfolgen. Meßinstrumente zur Erfassung von Variablen der Fahrzeugbedienung oder physiologischen Variablen können im Versuchsfahrzeug untergebracht sein. In allen diesen Fällen ist jedoch der Fahrer immer eine Versuchsperson und weiß dies auch, was selbstverständlich auch Auswirkungen auf sein Fahrverhalten hat und eventuelle Drogeneinwirkungen verdecken kann. Überdies kann zwar die Strecke, nicht aber die Verkehrssituation gleichgehalten werden. Solche Versuche unter Drogeneinfluß durchzuführen erscheint weder ethisch noch juristisch vertretbar. Aus diesem Grund gibt es nur sehr wenige diesbezügliche Studien. Ein neuer Weg wurde in Vermont, USA, bei einer Untersuchung des Fahrverhaltens unter Alkoholeinfluß beschritten: Hier wurde die tatsächliche Beeinträchtigung unter normalen Fahrbedingungen untersucht. Jedes Fahrzeug auf einem Straßenabschnitt wurde (ohne Wissen des Lenkers) gefilmt, seine Geschwindigkeit und seine Verzögerung beim Bremsen vor einer Verkehrskontrolle wurde gemessen. Sodann wurde die Atemalkoholkonzentration der Fahrer festgestellt. Es zeigte sich, daß alkoholisierte Fahrer später bremsten und die Bremsmanöver abrupter durchführten als nüchterne (PERRINE, 1976).

Dies deutet auf eine durch Alkohol verzögerte Informationsverarbeitung, wie sie auch in Laborexperimenten nachgewiesen wurde, hin. Diese außerordentlich vielversprechende Methode auf Medikamente anzuwenden, dürfte jedoch wegen der viel komplizierteren Analysemethoden zumindestens zum gegenwärtigen Zeitpunkt kaum durchführbar sein.

Geschicklichkeitsübungen auf einem Parcours

Diese Methode wurde von vielen Forschern, z.B. KIELHOLZ et al., 1967, 1969, zur Feststellung des Drogeneinflusses auf das Fahrverhalten verwendet; einen kritischen Überblick gibt HUNTLEY, 1972. Hierbei handelt es sich jedoch um die Überprüfung einer eventuellen Beeinträchtigung der Fahrzeugbedienung, zumeist bei geringen Geschwindigkeiten. Eine Interaktion mit anderen Verkehrsteilnehmern oder plötzlich auftretende komplexe gefährliche Situationen kommen nicht vor. Fehler in der Informationsverarbeitung und in der Entscheidung sind jedoch in der Unfallverursachung wesentlicher als Fehler in der reinen Fahrzeugbedienung (CLAYTON et al., 1975; MOSKOWITZ, 1974). Korrelationen der Leistungen auf einem Parcours mit dem tatsächlichen Fahrverhalten sind in der Regel niedrig (SCHUBERT, 1965).

Simulatorstudien

Um die Gefahren der tatsächlichen Verkehrsteilnahme bei einem Experiment unter Drogeneinfluß auszuschließen und gleichzeitig eine möglichst "lebensnahe" Testsituation zu erreichen, wurden zum Teil hochkomplexe Geräte entwickelt. Sie sind wie ein Auto zu bedienen, die Verkehrssituationen werden zumeist auf einem Film dargeboten und der Lenker hat ähnliche Empfindungen wie in einem fahrenden Auto. Seine Reaktionen werden automatisch registriert. (Einen kritischen Überblick über Studien mit Fahrsimulatoren gibt z.B. MOSKOWITZ, 1975). So wichtig Schlußfolgerungen im Hinblick auf Drogenbeeinträchtigung aufgrund von Simulatorstudien sein können, muß doch darauf hingewiesen werden, daß tatsächliches Verhalten im Straßenverkehr mit diesen nicht gemessen werden kann: Der Versuchsperson ist durchaus bewußt, daß es sich um keine echte Gefährdung handelt und überdies kann - trotz hohem technischen Aufwand - die Vielfalt der in der Realität auftretenden Situationen auch nicht annähernd wiedergegeben werden.

Laboratoriumsexperimente

Ebenso wie es keinen einzelnen Test gibt, der das tatsächliche Fahrverhalten gültig vorhersagen kann, können aus den Resultaten einer Aufgabe allein keine Aussagen über den Einfluß einer Droge auf die Fahrtüchtigkeit getroffen werden. Es muß vielmehr eine Testbatterie verwendet werden, die die für die Fahraufgaben wichtigsten Funktionen im Bereich der Wahrnehmung, der Informationsverarbeitung und der Psychomotorik mißt. Es gibt eine Vielzahl von pharmakopsychologischen Experimenten unter Verwendung von

Testbatterien, hier seien nur einige Bepspiele erwähnt: KIELHOLZ, 1972; BIEHL und SEYDEL 1967; LONNOILA, 1973.

Selbstverständlich müssen solche Testbatterien objektiv, reliabel und valid sein und unter genau kontrollierten Bedingungen vorgegeben werden. Es kann hier aus Zeitgründen nicht näher auf das Problem der Validität eingegangen werden, es sei nur erwähnt, daß meist Korrelationskoeffizienten mit Fahrverhaltenskriterien nicht über r = 0,50 festgestellt wurden (GOLDSTEIN, 1966; SCHUBERT, 1965; KLEBELSBERG et al., 1970; OSWALD, 1969); bei sehr homogenen Stichproben können die Korrelationskoeffizienten auch höher sein (JÄGER, 1960).

Für das Fahrverhalten sind neben den Leistungsvariablen auch Veränderungen im Bereich der Persönlichkeit, so z.B. hinsichtlich Emotionalität, Motivation, Ängstlichkeit, usw. von Bedeutung. Auch hier lassen sich Drogeneinflüsse feststellen.

Der Vorteil von Laborstudien mit komplexen, validierten Testbatterien besteht darin, daß der Drogeneinfluß in differenzierterer Weise als im Fahrversuch oder bei Geschicklichkeitsübungen festgestellt werden kann. Rückschlüsse auf die Art und das Ausmaß der Beeinträchtigung einzelner Funktionen sind möglich.

3. Probleme und Störfaktoren bei der Durchführung von pharmakopsychologischen Experimenten

Im folgenden sollen - ohne Anspruch auf Vollständigkeit - einige Probleme pharmakopsychologischer Experimente erwähnt und gegebenenfalls auf Lösungsmöglichkeiten hingewiesen werden.

Untersuchungsaufbau

Es besteht allgemein Übereinstimmung dahingehend, daß derartige Experimente unter Verwendung einer Kontrollgruppe, die Placebo enthält, durchgeführt werden. Ebenso ist es üblich, im Doppelblindverfahren zu arbeiten, um den Einfluß unterschiedlicher Erwartungshaltungen im Hinblick auf Verum bzw. Placebo auszuschalten. Die Frage, ob und welche Angaben über die Wirkungsweise des Medikaments (selbstverständlich gleich bei Versuchsgruppe und Kontrollgruppe) gemacht werden sollen, ist schwieriger zu entscheiden. Die Vorteile einer solchen Information der Versuchspersonen bestünden darin, daß die Erwartungshaltungen kontrolliert und somit vereinheitlicht würden und daß eine größere Praxisnähe gegeben ist (KLEBEL, 1975). Üblicherweise nimmt ein Patient ein Medikament, weil er sich ganz bestimmte Wirkungen davon verspricht, über die ihn der Arzt in groben Zügen informiert. Ein Nachteil einer solchen Vorgangsweise könnte darin bestehen, daß dadurch bestimmte Drogeneffekte verstärkt und andere abgeschwächt werden. Ein Akutversuch ist nur dann zu empfehlen, wenn es sich um ein Präparat handelt, das in der Regel nur in einer einmaligen Dosis eingenommen wird. Medikamente, die längere

Zeit hindurch angewendet werden müssen, sollen unbedingt im Langzeitversuch mit wiederholten Testungen untersucht werden, so daß eventuelle Kumulations- bzw. Gewöhnungseffekte festgestellt werden können. Beim Akutversuch wie auch im Langzeitversuch muß der Zeitverlauf der Medikamentenwirkung, der in aller Regel keine lineare Funktion der Konzentration im Körper ist, durch wiederholtes Testen in entsprechenden Abständen untersucht werden. Es können sich hier zeitabhängige qualitative und quantitative Unterschiede im Drogeneffekt zeigen. Als Beispiel sei der stimulierende Effekt geringer Alkoholmengen während der Resorptionsphase erwähnt, während sich in der Eliminationsphase eine Sedierung zeigt (RICHTER, 1976).

Auch nach Absetzen des Medikaments ist das Auftreten eventueller Nachwirkungen bzw. Entzugserscheinungen zu prüfen, was am besten durch Testung während einer nachfolgenden Placeboperiode erfolgt.

Die Dosisabhängigkeit der Medikamentenwirkung, deren Spektrum von kein Effekt - individuell unterschiedliche Effekte - Effekte bei den meisten Individuen bis Toxizität und Tod reicht, muß im Versuchsplan berücksichtigt werden. Ein Weg hierzu wäre zunächst mit mittleren therapeutischen Dosen zu beginnen, um später geringe, bzw. hohe Dosierungen zu untersuchen.

Auswahl der Stichprobe

Der Auswahl der Stichprobe muß besonderes Augenmerk geschenkt werden. Bei einer hinsichtlich Geschlecht, Alter, Gesundheitszustand, sozioökonomischen Status, Intelligenz und wenn möglich einigen Persönlichkeitsvariablen homogenen Gruppe ist mit geringerer Fehlervarianz zu rechnen als bei einer sehr inhomogenen Stichprobe. Von größerer Bedeutung ist es jedoch, die Versuchspersonen so zu wählen, daß sie zumindest in die Gruppe der potentiellen Benützer des jeweiligen Pharmakons fallen: nicht ängstliche Menschen z.B. werden wohl kaum geeignet sein, ein Anxiolytikum zu testen.

Medikamente wie z.B. Antihypertensiva oder Antidepressiva können überhaupt nur dann sinnvoll untersucht werden, wenn die Versuchsgruppe aus dem jeweiligen Krankengut stammt. Die Verwendung einer vergleichbaren gesunden Kontrollgruppe unter Placebo würde dann die Fragestellung beantworten, ob solche Kranke unter der bestimmten Medikation in ihrer Fahrtüchtigkeit beeinträchtigt sind oder nicht.

Einfluß von Persönlichkeitsvariablen

Es kann als gesichert gelten, daß zumindest einige Persönlichkeitsvariable sowohl die Richtung als auch die Intensität der Medikamentenwirkung erheblich beeinflussen; dies ist besonders bei mäßiger Dosierung der Fall. Bei höheren Dosen verwischen sich die Unterschiede (BIEHL, 1972). Den Faktoren emotionale Stabilität und Extroversion kommt hier besondere Bedeutung zu (s. z.B. EYSENCK, 1963, JANKE, 1960, 1964, 1965).

Eine Berücksichtigung dieser Faktoren im Versuchsplan wäre daher wichtig.

Neben solchen relativ überdauernden Persönlichkeitsmerkmalen spielen zeitvariable Faktoren eine nicht unbedeutende Rolle. Aktuelle Stimmungslage, psychische Belastung, Motivation, Einstellung zur Versuchsreihe, um nur einige Beispiele zu nennen, sollten durch entsprechende Methoden parallel mit jedem Testdurchgang erhoben werden.

Somatische Faktoren

Auch hier finden wir relativ überdauernde Merkmale, wie Ansprechbarkeit bzw. Empfindlichkeit auf Drogen im allgemeinen oder auf sprezielle Pharmaka, wobei die individuelle Ausgangslage der Organfunktion von Bedeutung ist. Daß große interindividuelle Unterschiede im Stoffwechsel bestehen, bedarf keiner gesonderten Erwähnung. Auch zeitvariable Einflüsse, wie allgemeiner Gesundheitszustand, oder welche Medikamente die Person früher bereits genommen hat, spielen eine Rolle.

Äußere Störfaktoren

Daß die Versuchsbedingungen sowie die Umgebung soweit als möglich konstant gehalten werden, ist selbstverständlich. Ein Wechsel des Versuchsleiters soll möglichst vermieden werden. Die Kommunikation der Versuchspersonen untereinander kann bestimmte Effekte, auch bei der Placebogruppe, verstärken und sollte daher so weit als möglich unterbunden werden. Auf meteorologische Faktoren wie z.B. Föhn soll hier nur kurz hingewiesen werden.

4. Probleme der Interpretation von Ergebnissen pharmako-psychologischer Experimente

Daß die Aussagekraft und Verallgemeinerbarkeit der Resultate solcher Studien durch die Anlage der Untersuchung, die Auswahl der Versuchspersonen sowie die statistische Verarbeitung der Daten determiniert ist, ist selbstverständlich. Darüber hinaus möchte ich noch zwei Probleme ansprechen:

Selbst unter der Voraussetzung, daß die verwendeten Verfahren valid, reliabel und objektiv sind, bleibt die Frage ihrer Sensitivität im Hinblick auf spezifische Drogenwirkungen offen. Einige Autoren sind der Ansicht, daß die Untersuchungsmethoden für Pharmaka zumindest sensitiv genug sein müssen, um den Einfluß geringer Alkoholmengen (0,4 - 0,5 ‰ BAK) zu zeigen. Dem ist entgegenzuhalten, daß andere Drogen qualitativ andere Wirkungen als Alkohol haben können (JOSCELYN, 1975). Bisher gibt es keine allgemein anerkannte Lösung dieses Problems, man kann lediglich sagen, daß komplexere Aufgaben in der Regel sensitiver als einfache sind.

Das zweite Problem betrifft die praktische Relevanz der Ergebnisse. Während wir über ausreichende und allgemein anerkannte Definitionen der statistischen Signifikanz verfügen, muß ein statistisch signifikanter Drogeneffekt nicht automatisch eine Aussage darüber bedeuten, ob eine Beeinträchtigung der Fahrtüchtigkeit vorliegt, die das Risiko wesentlich erhöhen würde (COLE, 1960, KLEBEL, 1975). Statistische Signifikanz ist zwar eine notwendige, aber nicht immer eine ausreichende Bedingung, speziell wenn wir bedenken, daß es sich dabei entweder um einen großen Effekt in einer kleinen Stichprobe oder um eine geringe Drogenwirkung bei einer großen Anzahl von Versuchspersonen handeln kann. Darüber hinaus kann der Fall eintreten, daß manche Funktionen gewisse Beeinträchtigungen aufweisen, andere jedoch keine oder sogar Verbesserungen, so daß eine Kompensation nicht auszuschließen ist. Auch dieses Problem wurde bisher nicht in befriedigender Weise gelöst.

5. Schlußbemerkung und Vorschläge für die zukünftige Forschung

Abschließend möchte ich bemerken, daß es nicht die Aufgabe der Pharmakopsychologie sein kann, Drogenwirkungen beim Individuum mit Sicherheit vorauszusagen. Dies ist auch - trotz der umfangreichen Literatur auf diesem Gebiet - für Alkohol nicht möglich. Es ist jedoch schon viel gewonnen, wenn wir um Wirktendenzen unter bestimmten Bedingungen wissen, wobei Gegenstand der Forschung nicht nur Psychopharmaka sondern auch andere Präparate, die psychische Nebenwirkungen haben oder bei denen soche zumindest vermutet werden können, untersucht werden sollten (z.B. Antiallergica, Antimigränica, Analgetica). Dabei sollten häufig verwendete Präparate bzw. solche, bei denen man nach ihrer Zusammensetzung bzw. ihrem Angriffspunkt eine erhebliche Gefährdung erwarten kann, Priorität haben. Auch häufige Kombinationen von Medikamenten untereinander und Interaktionen von Medikamenten mit Alkohol bedürfen verstärkt unserer Aufmerksamkeit.

Folgende Ziele erscheinen für die weitere pharmakopsychologische Forschung wichtig:

1. Aufgabenanalyse des Fahrverhaltens und systematische Beschreibung von Faktoren, wobei ihre relative Wichtigkeit und ihre Interaktionen festgestellt werden sollen.
2. Ein Modell der Verhaltensänderung unter Drogen, wobei Wechselwirkungen mit Faktoren im Individuum und mit äußeren Faktoren Berücksichtigung finden sollen.
3. Beschreibung verbesserter Methoden zur Stichprobenauswahl im Hinblick auf die entsprechende Population und die zu untersuchenden Hypothesen.
4. Verbesserung der Validität und Reliabilität experimenteller Methoden.
5. Festlegung von Standards für die Sensitivität von Untersuchungsmethoden.
6. Quantitative Standards für die praktische Relevanz von Untersuchungsergebnissen.

Auf diese Weise wäre eine systematischere Vorgangsweise bei pharmakopsychologischen Untersuchungen sowie eine bessere Vergleichbarkeit der Ergebnisse verschiedener Studien gewährleistet.

Literatur

1. JOSCELYN, K.B.: Report of an International Symposium on Drugs and Driving. Indiana University 1975.
2. KLEBEL, E.: Experimentalpsychologische Untersuchung der Wirkung von Hexobendin-Etamiran-Etofyllin-Kombination. Arzneimittelforschung, 25. Jg., H. 5, S 831 (1975).
3. UHR, L., MILLER, J.G.: Drugs and Behavior. University of Michigan 1960.

B. Biehl, Mannheim

Kombinationseffekte von Alkohol und Tranquilizern auf die Fahrtüchtigkeit von Kraftfahrern

Unter den möglichen Kombinationen psychoaktiver Substanzen sind sicher diejenigen mit Alkohol als einer der beiden beteiligten Substanzen die häufigsten. Aber nicht nur wegen des häufigen Vorkommens einer solchen Kombination ist es naheliegend, ihre Auswirkungen auf das Verhalten genauer zu untersuchen. Es ergibt sich nämlich auch die Frage, ob die Beziehungen, die zwischen verschiedenen Graden von Alkoholisierung einerseits und dem Unfallrisiko andererseits nachgewiesen worden sind, durch die zusätzliche Einnahme von Psychopharmaka in irgendeiner Richtung beeinflußt werden.

Immer häufiger wird deshalb im Rahmen der klinischen Prüfung neuer Substanzen auch die Frage nach den Auswirkungen bei gleichzeitiger Alkoholisierung gestellt. Meist geht man dabei wohl von der Annahme aus, daß Alkoholeffekte, die mit einem erhöhten Unfallrisiko bei entsprechenden Tätigkeiten verbunden sind, durch das Psychopharmakon verstärkt oder, wie es manchmal heißt, sogar potenziert werden könnten. Nach Durchsicht der entsprechenden Literatur ergeben sich Hinweise auf die folgenden, denkbaren Kombinationseffekte:

1. Häufig wird nur die Frage diskutiert, ob ein zusätzliches Psychopharmakon in die gleiche Richtung wie der Alkohol wirkt oder ob seine Wirkung gegenläufig ist. Die gleichsinnige Richtung wird dabei meistens als synergistisch, die gegenläufige als antagonistisch bezeichnet. Die Klassifizierung von Kombinationseffekten nach diesen beiden Kategorien sagt lediglich etwas über die Richtung, nicht aber über das Ausmaß eines Effektes aus.

2. Gleichsinnige Wirkungsrichtungen werden deshalb häufig weiter unterteilt nach dem Ausmaß des Effektes, wobei man zwischen additiver und potenzierender Wirkung unterscheiden könnte.

Geht man nun von Alkohol als einer der beiden Wirksubstanzen aus, dann müßten beide Substanzen sedierende Effekte hervorrufen. Entsprechende Leistungsminderungen unter einer der beiden Substanzen müßten sich verstärken, wenn beide gleichzeitig auf den Organismus wirken. Dabei könnte es sich dann entweder um additive oder um potenzierende Wirkungen handeln. Die Grenze zwischen diesen beiden nur graduell verschiedenen Möglichkeiten wird allerdings schwer zu ziehen sein, weshalb auch einige Autoren vorschlagen, diese Trennung wegfallen zu lassen (z.B. FORNEY u. HUGHES, 1968).

Bei antagonistischer Wirkung beider Substanzen müßte die zusätzliche Einnahme des Psychopharmakons die alkoholbedingten Leistungseinbußen verringern oder sogar ganz aufheben.

Nun wird man diese beiden grundsätzlichen Möglichkeiten von Kombinationswirkungen natürlich noch differenzieren müssen. Es ist z.B. kaum zu erwarten, daß ein völliger Antagonismus in dem Sinne besteht, daß die Wirkung der einen Substanz vollständig durch eine andere aufgehoben werden könnte. Dazu sind die Angriffspunkte und Wirkungsweisen psychoaktiver Substanzen im ZNS viel zu verschieden. Man wird also von "Gleichsinnigkeit" oder "Antagonismus" immer nur im Hinblick auf eng umgrenzte Verhaltensbereiche reden können.

Keine psychoaktive Substanz wurde wohl hinsichtlich ihrer psychischen Auswirkungen so eingehend untersucht wie der Alkohol. Dies gilt für die verschiedensten Verhaltensmerkmale (z.B. BURKHARDT, 1964), für die verschiedensten Situationsbedingungen (z.B. Laborversus Feldsituation; KIELHOLZ, 1968), für die verschiedensten Personengruppen (z.B. nach Alter und Geschlecht unterteilt) und natürlich für verschiedene Dosierungen und Arten von alkoholischen Getränken. Über die Beziehungen zwischen Alkoholisierungsgrad und Leistungsfähigkeit oder Alkoholisierungsgrad und Unfallrisiko brauche ich hier keine Worte mehr zu verlieren.

Die Frage, zu der ich Ihnen nur ein paaar experimentelle Ergebnisse mitteilen möchte, ist die der Alkoholwirkung bei gleichzeitiger Einnahme anderer Psychopharmaka. Geht man dabei von der praktischen Bedeutsamkeit des Problems aus, dann stehen natürlich solche Psychopharmaka im Vordergrund, die ambulant auch von Patienten eingenommen werden, die ihrer alltäglichen Beschäftigung weiter nachgehen.

Dabei ist wohl in erster Linie an die sog. Minor-Tranquilizer zu denken, und unter diesen wiederum wegen ihrer weiten Verbreitung and die Benzodiazepine. Häufig werden Tranquilizer ja gerade deshalb eingenommen, um die gewohnten Aufgaben besser wahrnehmen zu können.

Die Frage der erhöhten Gefährdung stellt sich dann besonders für diese Patienten, wenn sie sich ans Steuer setzen. Als Beweis für das erhöhte Unfallrisiko von Fahrern, die Psychopharmaka eingenommen haben, findet man häufiger Statistiken, in denen bei Unfällen verletzte oder getötete Menschen nach den Ergebnissen von Blut- oder Harnanalysen aufgeteilt werden in vier Gruppen:

1. nüchtern - kein Psychopharmakon
2. nüchtern - Psychopharmakon
3. alkoholisiert - kein Psychopharmakon
4. alkoholisiert - Psychopharmakon

Die prozentuellen Verteilungen dieser vier Gruppen aus einer Stichprobe von Kraftfahrern, die an Unfällen beteiligt waren, sagt aber noch nichts über die relativen Risiken aus, solange die entsprechenden Grundquoten nicht ermittelt worden sind, d.h., solange man nicht weiß, wie groß der Anteil der vier Gruppen an den unfallfreien Fahrern ist. Untersuchungen, in denen die entsprechenden Grundquoten ebenfalls ermittelt werden, sind aber enorm aufwendig, werfen fast unüberwindliche juristische Probleme auf, sind methodisch kaum zu bewältigen und infolgedessen mit der berühmten Ausnahme der "Grand Rapid Study" von BORKENSTEIN auch kaum durchgeführt worden.

So bleibt vorläufig nur der Weg, die im Labor gewonnenen Versuchsergebnisse über den Einfluß von Alkohol und Psychopharmaka auf das Verhalten so zu verallgemeinern, daß man daraus auch auf solche Verhaltensänderungen in der Realsituation schließt, die ein erhöhtes Unfallrisiko bewirken könnten.

Der Beweis eines höheren Unfallrisikos unter der Kombination Alkohol/Psychopharmaka im Vergleich zu Alkohol allein ist bisher noch nicht eindeutig erbracht worden. Es ist sogar schwer, aufgrund der vorliegenden Ergebnisse zu diesem Thema konkrete Hypothesen über die zu erwartenden Verhaltensänderungen unter dem Einfluß von Alkohol und Tranquilizern zu formulieren. Lediglich bei einigen Antipsychotika wie Chlorpromazin und Thioridazin sowie bei Tranquilizern in ungewöhnlich hohen Dosierungen, etwa 10 und 20 mg Diazepam und Chlordiazepoxyd, hat es sich immer wieder gezeigt, daß die Wirkung des Alkohols verstärkt wird (MYRSTEIN et al., 1971; KIELHOLZ et al., 1969; LINNOILA u. HÄKKINEN, 1973). Bei der Normaldosis von Benzodiazepinen sind die Ergebnisse dagegen keineswegs einheitlich. MILNER u. LANDAUER stellten antagonistische Wirkungen bei 5 mg Diazepam fest, bei der die leistungsmindernde Wirkung des Alkohols nach Einnahme des Tranquilizers teilweise wieder aufgehoben wurde. LINNOILA und HÄKKINEN berichten von additiven Effekten im Bereich der Reaktionsleistungen, dagegen von antagonistischen Effekten im Bereich der Aufmerksamkeitsleistung. Hier findet sich also ein Hinweis darauf, daß möglicherweise gar nicht generell von gleichsinnigen oder gegenläufigen Effekten geredet werden kann, sondern daß ganz speziell auf bestimmte Verhaltensbereiche hin differenziert werden muß.

Bei der Auswahl der abhängigen Variablen sind wir davon ausgegangen, daß diese etwas über die Fahrtüchtigkeit des Kraftfahrers aussagen sollten.

Es handelt sich um Laborversuche, obwohl gerade die Alkoholeffekte durch diesen Umstand möglicherweise in eine untypische Richtung gelenkt werden. Es ist ja bekannt, daß in ausgesprochenen Leistungssituationen, wie sie bei Laborversuchen meist bestehen, sogar höhere Leistungen unter geringer Alkoholisierung erzielt werden als im nüchternen Zustand. Dies wurde so erklärt, daß die Versuchspersonen in der Leistungssituation des Laborversuchs alle Kräfte mobilisieren, um den an sich erwarteten, von den Versuchspersonen auch wahrgenommenen leistungshemmenden Einfluß des Alkohols zu kompensieren. In der Normalsituation besteht aber kaum der Wunsch, dem Alkoholisierungseffekt entgegenzuwirken, er wird im Gegenteil als angenehm empfunden. Auch wird das Autofahren meist nicht als ausgesprochene Leistungssituation wahrgenommen, in der es um eine hohe Leistung im Sinne sicheren Verhaltens geht. Die Motivation der Versuchsperson ist also im Labor eine ganz andere als diejenige, über die wir anhand der im Labor erzielten Ergebnisse etwas aussagen wollen. Deshalb wird man aber im Labor festgestellte Leistungsabnahmen umso eher generalisieren können, weil sie sich unter den normalen Alltagsbedingungen eher noch stärker bemerkbar machen dürften. In allen Versuchen haben wir Blutalkoholkonzentrationen (BAK) anvisiert, die unter dem juristischen Grenzwert der Fahruntüchtigkeit liegen sollten. Denn gerade bei geringen Alkoholisierungen ist die Frage möglicher additiver Effekte besonders bedeutsam. Bei höheren BAK ab 1 Promille ist aufgrund der dann wohl eindeutig dominierenden Alkoholwirkung ohnedies kaum damit zu rechnen, daß Psychopharmaka in normalen therapeutischen Dosen sich noch meßbar im Effekt abheben.

Die abhängigen Variablen sollten in unseren Versuchen die folgenden für die Fahrtüchtigkeit wesentlichen Bereiche abdecken:

1. Die Stimmungslage und die subjektiv empfundene Leistungsfähigkeit durch verschiedene Schätzskalen und entsprechende Fragebögen wie
   a) Liste körperlicher Symptome von JANKE u. STOLL
   b) Profile of Mood-Scales von McNAIR
   c) Addiction Research Center Inventory von HILL u. HAERTZEN
2. Visuelle Wahrnehmung anhand eines Tachistoskop-Versuchs
3. Sensomotorische Koordination an einem Fahrstand
4. Motorisches Tempo durch Tapping
5. Reaktionsleistung am Wiener Determinationsgerät
6. Reaktionsgeschwindigkeiten
7. Konzentrationsleistungen
8. Daueraufmerksamkeit am Aufmerksamkeits-Prüf-Gerät nach MÜLLER.

Die BAK wurden teils gaschromatographisch, teils durch Breathalyzer und teilweise durch Widmark-Bestimmung gemessen. Die Versuchspläne, Versuchsdurchführung und statistische Auswertung waren in den drei Versuchsreihen möglichst gleichgehalten, um wenigstens von daher zu vergleichbaren Aussagen zu kommen. Die Stichproben setzten sich aus gesunden männlichen Studenten und aus Firmenangehörigen einer großen chemischen Fabrik, die sich alle freiwillig zu dem Versuch gemeldet hatten, zusammen. Alle Vpn wurden für die Teilnahme an den Versuchen bezahlt. Die Testdaten wurden, soweit hierfür die Voraussetzungen zutrafen, varianzanalytisch und kovarianzanalytisch ausgewertet. Der wichtigste Unterschied zwischen den drei Versuchsreihen bestand in der Auswahl verschiedener Substanzen und unterschiedlicher Dosierungen.

Versuchsreihe I

Die beiden Minor-Tranquilizer Mepiprazol (ein Piperazinderivat) und Diazepam wurden jeweils in 5 mg-Dosen verabreicht. Zusätzlich erhielten die Vpn 1,2 mg pro Kilo Körpergewicht 40%igen Wodkas. Obwohl damit eine höhere BAK anvisiert war, betrug sie 60 sowie 105 Minuten nach Trinkende nur ungefähr 0,22 Promille, war also sehr gering. Die Gesamtstichprobe aus 100 Vpn wurde nach einem Vorversuch nach ihrer Konzentrationsleistung parallelisiert auf 5 Gruppen zu je 20 Vpn aufgeteilt. Ebenso waren die 5 Gruppen hinsichtlich ihrer Persönlichkeitsmerkmale (16 PF von CATTELL) vergleichbar. Damit fallen zufällige Persönlichkeitsunterschiede zwischen den Versuchsgruppen als Erklärung möglicher Präparateeffekte aus. Die Gruppen erhielten die folgenden Präparatkombinationen:

Placebo + Orangensaft
Placebo + Wodka
Mepiprazol und Wodka
Mepiprazol + Orangensaft
Diazepam + Wodka.

Der Wodka wurde jeweils mit Orangensaft gegeben, um auf diese Weise auch für den Alkohol eine Placebosubstanz zur Verfügung zu haben.

Ich möchte nun nicht auf die zahlenmäßigen Ergebnisse eingehen, sondern lieber kurz die Resultate interpretieren:

1. Die geringe Alkoholmenge wirkte sich auf keines der 11 Leistungsmerkmale signifikant im Vergleich zur Placebogruppe aus. Die erzielten Leistungen deuteten durchwegs in Richtung Leistungsverbesserung, wenn auch nirgends signifikant. Die Gesamttendenz über alle Merkmale hinweg ließ sich aber als solche statistisch absichern. Diese Tendenz würde übrigens mit dem aus dem völlig andersartigen Ansatz BORKENSTEINs stammenden Ergebnis übereinstimmen, wonach unter einer BAK von 0,2 Promille ein geringeres relatives Unfallrisiko bei Kraftfahrern festgestellt wurde als in völlig nüchternem Zustand, (BORKENSTEIN, 1964).

2. Man könnte erwarten, daß bei der Kombination mit den Tranquilizern die Sedierung sowohl des Alkohols wie des Tranquilizers wirksam würde und die Leistungen entsprechend stärker abfielen. Im subjektiven Bereich trifft dies auch für die Kombination mit Diazepam zu. Die eigene Leistungsfähigkeit wird als signifikant schwächer beurteilt. Die effektive Leistung wird dagegen nicht beeinflußt.

3. Auch bei Mepiprazol finden sich keine Hinweise auf spezifische Kombinationseffekte. Keinesfalls ist es so, daß sich die Vpn unter einem der beiden Tranquilizer zusammen mit der niedrigen Dosis Alkohol so verhalten, wie sie es bei höheren Alkoholisierungsgraden tun.

Das Gesamtresultat zeigt, daß unter allen Präparatbedingungen, also Alkohol allein und in Kombination mit dem Tranquilizer, eher höhere Leistungen als unter Placebo erzielt werden. Deutliche Differenzen innerhalb der Alkoholbedingungen haben sich nicht ergeben.

Versuchsreihe II

Auch in der zweiten Versuchsreihe mit dem gleichen Tranquilizer, Mepiprazol, bestand die Gesamtstichprobe aus 100 Versuchspersonen, die auf 5 Gruppen zu jeweils 20 aufgeteilt wurden. Der Hauptunterschied gegenüber der ersten Versuchsreihe bestand in der Wahl anderer Dosierungen, sowohl bei Mepiprazol, das dieses Mal in zwei Dosen zu 2,5 und 5 mg verabreicht wurde, als auch beim Alkohol.

Es wurden 1 Promille anvisiert, die tatsächliche BAK betrug 0,92 Promille 90 Minuten nach der Einnahme. Zu diesem Zeitpunkt wurde auch der Hauptversuch durchgeführt. Im einzelnen erhielten die Gruppen folgende Substanzen:

Mepiprazol 5 mg + Wodka
Mepiprazol 5 mg + Orangensaft
Placebo + Wodka
Mepiprazol 2,5 mg + Wodka
Placebo + Orangensaft

Mepiprazol wurde in gleicher Dosis auch schon am Abend vor dem Hauptversuch verabreicht.

Hinweise auf Behandlungseffekte ergaben sich bei 4 von 28 Variablen. Die anschließenden Mittelwertsvergleiche zeigten, daß alle signifikanten Gruppenunterschiede sich auf jeweils eine Gruppe mit und eine Gruppe ohne Alkohol beziehen. Damit finden sich keine Hinweise auf Wirkungen von 5 mg Mepiprazol auf die untersuchten Variablen und auch keine Hinweise auf spezifische Kombinationseffekte von 2,5 mg und 5 mg Mepiprazol mit Alkohol gegenüber Alkohol allein. Die deutlichsten Effekte zeigen eine Minderung der Konzentrationsleistung unter Alkohol, sowohl allein wie auch in Kombination mit dem Tranquilizer.

Wie schon beim vorangegangenen Versuch haben sich auch hier innerhalb der verschiedenen Alkoholbedingungen keine Wirkungsunterschiede ergeben.

Das Gesamtresultat läßt sich wohl am ehesten so interpretieren, daß Alkoholisierungen von ca. 1 Promille BAK in der Wirkung so dominierend sind, daß mögliche Tranquilizereffekte dadurch zumindest in den untersuchten Bereichen völlig überdeckt werden. Im Gegensatz zu der geringen Alkoholisierung von 0,2 Promille, die in der Tendenz eher leistungssteigernd war, wirken sich 1 Promille deutlich leistungsmindernd aus.

Versuchsreihe III

An der dritten Versuchsreihe nahmen insgesamt 105 Versuchspersonen, aufgeteilt auf 6 Gruppen mit unterschiedlicher Behandlung, teil. Es handelte sich wiederum um freiwillige Firmenangehörige. Wie die Abbildung zeigt, handelt es sich um ein zweifaktorielles Design, bei dem der Alkohol in drei Stufen, nämlich 0; 0,6 und 0,8 Promille variiert wurde. Der zweite Faktor bestand in der Behandlung mit einem neuen Tranquilizer der Benzodiazepingruppe, der in der Normaldosis von 20 mg verabreicht wurde.

Der Ablauf des Gruppenversuchs geht aus der gezeigten Abbildung hervor: Das gesamte Testprogramm wurde zweimal vorgegeben, einmal zur Erfassung der Ausgangslage vor der Applikation und ein weiteres Mal zur Erfassung der Auswirkungen 40-90 min nach der Applikation. Die abhängigen Variablen bestanden wieder z.T. in objektiven Testverfahren, um Leistungsveränderungen in den verschiedensten für die Fahrtüchtigkeit wichtigen Funktionen nachweisen zu können, und in einer Reihe subjektiver Verfahren zur Beurteilung von Stimmungslage und Leistungsfähigkeit. Die Kovarianzanalysen brachten die folgenden Ergebnisse:

1. Alkohol

Unter Alkohol zeigen sich durchwegs die erwarteten Leistungsverschlechterungen und subjektiv registrierten Symptome. Dabei fällt auf, daß das Leistungsbild unter 0,6 Promille noch sehr stabil ist, d.h. nur wenige Funktionen schon durch diesen geringeren Alkoholisierungsgrad beeinträchtigt sind, während dann von 0,6 auf 0,8 Promille BAK die Leistungen ganz erheblich absinken. Die Alkoholisierung wird von den Versuchspersonen deutlich subjektiv wahrgenommen; sie berichten über körperliche Symptome und Veränderungen, die sie wahrnehmen, wobei parasympathische Symptome überwiegen und solche des allgemeinen Unwohlseins (s. Abbildungen L K S). Die Stimmungslage verschiebt sich unter Alkohol hauptsächlich in Richtung erhöhter Müdigkeit, während die subjektiv beurteilte Aktiviertheit, Depressivität und Konzentration nicht beeinflußt werden.

In allen angewandten Leistungstests zeigen sich Verschlechterungen unter 0,8 Promille: Das psychomotorische Tempo nimmt ab (TAPPING), die Wahrnehmungsleistungen beim kurzfristigen Beobachten komplexer Verkehrssituationen ist geringer (Tachistoskop), und die Konzentrationsleistungen - immer ein besonders empfindlicher Indikator - sind erheblich reduziert. Dies gilt sowohl für die Gesamtleistung wie für die Anzahl richtiger Lösungen. Außerdem nimmt die Zahl falscher Lösungen entsprechend zu. Ein weiterer Konzentrationstest, bei dem es um die Beobachtung eines weiten Blickfeldes geht, wobei die Versuchsperson auf bestimmte Signal-Konstellationen zu reagieren hat, zeigt ebenfalls einen deutlichen Leistungsabfall für die Gesamtleistung. Differenziert man die Leistung nach den seitlichen und mittleren Blickfeldern auf, dann wird besonders unter Alkohol die Leistung im seitlichen Blickfeld beeinträchtigt. Dies zeigt sich in der Anzahl richtig beobachteter Signale und auch in einer Zunahme falscher Reaktionen, d.h. Reaktionen ohne vorhergehenden Signalreiz.

2. Tranquilizer

Läßt man die Wirkung des Alkohols unberücksichtigt, dann zeigt sich lediglich bei einem einzigen Merkmal eine signifikante Wirkung des Benzodiazepins, und zwar in einer Abnahme der soeben geschilderten Konzentrationsleistung. Alle übrigen Merkmale blieben von dem verabreichten Tranquilizer unbeeinflußt.

3. Kombinationseffekte

Wechselwirkungen der Kombinationseffekte zwischen dem Tranquilizer und Alkohol deuten sich zwar an, erreichen aber nur in zwei Fällen das übliche Signifikanzniveau. Es handelt sich dabei um eine Zunahme subjektiv beurteilter, sympathikotoner Symptome und um einen weiteren Abfall der Konzentrationsleistung. Darüber hinaus beurteilen die Versuchspersonen tendenziell ihre Stimmungslage unter der Kombination von Alkohol und Tranquilizern in Richtung geringerer Aktiviertheit, größerer Unkonzentriertheit und stärkerer Müdigkeit als die nur alkoholisierten Versuchspersonen.

In der Richtung sind alle diese genannten Effekte synergistisch. Es finden sich also keine Anzeichen dafür, daß der Tranquilizer die an sich leistungsbeeinträchtigende und auch subjektiv empfundene Alkoholwirkung wieder aufheben oder reduzieren würde.

Versucht man nun, ein Resumée aus den drei dargestellten Versuchsreihen zu ziehen, dann läßt sich feststellen, daß Alkohol auch in Dosen unter der juristisch festgelegten Grenze der Fahruntüchtigkeit, also unter 0,8 Promille, schon häufig Leistungsminderungen bewirkt. Tranquilizer in normalen therapeutischen Dosen scheinen bei solchen Alkoholisierungsgraden wenn überhaupt, dann in die gleiche Richtung zu wirken. Keinesfalls sind diese Wirkungen aber so erheblich, daß man generell von einem additiven oder sogar potenzierenden Tranquilizereffekt sprechen könnte. Auch bei Alkoholisierungen um 0,8 Promille dominieren die alkoholbedingten Effekte schon so eindeutig, daß die relativ geringfügigen Effekte von Minor-Tranquilizern sich nicht mehr stark davon abheben.

J. Eschberger, Wien

Veränderungen am Knochensystem als direkte und indirekte Unfallsursache

Wir verstehen in der Unfallchirurgie den Begriff des pathologischen Bruches in dem Sinne, daß am frakturierten Knochen eine röntgenologisch sichtbare gröbere Strukturveränderung ist. Der Bruch selbst entsteht ohne adäquates Trauma, sehr oft mit nachfolgend verzögerter oder fehlender Heilung.

In meinem kurzen Referat will ich darstellen, daß der Begriff des pathologischen Bruches wesentlich weiter zu fassen ist und histologisch anatomische Erkenntnisse dazu bringen, die zum Teil in der Forschungsabteilung 1 der AUVA gewonnen wurden.

Der normale Knochen besteht aus einer bindegewebigen Grundlage, in die Mineral in Form von Hydroxylapatit eingelagert ist. Die volumsmäßige Verteilung ist 60% organische Substanz zu 40% Mineral. Die organischen Bestandteile sind für die Elastizität, das Mineral für die Festigkeit und Tragfähigkeit des Skelettes verantwortlich. Der Mensch ahmt diese Konstruktion im Eisenbeton nach, bei dem auch die Eisenarmierung für die Elastizität und der Beton für die Tragkraft verantwortlich sind. Ähnlich dem Beton ist auch im Knochen das Mineral nicht in einer gleichdichten Schichte über den ganzen Querschnitt verteilt, sondern es gibt mineraldichtere, dem alten Knochen entsprechende Zonen, und mineralärmere, die als neuangebaute oder umgebaute Knochen anzusprechen sind. Die richtige Mischung dieser verschieden mineraldichten Zonen bewirkt die volle Belastbarkeit bei maximaler Elastizität. Dazu gehört noch, daß die Knochenmasse gegenüber Weichteilen (Knochenmark, Gefäße, usw.) nicht reduziert ist. Dies würde, um beim Beispiel Eisenbeton zu bleiben, eine zu schwache Dimensionierung tragender Betonfundamente bedeuten.

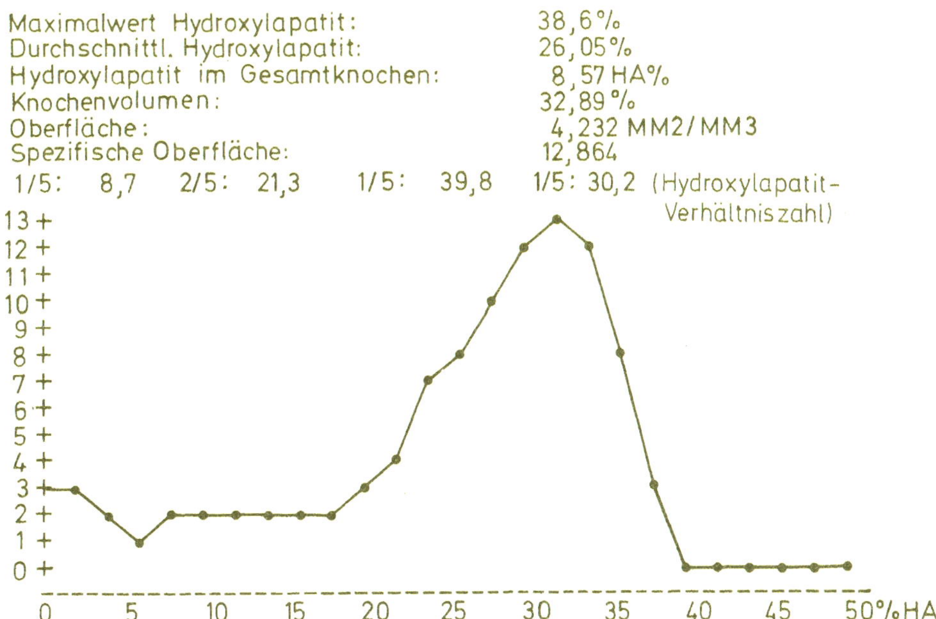

Abb.1. Ausschnitt aus einem Osteogramm eines gesunden Mannes. Die Gesamtmenge an Hydroxylapatit wird durch Berechnung des Mineraldurchschnittes im Knochenbälkchen bezogen auf die Knochenmasse in qmm gewonnen. Sie ergibt indirekt die gewichtsmäßige Belastbarkeit des Knochens. Im Diagramm sieht man eine mäßige Erhöhung im untermineralisierten Bereich, entsprechend dem Anbau, sowie einem kräftigen Anstieg bei etwa 30%, was dem vollmineralisierten Knochen entspricht. Darüber ist der übermineralisierte, vorwiegend tote Knochen, wie er uns als Schaltlamelle auch im normalen Skelettsystem entgegentritt

Auch das organische Gerüst zeigt im normalen Knochen eine ihrer Funktion entsprechende Struktur, lamellärer Knochen genannt. Aus diesen vorgenannten Faktoren ergeben sich 4 grundlegende Möglichkeiten zur Veränderung der Knochenstruktur und damit verbunden der Belastbarkeit, die sehr oft dem normalen Röntgenbild und der klinischen Untersuchung keine pathologischen Veränderungen nachweisen lassen.

Veränderungen der Knochenmasse gegenüber dem Markanteil

Bei sonst normaler Knochenstruktur kommt es zu einer Verminderung der Gesamtmasse an Mineral. Bis zur durch die Mineralmenge bestimmten Tragfähigkeit reagiert dieser Knochen wie ein gesunder, bei Überbelastung (auch ohne Trauma) frakturiert er. Typisches Beispiel: Zustand nach Inaktivitätsatrophie.

Störung des Gleichgewichtes verschieden mineraldichter Zonen

Bei der Osteomalacie ist der Mineralanteil vermindert, die Knochenmasse kann von stark vermindert bis stark vermehrt sein. Auf jeden Fall ist die Menge an vollmineralisiertem Knochen stark herabgesetzt, der untermineralisierte dagegen vermehrt. Es ist so, als ob dem Eisenbeton genügend Eisen aber viel zu wenig Beton gegeben wurde. Die Konstruktion wird zwar biegeelastisch, aber leicht verformbar sein. Früher oder später wird es im Bauwerk und auch im Knochen zu Ermüdungserscheinungen und Einbrüchen kommen.

Das Umgekehrte ist die Übermineralisierung, die, wie bei der Osteoporose, sehr häufig mit einer Rarefizierung einhergeht. Der Knochen ist unelastisch, normale Belastung und auch Überbelastung werden vertragen, jede plötzliche Drucksteigerung führt wegen mangelnder Elastizität zur Katastrophe.

Veränderung der Faserstruktur des Knochens

Der auf maximale Druckaufnahme konstruierte lamelläre Knochen wird völlig oder teilweise durch geflechtartigen Knochen oder Osteoid ersetzt. Als krasses Beipiel, das jeder Arzt kennt, möge hier die Osteogenesis imperfecta, mit ihrer Unfähigkeit, lamellären Knochen zu bilden, genannt sein. Unserem Beispiel Eisenbeton würde das einer untergeordneten Einbringung der Eisenbewehrung entsprechen. Die Mineralstruktur des Knochens kann dabei normal sein, sehr oft wird auch hier durch eine Unterdimensionierung der tragenden Bestandteile die Gesamtmasse an Mineral vermindert. (Abb.2)

Veränderung der Feinstruktur des Knochenbaues

Durch biomechanische oder hormonelle Fehlsteuerung wird der Knochen nicht funktionsgerecht angelegt und da eine Stabilität nicht erreicht werden kann, ständig umgebaut. Wir finden neben dieser Veränderung alle bisher beschriebenen meistens mitbeteiligt. Es ist so, als ob Nichtfachmänner eine Betonbrücke bauen

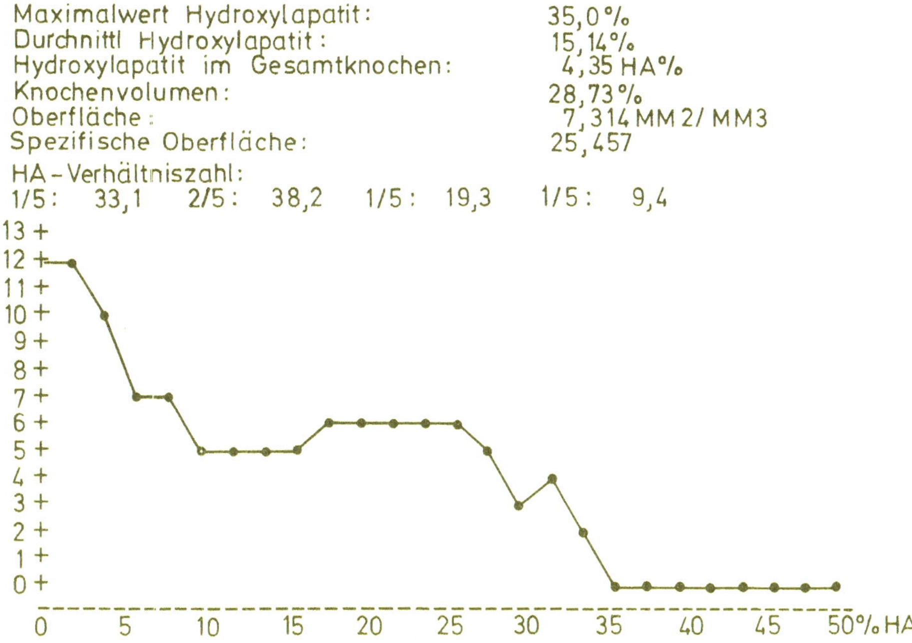

Abb. 2. Osteogramm eines sekundären Hyperparathyreoidismus. Vorwiegend untermineralisierter Knochen. Obwohl die Menge an Knochengewebe fast normal ist, liegt der Hydroxylapatitgehalt im Gesamtknochen mit 4.35% um etwa 50% niederer als normal. Es kam bei diesem Patienten auch zu Umbauerscheinungen und darnach zu einem Ermüdungsbruch

wollten. Jeder Einsturz eines solchen Bauwerkes wird auf seine Ursache hin analysiert, als Ärzte nehmen wir es noch immer hin, daß täglich viele Knochen einer Belastung nachgeben, der sie eigentlich gewachsen sein müßten.

Ich habe in einer ersten kurzen Analyse versucht, systematisch einige erfaßbare Faktoren darzulegen.

W. Auerswald, Wien

Störungen der Homoistase und Unfallgefährdung

Wenn über Zusammenhänge zwischen Störungen der Homoistase und Unfallgefährdung gesprochen werden soll, dann muß vorerst eine Definition des Unfallgeschehens gegeben werden. Man kann unter Unfall die Koinzidenz verursachender Faktoren verstehen, die zu einem körperschädigenden Ereignis führen. Eine solche Koinzidenz kann einerseits völlig zwangsläufig eintreten, ohne daß der

Betroffene selbst irgendwie Einflußmöglichkeit hat, etwa wie bei dem Schicksal eines Flugzeugpassagiers bei einem Zusammenstoß in der Luft; diese Möglichkeit ist nicht Gegenstand der vorliegenden Überlegungen. Hier interessieren jene Unfälle, bei denen der Betroffene selbst in gewissem Grade mitwirkt; besonders bemerkenswert sind hier die "Beinahe-Unfälle" ("near misses"), da die Frage naheliegt, warum einmal eine Konstellation zum Unfall, das andere Mal aber nur zu einem "Beinahe-Unfall" führte.

Für dieses Referat stellt sich das Problem daher so dar: Inwieweit kann Überschreitung der funktionellen Regulationsbreite des Organismus zu einem beitragenden Faktor bei der Unfallentstehung werden, bzw. mit anderen Worten, kann Störung der Homoiostase dazu führen, daß aus einem "Beinahe-Unfall" ein wirklicher Unfall wird.

Unter Homoiostase im Sinne des 1929 von CANNON geprägten Begriffes versteht man die Aufrechterhaltung eines konstanten funktionellen Zustandes als Folge präziser biologischer Regelvorgänge. Durch die Erkenntnisse der modernen Regeltechnik wird dies so dargestellt, daß in einem Regelkreis unter Einfluß einer Störgröße ein Regler die Stellgröße der neuen Situation anpaßt. Der menschliche Organismus ist dementsprechend ein System aus zahlreichen, aufeinander abgestimmten Regelkreisen. Wenn auch dieses Regelsystem sehr elastisch reagiert und trotz starker Störeinflüsse die normalen Körperfunktionen sichert und aufrecht erhält, können dennoch die Störeinflüsse so groß werden, daß die Regulationsbreite überschritten wird.

Derartige Störungen der Homoiostase können durch erschöpfende physische Tätigkeit - ermüdende Muskelarbeit, durch Kreislaufüberforderung, z.B. gleichzeitige Verdauung und Hitzeeinwirkung - aber auch durch hormonale Imbalance ausglöst werden. Aber auch signifikante Niveauänderungen der Regulation können die Homoiostase deutlich beeinträchtigen. Hier sollen die Wirkungen von Streß - auch emotionalem Streß - angeführt werden, ferner die Einflüsse biologischer Rhythmen, das je nach Lebensalter unterschiedliche regulatorische Verhalten und die Auswirkungen besonderer biologischer Zustände wie etwa Schwangerschaft.

Zuerst soll auf die Effekte muskulärer Schwerarbeit auf die Homoiostase eingegangen werden. SCHMIDKE konnte zeigen, daß verschiedene schwere Muskelarbeit vor allem auf die Stoffwechsellage unterschiedlich wirkt. Während bei einer Endbelastung von 1200 mkp/min die Milchsäurekonzentration sich auf einem konstanten Niveau, wenn auch mit erhöhten Werten, einpendelt, kommt es bei 1500 mkp/min zu einem Versagen der Regulation und die Milchsäurekonzentration steigt kontinuierlich an. Wenn man bei solchen physischen Belastungen mit den Methoden der Arbeitsmedizin die Bewegungsabläufe registriert (Chronocyklographie), dann sieht man deutlich, wie mit zunehmender Belastung die Bewegungen nicht mehr glatt ablaufen, sondern die neuro-muskuläre Koordination sich verschlechtert. Untersuchungen von HETTINGER über die Reflexhäufigkeit bei Arbeit mit Preßlufthämmern demonstrierten, wie mit zunehmender Zeit der Arbeit die Reflexhäufigkeit als Ausdruck der sich verschlechternden Regulation abnahm. Betrachtet man solche

Befunde im Zusammenhang mit der Unfallentstehung, dann wird deutlich, daß ein Ermüdeter in einer Situation, die sonst zu einem Beinahe-Unfall geführt hätte, infolge verschlechterter neuro-musculärer Regulation zum Unfallopfer wird; bei Straßenglätte wird etwa ein reflektorisch prompt Reagierender trotz Ausgleitens sich noch "erfangen" können, während es nach ermüdender Tätigkeit bei sonst gleicher Situation zum Sturz kommen kann.

Leicht zu einer Überforderung und Störung der Homoiostase kann auch bei einem Gesunden Kreislaufüberlastung führen. Betrachtet man den Gesamtkreislauf und seine Teilkreisläufe, wie etwa Haut-, Intestinal- und Muskel-Kreislauf, dann wird verständlich, daß bei gegebenem zirkulatorischen Volumen eine adäquate Versorgung lebenswichtiger Gebiete nur durch die regulatorische "Weichenstellung" gesichert ist. Wird nun eine Situation herbeigeführt, in der mehrere Teilkreisläufe gleichzeitig als Bedarfsträger auftreten, dann wird zwangsläufig die Regelbreite überschritten und die Mikrozirkulation lebenswichtiger Gebiete wie Herz und Gehirn ist nicht gewährleistet. Als Beispiel mag hier angeführt werden, daß bei bereits durch die Umgebungstemperatur und Muskelarbeit angespannter regulatorische Lage die Eröffnung des Baucheingeweide-Gefäßgebietes durch eine schwere Mahlzeit die Homoiostase des Kreislaufs schwerst beeinträchtigen kann. Es ist bekannt, daß hier die Unfallgefährdung vor allem infolge der Minderversorgung des Gehirns stark zunimmt. Dies gilt auch insbesondere für Kraftfahrer, deren zerebrale Leistung bei Belastung des Eingeweidetraktes und dementsprechender Verlagerung des Blutvolumens in den Bauchraum deutlich abnimmt.

Zu Störungen der Homoiostase kann auch Streß verschiedener Art, insbesondere emotionaler Streß, führen. Folgt man hier dem von SELYE aufgestellten Schema des "General Adaptation Syndrome", dann bewirken belastende Faktoren nach einer initialen, kurzzeitigen Alarmreaktion, die als Aktivierung des sympathischen Systems zu verstehen ist, eine länger anhaltende Aktivierung der Nebennierenrinde mit erhöhter Freisetzung von Glucocorticoiden; diese Hormone steigern die Anpsprechbarkeit der auf Catecholamine reagierenden Receptoren ("permissive Wirkung") und sichern so eine protrahierte Umstellung auf Sympathicotonie. Hält der Streß jedoch über zu lange Zeit an oder wirken mehrere Streß-Faktoren gleichzeitig auf den Organismus ein, dann folgt auf die Phase der "Resistance" eine Phase der Erschöpfung, in der die Belastung nicht mehr regulatorisch bewältigt werden kann. Eine solche Verhaltensweise würde erklären, daß Menschen, die unter Dauerstreß stehen, eine so weit gestörte Homoiostase aufweisen, daß bei ihnen "Beinahe-Unfall-Situationen" zu richtigen Unfällen führen können.

Von nicht zu unterschätzender Bedeutung für die Unfallentstehung dürften Schwankungen der regulatorischen Breite in der Folge biologischer Rhythmen sein. Hier soll besonders auf den 24-Stunden-Rhythmus ("Circadian-Rhythmus") eingegangen werden. Die sorgfältigen Studien von ASCHOFF u.a. haben gezeigt, daß dem menschlichen Organismus so wie den anderen Lebewesen auf dieser Erde ein Rhythmus innewohnt, dessen Periodenlänge um 24 Std schwankt ("freilaufender Rhythmus"). Durch zentral-nervöse

Mechanismen wird aufgrund der Sinneswahrnehmungen aus der Umwelt dieser endogene Rhythmus mit dem Wechsel von Tag und Nacht synchronisiert, sodaß eine präzise 24-stündige Periodendauer resultiert. Zahlreiche funktionelle Parameter lassen diesen Rhythmus erkennen; am bekanntesten ist das Verhalten der Körpertemperatur mit ihrem Maximum in den Nachmittagsstunden. Jedenfalls kommt es dabei auch zu einer rhythmischen Schwankung des vegetativen Gleichgewichtes mit Betonung des Parasympathicus während der Nachtstunden. MENZEL befaßt sich in seinem Buch über die Ermüdung ausführlich mit den Auswirkungen des Circadian-Rhythmus auf die Leistungsbreite. Dabei referiert er Untersuchungen, die auf Grund der Fehlerhäufigkeit im Arbeitsprozeß beweisen, daß signifikante Aufmerksamkeits-Schwankungen mit einem Maximum von Fehlern in den frühen Morgenstunden typisch sind. Analysen der Unfallhäufigkeit zeigen jedoch kein so eindeutiges Bild. Während etwa im Eisenbahn-Dienst (Rangierbetrieb) ein eindeutiges Maximum der Unfälle um etwa 2 Uhr morgens gefunden wurde, ergab sich in einem Walzwerk die höchste Unfallzahl am Tage. Sicher sind hier noch Fragen offen und das Studium etwa der Auswirkungen der Schichtarbeit auf das Unfallgeschehen werden derzeit forciert. Trotzdem wird die Bedeutung der biologischen Rhythmen im Arbeitsprozeß schon vielfach berücksichtigt. Hier soll etwa an die Problematik erinnert werden, die sich im Flugverkehr ergibt, wenn Zeitzonen in kurzer Zeit überflogen werden und eine Diskrepanz zwischen innerer und äußerer Zeit entsteht.

Die vorstehenden Ausführungen sollten - ohne Anspruch auf Vollständigkeit - Hinweise dafür erbringen, daß auch beim Gesunden übermäßige Belastungen seiner regulatorischen Mechanismen, die Abweichungen funktioneller Regelgrößen vom Mittelwert in den Grenzbereich des Normalen verursachen, zu gefährlichen Verhaltensstörungen führen können; solche Verhaltensstörungen können als ein Faktor in der komplexen Situation eines "Beinahe-Unfalles" entscheidende Bedeutung gewinnen. Abschließend soll daher noch kurz die Frage nach Möglichkeiten einer Prophylaxe berührt werden. Jeder prophylaktische Ansatz in diesem Zusammenhang muß auf die Schwachstellen der Regulation Rücksicht nehmen. Dies wird durch Vermeidung übermäßiger physischer Belastung - Pausengestaltung - möglich sein; ferner wird man bei bestimmten Berufsgruppen durch entsprechende Gestaltung der Ernährung die verdauungsbedingte Überforderung des Kreislaufes vermeiden müssen. Der großen Bedeutung des emotionellen Streß nicht nur als psychologisches Moment, sondern auch bei längerer Dauer als Belastung der neuroendokrinen Regulation, wird durch Sicherung eines entsprechenden psychischen Klimas Rechnung zu tragen sein. Schließlich soll hier noch an die altersbedingte Änderung der regulatorischen Mechanismen erinnert werden; Architekten, Designer und sonstige Gestalter der Umwelt werden hier vor allem durch Berücksichtigung der alten Menschen mit ihrer verminderten regulatorischen Breite einen wichtigen Beitrag zur Unfallprophylaxe leisten können.

E. Hubert, Ch. Kress und O. Motschka, Wien

Versuch einer Korrelation zwischen Unfall- und Wettergeschehen

Für Geschehnisse, die anscheinend rein zufällig eintreten und für die keine einfache Erklärung gefunden werden kann, konstruiert sich der Mensch rasch Ursachen. Sie reichen von Fatalismus über Astrologie bis zum Wetter.

Aufgabe dieser Arbeit ist es nun, Zusammenhänge zwischen dem Unfallgeschehen und dem Wetter aufzudecken. Da zwischen diesen beiden Dingen keine Gesetzmäßigkeit im mathematischen Sinn gegeben ist, ist es notwendig, sich Richtlinien zur Barbeitung zu schaffen, um zu möglichen Resultaten zu gelangen.

Von der "Allgemeinen Unfallversicherungsanstalt" für Österreich wurde uns zu diesem Zweck ein nahezu lückenloses statistisches Material über alle in Österreich geschehenen Arbeitsunfälle - nach den verschiedensten Gesichtspunkten aufbereitet - zur Verfügung gestellt.

Dieses Material bietet eine Fülle an Informationen, sodaß eine Reduzierung notwendig ist. Zum Beispiel beträgt die Gesamtzahl der Arbeitsunfälle im Jahre 1973 in Österreich 145.000. Wir haben uns in unserer Bearbeitung nur auf die im Bundesland Wien geschehenen Arbeitsunfälle, die rund 28% der Gesamtunfälle Österreichs im Jahre 1973 ausmachen, beschränkt. Dies deshalb, weil für Wien die größte Informationsdichte in meteorologischer Sicht vorhanden und außerdem eine punktförmige Betrachtung des Wettergeschehens einfacher ist. Für Gesamtösterreich ist das Wettergeschehen viel zu differenziert. Zum anderen ist auch eine Streuung über die verschiedensten Berufsgruppen gegeben. Weiters liegt von Wien Material über ähnlich zufällig verteilte Geschehnisse wie die Arbeitsunfälle vor. So haben wir in unsere Bearbeitung alle polizeilich gemeldeten Verkehrsunfälle miteinbezogen. Dadurch ist eine Kontrolle bei etwaigen Aussagen über die Beziehung zwischen Wetter und diesen beiden Unfallarten möglich, vorausgesetzt, das Wetter affektiert beide Geschehen gleichermaßen, was man auf Grund bisheriger medizin-meteorologischer Untersuchungen annehmen kann.

Das Zahlenmaterial der Arbeitsunfälle

Wie schon gesagt, der Informationsgehalt des Unfalldatenmaterials ist sehr dicht. Es sind über jeden Arbeitsunfall vom Datum, über Berufsgruppe und Art der Verletzung verschiedenste Angaben enthalten. In Zusammenarbeit mit den Unfallchirurgen wurde folgende Aufgliederung des Materials vorgenommen:

1. Ausgangsbasis waren alle Arbeitsunfälle pro Tag.
2. Von der Gesamtzahl der Arbeitsunfälle wurden alle Unfälle ausgeschieden, bei denen ein Fahrzeug beteiligt war.
3. Alle Unfälle mit Fahrzeugen wurden gesondert ausgezählt (im Hinblick auf Verkehrsunfälle).
4. Ergänzend zu 2 und 3 sind die reinen Wegunfälle ausgezählt worden.

Weitere Auszählungen wurden nach Verletzungsarten vorgenommen:

5. Es wurden alle Fußverletzungen erfaßt, die typisch für Verkehrsunfälle sein können.
6. Auf Grund der in den Unfallkrankenhäusern rein gefühlsmäßig festgestellten "seltenen Häufigkeit" von Kopfverletzungen wurden diese in die Bearbeitung miteinbezogen.
7. Verschiedene Untersuchungen über Wetter und Konzentrationsbeeinträchtigungen etc. wurden mit positiven Ergebnissen durchgeführt. Bei der Überlegung, welche Verletzungen in erster Linie durch Konzentrationsbeeinträchtigungen auftreten, kommt man vor allem auf leichte Handverletzungen.

Sicher gäbe es noch verschiedene andere Überlegungen in dieser Richtung. Unser Ziel war es aber, Hinweise auf mögliche Beziehungen zwischen Wetter und Unfall zu bekommen, um dann mit geeigneten statistischen Methoden weiter arbeiten zu können. Zu diesem Zweck soll das Unfallmaterial zunächst den einfachen meteorologischen Parametern wie Temperatur, Feuchte, Druck, Druckänderung, Niederschlag und Wind direkt gegenübergestellt werden. Dann komplexeren Größen der Meteorologie, wie Inversionen, Vertikalbewegungen in der Atmosphäre, Luftmassenwechsel und Wetterlagen. Diese letzteren Größen liegen uns nur aus dem Jahr 1975 in extenso vor, sodaß eine Bearbeitung der anderen Jahre nicht möglich war.

Zur Analyse der Unfälle wurden die Jahre 1973, 1974 und 1975 herangezogen, also drei Jahre, obwohl wesentlich mehr Material zur Verfügung gestanden wäre. Immerhin ist aber die Gesamtsumme der Arbeitsunfälle in diesen drei Jahren mit 128.372 Fällen beträchtlich. Im Mittel sind es 42.791 Arbeitsunfälle. Die Jahre 1973 und 1974 weichen vom Mittel um +1,6%, das Jahr 1975 um -3,2% ab. Die Verkehrsunfälle (von der Polizei Wien jährlich publizierte Daten) erreichen im selben Zeitraum 40.235 Fälle, im Mittel 13.412 pro Jahr, wobei das Jahr 1973 um +2,4%, das Jahr 1974 um +0,3% und das Jahr 1975 um -2,7% vom Mittel abweicht.

Die Jahressummen der beiden Unfallarten sind ziemlich konstant, und weichen auch von ihren drei Jahresmitteln vorzeichenmäßig in die gleiche Richtung ab.

Sehen wir uns zunächst die Verteilung der Monatssummen der drei Jahre in Prozenten der einzelnen Jahresgesamtsumme der Unfälle an:

a) Gesamtarbeitsunfälle: Bis Ende Juni steigen die monatlichen Unfallzahlen leicht an, sind im Mittel während der Urlaubsmonate etwas geringer, um bis zum November auf die Höchstwerte des Jahres anzusteigen. Unterschiede in der monatlichen Verteilung betragen maximal 1,5% während der drei Jahre. Die Herbstspitze fällt in allen drei Jahren abgesehen von geringfügigen Unterschieden zusammen.
b) Fast die gleiche Verteilung der Monatssummen über die drei Jahre zeigen die Arbeitsunfälle ohne Fahrzeug. Die Unterschiede zwischen den drei Jahren sind etwas geringer.
c) Bei den Arbeitsunfällen mit Fahrzeugen, die in geringerer Häufigkeit auftreten, sind die jährlichen Unterschiede innerhalb der einzelnen Monate größer: maximal 3%. Sie ähneln in ihrem Jahresgang eher den Verkehrsunfällen.

d) Ganz anders sind die Arbeitswegunfälle in ihrem Jahresgang: die Jänner haben einen hohen Anteil an den Gesamtjahresunfällen. Von Feber bis September ist der Anteil niedriger und fast gleich groß, um dann im Oktober und November wiederum stark anzusteigen. Der Dezember sinkt auf Werte der Monate Feber bis September ab.
e) Der monatliche Anteil der Fuß- und Knöchelverletzungen in den drei Jahren ist sehr konstant (maximal 2% Unterschied) und der Jahresgang gleicht dem der Gesamtunfälle.
f) Die Streuung der Kopfverletzungen von Monat zu Monat und Jahr zu Jahr ist sehr groß, letztlich auch wegen ihres geringen Anteiles an den Gesamtarbeitsunfällen.
g) ein von e) und f) abweichendens Bild bieten die Handverletzungen: der prozentuelle Anteil der einzelnen Monate an der jeweiligen Jahresgesamtsumme ist nahezu konstant. Der Jahresgang geht von hohen Anteilen im Jänner langsam auf das Minimum im August zurück, um bis zum Jahresende hin stark anzusteigen.
h) Die Verkehrsunfälle steigen vom März bis Juni an, erreichen im Juli-August ähnlich tiefe Werte wie im Jänner und Dezember. Im Oktober werden die jährlichen Spitzenwerte erreicht.

Bei dieser Gegenüberstellung der einzelnen ausgewählten Unfallzahlen spiegelt sich die Lebensgewohnheit des Österreichers im Laufe eines Jahres wieder: Weihnachtsferien, Skiurlaube, eine Arbeitsperiode bis Juni, die Urlaubswelle stoppt die Unfallzahlen. Die Arbeitshektik des Herbstes läßt die Unfallzahlen rapide ansteigen und erst zu den Weihnachtsferien absinken.

Die Gliederung des Zahlenmaterials wäre nicht vollständig, ohne die Aufstellung der monatlichen Verteilung der Arbeitsunfälle in Abhängigkeit von den monatlichen Gesamtarbeitsunfällen. In den bearbeiteten drei Jahren ist der Anteil der einzelnen Unfall- und Verletzungsarten an den Gesamtarbeitsunfällen sowohl bei den Jahres- wie auch Monatssummen überaus konstant:

Unfälle ohne Fahrzeug sind mit 83%, Wegunfälle mit 13%, Unfälle mit Fahrzeug mit 4%, Fuß- und Knöchelverletzungen mit 25%, Hand verletzungen mit 4% und Kopfverletzungen mit knappen 3% einmal an den Gesamtunfällen, respektive zum anderen an den Verletzungsarten beteiligt. Die größte Abweichung tritt bei den Wegunfällen im Dezember 1975 mit +5% auf.

Das heißt aber für uns, daß die Abweichungen der einzelnen Monate von ihrem Mittelwert aus den drei Jahren zu keiner Korrelation mit anderen Größen, wie eben dem Wettergeschehen, herangezogen werden können. Betrachtet man aber die Abweichungen unseres Wetterverlaufes vom mittleren Wetterzustand, also dem Klima, so sind hier die Abweichungen meist sehr groß und einschneidend.

Ganz kurz wollen wir auch die Verteilung der Gesamtarbeitsunfälle an den einzelnen Wochentagen (Wochentagsjahresmittel) betrachten: Der Montag ist dem arbeitenden Menschen nicht sehr zuträglich: im Mittel ist mit 180 Arbeitsunfällen zu rechnen. Dagegen sind am Dienstag, Mittwoch und Donnerstag 161, 159 und 153 Unfälle zu erwarten. Der Freitag fällt schließlich auf 139 Fälle zurück (wesentlich früherer Arbeitsschluß). Der Samstag und Sonntag, respektive die Feiertage, sind mit 33, 12, und 10 Arbeitsunfällen beteiligt. Die einzelnen Jahre weichen von diesen Mittelwerten um maximal ± 5 Fälle ab.

Bei den Verkehrsunfällen haben wir von Montag bis Donnerstag im dreijährigen Mittel 40 Fälle, am Freitag treten mit 45 Fällen etwas größere Anzahlen auf. Der Samstag zählt genausoviel Verkehrsunfälle wie Arbeitsunfälle, nämlich 33. Sonn- und Feiertage sind mit rund 11 Fällen vertreten. Auch hier ist die Konstanz der drei Jahre in der Anzahl der Fälle pro Wochentag gegeben.

Ergänzend zu den Wochentagen seien noch die stündliche Verteilung der Handverletzungen in Summen je Stunde über das Jahr stellvertretend für alle anderen Arbeitsunfälle aufgezeigt. Die meisten Unfälle ereignen sich um 7 Uhr: 361. In den Vormittagsstunden liegt die Unfallzahl etwa bei 135 und steigt kurzzeitig zu Mittag auf 165 Fälle an. In den Nachmittagsstunden ist eine stetige Zunahme der Unfälle bis 17 Uhr auf 230 Fälle festzustellen. Dann fallen sie in einer e-Potenz ähnlichen Kurve auf 5 Fälle um Mitternacht ab.

Fassen wir also kurz zusammen: Die Arbeitsunfälle zeigen einen sehr konstanten Jahresgang, noch ausgeprägter ist die Verteilung der Unfälle an den verschiedenen Wochentagen und ebenso zu den Tagesstunden (in Summen nur für die Handverletzungen ausgezählt). Die Konstanz dieser Gänge innerhalb der drei beobachteten Jahre ist überaus groß. Die Ursache- Wirkungsverhältnisse, die hier vorhanden sind, gehören in andere Wissenschaftsbereiche, deren Resultate uns das Herausfiltern des Wettereinflusses wahrscheinlich wesentlich erleichtern würden.

Wir haben uns nun auf Grund dieser Analysen und zufolge der Zeitabhängigkeit des Wettergeschehens entschlossen, die Tagessummen der Unfälle zur Bearbeitung heranzuziehen. Das Problem dabei ist, daß wir den starken Wochentagseffekt zu eliminieren haben. Nimmt man an, daß eine bestimmte Anzahl von Unfällen immer gegeben sein wird, was ja aus der hohen Konstanz der Unfallzahlen abzulesen ist, und daß die extremen Abweichungen von diesem mittleren Zustand interessant werden, so lassen sich erst durch die Bestimmung von Schwellwerten Unfalltage festlegen, die einer weiteren Bearbeitung zugeführt werden können. Die Berechnung der mittleren Unfallzahlen erlaubt es gleichzeitig, die Wochentagseffekte zu eleminieren. Unter Ausschluß der Feiertage haben wir die Jahresmittel der einzelnen Wochentage berechnet und die Streuung um ihr Jahresmittel bestimmt. Um nicht zu stark zu glätten, wurde jedes der drei Jahre für sich bearbeitet.

Die Festlegung der Schwellwerte ließe Diskussionen zu. Wir haben als oberen Schwellwert den Mittelwert plus Streuung definiert. Zählt man nun die Tage mit Unfallzahlen, die größer als Mittelwert plus Streuung sind, aus, so ergibt sich folgendes:

Die Verkehrsunfallzahlen liegen an 185 Tagen, das sind 17% der drei Jahre, über dem Schwellwert, wobei die Schwankung maximal 8 Tage beträgt. Für die Gesamtarbeitsunfälle ergeben sich 150 Tage (14%) bei einer Schwankung von 7 Tagen; Arbeitsunfälle ohne Fahrzeug: 141 Tage (13%), Schwankung 8 Tage; Arbeitsunfälle mit Fahrzeug: 191 Tage (17%), Schwankung 26 Tage; Wegunfälle: 153

Tage (14%), Schwankung 8 Tage; Fußverletzungen: 181 Tage (17%), Schwankung 11 Tage; Kopfverletzungen: 131 Tage (12%), Schwankung 21 Tage; Handverletzungen: 141 Tage (13%), Schwankung 13 Tage. An insgesamt 11 Tagen (1%) mit einer Schwankung von 3 Tagen von Jahr zu Jahr überschreiten die Verkehrsunfälle, Arbeitsunfälle und Handverletzungen gemeinsam den Schwellwert. Betrachtet man nur die Verkehrsunfälle und die Gesamtarbeitsunfälle, so sind es 34 Tage (3%) mit einer Schwankung von 5 Tagen von Jahr zu Jahr.

Die Anzahl der Tage, an denen der definierte Schwellwert überschritten wird, ist also wiederum bei den Verkehrsunfällen und Gesamtarbeitsunfällen in allen drei Jahren ziemlich konstant. Die Schwankungsbreite ist bei den Verletzungsarten relativ groß (16% bei den Kopfverletzungen), was auf die zu geringe Gesamtanzahl der Fälle zurückzuführen ist.

Eine wesentliche Erkenntnis für unsere weitere Bearbeitung ergibt sich also aus der zeitlichen Zuordnung von Tagen mit Unfallzahlen über dem Schwellwert: nur in 3% der zur Verfügung stehenden Tage fallen hohe Verkehrsunfallzahlen mit hohen Gesamtarbeitsunfällen zusammen. Noch ungünstiger wird das Bild, nimmt man die Handverletzungen hinzu: Nur mehr 1% der Gesamttage zeigt ein Zusammenfallen der Extremwerte. Das heißt also, daß das Auftreten von hohen Unfallzahlen einer großen Zufälligkeit unterliegt.

Fassen wir kurz die Ergebnisse, die aus dem statistischen Material gewonnen wurden, zusammen: die drei Jahre zeigen eine hohe Konstanz der Unfallzahlen in der Jahresgesamtsumme, den Monatssummen, der wöchentlichen Verteilung und sogar im Tagesgang. Ebenso ist die Summer der Tage mit Unfallzahlen über dem definierten Schwellwert innerhalb der einzelnen Jahre konstant. Die zeitliche Streuung der Tage mit Unfällen und Verletzungen, die zahlenmäßig über dem Schwellwert liegen, ist groß.

Das Wettergeschehen und die Unfallzahlen

Die wohl einfachste Methode ist, den Unfalltag dem Wettergeschehen zu überlagern und derart auf mögliche Zusammenhänge zu kommen. Wir haben dies für das Jahr 1974 versucht. Als meteorologische Größen wurden das Tagesmittel, das tägliche Maximum und Minimum der Lufttemperatur, der mittlere tägliche Dampfdruck, der mittlere tägliche Luftdruck, die tägliche Sonnenscheindauer, der Wind mit Richtung und Stärke, die Drucktendenz und die interdiurne Änderung der Temperatur verwendet. Auf den ersten Blick lassen sich gewisse Tendenzen ablesen, die aber einer genaueren Analyse nicht standhalten. Sehr störend sind bei dieser Art der Gegenüberstellung die Wochentagseffekte, - auch bei einer Glättung sind sie noch stark bemerkbar. Ein Resultat sei aber hier am Rande vermerkt: Bei Nebel, Schnee und Glatteis ist ein geringfügiges Absinken der Verkehrsunfälle festzustellen, da anscheinend das Wissen um die Gefahr die Autofahrer doch etwas vorsichtiger werden läßt. In diesem Zusammenhang soll auch nicht unerwähnt bleiben, daß im Material der Arbeitsunfallstatistik als Arbeitsunfallursache meteorologische Größen wie Hitze, Sturm,

Kälte, Gewitter etc. aufscheinen. In den drei bearbeiteten Jahren gab es insgesamt drei Fälle, wo als Ursache einer dieser Parameter - die Kälte - angeführt wird. Einer dieser Unfälle trat im Sommer auf: als Unfall in einem Kühlhaus. Direkte Einflüsse des Wetters auf die Arbeitsunfälle scheiden also wegen ihres geringen Auftretens aus.

Die einzelnen meteorologischen Größen sind Folgeerscheinungen eines komplex ablaufenden Wettergeschehens und es ist also angebracht, mit Hilfe einer Wetterlagenklassifikation das komplexe meteorologische Geschehen mit den Unfalldaten zu korrelieren.

Die Analyse des täglichen Wetterablaufes in ein notwendigerweise vereinfachtes Schema zu bringen ist schwierig. Aus der Vielzahl der Möglichkeiten für eine Wetterlagenklassifikation haben wir die des deutschen Wetterdienstes herangezogen, da sie auch publiziert vorliegt und nach eingehender Überprüfung an Hand der täglichen Wetterkarten für Wien verwendet werden kann. Als weitere Informationen über die Wetterlagen haben wir die Strömungsverhältnisse in 700 mb, eine einfache Temperaturklassifikation nach Kalt- und Warmluftzufuhr, Frontdurchgänge und die Höhendruckverteilung über Wien verwendet.

Die 29 verschiedenen Wetterlagen lassen sich roh in drei Gruppen einteilen: anticyclonale und cyclonale Lagen und Übergangslagen.

In den drei bearbeiteten Jahren haben entsprechend unserer geographischen Lage und der Allgemeinzirkulation der Atmosphäre die westlichen cyclonalen Wetterlagen (Wz) mit 17% den Hauptanteil. Die Hochdruckbrücken über Mitteleuropa (BM) folgen mit etwa 10%. Mit jeweils 5% sind das Hoch Mitteleuropa (HM), die Westlagen mit anticyclonalem Charakter (Wa), die Troglagen über West- und Mitteleuropa (TrW und TrM), die cyclonalen Südwestlagen (SWz), - alle bei uns meist in Verbindung mit SW - Strömungen und teilweise Föhn -, und die Winkelwestlagen (Ww) vertreten. Die Häufigkeiten bei anderen Wetterlagen liegen unter 5%.

Die Verteilung der einzelnen Wetterlagen innerhalb der drei Jahre und ihre Auszählung zum Unfallstag einschließlich des Vor- und Folgetages, nur am Unfalltag und weiters nur an Werktagen sind in der Abb. 1 dargestellt. Unter Unfalltag ist aber ein Tag mit Unfallzahlen über dem definierten Schwellwert zu verstehen. Die Summe der Wetterlagen zu diesen Unfalltagen sind in Abhängigkeit ihres Gesamtauftretens dargestellt.

Als Resultat haben wir, jetzt nur für die reinen Werktage, folgendes erhalten:

20% der Südlagen anticyclonal (SA) mit S-bis SW- Strömungen,
23% der Übergangslagen (Ü) mit mehr SW- als NW- Strömungen,
20% der Lagen Trog Mitteleuropa (TrM) mit SW-Strömungen,
17% der Südostlagen cyclonal (SEz) mit südlichen Strömungen,
16% der Südwestlagen cyclonal (SWz) mit SW-Strömungen,
10% der Lagen: Hoch Fennoskandien anticyclonal (HFa), Südwestlage anticyclonal (SWa), Nordwestlage anticyclonal (NWa), Nordlage cyclonal (Nz), Nordostlage cyclonal (NEz), Westlage cyclonal (Wz) und Nordwestlage cyclonal (NWz)

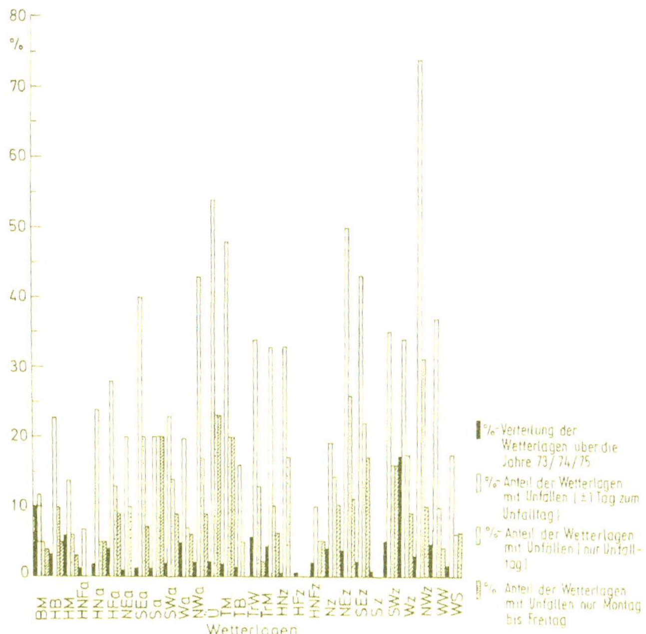

Abb.1. Wetterlagen und Unfalltage 1973-1975

sind jeweils an Werktagen mit Gesamtarbeitsunfällen über dem Schwellwert beteiligt. Die fünf erstgenannten Wetterlagen sind innerhalb der drei Jahre sehr schwach vertreten: Sa mit 1,4%, Ü mit 2,4%, TrM mit 2,3%, SEz mit 2,1% und SWz mit 5,0%. Zusammen sind das 13,2% der Gesamttage oder rund 145 Tage, wobei im Mittel nur 18% dieser Wetterlagen mit hohen Unfallzahlen zusammenfallen (rund 26 Tage).

Wie problematisch derartige Statistiken sind, sei an Hand der Auszählungen der Wetterlagen für die Vor-, Unfall- und Nachunfalltage und für die Unfalltage selbst aufgezeigt. Die Wetterlage Nordwest cyclonal (NWz) erreicht im ersteren Fall 74% der insgesamt mit 2,8% vertretenen Gesamtzahl, am Unfalltag selbst 26% und bei den reinen Werktagen nur mehr 10%. Ein ähnliches Bild bieten die cyclonalen Nordostlagen (NEz): von 50% auf 26 bzw. 11%. Hierfür Erklärungen zu finden, ist ohne ins Detail gehende Untersuchungen nicht möglich.

In der medizin-meteorologischen Literatur hat man bei verschiedensten Untersuchungen gute Resultate mit Inversionen, Vertikalbewegungen in der Atmosphäre und Frontdurchgängen erhalten

Leider standen uns diese meteorologischen Daten nur für das Jahr 1975 zur Verfügung.

Bei 54 Gesamtarbeitsunfällen im Jahre 1975 (Unfalltage mit Unfallzahlen über unserem Schwellwert) traten in 40% der überwiegenden Fälle am Unfalltag keine Inversionen auf, in 52% der Fälle am

Vorunfalltag. Aufsteigende Luftmassen in 3000 m Höhe fanden sich in 56% der Fälle am Unfalltag. In 1500 m Höhe gibt es in 50% der Fälle aufwärts gerichtete Vertikalbewegungen, am Vor- und Folgetag überwiegend Absinkvorgänge. Ergänzend zu den Vertikalbewegungen wäre zu sagen, daß die aufwärts gerichteten Bewegungen wesentlich häufiger sind, als die absinkenden. Klassische Frontdurchgänge fallen nur in 30% der Fälle mit hohen Unfallzahlen zusammen.

In diese Betrachtung haben wir auch noch die Hand- und Kopfverletzungen mit einbezogen. Bei überwiegend aufsteigenden Luftmassen in 1500 und 3000 m Höhe (45 bzw. 61% der Fälle) und bei Inversionen zwischen 1000 und 2000 m Höhe häufen sich Kopfverletzungen. Die Fronten sind wiederum sehr schwach wirksam, hingegen tritt in 58% der Fälle am Unfalltag Niederschlag auf.

Die Handverletzungen laufen unter ähnlichen Bedingungen ab. Bei den Verkehrsunfällen sind Inversionen bedeutungslos, positive Vertikalbewegungen finden sich in 50% der Fälle, Fronten in 42% und Niederschlag in 51%.

Diese Untersuchung läßt keine näheren Zusammenhänge zwischen Wetter- und Unfallgeschehen erkennen. Es wurde daher verzichtet, eine Auszählung der einzelnen meteorologischen Größen für das Jahr 1975 durchzuführen.

Zusammenfassung

Eine Beziehung zwischen einzelnen meteorologischen Grundgrößen, wie etwa Temperatur, Feuchte etc., und dem Unfallgeschehen ist nicht zu finden. Nur 18% aller südwestlichen Wetterlagen zeigen einen Zusammenhang mit Unfallzahlen über dem definierten Schwellwert. Inversionen und Fronten zeigen keinen signifikanten Zusammenhang mit dem Unfallgeschehen. Die aufwärts gerichteten Vertikalbewegungen in der Atmosphäre zeigen eine engere Beziehung zu den Unfallzahlen, allerdings treten diese Vertikalbewegungen sehr häufig im Wetterablauf auf.

Man kann also, wie HARLFINGER bei Untersuchungen an Arbeitsunfällen in den Daimler-Benz-Werken feststellte, höchstens von einer erhöhten Unfallhäufigkeit sprechen, die vor allem durch süd- bis südwestliche Wetterlagen verursacht wird.

Wenn wir uns nochmals die hohe Konstanz des Unfallgeschehens, sowohl zeitlich als auch beitragsmäßig, und gleichzeitig den höchstens mit 3% ansetzbaren Wettereinfluß vor Augen halten, so ist zu vermuten, daß Einflüsse wie Arbeitsbeginn, psychische und physische Momente etc. von größerer Bedeutung für das Unfallgeschehen sein werden.

P. Urban, Wien

Zur Frage kosmischer Einflüsse auf das Unfallgeschehen

Nachfolgende Überlegungen widmen sich einem von seiten der offiziellen Wissenschaft mit Entschiedenheit als mitteralterlicher Aberglaube abgelehnten Deuteverfahren, nämlich der Astrologie. Hier handelt es sich um ein Deuteverfahren, welches aus der vorwissenschaftlichen Stufe des Bewußtseins stammt, daher die mythologisch - symbolistische Form der Deutungselemente.

Zur Deutung kommen in Betracht:

1. Sonne, Mond und Planeten, in ihrem geozentrischen Anblick sämtlich als Planeten bezeichnet.
2. Die in zwölf große Abschnitte eingeteilten gemeinsamen Umlaufsbahnen dieser Himmelskörper, der "Tierkreis".
3. Die zwölf Häuser oder Felder, das heißt eine ebensolche Aufteilung des Himmelsraumes vom Geburtsort aus.
4. Die Aspekte oder Winkel der Planeten untereinander - von der Erde aus gesehen.

Die Lehre der Astrologen gründet in einem Weltbild, in dem die Erde noch Mittelpunkt in einem geschlossenen Kosmos bildete. Im Menschen, dem Mikrokosmos spiegelten sich die Vorgänge der großen kosmischen Welt, des Makrokosmos. Das Sonnensystem wurde als Organismus betrachtet, in dem der Mensch als Sinn der Schöpfung eingebettet ist. All dies ist für die moderne Naturwissenschaft befremdlich. Das Weltbild eines Ptolemäus ist längst durch die kopernikanische Revolution überwunden. Astronomen argumentieren, daß der astrologische Tierkreis schon lange nicht mehr mit den astronomischen Sternbildern deckungsgleich ist.... durch die Präzessionsbewegung des Frühlungspunktes haben sich die Sternbilder verschoben. Im übrigen - wird von manchen Wissenschaftlern kritisch bemerkt - beruhe die gesamte Astrologie auf einem Namenszauber, weil sie die durch die Namen gekennzeichneten Merkmale auf den Menschen überträgt. Schon dadurch erhelle sich die ganze Absurdität astrologischer Deutungsversuche.

Astrologieanhänger wenden dagegen ein, daß die Astrologie lediglich ein Beziehungssystem zwischen kosmischen Faktoren und dem Menschen darstelle, und daß es gleichgültig sei, ob sich nun die Erde um die Sonne oder die Sonne um die Erde drehe, es komme auf die Relativität des Vorgangs an. Dem Einwand der Präzessionsbewegung wird entgegnet, daß die als Sternbilder bezeichneten Fixsternkonfigurationen in der Tat gar nichts mit der Tierkreistypologie zu tun hätten. Intuitive Erkenntnis und bestätigende Erfahrung hätten jedoch gezeigt, daß nur die betreffenden Ekliptikabschnitte, welche von den Astrologen die Tierkreiszeichen genannt werden, die jeweils charakteristische Prägung hervorrufen.

Argumente von Astrologieanhängern und von Astrologiegegnern reichen offenbar nicht aus, um eine für die von den Astrologen behaupteten Zusammenhänge positive oder negative Entscheidung zu fällen. Nur die objektive empirische Untersuchung vermag die potentielle Tragweite kosmischer Einflüsse differenzierter zu beurteilen. Bevor wir auf die Problematik empirischer Untersuchungen eingehen noch einige Ausführungen zur historischen Entwicklung der Astrologie im Anschluß an Dr. Karl BAYER: "Seit die Menschheit der Natur beobachtend und schlußfolgernd gegenüberstand, hat sie - das beweisen die mythologischen und naturphilosophischen Überlieferungen aller alten Kulturvölker - einen Rapport zwischen dem Leben und den Verhaltensweisen auf dieser Erde und von den Gestirnen ununterbrochen ins Weltall hinausstrahlenden Kräften angenommen, ausgehend von den Sinnen mehr oder weniger unmittelbar sich aufdrängenden Einflüssen der beiden großen Himmelskörper der Sonne, die das Licht und Wärme spendet, den Wechsel von Tag und Nachtzeit wie den der Jahreszeiten bewirkt und das Wetter, das Klima, die Landschaftsgestaltung beeinflußt, und des Mondes, der durch seinen periodischen Umlauf die Ebbe und Flutbewegungen regelt und mit diesem Gezeitenrhythmus zusammenhängende Einwirkungen auf Tier- und Pflanzenwelt aufweist, z.B. auf Fortpflanzungstätigkeit, Brunstzeit und Wachstum, auf die weiblichen Menses, ferner auf nervöse Erkrankungen.

Auf Grund der Voraussetzung einer organischen Einheit und gegenseitigen Durchdringung der das Weltall durchwirkenden Kräfte, welche Annahmen sich ebenfalls als ein Urbestandteil aller alten naturphilisophischen Überlieferungen nachweisen läßt, konnte sich dieser Rapport weder auf Sonne und Mond einerseits, noch auf die rein naturhaften Vorgänge auf der Erde andererseits beschränken; man bezog folgerichtig nach und nach auch die durch ihre Größe wie durch ihre Eigenbewegung innerhalb des Fixsternhimmels besonders ins Auge fallenden Wandelsterne (Planeten) sowie jene Sternbildergruppen, durch welche sich für den Blick des Beschauers Sonne, Mond und Planeten bewegten, in die Einflußsphäre ein, dehnte dieselbe allmählich auch auf den einzelnen Menschen, seine psychophysische Veranlagung und sein daraus sich ergebendes Schicksal aus und ging den Beziehungen zwischen Sternenlauf und Erdenschicksal, insbesondere aber mehr und mehr denjenigen zwischen Sternenlauf und Menschenschicksal nach, wobei man im Laufe der Zeit zu regelmäßig sich wiederholenden Ereignissen, zu einer Parallelität von Sternbewegungen und Menschenschicksalen gelangte, die man mit Hilfe des Horoskops festlegen und deuten lernte. So ist - aus ursprünglich mythologischen Anfängen, die sich in der astrologischen Namensgebung dokumentieren - die Sternenkunde, die damals und auf lange Zeit hinaus Astronomie und Astrologie zugleich war, entstanden, vermutlich im vorderasiatischen Zwischenstromland des Euphrat und Tigris, wo die infolge der reineren Luft in einem für unsere Breiten unvorstellbaren Glanze funkelten Sterne die Blicke der dort ansässigen geistig und kulturell hochstehenden Völker mit magischer Kraft anzogen. Die ältesten astrologischen Überlieferungen weisen bis in das vierte Jahrtausend v. Chr. zurück." (1)

Empirisches Beweismaterial

Diese Skizze der historischen Entwicklung sagt uns noch nichts darüber aus, was von den behaupteten Zusammenhängen zwischen Mensch und Kosmos wissenschaftlich objektiv erhärtete Tatsache ist und was vage intuitive Spekulation ist. Gerade die rapide

Entwicklung der Naturwissenschaft in unserem Jahrhundert ermöglichte nur die genauere Bestimmung mancher kosmischer Einflüsse. Von den vielen Detailergebnissen, die im Werk von Michel CAUQUELIN zusammengefaßt sind, hier nur einige wichtige Resultate:

1. Der Einfluß des Mondes auf biologisch - rhythmische Vorgänge kann nicht mehr bestritten werden.
2. Der biologische Einfluß der Sonnenfleckenaktivität kann als statistisch gestützt betrachtet werden. Dazu ein Beispiel, welches für die Unfallforschung von Interesse ist: Grubenarbeiter hatten signifikant mehr Unfälle an Tagen unmittelbar nach Sonneneruptionen. Die Daten bezogen sich auf 5580 Arbeitsunfälle während 306 Arbeitstagen im Ruhrgebiet. Bereits 1952 wurde von Dr. REITER in Bayern an Hand von 130 000 Verkehrsunfällen ein analoger Einfluß der Sonnenfleckenaktivität berichtet (2).

Spezielle Aspekte der kosmischen Unfallforschung

Die oben angeführten Beispiele bringen uns der eigentlichen Thematik näher. Im Rahmen der astrologisch - kosmologischen Beziehungshypothesen gibt es verschiedenste Möglichkeiten für Hypothesen über etwaige Zusammenhänge.

Beispielsweise kann man die Frage einer Klärung näherbringen, ob die von den Astrologen behaupteten Zuordnungen von Tierkreiszeichen und menschlichen Organen auch im Rahmen des Unfallgeschehens existieren. Der astrologischen Lehre nach symbolisieren bestimmte Tierkreiszeichen bestimmte Regionen des Körpers. Das Tierkreiszeichen Widder den Kopf, Stier den Hals, Zwillinge die Arme, Krebs Brust und Magen, Löwe Herz und Rücken, Jungfrau Hände und Bauch, Waage Lenden und Nieren, Skorpion Geschlechts- und Ausscheidungsorgane, Schütze Hüfte und Oberschenkel, Steinbock Leber und Knie, Wassermann Unterschenkel und Kreislauf, Fische Füße.

Zunächst kann global die Hypothese untersucht werden, ob spannungsreiche kosmische Geburtssituationen (Häufigkeit von planetaren Konfliktaspekten: das wären etwa 90 und 180 Grad Winkel der Planeten geozentrisch gesehen) auch überzufällig mehr Unfälle mit sich bringen. Die kosmische Geburtssituation wird hier als zeitkonstanter Faktor betrachtet. Weiters kann die kosmische Situation zum Unfallzeitpunkt ebenfalls auf die Häufigkeit von kosmischen Spannungsfaktoren analysiert werden. Damit wäre eine Möglichkeit gegeben, den zeitvariablen Aspekt des Unfallgeschehens im Rahmen der kosmischen Konstellation zu berücksichtigen.

Psychologen betonen das markante Hervortreten der affektiv - dynamischen Komponente innerhalb der Unfallmotivation. Die große Bedeutung psychologischer Bedingungen für das Zustandekommen von Unfällen steht zweifelsfrei fest. Als kosmisches Äquivalent bietet sich hier eine Analyse der Marskonstellationen im Rahmen der kosmischen Geburtskonstellation (Horoskop) und während des Unfallzeitpunktes an.

Thomas RING führt folgende Mars - Entsprechungen an: Sonne-Mars Aspekte "Eigenwille und Trieb", Mond-Mars Aspekte "Leidenschaft und Mut", Merkur-Mars Aspekte "Urteilskraft und Aktivität", Venus-Mars Aspekte "Bereitschaft und Gewalt", Mars-Jupiter Aspekte "Leistung und Ertrag", Mars-Saturn Aspekte "Energie und Widerstand", Mars-Uranus Aspekte "Ansporn und Überraschung", Mars-Neptun Aspekte "Tat und Traum". Hier ist unabhängig von jeder empirisch festgestellten Wirklichkeit eine Vielzahl von psychologischen Differenzierungen angesprochen, die sich im Aktivitätsbereich manifestieren. Mangelnde Bewältigung daraus resultierender Konflikte könnte mitbedingend für die Auslösung von Unfällen sein. Aus empirisch psychologischem Bereich ist bekannt, daß die Konflikttendenz zwischen Leistungs- und Sicherheitsstreben mit der Anfälligkeit und Häufigkeit von Unfällen korreliert (3). Die analoge Problematik hat im Rahmen der astrologischen Symbolik Thomas RING formuliert: "Die gleiche Spannung, die den einen niederwirft, wird den anderen zum Entwicklungsansporn aus Einsicht in die Notwendigkeit, den Konflikt in sich zu lösen. Im Falle von Mars Quadrat Saturn verlangt dies, weder die durch Widerstand gegebenenfalls zum Exzeß herausgeforderte Triebkraft noch die im Zurückhalten sich verhärtende, gegebenenfalls lebensfeindlich unterdrückende Hemmungskomponente vorherrschen zu lassen, sondern eine lebensfähige Synthese der Kräfte herauszubilden." (4).

Ausblick für die Praxis

Die bisherigen theoretischen Ausführungen zeigen, daß psychologische Sachverhalte kosmischen Hypothesen über etwaige Einflüsse auf irdisches Geschehen, im speziellen auf das Unfallgeschehen zugrunde liegen. Der "Unfall" als solcher steht ja keineswegs in den Sternen, auch wenn sich das in manchen Schlagzeilen recht sensationell darstellen läßt.

Die objektive Relevanz kosmischer Einflüsse auf das Unfallgeschehen mag durch adäquate empirische Untersuchungen einer Klärung näher gebracht werden.

Literatur

1. BAYER, K.: Astrologie ist Wissenschaft. Hannover: Hans Baumgartner.
2. GAUQUELIN, M.: The cosmic clocks, from astrology to a modern science. Henry Regnery Company 1967.
3. MITTENECKER, E.: Methoden und Ergebnisse der psychologischen Unfallforschung. Wien: Franz Deuticke, 1962.
4. RING, Th.: Astrologische Menschenkunde, Bd. 3. Freiburg i. Br.: Bauer Verlag 1969.

D. Schornböck, Wien

Statistische Untersuchung zur Hypothese kosmisch-rhythmischer Einflüsse auf das Unfallgeschehen

Die vorliegenden Untersuchungen beschäftigen sich mit einem weiten Spektrum von unkonventionellen Hypothesen über kosmisch-rhythmische Einflüsse auf das Unfallgeschehen. Dazu zählen Aussagen aus dem Bereich der Astrologie, neuere Hypothesen über den Einfluß von Gestirnen (1), sowie die heute sehr beliebte Theorie der Biorhythmen, die in einem getrennten Beitrag behandelt wird. Der Einfluß der Sonnenflecken wurde bei den Untersuchungen ausgeklammert, da das entsprechende Datenmaterial nur beschränkt verfügbar war.

Grundsatz bei der Auswahl der Hypothesen war, daß mangelnde physikalische Erklärungen kein Ausschließungsgrund sein sollten. Die mangelnden physikalischen Erklärungen der Hypothesen mußten allerdings durch besondere Objektivität und Sorgfalt bei den Untersuchungen ausgeglichen werden. Als kleines Beispiel für die Notwendigkeit, auch Unbewiesenes zu erforschen, sei der große astronomische Revolutionär GALILEI erwähnt, der einen Einfluß des Mondes auf die Gezeiten leugnete und in den Bereich des Okkulten verwies.

Datenmaterial

Das Datenmaterial für die Untersuchungen wurde von der Allgemeinen Unfallversicherungsanstalt sowie vom Hauptverband der Sozialversicherungsträger zur Verfügung gestellt.
Es umfaßt:

Geburts- und Unfalldaten über 61 534 Arbeitsunfälle im Jahr 1975 auf Arbeitsplätzen in Wien, Niederösterreich und Burgenland.

Geburts- und Unfalldaten über 21 311 Arbeitsunfälle mit berenteten Unfallfolgen (Rentenempfänger im Jahr 1975)

2 868 557 Geburtsdaten aller im Jahr 1975 in Österreich Sozialversicherten.

Hypothesen

Die Untersuchungen befaßten sich mit Hypothesen über Wirkungen von Sonne, Mond und Planeten auf den Menschen, für die physikalisch kaum Messungen oder Modelle vorliegen (eine der wenigen physikalischen Messungen dieser Wirkungen ist in (2) beschrieben), die aber auch nicht in direktem Widerspruch zur modernen Physik stehen.

Die Grundelemente der Hypothesen sind die scheinbare Tagesbewegung der Gestirne um die Erde sowie ihre Umlaufbewegung um die Sonne in der Ebene der Ekliptik. Daß die Bewegungen im geozentrischen System gezählt werden, ist kein Rückfall in mittelalterliche Theorien, sondern eine logische Notwendigkeit, da ja

Wirkungen auf die Erdbewohner erfaßt werden sollen. Auch jeder Astronom, der von der Erde aus eine Beobachtung machen will, muß sich nach den entsprechenden geozentrischen Koordinaten richten. Die Ortsangabe in der Ebene der Ekliptik erfolgt durch die allgemein bekannten Tierkreiszeichen, die nicht unmittelbar mit den Sternzeichen gleichen Namens zu tun haben, sondern ein Koordinatensystem mit dem Ursprung bei null Grad Widder (Frühlings-Tag- und Nachtgleiche) darstellen. Schließlich werden noch ausgezeichnete Stellungen der Planeten zueinander mit Bedeutungen belegt, nämlich die Winkel null Grad (Konjunktion), 90° und 270° (Quadrat), 120° und 240° (Trigon) und 180° (Opposition), jeweils von der Erde aus gesehen. Die aufgezählten kosmischen Situationen sollen in dreierlei Hinsicht wirken, u.zw. zum Geburtszeitpunkt (Menschen, die besonders zu Unfällen neigen), zum Unfallzeitpunkt (Zeiten, wo besonders viele Unfälle passieren) und in der Relation der beiden Zeitpunkte (besondere Gefährdung einzelner Menschen zu bestimmten Zeitpunkten).

Mit Hilfe dieser elementaren Begriffe können nach den Lehren der Astrologie äußerst komplexe Deutungen durchgeführt werden, die im Einzelfall überraschend treffende Aussagen liefern können, allerdings schwer statistisch zu fassen sind. Aus diesem Grund beschränken sich die vorliegenden Untersuchungen darauf, Abweichungen von den astronomisch zu erwartenden Verteilungen zu überprüfen.

Im einzelnen wurden folgende Verteilungen berechnet:

1. Die Mondphasen zum Geburts- und Unfallzeitpunkt.
2. Die Mondphasendifferenz zwischen Geburts- und Unfallzeitpunkt.
3. Stundenwinkel und Zenitdistanz als Maß für den Tagesablauf der Gestirne zum Unfallzeitpunkt. Dieses Maß wurde nach GAUQUELIN gewählt, der einige empirische Nachweise für die Relevanz anführt (1), während die in der Astrologie verwendete Häusertheorie nicht berücksichtigt wurde.
4. Die Position der Gestirne im Tierkreis zum Geburts- und Unfallzeitpunkt.
5. Die Anzahl der Aspekte (Konjunktionen, Quadrate, Trigone und Oppositionen) zum Geburts- und Unfallzeitpunkt. Die Anzahl der Marsaspekte wurde gesondert bestimmt.
6. Die Anzahl der Transite (gegenseitige Aspekte) zwischen Geburts- und Unfallzeitpunkt. Die Anzahl der Marstransite wurde gesondert bestimmt.

Störeinflüsse

Wie eingangs erwähnt, mußte auf Grund der unkonventionellen Thematik besonderes Augenmerk auf Verfälschungen durch Störeinflüsse gelegt werden. Selbst bekannten Forschern auf diesem Gebiet wie KRAFFT und CHOISNARD sind bei ihren Untersuchungen Fehler unterlaufen, die erst lange Zeit später bei genauen Überprüfungen entdeckt werden konnten (1). Aus diesem Grund mußten folgende Forderungen an den Beweis von Hypothesen gestellt werden:

- Es muß sich um eine Hypothese handeln, die in der einschlägigen Literatur allgemein anerkannt wird - kein nachträgliches

Aufwerten einer beliebigen statistischen Abweichung zu einer Hypothese.
- Die Hypothese muß sich in beiden untersuchten Unfallgruppen bestätigen.
- Die Hypothese darf nicht für die entsprechenden Kontrollgruppen zutreffen.

Es mußte versucht werden, Kontrollgruppen zur Elimination folgender Störeinflüsse zu finden:

1. Abweichungen von der Gleichverteilung infolge der unregelmäßigen Planetenbewegungen.
2. Abweichungen von der Gleichverteilung durch unregelmäßige Geburtenhäufigkeit im Jahresablauf (Demographische Störeinflüsse).
3. Unregelmäßigkeiten durch die Arbeitszeiteinteilung (Stunde, Wochentag, Urlaub).

Kontrollgruppen

Die große Schwierigkeit bei unfallstatistischen Untersuchungen jeder Art liegt darin, daß es prinzipiell keine echte Kontrollgruppe zum Unfallereignis geben kann, da das Ereignis "Nichtunfall" sich über das gesamte Zeitkontinuum erstreckt, während der Unfall einen diskreten Punkt daraus darstellt. Hingegen sind Kontrollgruppen zur Menge der Verunfallten durchaus möglich und eine solche war im vorliegenden Fall auch vorhanden. Im übrigen wurden aus dem vorhandenen Unfallmaterial Pseudokontrollgruppen konstruiert, sodaß schließlich folgende Kontrollgruppen für die Überprüfung der Hypothesen verwendet werden konnten:

1. Sämtliche Sozialversicherten im Jahr 1975 (echte Kontrollgruppe für alle Hypothesen über die Geburtsdaten der Verunfallten)
   a) rein,
   b) gewichtet mit der Altersverteilung der Verunfallten im Jahr 1975.
2. Astronomische Statistik des Jahres 1975 (konstruierte Kontrollgruppe)
   a) rein: soll Störeinflüsse astronomischer Art aufzeigen bzw. eliminieren,
   b) gewichtet: soll Störeinflüsse von Arbeits-, Tageszeit und Wochentag elimieren.
   c) Störeffekte durch Urlaub konnten bisher nicht erfaßt werden
3. Daten der Unfallgruppen, jeweils um ein Jahr zurückversetzt. Mit dieser Kontrollgruppe sollten Abweichungen durch Urlaub bzw. Arbeitszeit eliminiert werden. Diese Kontrollgruppe erwies sich vor allem für Plausibilitätskontrollen brauchbar, weniger für quantitative Vergleiche.

Ergebnisse

Zusammenfassend kann gesagt werden, daß in dem untersuchten Datenmaterial in bezug auf das Unfallgeschehen an verschiedensten Stellen signifikante Abweichungen von der Gleichverteilung bzw. entsprechenden Kontrollgruppen festzustellen sind. Diese Abweichungen fügen sich jedoch nicht geschlossen in bestehende astrologische oder andere Theorien ein und bedürfen einer Untermauerung durch weiteres Datenmaterial, bevor Aussagen darüber gemacht werden können.

Im einzelnen können auf Grund der Untersuchungen folgende Aussagen gemacht werden: Bezüglich der Sonne (und auch der sonnennahen Planeten Merkur und Venus) bestätigten sich bekannte demographische Verteilungen (6) (Geburtenhäufigkeit in den Tierkreiszeichen: Ansteigen der Geburtenzahl in den Sommermonaten). Die interessante Tatsache, daß an den Wochentagen Samstag und Sonntag höhere Geburtenhäufigkeit festzustellen war, dürfte auf Umweltseinflüsse zurückzuführen sein. Auch bezüglich der Tierkreisposition der Sonne zum Unfallzeitpunkt ergab sich der erwartete Verlauf, nämlich ein deutliches Absinken der Unfallzahlen in den Urlaubsmonaten. Die Verteilung des Stundenwinkels der Sonne (ein Maß für die Uhrzeit) läuft zur täglichen Arbeitszeitverteilung annähernd parallel. Maxima der Verteilung liegen von 10 bis 11 Uhr und von 14 bis 15 Uhr. Das Absinken der Unfallzahl um die Mittagszeit spiegelt die Mittagspausen wider.

Die Verteilung der Mondphasen zum Geburtszeitpunkt ergab einen typischen Kurvenverlauf bei allen vorhandenen Geburtsdaten mit einem Minimum bei Vollmond (Abb. 1). Dieses Ergebnis steht in

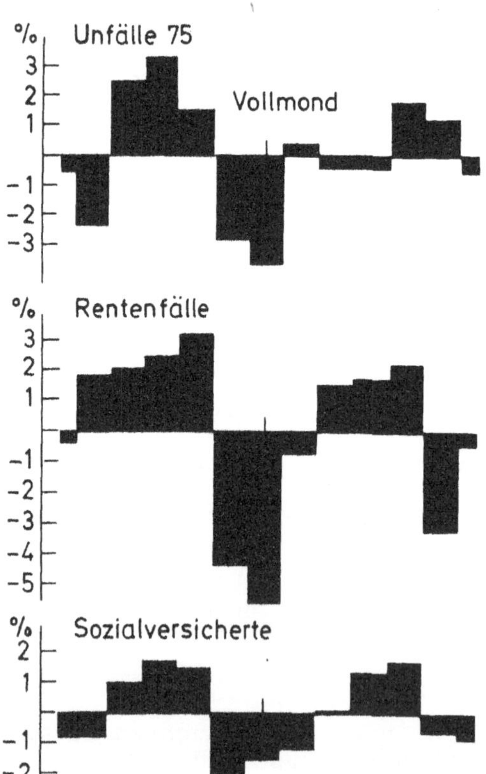

Abb.1. Verteilung der Geburtenhäufigkeit in Abhängigkeit von den Mondphasen

Einklang mit der astrologischen Lehre; die geburtenhemmende Wirkung des Vollmondes wird u.a. auch von Goethe (Dichtung und Wahrheit) erwähnt. Bei der Analyse des Ergebnisses ist zu beachten, daß die prozentuellen Abweichungen vom Mittelwert in den Extremwerten etwa 2% bis 5% erreichen. Das sind an und für sich sehr geringe Abweichungen, doch ergeben sich wegen der großen Anzahl der untersuchten Fälle Antizufallswahrscheinlichkeiten von 1:200 bis $1:10^{12}$ (bei den 2.8 Millionen Sozialversicherten) für die einzelnen Klassenbesetzungen. Die Überprüfung auf astronomische Störeffekte zeigte allerdings, daß diese Abweichungen von der Gleichverteilung mit sehr großer Wahrscheinlichkeit auf Unregelmäßigkeiten in den Bewegungen von Erde und Mond zurückzuführen sind.

Die Thematik Mondphasen und Geburtenhäufigkeit wurde bereits an einigen Stellen behandelt (2,3,4), wobei teils keine Effekte festgestellt wurden, teils andere, allerdings ebenfalls signifikante Verteilungsfunktionen. Auch bei diesen positiven Berichten wäre die Frage nach astronomischen Störeinflüssen zu stellen.

Die Überprüfung der Mondphasen zum Unfallzeitpunkt zeigte zunächst bei den Arbeitsunfällen im Jahr 1975 ebenfalls ein überrachendes Ergebnis, nämlich eine starke Korrelation mit der in der Astrologie üblichen Deutung der Aspekte Trigon, Quadrat und Opposition (Abb. 2,3). Leider wiederholte sich dieser Effekt bei den berenteten Unfällen nicht in allen Aspekten, obwohl auch dort gewisse Teilaussagen signifikant belegt wurden. Dieses Ergebnis zeigt deutlich, mit welcher Sorgfalt und Skepsis alle statistischen astronomischen Untersuchungen durchgeführt werden müssen. Jedenfalls ist die Hypothese des Einflusses der Mondphasen auf jeden Fall weiterer Untersuchungen wert, die vor allem aufzeigen müssen, wieweit die Rentenstatistik ein mit der Unfallmeldestatistik vergleichbares Datenmaterial darstellt.

Die Hypothese von GAUQUELIN über den Einfluß der Höhe eines Gestirns über dem Tageshimmel zeigt ebenfalls deutliche Abweichungen von den Pseudokontrollgruppen. Die Abweichungen entsprechen jedoch keiner geschlossenen Theorie. Die Maßzahlen Stundenwinkel und Zenitdistanz sind an und für sich problematisch, da sie schon rein astronomisch nicht gleichmäßig verteilt sind.

Ähnlich wie bei der Position am Tageshimmel ergaben sich auch bei der Besetzung der einzelnen Tierkreiszeichen signifikante Abweichungen, die allerdings keiner einheitlichen astrologischen Theorie entsprechen oder durch demographische Abweichungen erklärt werden können. Auch hier sollte weiteres Datenmaterial untersucht werden.

Die Untersuchungen über die Aspekte, d.h. die Stellungen der Gestirne zueinander, zeigten, daß die hier gewählte Methode, die Anzahl der Aspekte zu erfassen, kaum zu Ergebnissen führt, da die Anzahl großen Schwankungen unterworfen ist. Man wird hierfür in Zukunft einen Weg ähnlich den Mondphasen einschlagen müssen, indem man für interessante, ausgewählte Planetenpaare die gesamte Verteilungsfunktion bestimmt. Der Aufwand für die entsprechenden Berechnungen ist dabei allerdings beachtlich.

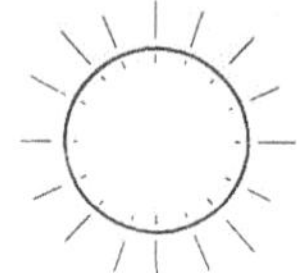

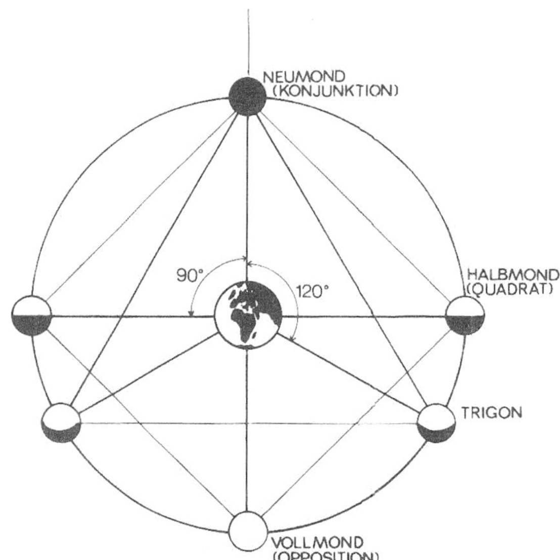

Abb. 2. Mondphasen mit ihren astrologischen Bezeichnungen

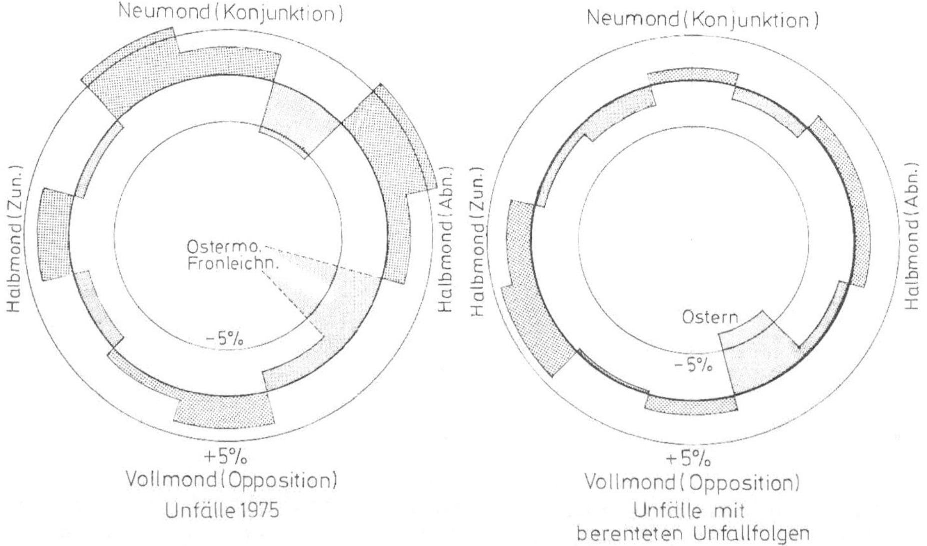

Abb. 3. Verteilung der Arbeitsunfälle in Abhängigkeit von den Mondphasen. Das deutliche Absinken der Unfallhäufigkeit bei 240° ist auf die Korrelation der Osterfeiertage mit den Mondphasen zurückzuführen (Der Ostersonntag ist der Sonntag nach dem ersten Vollmond im Frühling)

Als letzten Punkt sei noch auf die Problematik der äußeren Planeten (Jupiter, Saturn, Neptun, Pluto) hingewiesen. Diese Planeten haben Umlaufzeiten von 12 bis 250 Jahren. Dagegen macht die Spanne der untersuchten Unfälle von einigen Jahren nur einen kleinen Bruchteil aus, was Aussagen über den Einfluß dieser Planeten nicht sinnvoll erscheinen läßt. Selbst wenn Datenmaterial über größere Zeiträume verfügbar wäre, könnten wegen der wechselnden Umweltbedingungen nur sehr wenig verläßliche Ergebnisse gewonnen werden.

Wenn im Rahmen des Projekts auch keine genügend gesicherten Beziehungen zwischen Mondphasen und Unfallgeschehen nachgewiesen werden konnten, so lassen die Ergebnisse doch noch die Möglichkeit eines derartigen Einflusses offen.

Die untersuchten astrologischen Hypothesen konnten zwar nicht verifiziert werden, doch konnten statistisch kosmische Einflüsse festgestellt werden, deren Gesetzmäßigkeiten weiterer Forschung bedürfen. Die vorliegende Untersuchung soll ein Beispiel der dafür notwendigen statistischen und methodologischen Grundlagen liefern.

Abschließend sei ganz besonders Herrn Dr. KUDERNA gedankt, der dieses umfangreiche Projekt ermöglichte, sowie den Rechenzentren der Allgemeinen Unfallversicherungsanstalt, des Hauptverbandes der Sozialversicherungsträger und der Technischen Universität Wien für die ausgezeichnete Zusammenarbeit.

Literatur

1. GAUQUELIN, M.: Die Uhren des Kosmos gehen anders. Scherz Verlag 1967.
2. NELSON, J.H.: Shortwave Radio Propagation Correlation with Planetary Positions. RCA Review, Vol 12, No 1, 1951.
3. MENAKER, W., MENAKER, E.: Lunar Periodicity in Human Reproduction. American Journal of Obstetricals and Gynecology LXXVII, 1959, pp. 905.
4. DEWEY, E.: The Moon as a Cause of Cycles. Cycles X, No 9, 1959.
5. HOSEMANN, H.: Bestehen solare und lunare Einflüsse auf die Nativität und den Menstruationszyklus? Zeitschrift für Geburtshilfe und Gynaekologie CXXXIII, Nr. 13, 1950.
6. ADELSBERGER, H.: Statistische Untersuchungen über die Astrologie. Diplomarbeit an der Rechts- und Staatswissenschaftlichen Fakultät der Universität Wien, 1971.

R. Janda, Wien

Berufsschadensverhütung in Österreich – Der Kampf gegen Arbeitsunfälle und Berufskrankheiten*

Das Allgemeine Sozialversicherungsgesetz beauftragt die Unfallversicherungsträger, Vorsorge für die Verhütung von Arbeitsunfällen zu treffen In dem selben Gesetz werden auch die Mittel, die insbesondere der Unfallverhütung dienen sollen, aufgezählt:

Die Werbung für den Gedanken der Unfallverhütung

Die Beratung und Schulung der Dienstgeber und Dienstnehmer sowie sonstiger an der Unfallverhütung interessierter Personen

Die Zusammenarbeit mit den Betrieben, Anstalten und Einrichtungen zum Zwecke der Einhaltung der der Unfallverhütung dienenden Vorschriften und Anordnungen

Die Forschung über die Ursachen der Arbeitsunfälle und Berufskrankheiten und ihre Auswertung für Zwecke der Verhütung und schließlich

Die vorbeugende Betreuung der von Berufskrankheiten bedrohten Versicherten.

Die Allgemeine Unfallversicherungsanstalt ist von allen Unfallversicherungsträgern Österreichs der größte. Bei ihr sind zur Zeit rund 2,5 Mill. Personen versichert. Diese Personen sind entweder selbständig oder unselbständig Erwerbstätige, hauptsächlich aus Industrie, Handel, Gewerbe, aus dem Geld- und Versicherungswesen und unselbständig Erwerbstätige aus der Land- und Forstwirtschaft. Das Modell einer Unfallverhütung und Berufskrankheitenbekämpfung, das präsentiert werden soll, umfaßt die Einrichtungen und Tätigkeiten dieses größten österreichischen Unfallversicherungsträgers.

Organisatorisch ist der Unfallverhütungsdienst in eine Hauptstelle in Wien und in Fachabteilungen bei den Landesstellen in Wien, Graz, Linz und Salzburg gegliedert - die Berufskrankheitenbekämpfung erfolgt in der Hauptsache zentral durch die Abteilung Berufskrankheitenbekämpfung bei der Hauptstelle Wien unter Mitarbeit der Landesstellen. Sowohl die Unfallverhütung wie die Berufskrankheitenbekämpfung werden durch fachkundige Organe,

---

* Der von Herrn Dr. JANDA verfaßte Vortrag wurde von Herrn Dipl. Ing. HABECK, Wien, gelesen.

denen Hilfspersonal zur Seite steht, durchgeführt. Die fachkundigen Organe, über die ursprünglich ausschließlich der Unfallverhütungsdienst verfügte, sind in erster Linie Techniker verschiedener Fachrichtungen, die durch spezielle Ausbildung und Schulung das notwendige Wissen um die Probleme einer sicheren Arbeit erworben haben. Neben diesen fachkundigen Organen bedarf es aber auch der Fachkräfte, die als Psychologen und psychologische Pädagogen sowie als Fachleute der Öffentlichkeitsarbeit die sachgemäße Betreuung der Versicherten durchführen können. Diese Einrichtungen des Unfallversicherungsträgers üben keine Behördenfunktion aus. Sie haben aufzuklären, zu beraten, zu helfen. Sie sind nicht mit einem Imperium ausgestattet wie eine Behörde, das ihnen gestattet, unter Strafandrohung anzuordnen oder zu verbieten. Sie unterscheiden sich damit wesentlich von den Arbeitsschutzbehörden, wie Arbeitsinspektorat, Bergbehörde, Verkehrsinspektorat und Landarbeitsinspektorat. Diesen Arbeitsschutzbehörden obliegt es, Weisungen zu geben, die der Arbeitssicherheit im allgemeinen und im besonderen dienen. Sie sind befugt, diese Weisungen durchzusetzen und können gegebenenfalls Sanktionen veranlassen. Das ASVG schreibt den Unfallversicherungsträgern eine Zusammenarbeit mit den Arbeitsinspektoraten und den Bergbehörden vor. Dadurch soll erreicht werden, daß die Erfahrungen zweier Einrichtungen, die sich der Bekämpfung der Arbeitsgefahren widmen, zur Erzielung einer nachhaltigeren Wirkung vereinigt werden können. Außerdem haben die Arbeitsschutzbehörden Anträge des Unfallversicherungsträgers, die ein behördliches Tätigwerden verlangen, zu prüfen und berechtigte Forderungen durchzusetzen.

Der Gesetzgeber hat wohl - wie vorher ausgeführt - die Mittel der Unfallverhütung demonstrativ aufgezählt, er erhebt mit dieser Aufzählung weder Anspruch darauf, daß sie vollständig sei, noch daß sie die Reihenfolge der Aufzählung ein Gradmesser für die Wichtigkeit sein könne, die den Mitteln beigemessen wird. Nach logischer Überlegung muß jemand, der für den Gedanken der Unfallverhütung werben soll, der eine Beratung durchführen muß und der eine Zusammenarbeit mit anderen Einrichtungen organisiert, über ein entsprechendes Wissen verfügen, das ihm erlaubt, Werbung, Schulung und Organisation der Zusammenarbeit durchzuführen. Diese Feststellung gilt sowohl für die Unfallverhütung wie auch für die Berufskrankheitenbekämpfung. Deshalb sind die Grundlagen für beide Tätigkeiten die Ergebnisse der Forschung über die Ursachen der Arbeitsunfälle und Berufskrankheiten. Diese Forschung wird grundlegend in zwei Richtungen betrieben. Durch die Auswertung des einem Arbeitsunfall oder einer Berufskrankheit zugrundeliegenden Sachverhaltes, denn mit der Feststellung der Ursachen des eingetretenen Schadens werden Erkenntnisse für eine wirksame Bekämpfung der Gefahren gewonnen. Es muß daher von den fachkundigen Organen jede Meldung über einen Unfall oder eine Berufskrankheit sorgfältig durchgearbeitet werden. Durch Betriebsbesuche und Lokalaugenscheine, durch Zeugenaussagen und Sachverständigengutachten werden alle Umstände, die für das Eintreten eines Unfalles oder das Entstehen einer Berufskrankheit maßgebend waren, festgehalten. Eine solche Untersuchung bedarf oft eines großen Aufwands und nicht immer genügen die Kenntnisse des fachkundigen Organes allein. In besonderen Fällen werden zur Klärung der Unfallursachen, der Kausalzusammenhänge und der Rekonstruktion schädigender Vorgänge wissenschaftliche Institute fachlich zuständiger Hochschulen eingesetzt. Eine solche sorgfältige Untersuchung ergibt in den meisten Fällen ein klares Bild über die Schadensursache. Die erste und wichtigste Konsequenz aus dieser Feststellung ist der Versuch, die drohenden Gefahren zu beseitigen und die Unfallquellen auszuschalten.

Im konkreten Einzelfall wird der Kreis der Versicherten, der von ähnlichen Gefahren bedroht ist, gewarnt und zu seinem Schutz werden wirksame Maßnahmen vorgeschlagen. Soweit durch technische Maßnahmen, die den Bau oder Umbau einer Maschine betreffen, oder die Schaffung einer Schutzkleidung für den arbeitenden Menschen die Gefahr nur teilweise oder gar nicht beseitigt werden kann, muß durch Aufklärung der Bedrohte in die Lage versetzt werden, durch entsprechendes Verhalten der Gefahr auszuweichen.

Der zweite Weg, Grundlagen für die Unfall- und Berufskrankheitenbekämpfung zu finden, besteht darin, wirksame Schutzeinrichtungen für Maschinen zu konstruieren und zu erproben, Arbeitsvorgänge auf ihre Sicherheit zu prüfen und notfalls zu verbessern, Schutzkleidung zu entwickeln und Such- und Warngeräte für die Praxis zu bauen; beispielsweise Suchgeräte für Gefahrenquellen in elektrischen Systemen. Diese Art der Erforschung von Arbeitsgefahr und diese Prophylaxe gegen Berufsschäden ist zweifellos spektakulärer als das mühsahme Gewinnen von Erkenntnissen durch die Ursachenerforschung bei bereits eingetretenen Unfällen oder Krankheiten. Diese Art, die Forschung zu betreiben, um den Eintritt eines Schadens zu verhüten, kann nicht immer der Unfallversicherungsträger im eigenen Wirkungsbereich durch seine fachkundigen Organe durchführen. Er wird daher mit jenen wissenschaftlichen Instituten zusammenarbeiten, die ihrer maschinen- und gerätemäßigen Einrichtung und ihrer personellen Besetzung nach zur Erfüllung anstehender Aufgaben dieser Art geeignet erscheinen. In den seltensten Fällen allerdings werden diese Institute ohne Mitwirkung der fachkundigen Organe des Unfallversicherungsträgers solche Arbeiten übernehmen und durchführen können. Daß die für die Arbeit notwendigen Unterlagen, die durch die Fülle der Praxisfälle gebildet werden, diesen Instituten vom Unfallversicherungsträger zur Verfügung gestellt werden ist selbstverständlich. Diese Zusammenarbeit des Unfallversicherungsträgers besteht aber auch mit Unternehmungen, die in gewerblicher oder industrieller Art produzieren und meist zur Prüfung ihrer Erzeugnisse über umfangreiche Prüfanlagen verfügen. Der Unfallversicherungsträger wäre sicher schlecht beraten, wollte er versuchen, sich auf all diesen Gebieten autark zu machen. Es erscheint schlechthin unmöglich, das nötige Fachpersonal in den Dienst eines Unfallversicherungsträgers zu nehmen. Für die Zusammenarbeit mit Industrieunternehmungen und mit wissenschaftlichen Instituten mögen nachstehende Beispiele dienen. Ein österreichisches Industrieunternehmen, das u.a. auch Schleifscheiben verschiedener Dimensionen erzeugt, hat gut eingerichtete Prüfstellen für ihre Erzeugnisse. Der Unfallversicherungsträger, der eine staatlich autorisierte Prüfstelle unterhält, läßt die Prüfungen der von ihm zu beurteilenden Schleifscheiben durch seine fachkundigen Organe auf den Prüfständen dieses Unternehmens in Zusammenarbeit mit dem dort beschäftigten Fachpersonal durchführen. Dem wissenschaftlichen Institut einer Universität wurde von der Allgemeinen Unfallversicherungsanstalt ein Forschungsauftrag übertragen, durch den festgestellt werden sollte, welche Folgen die gemeinsamen Einwirkungen von Lärm und CO auf einen arbeitenden Menschen hätten. Diese Frage war für wirksame Maßnahmen zum Schutz von Straßenarbeitern und Hochofenarbeitern sowie bei bestimmten Arbeitern in der Chemischen Industrie wichtig. Alle diese Arbeiter sind sowohl einer überdurchschnittlichen Lärmbelästigung als auch einer Belastung durch giftige Abgase, die im wesentlichen CO enthalten, ausgesetzt. Das Institut einer anderen Universität bekam die Aufgabe, festzustellen, wie die natürliche Abwehrreaktion der Lunge beim Einatmen schädigender Stoffe und Gase medikamentös unterstützt werden könne. Das Ergebnis dieser Forschung ist für alle Personen von Bedeutung, die bei ihrer Arbeit Stäube oder Gase einatmen müssen. In erster Linie ist dabei an die im Silikostaubmilieu Arbeitenden zu denken.

Es gibt jedoch auch wichtige Fragen der Unfallverhütung und Berufskrankheitenbekämpfung, für die weder ein Betrieb noch ein wissenschaftliches Institut soviel Interesse aufbringt, daß Ursachenforschung betrieben wird. Selbst wenn ein Interesse an solchen Fragen vorhanden sein sollte, fehlen oft die technischen Einrichtungen, die die Voraussetzung für eine erfolgreiche Tätigkeit sind. In diesem Fall muß der Unfallversicherungsträger selbst die Einrichtungen schaffen, die für eine Ursachenforschung notwendig sind. Die Erfüllung einer solchen Aufgabe ist meist recht kostspielig, doch im Interesse der Versicherten unerläßlich. Als Beispiel dafür darf der Bau eines schalltoten Raumes, konkreter gesagt eines geräuscharmen Raumes, wie er im neuen Forschungs- und Verwaltungszentrum in Wien XX errichtet wurde, angeführt werden. Die Anstalt sieht sich mit der Tatsache konfrontiert, daß die Zahl der Lärmgeschädigten, die durch ihre berufliche Tätigkeit zu diesem Schaden gekommen sind, ständig anwächst. Mit der wachsenden Zahl der Geschädigten steigt auch die Anzahl der Berenteten, d.h., daß sehr viele Lärmschäden ein solches Ausmaß erreicht haben, daß der Betroffene 20% oder mehr seiner Erwerbsfähigkeit verloren hat. Die von den Fachleuten in den letzten Jahren gewonnenen Erkenntnisse zeigen, daß die bis zur Taubheit gehenden Gehörschäden eine weitgehende psychische Beeinträchtigung des betroffenen Menschen bewirken, wie sie erfahrungsgemäß auch bei dem Verlust anderer Sinnesfunktionen auftritt. Das Gehör ist nun einmal ein sehr wichtiges Kommunikationsorgan des in Gesellschaft lebenden Menschen. Die rechtzeitige Feststellung von Lärmquellen und eine wirksame Bekämpfung dieser Schadensursachen bewahrt nicht nur Menschen vor beträchtlichem Leid, sondern erspart auch der Unfallversicherung und darüber hinaus dem Staat großen materiellen Schaden. Die Auswirkung des Schadens ist nicht damit begrenzt, daß ein Unfallversicherungsträger eine Rente zahlt. Der Gehörgeschädigte ist nicht mehr zur vollen Arbeitsleisung befähigt, hat nicht mehr seine volle Erwerbsfähigkeit und fällt daher weitgehend als Konsument wie als Abgabenträger in der organisierten Gemeinschaft, im Staate, aus. Der im Hinblick auf die Volkswirtschaft zu beurteilende Schaden übertrifft bei weitem die Kapitalsbeiträge, die für eine Rentenzahlung aufgewendet werden müssen.

Der erwähnte schalltote Raum, der in Österreich erstmals errichtet wurde, und über den außer der Unfallversicherung keine andere Institutionen - weder eine Hochschule noch ein Industrieunternehmen verfügt - dient nicht nur der Überprüfung von lärmproduzierenden Maschinen, sondern auch der Untersuchung von Personen, die von Lärmschäden bedroht sind oder bereits eine Schädigung erlitten haben. Die exakte Feststellung von Ursache und Umfang eines Lärmschadens ist entscheidend für die zu treffenden Maßnahmen, einschließlich einer eventuellen medizinischen Therapie, die dem betroffenen Menschen meist noch zu einer Besserung seines Zustandes verhelfen kann.

Die bereits erwähnte sicherheitstechnische Prüfstelle, die staatlich autorisiert ist, wird im neuen Forschungs- und Verwaltungszentrum der Anstalt über alle Einrichtungen verfügen, die der Prüfung von Maschinen, Geräten, Schutzeinrichtungen dienen. Es ist zu hoffen, daß noch wirksamer als bisher Unterlagen erarbeitet werden können, die der Sicherehit bei der Arbeit dienen. Die fachkundigen Organe der Unfallverhütung, die bisher in dieser Richtung gearbeitet haben und oft mit komplizierten Provisorien arbeiten mußten, werden unter weitaus günstigeren Bedingungen ihre künftige Arbeit verrichten.

Die Arten und Möglichkeiten der Forschung über die Ursachen der Arbeitsunfälle und Berufskrankheiten wurden skizziert. Daß das gesamte Gebäude dieser Forschung noch weit umfangreicher und komplizierter ist, als aus diesem wenigen darüber Gesagten geschlossen werden könnte, wird dann klar, wenn man bedenkt, daß allein die Meldungen über rund 180.000 Unfälle pro Jahr von den fachkundigen Organen des Unfallverhütungsdienstes aufgearbeitet werden müssen. Darüber hinaus sind bei der Berufskrankheitenbekämpfung die Ergebnisse von rund 30.000 audiometrischen Untersuchungen von Dienstnehmern auszuwerten.

Die österreichische Staubbekämpfungsstelle, die Silikosegefährdete Arbeitnehmer betreut, erstellt im Jahresdurchschnitt rund 14.000 Röntgenaufnahmen bei ihren Kontrolluntersuchungen.

Schon in diesem Abschnitt seiner Aufgabenerfüllung ist der Unfallversicherungsträger an einer Zusammenarbeit mit den zuständigen Behörden und den öffentlich rechtlichen Interessenvertretungen der Dienstgeber und Dienstnehmer in Fragen der Unfallverhütung interessiert. Die Zusammenarbeit mit den zuständigen Behörden betrifft vor allem die Koordinierung der Bemühungen der Arbeitsschutzbehörden mit denen des Unfallversicherungsträgers zur Verhütung von Berufsschäden. Die Erfahrung und die Arbeitskraft, die durch die Bediensteten dieser Behörden geboten werden, sind für eine wirksame Unfallverhütung und Berufsschadensbekämpfung unerläßlich. Nicht weil der Gesetzgeber diese Zusammenarbeit ausdrücklich vorschreibt, wird sie seit Jahren gepflegt, ausgebaut und intensiviert, sondern auch weil das Bemühen des Unfallversicherungsträgers allein, bei all dessen Erfolgen, sonst Stückwerk bleiben müßte.

Die besten Ergebnisse der Forschung kämen nicht zum Tragen, würde man sie nicht jenem Personenkreis bekanntmachen, den es zu schützen gilt. Diese Werbung für den Gedanken der Unfallverhütung und die Beratung und Schulung von Dienstgebern und Dienstnehmern, sowie die damit verbundene Zusammenarbeit mit den Betrieben, Anstalten und Einrichtungen sind eine immerwährende Arbeit, bei der die fachkundigen Organe nie erlahmen und nie in ihrem Bemühen nachlassen dürfen. Erfahrungsgemäß ist es einerseits der menschliche Optimismus, der die Abwehrkräfte gegen Gefahren schwächt, andererseits die Gewöhnung an eine Tätigkeit, die gegen Gefahren abstumpft. Der menschliche Optimusmus kann nicht besser ausgedrückt werden als mit dem Satz: Das kann mir nicht passieren! Wieviele haben schon den Irrtum, der in dieser Feststellung liegt, bitter bezahlen müssen. Die Gewöhnung an eine Arbeit macht nicht nur vertraut mit den Gefahren, sondern sie stumpft auch die Aufmerksamkeit ab. Immer wieder sieht man, daß Menschen, die jahrelang nahezu ohne Unfall gearbeitet haben, doch der Tücke des Objektes oder der Umstände erlegen sind. Sie haben es einfach nicht für möglich gehalten, daß etwas passieren könnte. Sie wurden der Gefahr gegenüber blind. Die Werbung für den Gedanken der Unfallverhütung ist nichts anderes als ein immerwährendes Mahnen: Halt' die Augen offen, sei vorsichtig! Das geflügelte Wort "Der Teufel schläft nicht" findet immer wieder seine Bestätigung. Die Werbung und Schulung der Dienstgeber und Dienstnehmer besteht in der Weitergabe der durch die Forschung gewonnenen Erkenntnisse. Arbeitgeber wie Arbeitnehmer müssen aber für die Beratung und Schulung vorbereitet werden. Sie müssen bereit gemacht werden, der mahnenden Stimme Gehör zu schenken, den vernünftigen Hinweisen Beachtung zu schenken und die durchdachten Arbeitsmethoden und Verhaltensweisen anzuwenden.

Dann wird es möglich sein, die aktive Mitarbeit von Dienstgeber und Dienstnehmer für die Unfall- und Berufskrankheitenverhütung zu gewinnen. In welcher Form die Aufbereitung erfolgt, bestimmen die Fachleute, insbesondere die Psychologen, die in der Öffentlichkeitsarbeit Erfahrenen und die psychologisch Geschulten. Umfangreich ist auch diese Tätigkeit des Unfallverhütungsdienstes und der Berufskrankheitenbekämpfung. Sie beruht - wie die Forschung - auf den neuesten wissenschaftlichen Erkenntnissen, die es ermöglichen sollen, nachhaltig auf den bedrohten Menschen einzuwirken. Besonders der Begriff Schulung darf nicht im Sinne einer Belehrung aufgefaßt werden, der die überwiegende Anzahl Menschen abgeneigt ist. Die Abneigung des jungen Menschen gegen Schule und Lernen ist bekannt. Man sucht mit modernen Mitteln, die die Wissenschaft zur Verfügung gestellt hat, dieser Abneigung zu begegnen. Noch größer aber ist in der Regel die Abneigung des Erwachsenen gegen Schule und Belehrung. Es muß daher der Begriff Schulung im Sinne der Unfallverhütung vielmehr in der Vermittlung von Wissen verstanden werden, das in einer Zusammenarbeit zwischen den an ihrer eigenen Sicherheit interessierten Personen und den Fachleuten besteht. In fachlicher Hinsicht Näheres darüber auszuführen wäre Angelegenheit eines einschlägig ausgebildeten Fachmannes. Es würde überdies den Rahmen dieser Betrachtung sprengen.

Nicht zuletzt soll zur Illustration der Tätigkeit des Unfallversicherungsträgers auch auf die Zusammenarbeit mit dem Kuratorium für Verkehrssicherheit hingewiesen werden. Diese Institution, die sich um die Verkehrssicherheit auf den Straßen Österreichs

Verdienste und Wissen erworben hat, erfährt durch die Tätigkeit der Unfallverhütung keine Konkurrenz - im Gegenteil - das Bemühen des Unfallversicherungsträgers, hier eine sinnvolle Tätigkeit zu unterstützen und den Profit dieser Tätigkeiten für den von ihr zu schützenden Personenkreis auszunützen, wird in Zukunft noch verstärkt werden. Besonders im Hinblick darauf, daß, aller Wahrscheinlichkeit nach im Jahre 1977 auch alle Schüler Österreichs von der Volksschule bis zur Hochschule bei der Anstalt versichert sein werden, wird eine Zusammenarbeit mit dem Kuratorium für Verkehrssicherheit forciert werden. Wenn auch - als Erfolg der Schulwegsicherung - in Österreich der Prozentsatz der Schulwegunfälle an der Gesamtzahl der Verkehrsunfälle, denen Schüler zum Opfer fallen, sehr gering ist, er beträgt nämlich nur 9%, so gilt es doch, schon dem Kind, dem Jüngling, dem heranreifenden jungen Menschen, den Gedanken der Sicherheit verständlich zu machen und ihn dafür zu gewinnen. Das bemühen, durch Aufmerksamkeit und Disziplin im Straßenverkehr einen Unfall zu verhüten, prägt eine Einstellung des Jugendlichen, die sich auch auf andere Lebensbereiche, in denen er von Gefahren bedroht ist, auswirken müßte. Insbesondere später auf den Bereich seines Arbeitslebens.

An die Spitze der Ausführungen wurde der Begriff Modell gestellt. Die Unfallversicherung betreibt Unfallverhütung und Krankheitsbekämpfung durch viele Jahrzehnte soweit es Gefahren betrifft, die aus dem Arbeitsleben resultieren. Die Verhütung von Arbeitsunfällen und Berufskrankheiten ist ihr Ziel. Im Laufe der Jahre wurde aber der Begriff des Arbeitsunfalles immer mehr und mehr erweitert. Die Personen, die dem Schutz der Unfallversicherung unterliegen, wurden in diesen Schutz eingezogen. Damit aber gewinnt die Tätigkeit der Schadenprophylaxe und Prävention über den engen Beriech des Arbeitslebens hinaus immer mehr Bedeutung für den Kampf gegen alle Gefahren, die durch Unfall und Krankheit im gesamten Leben den Menschen drohen. Diese Feststellung gilt sicher für den Sportausübenden und für die Hausfrau. Sie gilt aber auch für alle Personen, die ohne einer beruflichen Tätigkeit nachzugehen, Sport auszuüben oder als Hausfrau tätig zu sein, eine andere Tätigkeit in ihrem Leben ausüben. Das Modell Unfallverhütung, das hier am Beispiel der Allgemeinen Unfallversicherungsanstalt demonstriert wurde, zeigt Wege und Methoden, die überall Verwendung finden könnten. Diese Methoden müssen nur von anderen Institutionen, die nach den Gesetzen dafür zuständig sind, angewendet werden. Diese Wege müßten nur von anderen Personen, als den vorher genannten beschritten werden. Es ist zu hoffen, daß die Organe der organisierten Gemeinschaft, des Staates, in Bund und Ländern zu Gunsten ihrer Bürger von den Erfahrungen eines Unfallversicherungsträgers profitieren werden.

H. Knoflacher, Wien

Praxis der Unfallverhütung aus technischer Sicht

Einleitung

Über wohl kaum ein Fachgebiet gibt es so irreführende und falsche Vorstellungen, aber auch Unterlagen, wie über jenes der technischen Möglichkeiten der Verhütung von Verkehrsunfällen. Die internationalen und nationalen Statistiken weisen unter technischen Mängeln beim Fahrzeug und bei der Straße im allgemeinen einen Prozentsatz von etwa 10 - 15% der Gesamtunfallursachen aus. 85% der Unfallursachen liegen, wenn man diesen Statistiken Glauben schenken darf, beim Menschen als Verkehrsteilnehmer. Dies würde aber bedeuten, daß man durch Verbesserung der Straßenanlagen und der Kraftfahrzeuge das Unfallgeschehen auch nur in diesem geringen Ausmaß beeinflussen könnte. Die Praxis beweist jedoch das Gegenteil in jenen Fällen, bei denen man durch bautechnische oder konstruktive Veränderungen die Unfallzahlen in einem weit größeren Ausmaß beeinflussen kann - in manchen Fällen bis zu 100%.

Das bedeutet aber, daß weder die mittelbaren noch die unmittelbaren Einflüsse der technischem Einrichtungen auf die Verkehrssicherheit in den Statistiken voll zum Ausdruck kommen. Aus diesem Grunde ist eine Übernahme der amtlichen Unfallstatistiken für bau- und verkehrstechnische Zwecke ohne entsprechende Bearbeitung in der Praxis nicht möglich. Die Beeinflussung des Unfallgeschehens durch technische Veränderungen spielt sich sowohl lokal kurzfristig, als auch über längere Zeiträume im gesamten Unfallgeschehen ab. So ist z.B. die ständige Reduktion der Unfallrate in Österreich innerhalb der letzten 15 Jahre vollständig durch eine Änderung der Zusammensetzung des Fahrzeugparkes zu erklären. Durch den abnehmenden Anteil an einspurigen Fahrzeugen im gesamten Verkehrsaufkommen hat auch die Verkehrssicherheit (ausgedrückt durch die Unfallrate in Unfällen/1 Mio Kfz-km) insgesamt zugenommen. Analysiert man nämlich die Unfallraten über den Zeitraum von 10 Jahren getrennt für die einzelnen Fahrzeugarten, stellt man keine wesentliche Veränderung der Unfallraten fest, wohl aber eine ständige Abnahme der Gesamtunfallrate. Das würde aber bedeuten, daß sämtliche Verkehrserziehungsmaßnahmen und Informationskampagnen relativ wirkungslos geblieben sind. Gleichzeitig würde dies aber auch bedeuten, daß für die einzelnen Verkehrsteilnehmergruppen durch die technischen Veränderungen im gesamten Straßennetz, sowie durch die Entwicklung der Kraftfahrzeuge im Hinblick auf das Unfallrisiko nichts erreicht wurde. Diese Erklärung dürfte, obwohl sie entmutigend ist, durchaus den Gegebenheiten weitgehend entsprechen.

Es dürfte sich dabei um eine Erscheinungsform handeln, die mehrfach im Bereich der Interaktionen zwischen Mensch und technischem System im Verkehrswesen festgestellt werden kann, nämlich einer Verhaltensreaktion von seiten der Kraftfahrer, die man als Anpassung an ein bestimmtes Sicherheitsrisiko bezeichnen könnte. Das würde bedeuten, daß objektiv sichere technische Einrichtungen durch Fehlverhalten hinsichtlich ihrer Benützung in ihren

Sicherheitsreserven soweit entwertet werden und sich immer wieder ein bestimmtes Sicherheitsniveau einstellt, z.B. schnelleres Fahren bei subjektiv besserer Bereifung oder höhere Geschwindigkeitswahl bei guter optischer Linienführung.

Grundlagen

Ähnlich wie in den meisten Wissensgebieten halten sich auch im Ingenieurwesen Hypothesen für die Erklärung bestimmter Erscheinungsformen oft jahre- ja jahrzehntelang, ohne daß sie jemals einer exakten wissenschaftlichen Prüfung unterzogen werden. Eine dieser Hypothesen z.B. betraf die Linienführung und ihren Einfluß auf Ermüdungsunfälle. Es wurde lange Zeit behauptet, daß die langen Geraden das Einschlafen am Steuer fördern. Überraschenderweise stellt sich aber bei Unfalluntersuchungen neu trassierter Straßen mit geschwungener Linienführung heraus, daß der Anteil der Ermüdungsunfälle nicht niedriger sondern eher höher lag als auf alten Autobahnen mit langen Geraden. Die nähere Analyse zeigte, daß rund 4/5 aller Ermüdungsfälle sich bei Dunkelheit ereignen und dabei die Linienführung bzw. die Fernsicht eher von sekundärer Bedeutung ist.

Ein wesentlicher Mangel der Ingenieurausbildung ist wohl darin zu finden, daß sie sich viel zu wenig mit psychologischen und physiologischen Gegebenheiten des Menschen auseinandersetzt. Beginnend mit der sogenannten Schrecksekunde, die zwischen 0,8 - 10 Sekunden je nach den Gegebenheiten liegen kann, vom Ingenieur aber jeweils mit 1 Sekunde berücksichtigt wird, über die Sichtweite, welche bei höheren Geschwindigkeiten den Bereich des stereoskopischen Sehens überschreitet, bis hin zu Verhaltensweisen, die der Berechnung von Straßen zugrundegelegt werden, tatsächlich jedoch anders sind, fehlt es an interdisziplinärer Behandlung dieser Fragen und dementsprechender Beantwortung. So werden z.B. Trassierungsrichtlinien nach fahrdynamischen Gesichtspunkten erstellt, wobei sich unter Umständen in den angenommenen Gesetzmäßigkeiten Sprünge ergeben, die dann unfallkausal werden können. Ein Beispiel dafür bilden enge Bogenradien, von denen man weiß, daß sie eine wesentliche Erhöhung der Unfallraten mit sich bringen. Eine Erklärung für diese überproportional hohen Unfallraten bei engen Kurven kann in einer Gesetzmäßigkeit des Zusammenhanges zwischen Querneigung, Kurvenradius und Entwurfsgeschwindigkeit gefunden werden, die in den Richtlinien auftritt, wenn von der Fahrdynamik her die maximale Querneigung überschritten, in der Praxis aber gebaut wird.

Ein weiterer Mangel in den Grundlagen hinsichtlich der Straßentrassierung liegt darin, daß das Fahrzeug heute immer noch als Punkt betrachtet wird und dadurch anderen fahrdynamischen Gesetzmäßigkeiten unterliegt als in der Natur.

In der Praxis ergeben sich Schwierigkeiten bei der Unfallverhütung auch dadurch, daß die dem Verkehrsweg zugrundeliegenden Gesetzmäßigkeiten bei der Konstruktion von Fahrzeugen nicht immer berücksichtigt werden. Dies gilt sowohl für die möglichen Höchstgeschwindigkeiten der Fahrzeuge als auch deren Abmessungen.

Hinsichtlich der möglichen Maßnahmen zur Behandlung des Unfallgeschehens bestehen auch innerhalb von Fachkreisen noch große Mißverständnisse. So werden z.B. aktive Maßnahmen, d.h. Maßnahmen, welche der Reduktion der Zahl der Unfälle und damit des Unfallrisikos dienen, sehr häufig verwechselt mit den passiven Verkehrssicherheitsmaßnahmen, welche sich mit der Verringerung der Unfallfolgen beschäftigen. Ein typisches Beispiel ist die Verwechslung der Sicherheitsaspekte z.B. von Gurt und Spikes.

Während ersterer in erster Linie zur Reduktion der Unfallfolgen dienen soll, sind letztere dafür konzipiert worden, bei gewissen - sicherlich sehr selten auftretenden Fahrbahnzuständen - das Unfallrisiko - d.h. vor allem das Auftreten des Unfalles - zu verringern.

Möglichkeiten der Unfallverhütung aus technischer Sicht

Im Gegensatz zur amtlichen Unfallstatistik hat der Techniker die Möglichkeit bei einzelnen Strecken, durch die Wahl der Verkehrsanlage, durch die Auswahl des Verkehrsmittels sowie die Ausstattung der Verkehrsanlage das Verkehrsunfallgeschehen wesentlich zu beeinflussen. Allein die Wahl eines bestimmten Straßenquerschnittes ist entscheidend für die Entwicklung des späteren Unfallgeschehens. Richtungsgetrennte Fahrbahnen oder niveaufreie Streckenabschnitte weisen nur 1/3 bis zu 1/4 des Unfallrisikos von Fahrbahnen mit Gegenverkehr und niveaugleichen Knotenpunkten auf. Die Trennung der Verkehrsarten - durch technische Maßnahmen - ist ebenfalls eine der wirksamsten Maßnahmen zur Unfallverhütung. Hinsichtlich der dafür aufzuwendenden Kosten erweisen sich organisatorische und verkehrstechnische Maßnahmen als am günstigsten. Bautechnische Maßnahmen sind im allgemeinen außerordentlich kostenintensiv und nur in Sonderfällen aus wirtschaftlichen Gründen vertretbar. Der Kostenanteil der Verkehrsunfälle wird im allgemeinen bei Bauvorhaben überschätzt, er liegt auch unter berücksichtigungssubjektiver Unfallkosten in der Regel nicht höher als 8 - 15% der Bausummen. Hingegen sind verkehrstechnische und verkehrsorganisatorische Maßnahmen sehr häufig wenig kostenaufwendig bei einem sehr hohen Effekt hinsichtlich der Verkehrssicherheit.

Praktische Beispiele

Allein durch die Wahl des Straßentyps läßt sich aus technischer Sicht die Verkehrssicherheit grundsätzlich beeinflussen. Bundesstraßen weisen eine Unfallrate für Personenschäden von 2,2 - 2,4 Unf. je 1 Mio Kfz-km auf, während richtungsgetrennte Autobahnen eine Unfallrate zwischen 0,4 - 0,7 Unf. mit Personenschaden je 1 Mio Kfz-km aufweisen. Bereits durch die Verlagerung eines Teiles des Verkehrs auf die Autobahnen kann daher wesentliches für die Verkehrssicherheit geleistet werden.

Die gefährlichsten Streckenabschnitte, die man auf Bundesstraßen heute hat, sind Ortsdurchfahrten. In der Praxis werden leider Ortsdurchfahrten in der Regel erst später als Freilandstrecken saniert. Die Unfallrate im Ortsbereich ist infolge der Verkehrsmischung der vielen Kreuzungen und des querenden Fußgängerverkehrs etwa dreimal so hoch als auf benachbarten Freilandstrecken. Die größten technischen Fehler der Vergangenheit und auch der Gegenwart entstanden und entstehen dadurch, daß man Umfahrungsstraßen wieder verbaut und damit wieder eine Verkehrsmischung und Verringerung der Verkehrssicherheit herbeiführt.

Wie viele Beispiele zeigt dieses auch, daß häufig kurzfristige Entscheidungen, begründet aus lokalen Interessen, die Verkehrssicherheit langfristig wesentlich beeinflussen können. Wirtschaftliche und vor allem Standpunkte der Bequemlichkeit sind für die Zerstörung des Sicherheitswertes unserer Straßen maßgebend. Ein weiteres praktisches Beispiel, welches den Einfluß technischer Gegebenheiten auf die Verkehrssicherheit charakterisiert, sind Spikes. Durch Spikes wurde die Unfallrate in Österreich während der Wintermonate nicht geändert, hingegen die Unfallrate bei nasser Fahrbahn erheblich erhöht. Ein weiterer Langzeiteffekt wurde durch den Bau dichterer Fahrbahnbeläge als Reaktion auf die Spikes eingeleitet. In den nächsten 20 Jahren ist auf den erneuerten Verschleißschichten auch nach einem Spikesverbot mit erhöhter Schleudergefahr zu rechnen. Abgesehen von den technischen Problemen der Spikes dürfte hier aber auch eine erzieherische Komponente eine wesentliche Rolle spielen, nämlich jene zum rücksichtslosen Fahren, welches durch das langjährige Propagieren der Spikes bei winterlichen Fahrbahnverhältnissen gefördert wurde.

Eine weitere verkehrstechnische Maßnahme stellen Geschwindigkeitsbegrenzungen dar. Allgemeine und lokale Geschwindigkeitsbegrenzungen setzen aber für ihre längere Wirksamkeit voraus, daß sie ständig überwacht werden. Die in Österreich durchgeführten Messungen haben ergeben, daß innerhalb der ersten 4 Monate nach der Einführung der Geschwindigkeitsbegrenzung deutlich auch ein Absinken der Höchstgeschwindigkeiten und der mittleren Fahrgeschwindigkeiten festzustellen war. Heute unterscheiden sich die Geschwindigkeitsprofile an den Meßstellen, die vom Kuratorium für Verkehrssicherheit kontrolliert werden, nicht mehr von jenen vorher. Trotzdem ist aber die Unfallrate in der Zwischenzeit geringfügig abgesunken. Man erkennt daraus gewisse Überlagerungseffekte sowohl von seiten der Geschwindigkeitsbegrenzung als auch von anderen Einflüssen, wie etwa der Energiekrise.

Überraschenderweise stellte es sich auf den neugebauten Streckenabschnitten der österreichischen Bundesstraßen heraus, daß die Verteilung der relativen Unfallziffern nicht wesentlich von den sogenannten Altbaustrecken abwich, obwohl die neuen Streckenabschnitte objektiv hinsichtlich der Fahrdynamik, der Sicht und der Griffigkeit besser sind als die alten Streckenabschnitte. Die Erklärung für diesen Effekt kann nur darin gefunden werden, daß der Kraftfahrer die physikalisch objektiv besseren Gegebenheiten durch falsche Fahrweise kompensiert. Die Kompensationsmöglichkeit muß ihm daher von seiten der technischen Einrichtungen genommen werden, wie es der Vergleich mit den Autobahnen deutlich zeigt. Nimmt man durch technische Einrichtungen gewisse Möglichkeiten der Kompensation objektiver Sicherheitsgewinne durch falsche

Fahrweise, so besteht heute scheinbar die einzige Möglichkeit für eine wirksame Sicherheitsarbeit - wenn sie langfristig gegeben sein soll - nachweisbar im technischen Bereich. Ein erheblicher Teil der zukünftigen Forschung auf dem Gebiet der Verkehrssicherheit wird sich daher mit der Steuerung von Verkehrsverhaltensweisen über verkehrstechnische Einrichtungen bzw. bautechnische Einrichtungen zu beschäftigen haben. Die bisher fast ausschließlich von Psychologen behandelte Frage zu diesem Themenkreis scheint im Rahmen dieses Fachgebietes nicht befriedigend lösbar zu sein, zumindestens solange nicht naturwissenschaftliche Behandlungsmethoden Platz gegriffen haben.

Rd. 35% der Verkehrsunfälle in Österreich ereignen sich an Kreuzungen. Um technisch wirksame Verkehrssicherheitsarbeit zu betreiben, wäre daher eine sorgfältige Planung und ein kontrollierter Betrieb an Kreuzungen anzustreben. Grundsätzlich sollten so wenig Kreuzungen als möglich vorgesehen werden, womit sich bereits ein raumplanerisches und nicht mehr ein verkehrsplanerisches Problem allein stellt. Leider fehlt es vielfach an Verständnis für diese Belange, sodaß auf Grund mangelnder Koordinierung bereits bei der Straßenplanung folgenschwere Wirkungen für die Verkehrssicherheit auftreten. Nachträgliche Verbesserungsmaßnahmen können nur in Ausnahmefällen wirkungsvoll das Verkehrsunfallgeschehen beeinflussen.

Mit zu den Kreuzungen gehören auch niveaufreie Knotenpunkte, wo man durch entsprechende Anbindung, insbesondere an das städtische Straßennetz, erhebliche Verbesserungen der Verkehrssicherheit erzielt.

Die Problematik der mangelnden Fahrbahngriffigkeit nimmt in Österreich ständig zu. Insbesondere im Bereich engerer Kurven zeigen die Unfallanalysen eine Zunahme an Schleuderunfällen. In diesem Fall ist sowohl die Trassierung als auch die Fahrbahndeckenherstellung eines der wesentlichsten Merkmale. Die Schwierigkeiten bei der Bewältigung des Kraftschlusses ergeben sich in erster Linie durch starke Schwankungen in den Gleitreibungskoeffizienten, die vom Kraftfahrer in der Fahrweise nicht mehr kompensiert werden können. Für eine Homogenität der Griffigkeitseigenschaften auf den Straßen sollte daher mehr als bisher Sorge getragen werden.

Eine Hauptproblematik in Österreich besteht darin, daß die Verbesserungsmaßnahmen aus technischer Sicht nicht von den Baubehörden selbst, sondern in der Regel von der Verkehrsbehörde, die auch die Verkehrsregelungsmaßnahmen einzuleiten hat, behandelt werden. Die Schwierigkeit, die sich dabei ergibt, ist, daß die Verkehrsbehörde im allgemeinen keine Fachleute besitzt, die über das notwendige technische Fachwissen verfügen, sodaß es unter Umständen zu Lösungen kommen kann, die der Verkehrssicherheit und den technischen Prinzipien zuwiderlaufen. Dazu gehört sowohl das gesamte System der Beschilderung, wie auch wesentliche verkehrstechnische Maßnahmen, wie Geschwindigkeitsbegrenzungen, Erklärungen von Streckenabschnitten zum Ortsgebiet und dgl. Da Straßenverkehrslagen ein Regelungssystem sind, sollten auch im Betrieb geschlossene Regelkreise eingerichtet werden. Geschlossene

Regelkreise hinsichtlich der technischen Überwachung von Straßenanlagen und auch des Verkehrs fehlen heute bzw. sind mangelhaft gesetzlich verankert und eingerichtet. Die Praxis der Unfallverhütung aus technischer Sicht wird dadurch in manchen Fällen außerordentlich erschwert bzw. soweit es Langzeitentwicklungen sind, sogar unmöglich gemacht, da z.B. die Fahrzeugkonstruktion relativ unabhängig von den Prinzipien der Straßenverkehrsplanung verlaufen kann. Ebenso ist auch das Informationssystem gerade im Hinblick auf die verkehrstechnischen und fahrdynamischen Eigenschaften eher als mangelhaft zu bezeichnen.

Eine wesentliche Erschwernis in der Praxis ergibt sich häufig dadurch, daß naturwissenschaftlich nachgewiesene erfolgreiche Maßnahmen zur Verhütung von Verkehrsunfällen der gesetzlichen Grundlage bedürfen und diese Grundlagen oft nur mit erheblicher Verspätung geschaffen werden können.

Die Praxis der Unfallverhütung zeigt daher ein relativ weit gestreutes Feld, welches mit einer Reihe anderer Wissensgebiete, die weit über das technische hinausreichen, verbunden ist, jedoch noch besser verbunden werden sollte.

K. Habeck, Wien

Möglichkeiten und Grenzen technischer Maßnahmen zur Unfallverhütung

Der AUVA wurden 1974 rund 180.000 Arbeitsunfälle - davon etwa 20.000 Wegunfälle - und rund 2.000 Fälle von Berufskrankheiten gemeldet. Dies bedeutet, daß bei 8-stündiger täglicher Arbeitszeit und 250 Arbeitstagen pro Jahr durchschnittlich alle 40 Sekunden Arbeitszeit ein Arbeitsunfall gemeldet wurde.

Davon hatten

25% den Sturz und Fall von Personen,
14% den Fall von Gegenständen,
12% scharfe und spitze Gegenstände,
12% Maschinen (Pressen, Stanzen, Holzbearbeitungsmaschinen u.ä.),
10% Fahrzeuge, Beförderungsmittel,
27% Elektrizität und sonstiges zur Ursache.

Die Verletzungen verteilen sich auf folgende Körperregionen:

Kopf unf Hals	11,2%	
Rumpf	7,1%	
Arme	8,2%	48,3%
Hände	40,1%	
Beine	16,5%	30%
Füße	13,5%	
sonstiges	3,3%	

Die Häufigkeiten der Berufskrankheiten gliedert sich wie folgt:

Lärmschwerhörigkeit	979
Hauterkrankungen	235
Staublungenerkrankungen	331
davon Silikose, Silicatosen, Talkosen	186
Asbestosen	14
Silicotuberkulosen	31
Kohlendioxydvergiftungen	46
Bleivergiftungen	21
Asthma bronchiale	21
Kohlenwasserstoffe	13
sonstige	83.

Wieso ereignen sich so viele Arbeitsunfälle und Berufskrankheiten?

Arbeitsunfälle und Berufskrankheiten ereignen sich nicht, sondern werden verursacht.

Worin sind die Ursachen gelegen?

Die Ursachen sind in gefährlichen Zuständen (technische Komponente) und in gefährlichen Handlungen (menschliche Komponente) gelegen.

Arbeit ist eine auf ein wirtschaftliches Ziel ausgerichtete Tätigkeit. Dieses Ziel wird im Wege des Produktionsprozesses oder einer Dienstleistung erreicht, die die Erfüllung bestimmter Erfordernisse zur Voraussetzung haben, die ganz allgemein mit dem Begriff Betrieb umschrieben sind. Der Begriff Betrieb umfaßt die Verwendung von Energien, Materialien, Maschinen, Installationen und Menschen, deren Einsatz im Produktionsprozeß organisiert, gesteuert und beaufsichtigt (kontrolliert) werden muß.

Im Produktionsprozeß treten aber nicht nur nützliche, zum Produktionsziel führende, sondern auch schadenbringende Wirkungen auf, die sich einerseits im Verschleiß der Anlagen und Werkzeuge, Maschinen, Installationen, Störungen, Ausschuß, Fehlerzeugnis, Abfallenergie, andererseits in Schädigung des Menschen durch Erschöpfung, berufliche Erkrankung, Unfall, Frühinvalidität usw. äußern.

Besondere technologische Verfahren haben zum Ziel, die Wirtschaftlichkeit zu heben und die schadenbringende Wirkung auf das Material niedrig zu halten.

Die menschliche Komponente der Unfallursachen setzt sich zusammen aus Ursachen, die im Arbeitnehmer als Individuum oder im Arbeitnehmerkollektiv gelegen sein können. Die im Individuum gelegenen Ursachen können psychischer und physischer Natur sein.

Physisch ist vor allem die Disposition des Organismus von Bedeutung; es können physische Mängel vorliegen, die teils leicht erkennbar (z.B. Invalidität; einarmig, einbeinig usw.) oder aber auch unerkennbar für den Laien sind, wie Fehlsichtigkeit, Gehörmängel, Erkrankungen u.ä.

Zu den psychischen Ursachen zählen:

Unkenntnis
täuschende eigende Erfahrung,
Unterschätzung der Gefahr, Zeigen von Mut,
Überschätzung der eigenen Fähigkeiten (Alkohol, Medikamente u.ä.),
Unwille zur Sicherheit,
Verhaltensvariabilität.

Daraus ergeben sich oft gefährliche Handlungen oder gefahrbringende Unterlassungen.

Durch Mechanisierung verlagert sich die physische Belastung immer mehr zur psychischen Belastung, besonders dadurch, daß mechanisierte oder automatisierte Vorgänge immer rascher ablaufen und dadurch erhöhte Aufmerksamkeit erfordern.

Unfallgefahren, die von einem Kollektiv ausgehen, liegen sehr häufig in mangelnder Zusammenarbeit oder ungutem Zusammenleben (schlechtes Betriebsklima). Die Zusammenarbeit muß richtig organisiert, gesteuert und beaufsichtigt werden.

Gegen die schadenbringenden Wirkungen, die sich im Produktionsprozeß auf die Maschinen auswirken, helfen Maßnahmen des Arbeitnehmerschutzes, die der Verhütung von Arbeitsunfällen und Berufskrankheiten dienen. Die schadenbringenden Wirkungen auf den Menschen, die mit der Erfüllung der technologischen Erfordernisse bewußt herbeigeführt werden, bezeichnet man im allgemeinen Sprachgebrauch als Arbeitsgefahren. Der Arbeitnehmerschutz umschließt natürlich auch jene Maßnahmen, die auf Grund gefährlicher Verhaltensweisen des Menschen erforderlich sind.

Aus all dem ergibt sich, daß der Arbeitsunfall Ursachen hat, die einerseits in technologischen Erfordernissen des Produktionsprozesses, andererseits im Verhalten des Menschen gelegen sind. Unabwendbarkeit der Gefahr ist in der Regel nur eine allzu bequeme Ausrede für Unkenntnis der sachlichen Zusammenhänge.

Die Maßnahmen zur Verhütung von Arbeitsunfällen und beruflichen Erkrankungen gliedern sich in technische, arbeitsmedizinische und organisatorisch-psychologische.

Technische Maßnahmen

Unter technischen Maßnahmen sind alle Vorkehrungen zu verstehen, die den Schutz von Leben und Gesundheit des Arbeitnehmers gegen die Gefährdung durch maschinelle Einrichtungen aller Art, mechanische Hilfsmittel oder durch Installationen, Stoffe oder Energien zum Ziele haben. Dazu zählen Maschinenschutz, Elektroschutz, technischer Schutz gegen schädliche Auswirkungen von Energien und Stoffen (z.B. Absaugung und Belüftung gegen gefährliche Gase, Dämpfe, Staube), technischer Schutz gegen gefahrbringendes Verhalten des Menschen. Diese Schutzmaßnahmen sind vor allem an Maschinen, Installationen, Anlagen usw. vorgesehen bzw. wird der Schutz durch eigene technische Anlagen (Belüftung,

Beleuchtung, Absaugung usw.) erzielt; dazu zählen auch technisch-ergonomische Maßnahmen.

Technische Schutzmaßnahmen haben immer Vorrang vor
a) Unterweisung, Belehrung, Erziehung usw.,
b) Benützung von Schutzausrüstung.

Entsprechende technische Schutzmaßnahmen haben die Vorteile, daß sie
1. sofort voll wirksam werden und
2. so gestaltet werden können, daß sie vom Willen des Menschen unabhängig wirken.

Sie müssen spätestens vor Indienststellung von Anlagen, Maschinen usw. voll wirksam sein; ihr Vorhandensein und Ihre Wirksamkeit sind zu überprüfen.

Durch diese Maßnahmen werden
a) entsprechende Belüftung, Beleuchtung sowie richtige Arbeitstemperaturen sichergestellt,
b) Gefahrenstellen an Maschinen, Installationen u.ä. gegen Berührung gesichert,
c) Schutz gegen schädliche Energien (elektrischer Strom, schädliche Strahlung, Blendung, Hitze u.ä.) und schädliche Stoffe erzielt,
d) Arbeitserschwernisse beseitigt,
e) der Ablauf gefährlicher Prozesse (Staubexplosion) unterdrückt.

Alle technischen Maßnahmen haben u.a. mehr Wissen, Erfahrung, vorhandenes Kapital zur Voraussetzung, und sie müssen vor Arbeitsbeginn ergriffen sein.

Der technische Schutz ist die tragende Säule der Berufsschadensprophylaxe; er hat bereits sehr hohes Niveau erreicht, es wird aber immer noch mit großer Mühe und Sorgfalt getrachtet, weitere Verbesserungen zu erzielen. Leider lassen die technischen Schutzvorkehrungen trotz ihrer großen Vorteile und ihrer technischen Perfektion doch nicht das Optimum an Arbeitssicherheit erreichen. Es bedarf noch anderer Vorkehrungen.

Arbeitsmedizinische Maßnahmen

Von besonderer Bedeutung für die Sicherheit des Arbeitnehmers ist sein Gesundheitszustand. Diesbezügliche Mängel können seine Verwendung für bestimmte Arbeiten a priori ausschließen (Lungen-, Kreislauferkrankungen, Hauterkrankungen, Epilepsie, Fehlsichtigkeit, Gehörmängel, körperliche Konstitution - namentlich von Frauen und Jugendlichen u.ä.). Außerdem ist zu kontrollieren, inwieweit der Organismus physisch, psychisch, toxisch, bakteriell u.ä. belastet ist. Es muß festgestellt werden, ob sich irgendwelche Anzeichen für diese Belastung zeigen. Es sind daher Einstellungs- und Kontrolluntersuchungen auf die gesundheitliche Eignung erforderlich. Dazu können noch besondere medizinische Vorkehrungen kommen, wie Impfungen u.a.m. Eine Reihe medizinischer Maßnahmen wird aber durch technische Vorrichtungen erzielt, wie z.B. Anlagen zur Desinfektion u.ä.m.

Die ergonomisch richtige Gestaltung von Maschinen, Einrichtungen, Werkzeugen u.ä. kann die Verwendung Versehrter erleichtern oder aber auch Überanstrengung vermeiden und dadurch generell die Erhöhung von Arbeitsgefahren durch vorzeitige Ermüdung (Erschöpfung) verhindern (Verlängerung der Reaktionszeit, Schrecksekunde). Arbeitsmedizinische Maßnahmen sind ebenfalls kostenträchtig, verlangen besonderes Personal, besondere Einrichtungen usw.

Organisatorisch-psychologische Maßnahmen

Gefährlichen Handlungen und Unterlassungen des Menschen kann aber manchmal aus wirtschaftlichen Gründen oder aus technologischer Unmöglichkeit nicht im erforderlichen Ausmaß allein durch technische Maßnahmen vorgebeugt werden. Die Ursache liegt dann in dem bereits erwähnten psychologischen Bereich, wobei an und für sich die Verhaltensvariabilität des Menschen, Arbeitsmilieu, aber auch Unkenntnis, täuschende eigene Erfahrung u.a. bereits erwähnt wurden. Als Gegenmaßnahmen sind zu nennen:

a) Unterweisung, Aufklärung und Erziehung.
   Die Unterweisung wird sich erstrecken:
   auf Verwendung mechanischer Hilfsmittel,
   Funktion von Maschinen, Anlagen, mechanischen Werkzeugen u.ä.,
   Handhabung von Stoffen und Unterweisung über deren Eigenschaften,
   Verhalten bei Anwendung gefährlicher Energien,
   Art der Durchführung bestimmter Arbeiten,
   Benützung bestimmter Schutzausrüstung u.a.m.

   Aufklärung bedeutet, daß Vorgesetzte oder besondere Funktionäre immer und überall überzeugend für Sicherheit eintreten und vor allem täuschende eigene Erfahrungen des Dienstnehmers, die oft dazu verleiten, Sicherheitsmaßnahmen nicht zu ergreifen, aufzeigen und auf richtiges Verhalten aufmerksam machen.

   Bei der Erziehung geht es vor allem darum, die richtige Hilfe zu gewähren, die für die ordnungsgemäße und sichere Durchführung der Arbeit erforderlich ist, und durch ständige Beeinflussung die gewünschte Motivierung herbeizuführen.

b) Es ist sorgfältige Kontrolle des Verhaltens des Arbeitnehmers bezüglich der Einhaltung von erteilten Weisungen für die Sicherheit auszuüben.

Vorstehende Ausführungen zeigen, daß technischer Schutz allein trotz all seiner Vorzüge das Optimum an Arbeitssicherheit wohl nicht erreichen läßt. Der Nachteil dieser Maßnahmen ist darin gelegen, daß man vom guten Willen des Arbeitnehmers (Mitarbeit) und von einer längeren oder kürzeren Anlaufzeit abhängig ist. Dazu sind aber noch folgende Gesichtspunkte zu berücksichtigen:

Konstrukteure und Verfahrenstechniker sind meist noch zu sehr der Wirtschaftlichkeit eines Verfahrens und dem Reiz, technologische Schwierigkeiten zu meistern, verhaftet und übersehen nicht selten, daß die menschliche Leistungsfähigkeit und Konzentration überbeansprucht werden. Dazu kommt oft noch, daß die Arbeitnehmer sich nicht an die ihnen gegebenen Richtlinien halten oder überhaupt risikofreudiges Verhalten bei Arbeitsverrichtungen an den Tag legen. Hier wäre noch darauf hinzuweisen, daß der Mensch kein Sinnesorgan hat, das ihn vor Arbeitsgefahren warnt. Tastsinn und Schmerzempfindung, Gehör- und Gesichtssinn sind völlig unzureichend. Daraus ergibt sich, daß das Wissen um Arbeitsgefahren erlernt und die Beaufsichtigung des Arbeitnehmers während seiner Arbeitsverrichtungen entsprechend organisiert werden muß.

Leider werden aber betriebliche Sicherheitsmaßnahmen vom Betriebsinhaber nicht in allen Gefahrensituationen als erforderlich anerkannt. Sofern die Maßnahmen des Arbeitnehmerschutzes gleichzeitig eine conditio sine qua non für den Bestand des Betriebes darstellen, wird meist das unbedingt Notwendige technisch, medizinisch und organisatorisch veranlaßt. Dies ist aber oft weder für den erforderlichen Schutz des Arbeitnehmers noch für den Schutz der Anrainer ausreichend. Es müssen daher verpflichtende Normen über alle Arten von Maßnahmen, die dem Arbeitnehmerschutz dienen, erlassen und deren Einhaltung kontrolliert werden. Um daher den Arbeitnehmerschutz auf den erforderlichen Stand zu bringen, sind im behördlichen Rahmen Bestimmungen zu erlassen, die bindende Verpflichtungen für Mindesterfordernisse für die Sicherheit festlegen. Sie sind die Voraussetzungen dafür, daß die erforderlichen Maßnahmen für den Arbeitnehmerschutz, die ja erhebliche Kosten verursachen können, überhaupt gesetzt werden. Die Einhaltung dieser Normen muß kontrolliert und für Zuwiderhandlung oder Unterlassung müssen Sanktionen angedroht werden. Es sind aber auch Vorkehrungen zu treffen, die den Unternehmer bei der Wahrnehmung der diesbezüglichen Aufgaben unterstützen. Auch hierfür sind verbindliche Normen (Arbeitnehmerschutzgesetz, Berggesetz, Verordnungen, Arbeitsverfassungsgesetz, ASVG usw.) anzuwenden.

Aus diesen Betrachtungen ergibt sich:

1. Arbeitsgefahren sind einerseits im Arbeitsablauf enthalten oder werden mit diesem bewußt herbeigeführt und sind anderseits durch den Menschen selbst gegeben.
2. Jeder Arbeitsunfall, jede Berufskrankheit haben ihre Ursachen. Unabwendbarkeit, Schicksal u.a. sind in der Regel nur allzu bequeme Ausreden für Unkenntnis der sachlichen Zusammenhänge.
3. Der Mensch hat kein eigenes Sinnesorgan zur Wahrnehmung von Gefahren. Ausgenommen Tastsinn, Schmerzempfindung, Gehör, Gesichtssinn kann er Gefahren nur nach einem Lernprozeß (Anweisung, Aufklärung, Unterweisung, Erfahrung) erkennen. Um sich zu schützen, muß er aber auch die richtigen Sicherheitsmaßnahmen kennen und sie anwenden. Unterweisung muß daher sein.
4. Da die Anwendung der Sicherheitsmaßnahmen von Menschen oft trotz Vorschrift oder Auftrag nicht erfolgt, müßten Aufsicht und Kontrolle vorgesehen oder müßte Arbeitssicherheit womöglich unabhängig vom menschlichen Willen herbeigeführt werden.
5. Konstrukteur und Verfahrenstechniker, aber auch Verfahrensanwender, sind viel zu sehr der Wirtschaftlichkeit und Ergiebigkeit seines Verfahrens verhaftet und oft viel zu wenig darauf bedacht, daß Menschen mit physisch und psychisch begrenzten Möglichkeiten nach diesem Verfahren arbeiten müssen.

6. Konstrukteur und Verfahrenstechniker kennen die Verhaltensweisen der Menschen viel zu wenig. Sie nehmen viel zu häufig an, daß die Menschen Kenntnisse und daher Verhaltensweisen haben, die ihren eigenen gleichen; Techniker und Betriebe bedürfen daher dringend bestimmter Richtlinien (Vorschriften).
7. Viel zu häufig wird die kritische Beaufsichtigung und Aufklärung der Arbeitnehmer durch Vorgesetzte bezüglich der sicheren Verhaltensweise vernachlässigt.
8. Für die Bekämpfung von Arbeitsgefahren und damit für die Verhütung von Arbeitsunfällen und Berufskrankheiten ergeben sich daher folgende Grundsätze:

   a) Zuerst für Sicherheit sorgen, dann die Arbeit ausführen. Niemals anders! Das heißt, daß die Vorbereitung der erforderlichen Sicherheitsmaßnahmen spätestens unmittelbar vor der Arbeitsverrichtung abgeschlossen sein muß; alle Sicherheitsmaßnahmen (sicherheitstechnische, arbeitsmedizinische, organisatorische, psychagogische usw.) müssen bei Beginn der Arbeit voll wirksam sein, d.h. daß Sicherheitsmaßnahmen gleichzeitig mit der Planung und Einrichtung eines Verfahrens vorgesehen sein müssen.
   b) Wenn man im Zweifel ist, ob an einer Maschine oder bei einer Verrichtung eine Sicherheitsmaßnahme zu ergreifen ist, so ist in der Regel eine solche vorzusehen.
   c) Gefahrenstellen sind gegen zufällige Berührung zu sichern; gegen Stoffe und Energie muß man schützen.
   d) Es sind arbeitsmedizinisch und ergonomisch einwandfreie Arbeitsverhältnisse zu schaffen.
   e) Der Stand der Arbeitssicherheit und die Verhaltensweisen der Arbeitnehmer im Betrieb sind ständig zu kontrollieren. Etwaige beobachtete Mängel sind zu beseitigen.
   f) Jeder im Betrieb ist für die Arbeitssicherheit mit verantwortlich.
   g) Der Arbeitnehmer muß medizinisch für die Arbeit geeignet und entsprechend geschult sein.
   h) Vorschriften sind Mindestanforderungen und müssen voll erfüllt werden. Wer weniger tut, macht sich strafbar.

Für die Art und Weise der Gefahrenbekämpfung gibt es klare Prioritäten:

1. Sicherheitstechnische Maßnahmen durchführen (Maschinenschutz, Elektroschutz, Heizungs-, Belüftungs-, Absauganlagen, Lärmbekämpfung u.ä.). Dies gilt auch für die Bekämpfung von Berufskrankheiten, denn deren Verhütung erfolgt mit wenigen Ausnahmen (z.b. Infektion) durch technische und nicht durch medizinische Maßnahmen (werden sofort voll wirksam).
2. Arbeitsmedizinische Anforderungen erfüllen; Arbeitsanforderungen auf die Leistungsfähigkeit des menschlichen Organismus abstimmen (physiologisch, psychologisch, Verhaltensvariabilität, mit Hilfe ergonomischer Messungen und konsequenter Auswertung der Ergebnisse).
3. Durchführung organisatorischer Maßnahmen zur Sicherheit bei der Arbeit.
4. Es müssen für den Arbeitsschutz verpflichtende Normen vorgesehen werden.

Da immer wieder Mängel bei der Durchführung von Arbeitssicherheitsmaßnahmen festgestellt werden, sind innerbetriebliche und außerbetriebliche Stellen gesetzlich vorgesehen, die die Einhaltung der Vorschriften kontrollieren und immer und überall überzeugend für die Arbeitssicherheit eintreten müssen. Die Gefahrenbekämpfung am Arbeitsplatz muß mit aller Sorgfalt durchgeführt werden. Sollte dies nicht nicht geschehen, würde dies bedeuten, daß man die Bedrohung der menschlichen Gesundheit und Unversehrtheit am Arbeitsplatz duldet.

H. Kirbes, Linz

Arbeitssicherheit im Betrieb

Die rasche Entwicklung der Technik erzeugt ständig neue Möglichkeiten für die Befriedigung der gesellschaftlichen Bedürfnisse - und neue Gefährdungen. Das Wissen um die Vermeidung der Gefährdung wächst jedoch nicht im gleichen Tempo mit. Dieser Umstand belastet den für die Arbeitssicherheit verantwortlichen Arbeitgeber im besonderen Maß. Wendet er sich der Verwertung neuer technischer Erkenntnisse zu, muß er auch die Verantwortung für die Sicherheit der in seinem Betrieb tätigen Arbeitnehmer und der Umwelt übernehmen. Die Erfahrung zeigt, daß die Ingenieure, die immer neue technische Anlagen und Verfahren planen, zum größten Teil keine sicherheitstechnische und ergonomische Ausbildung erhalten haben. Sie können daher dem Arbeitgeber nur unvollkommen bei der "Arbeitssicherheit" unterstützen. Er benötigt daher zusätzlich die Beratung für die Gewährleistung der Arbeits- und Umweltsicherheit. Diesem Bedürfnis hat die Gesetzgebung mit dem Arbeitnehmerschutzgesetz Rechnung getragen. Danach sollten alle Arbeitgeber die Hilfe von Sicherheitsingenieuren und Betriebsärzten bei der Planung, Durchführung und Überwachung ihrer Betriebe in Anspruch nehmen.

Der Gesetzgeber will mit dieser Verpflichtung zur fachkundigen Beratung die Stagnation in der Sicherheitsentwicklung überwinden. Das Arbeitnehmerschutzgesetz soll die Voraussetzung für meßbare Erfolge in der Verbesserung des betrieblichen Arbeitsschutzes schaffen. Damit kommt der Gesetzgeber den durch techn. Erfolgsmeldungen ausgelösten Erwartungen breiter Bevölkerungsschichten auf eine Verbesserung ihrer persönlichen Lebensqualität ebenso entgegen, wie den steigenden Ansprüchen der Arbeitnehmer auf menschengerechte Arbeitsbedingungen.

Für die Sicherheit im Betrieb ist primär der Arbeitgeber verantwortlich. Er setzt die Ziele, entscheidet über Prioritäten bei der Verfolgung der Unternehmerziele und verfügt über die Mittel. Die Arbeitssicherheit muß deshalb, wenn der Arbeitgeber diese Verantwortung ernst nimmt, selbst ein Bestandteil der Unternehmerziele sein. Demzufolge müssen alle Handlungen des Unternehmers und seiner Mitarbeiter darauf ausgerichtet sein, mit den technischen, wirtschaftlichen Unternehmenszielen zugleich auch das Sicherheitsziel zu erreichen.

Dieser - wie mir scheint - realistische Ansatz des Gesetzgebers nötigt uns, die betrieblichen Entscheidungssituationen zu betrachten, um die Rolle des Sicherheitsingenieurs erkennen zu können. Demnach entscheidet der Arbeitgeber verantwortlich über alle grundsätzlichen Unternehmens- und betriebspolitischen Fragen. Das gleiche gilt für die betrieblichen Führungskräfte, die im Auftrage des Arbeitgebers Planungs- und Durchführungsentscheidungen treffen. Der Entscheidungsspielraum ist für alle gleichermaßen durch die Rechtsordnung begrenzt. In dieser bilden die Sicherheitsnormen einen Teil des Handlungsrahmens, der ein Minimum an Arbeitsschutz gewährleisten soll. Die Entscheidungskompetenz konzentriert die Verantwortung für die Arbeitssicherheit auf den Arbeitgeber und die betriebliche Führungskraft.

Bei den betrieblichen Entscheidungen hat der Sicherheitsingenieur nur einer Beraterfunktion, die sowohl vom Arbeitgeber als auch vom Betriebsrat in Anspruch genommen werden kann. Diese Rolle unterstreicht der Gesetzgeber in zwei wichtige Situationen:

In der fachlichen Weisungsfreiheit des Sicherheitsingenieurs und in den kritischen Situationen, in denen sich der Sicherheitsingenieur nicht durchsetzen kann.

Die fachliche Weisungsfreiheit soll dem Sicherheitsingenieur in dem betrieblichen Kräfteparallelogramm unterschiedlicher Interessen die Unabhängigkeit des Urteils sowohl gegenüber dem Arbeitgeber, als auch gegenüber dem Betriebsrat garantieren.

Nur der Vollständigkeit halber sei erwähnt, daß der Arbeitgeber dem Sicherheitsingenieur die notwendigen Arbeitshilfsmittel zur Verfügung stellen und ihm die erforderlichen Fortbildungsmöglichkeiten geben muß.

Bei der Planung der Arbeitsorganisation und der Änderung von Arbeitsverfahren soll der Arbeitgeber ebenfalls den sicherheitstechnischen Rat von Fachkräften einholen. Das Ziel dieser Beratung ist die ergonomische und arbeitssichere Organisation der Arbeit; die Festlegung der Ablaufprinzipien für Einzel- oder Gruppenarbeit in ortsfesten oder ortsveränderlichen Arbeitssystemen mit zeitlich gebundener oder ungebundener Einstellen- und Mehrstellenarbeit.

Ein wichtiges Hilfsmittel dazu sind die Betriebsanweisungen, die den Arbeitsablauf sicher regeln sollen.

Die Arbeitsorganisation wird in der Praxis oft von den Randbedingungen beeinflußt, von der Arbeitszeit, den Pausen, in den Hallenplänen und den Leistungsanforderungen. Auch hier soll der Sicherheitsingenieur beratend mitwirken.

Planung des Sicherheitsverhaltens

Der Arbeitgeber und der Sicherheitsingenieur können nicht das sicherheitsgemäße Verhalten der Arbeitnehmer planen, sondern nur die Voraussetzungen hierfür.

Eine der wichtigen Maßnahmen zur Verhaltensbeeinflussung ist die Arbeitsunterweisung. Zu dieser ist der Arbeitgeber, auf Grund des Arbeitnehmerschutzgesetzes, ausdrücklich verpflichtet.

Auch bei der Weiterbildung, die der Vermittlung von Kenntnissen und Fertigkeiten zur erfolgreichen und sicheren Berufsübung dient, soll der Sicherheitsingenieur mit seiner Beratung dazu beitragen, daß die Einstellung zur Arbeitssicherheit gefördert wird.

Der Arbeitgeber ist weiter verpflichtet Körperschutzmittel zur Verfügung zu stellen. Der Sicherheitsingenieur soll diese Körperschutzmittel systematisch erproben und gemeinsam mit dem Betriebsrat auswählen. Er soll ferner darauf hinwirken, daß die Pflicht zur Benutzung der Körperschutzmittel in einer Vereinbarung mit dem Betriebsrat geregelt wird.

Mitwirken des Sicherheitsingenieurs bei der Durchführung

Die Verantwortung des Arbeitgebers für die Arbeitssicherheit wird bei der Durchführung des Betriebes besonders deutlich:

Die Beschaffung der techn. Arbeitsmittel und die tägliche Steuerung der Arbeitsorganisation ist ausschließlich seine Sache.

Damit obliegt ihm auch die entsprechende Sicherheitspflicht. Er kann diese Pflicht auf die Betriebsleiter, Abteilungsleiter sowie Meister übertragen. Diese treffen dann die täglichen Entscheidungen über den Betriebsablauf, sind für die Wartung und Instandhaltung verantwortlich und führen die Dienstaufsicht. Sie tragen deshalb auch die Verantwortung für den Sicherheitserfolg ihrer Anordungen und Entscheidungen. Alle Beteiligten sind sich darüber im klaren, daß der Sicherheitsstandard eines Betriebes von dem Stellenwert abhängt, den die betrieblichen Führungskräfte der Arbeitssicherheit bei ihren alltäglichen Anweisungen beimessen. Aus der Analyse des Unfallgeschehens vergleichbarer Betriebe schließe ich, daß die Arbeitssicherheit weniger einer Funktion der technischen Ausrüstung und der Modernität der Anlagen ist. Sie hängt hauptsächlich von der sicherheitstechnischen Entscheidungsqualität der Unternehmens- und Betriebsleitung ab.

Durchführung der Verhaltensbeeinflussung

Sie beginnt im Personalwesen mit der Fernhaltung von nicht geeigneten Bewerbern. Sie wird mit der Arbeitsunterweisung und Sicherheitsbelehrungen fortgesetzt. Dabei hat sich in den größeren Betrieben die Arbeitsteilung bewährt, daß die Arbeitssicherheit die Sicherheitsunterweisung über die allgemeinen Gefahren eines Betriebes durchführt. Die Unterweisung über die speziellen

Anforderungen und Gefahren des Arbeitsplatzes ist Aufgabe der unmittelbaren Vorgesetzten. Hierfür die Unterweisungsschemata aufzustellen, kann je nach der betrieblichen Arbeitsteilung Sache des Ausbildungswesens oder die des Sicherheitsingenieurs sein.

Zusammenfassung

Arbeitssicherheit kann nur der verwirklichen, der Entscheidungen trifft.

Denn Arbeitssicherheit ist nicht für sich zu erreichen, sondern immer nur als eine Eigenschaft von Handlungen zur Verwirklichung des Unternehmerzieles.

F. Wechselberger, Linz

Ansätze für eine künftige Unfallprophylaxe

Als einer der wenigen , vielleicht sogar als der einzige Unfallchirurg (in Österreich), welcher derzeit über 20 Jahre in der Industrie tätig ist, begrüße ich die Voraussicht und den Mut des Präsidenten unserer Gesellschaft, hier kein rein unfallchirurgisches Thema auf die Tagesordnung gebracht zu haben, sondern ein Thema über die Vorbeugung von Unfällen, also eine technische Seite.

Ich glaube, daß es mir gestattet werden kann, dazu einen Diskussionsbeitrag zu leisten, zählt doch - natürlich neben der Hilfeleistung nach Unfällen - die Mithilfe an der Unfallverhütung und die Verbesserung der Unfallschutzartikel zu einer meiner Hauptaufgaben.

Wir alle sind nur zu schnell bereit als gegeben anzunehmen, daß der technische Fortschritt eben seinen Preis hat, den wir auch alle zu bezahlen haben. Selbst wenn es uns gelingt, optimale Ansätze für eine künftige und durchgreifende Unfallprophylaxe zu finden, verbleiben noch viele Faktoren, die ihr entgegen wirken, z.B.:

> wie der einzelne Mensch oder gar die Gesellschaft eine Unfallgefahr als solche empfindet <u>und</u>
>
> welches Risiko der einzelne oder die ganze Gesellschaft einzugehen bereit ist.

Es kann auch kaum noch richtig abgeschätzt werden, wie die Reaktionen unserer Gesellschaft auf immer neu auftretende Gefahren ausfallen werden; zumeist wird ja fast alles, was neu ist, auch als besonders gefährlich angesehen. In ihrer sozialen Auswirkung erweist sich jedoch die Größe der Gefahr als nicht relevant, wenn <u>nur</u> die Überzeugung von einer Gefährlichkeit vorherrscht. So fordert der Straßenverkehr, der Weg von oder zur Arbeit, doch täglich seine Opfer, und trotzdem empfindet es kaum jemand als ein Risiko, sich morgens in sein Auto zu setzen.

Ich bin der Meinung, daß wir Ärzte aber dem Arbeitsschutz, der Unfallverhütung sowie der Unfallprophylaxe mehr Augenmerk zuwenden sollten und darin auch eine Gemeinschaftsaufgabe sehen müßten. Rein gesetzliche Maßnahmen allein garantieren ja in keiner Weise die viel zitierte Sicherheit am Arbeitsplatz. Nur dann, wenn es uns gelingt, die bedingungslose Bereitschaft des einzelnen Arbeitnehmers anzuheben, sich selbst sicherheitsgerecht zu verhalten und die ihm zur Verfügung stehenden und der Verbesserung des Arbeitschutzes angespriesenen Unfallschutzartikel auch zu benützen, kann die optimale Sicherheit für eine künftige Unfallprophylaxe erreicht werden.

Daher muß - meiner Ansicht nach - die Unfallprophylaxe viel mehr als bisher in die Gesamtkonzeption der Unternehmungen eingebaut sein und einen integrierenden Bestandteil der Führungsaufgaben eines jeden Vorgesetzten bilden, also nicht nur der gesetzlich vorgesehenen Ausschüsse der Unfallvertrauensmänner und des Unfallverhütungsdienstes. Mir scheinen die durch den Gesetzgeber im neuen Arbeitnehmerschutzgesetz auferlegten Verpflichtungen allerdings nur eine Mindestanforderung darzustellen.

Aus meiner mehr als zwanzigjährigen Erfahrung in der Industrie kann ich nämlich sagen, daß ich als Teilnehmer im sogenannten Unfallausschuß des Arbeiterbetriebsrates der Vöest-Alpine, AG in Linz, gerade als Unfallchirurg in einer beratenden Funktion, echte wirkungsvolle Ansätze für eine Unfallprophylaxe geben konnte, und das schon einundeinhalb Jahrzehnte vor der gesetzlichen Vorschrift zur Errichtung von derartigen Unfallausschüssen. Z.B.:

Auf ärztliche Drängen hin konnte erreicht werden, daß das Tragen eines Schutzhelmes jetzt ein ständiger Bestandteil des Unfallschutzes geworden ist; weiters auch die Ausgabe eines Stahlkappenschuhes, und zwar noch dazu in verschiedenen spezifischen Spezialausfertigungen.

Durch statistisch auffallend immer gleichartige Schnittverletzungen an der Hand wurden die hierfür ungeeigneten sogenannten Handschutzleder für Arbeiten mit Stahlblech durch besser geeignete Schutzhandschuhe ersetzt. Wir konnten dadurch eine signifikante Senkung der sehr typischen gleichartigen Verletzungen erreichen.

Allerdings, trotz Verbesserung der Schutzbrillen, konnte die Zahl der Augenfremdköperverletzungen und sogar der schweren Augenverletzungen mit Verlust der Sehkraft nicht wesentlich gesenkt werden. Ja, man hat hier sogar eher den Eindruck, daß bei einer zwar zweifellos rückläufigen Tendenz der schweren Arbeitsunfälle die Augenverletzungen durch Fremdkörper zunehmen.

Unsere statistischen Erhebungen und Befragungen nach Augenfremdkörperverletzungen in der Stahlindustrie beweisen, daß es hier vor allem an der eigenen Verantwortlichkeit des Arbeitnehmers selbst mangelt. Über 50% der Arbeitnehmer hatten bei diesen genannten Verletzungen die vorhandene oder ausgegebene Schutzbrille nämlich nicht benutzt.

An dieser Tatsache darf man nicht vorbeigehen!

Man muß den Mut haben, dies aufzuzeigen, daß auch in der heutigen Zeit, wo der Arbeitnehmer erwartet, daß alles Gute und Nützliche von außen an ihn herangebracht werden muß, er selbst auch seinen Beitrag für seine eigene Sicherheit leisten muß.

Neben dieser bedingungslosen Bereitschaft des einzelnen Arbeitnehmers muß es jedoch auch viel mehr als bisher zu den Führungsaufgaben eines jeden Vorgesetzten gehören, die Benützung der oft kostspieligen Unfallschutzartikel von den Arbeitnehmern zu verlangen.

V. Ergänzende Vorträge

G. Berentey und L. Kalabay, Budapest

Statistische Analyse von Verkehrs- und Betriebsunfällen der 70-er Jahre in Ungarn

Die Daten für unser Referat haben wir hauptsächlich den Angaben der vom 1970 - 1974 registrierten 1.333.242 Schadensmeldungen der Staatlichen Versicherungsanstalt entnommen. Außerdem verwendeten wir die publizierten Angaben über Straßenverkehrsunfälle in den genannten 5 Jahren, bei denen 106.053 mit Personenschaden einhergingen. Zum Vergleich hoben wir auch die einschlägigen charakteristischen Daten von 9.768 Verletzten hervor, die in diesem Zeitraum in drei verschiedenen unfallchirurgischen Kliniken behandelt wurden.

In Ungarn hatten in diesen 5 ausgewählten Jahren schon mehr als 90% der Bevölkerung irgend einen persönlichen Versicherungsvertrag abgeschlossen. Deshalb können zahlreiche Zusammenhänge durch eine Computer-Datenverarbeitung auf Grund der Unfallschadensmeldung analysiert werden. Obwohl der Verarbeitung keine genauen unfallchirurgischen Diagnosen zugrunde lagen, enthält das nach einheitlichem Schema ausgefüllte Schadensmeldungsblatt im allgemeinen doch unmißverständliche Angaben. Zweifellos stimmte die Zahl der Schadensmeldungen nicht mit der der Verletzten überein, da ein Verletzter mehrere Versicherungen abgeschlossen haben kann. Dennoch sind die Angaben, die eine Million um 1/3 übersteigen, trotzdem ein ansehnliches Material und zur Bildung beachtenswerter Verhältniszahlen geeignet. Vergleichen wir die Verkehrsunfälle mit Daten aus anderen Quellen, so zeigt z,B. dort die Zahl der tödlichen Verletzten nur 1,7% Abweichung gegenüber dem Material der Versicherungsanstalt. Die Schadensmeldungen enthalten nur Verletzungen mit Knochenbrüchen oder solche, die mindestens mit einer 28-tägigen Arbeitsunfähigkeit einhergehen. Deshalb sind auch die innerhalb von einigen Tagen ohne Folgen heilenden kleinen Verletzungen, Quetschungen oder Abschürfungen in unserem Referat nicht enthalten.

Da in der fünfjährigen Periode zwischen den einzelnen Jahren keine signifikanten Abweichungen festzustellen waren, haben wir unsere Angaben nicht nach Jahren aufgeschlüsselt.

81,9% der Unfälle kamen in Verbindung mit mechanischem Trauma zustande. In mehr als der Hälfte der Fälle war ein Sturz die Ursache.

In Tabelle 1 ist dargestellt, daß die häuslichen Unfälle, deren charakteristischer Mechanismus ein Sturz ist, auch heute an führender Stelle stehen (33,8%). Die zu 26,1% bzw. 26,0% vorkommenden Betriebs- bzw. Verkehrsunfälle machen zusammen mehr als die Hälfte der Unfallschäden aus und repräsentieren die schwereren Verletzungen. Nicht zu vernachlässigen ist auch die Zahl der Schäden bei Sport- und Schulunfällen.

Tabelle 1. Aufteilung der Unfälle
(n = 1.333.242 Schadensmeldungen)

Haushalt	33,8 %
Betrieb	26,1 %
Verkehr	26,0 %
Sport	8,0 %
Schule	6,1 %

Die Tabelle 2 zeigt, daß von 9.768 stationär behandelten Verletzten 12,6% einen Betriebs- und 31% einen Verkehrsunfall erlitten hatten. Während im Material der Versicherungsanstalt das Verhältnis zwischen diesen beiden Unfallgruppen 1:1 war, so war es bei den in Krankenhäusern behandelten 1:2.45. Unsere Angaben machen auf die Gewichtigkeit der Verkehrsunfälle aufmerksam.

Tabelle 2

	Betriebsunfälle	Verkehrsunfälle
Stationär behandelte Verletzte n = 9.768	12,6 %	31,0 %
	1	: 2,45

In der Tabelle 3 ist die Aufteilung der Betriebsunfälle dargestellt. In Ungarn kamen in den 70-iger Jahren rund 70% der Betriebsunfälle in der Industrie und 23% in der Landwirtschaft vor. Analysieren wir die in der Industrie vorkommenden Unfallschäden weiter, dann zeigt sich, daß bei Arbeiten mit Handwerkzeugen (35,15%) und in Verbindung mit der Handverladung (33,14%) vorgekommene Verletzungen zwei Drittel des Materials ausmachen. Der niedrigere Anteil (20,43%) bei der Maschinenarbeit entstanderer Unfälle zeigt, daß das Unfallrisiko durch eine moderne Automatisierung nicht erhöht, sondern eher verringert wird. Unsere Angaben bekräftigen, daß die Möglichkeiten der Automatisierung auch im Interesse der Unfallverhütung ausgenützt werden müssen.

Die folgende Tabelle 4 stellt dar, daß von den gesamten Betriebsunfallschäden nahezu 37% Facharbeiter betroffen sind. Der Gesamtanteil aller physischen Arbeiter beträgt 91,1%.

Tabelle 3. Betriebsunfälle (n = 348.935 Schadenmeldungen)

Industrie n = 243,953			
Maschinenarbeit	20,43 %	Industrie	69,9 %
Handarbeit	35,15 %	Landwirtschaft	22,9 %
Handverladung	33,14 %	Verkehrsbetriebe	2,2 %
Sonstiges	11,28 %	Sonstiges	5,0

Tabelle 4. Betriebsunfälle - Verletzter Personenkreis (n = 348.935)

Facharbeiter	37,0 %
Angelernte Arbeiter	10,0 %
Hilfsarbeiter	20,3 %
Sonstige Arbeiter	23,8 %
	91,1 %
Sonstiges	8,9 %

Es ist offensichtlich, daß ein entsprechender Schutz, der zur produktiven Arbeit unentbehrlich gut ausgebildeten Facharbeiter zu den wichtigsten Unfallverhütungsaufgaben gehört. Eine Verringerung von Unfällen in dieser Gruppe kann teils von der Automatisierung, teils von der Facharbeiterausbildung, aber in nicht geringerem Maße auch von einer entsprechenden Arbeitsorganisation und wirksamen Kontrolle erwartet werden.

In der Tabelle 5 analysieren wir den Anteil der einzelnen Körperregionen bei Betriebsunfällen. Charakteristisch ist, daß mit 48,8% die Hand an erster Stelle steht. Mit unseren Angaben glauben wir zu beweisen, wie wichtig eine zeitgemäße handchirurgische Versorgung und die Organisierung der Rehabilitation von Handverletzten ist. Die stürmische Entwicklung der Unfallchirurgie zieht sich quasi durch unser ganzes Jahrhundert. Die Handchirurgie wuchs

Tabelle 5. Betriebsunfälle - Verletzungsregionen (n = 348.935)

Hand	48,80	53,22%
Obere Extremität	4,42	
Untere Extremität		32,90%
Rumpf		8,61%
Schädel, Kopf		3,89%
Mehrfach		1,38%

jedoch erst in den letzten 25 Jahren zu den Aufgaben empor. Es liegt an uns, daß die Handchirurgie ihre durch diese Zahlen verstandene Bedeutung auch auf die alltägliche Praxis ausbreitet.

Extremitätenverletzungen machen 80% der Betriebsunfälle aus. Deren Versorgung gehört zu den täglichen Aufgaben der Unfallchirurgie. Der Anteil mehrfacher Verletzungen ist in diesem Referat nicht wichtig, da keine unfallchirurgischen Diagnosen vorgenommen wurden.

Bei den Verkehrsunfällen konnten wir innerhalb des untersuchten Zeitraumes keine bewertbare Tendenz in einer Jahresaufschlüsselung feststellen.

Auf jeden mit Personenverletzung einhergehenden Unfall fielen 1,4% Verletzte (Tabelle 6). Die mit den Verkehrsunfällen in Zusammenhang stehende Letalität war 6,17%. Die Letalität der Verkehrsunfallopfer, die ca. 1/3 der auf der unfallchirurgischen Station behandelten Patienten ausmachen, liegt nahe bei der Gesamtletalität der Unfallstationen, die sich ebenfalls um 5 bis 6% herum bewegt. Es ist offensichtlich, daß außer den verhältnismäßig günstigere Prognosen zeigenden Betriebsverletzungen der Gesamtwert durch die höhere Letalität der häuslichen Verletzungen alter Patienten - hauptsächlich Frakturen im Hüftbereich - beeinflußt wird.

Tabelle 6. Verkehrsunfälle - Personenschaden

106.053	Unfälle
148.345	Verletzte
9.159	Tote
Unfall : Verletzten - 1 : 1,4	
Letalität = 6,17%	

In Tabelle 7 ist dargestellt, daß durch die Schäden aller Verkehrsunfälle zu 80% "die ungeschützten Teilnehmer im Verkehr" betroffen waren. Davon sind fast die Hälfte der Verletzten Fußgänger, die Radfahrer machen fast 1/5 aus. Diese Angaben müssen bei der unfallverhütenden Arbeit beachtet werden. Sie weisen darauf hin, daß sowohl durch Organisation und Kontrolle des Verkehrs, als auch mit Hilfe verbreiteter Aufklärungs- und Ausbildungsarbeit in erster Linie die Sicherheit der Fußgänger erhöht werden muß.

Die Tabelle 8 zeigt, daß sich bei der Aufteilung der tödlichen Unfälle die vorherigen Proportionen etwas verschoben haben. Bei den tödlichen Unfällen stieg der Prozentsatz der Motorradfahrer (17,4%) und der im PKW Fahrenden (17,3%) an und dementsprechend verminderte sich der der Fußgänger (38,1%) und etwas der der Radfahrer (10,2%). Die Zahl der mit sogenannten großen Fahrzeugen bzw. Massenverkehrsmitteln vorgekommenen Unfälle ist in unseren Angaben nicht hoch, die Verletzungen sind aber auf Grund der Letalität schwer.

Tabelle 7. Verkehrsunfälle (n = 346,637 Schadensmeldungen)

Fußgänger	48,5	PKW	6,7
Radfahrer	19,0	Straßenbahn, Bus	4,7
Motorradfahrer	13,0	Eisenbahn	3,1
	80,5 %	LKW	1,2
		Sonstiges	3,8
			19,5 %

Tabelle 8. Tödliche Verkehrsunfälle (n = 9,159)

Fußgänger	38,1	PKW	17,3
Motorradfahrer	17,4	Eisenbahn	5,4
Radfahrer	10,2	Straßenbahn, Bus	3,3
	65,7%	LKW	2,5
		Sonstiges	5,8
			34,3%

In Tabelle 9 zeigen wir, daß im bearbeiteten Material der Prozentsatz der Extremitätenverletzungen auch bei Verkehrsunfällen dominant ist (76,34%), die Handschädigungen aber nicht so signifikant sind (22,4%) wie bei Betriebsunfällen. Der Anteil mehrfacher Verletzungen entspricht auch hier nicht einer auf unfallchirurgischen Gesichtspunkten beruhenden Datenverarbeitung, ihr im Verhältnis zu den Betriebsunfällen angewachsener Prozentsatz ist aber als charakteristisch zu betrachten.

Aus der Abb. 1 ist ersichtlich, daß fast 3/4 der Unfallschäden ohne tödlichen Ausgang Männer betraf. Zwischen 20 und 50 Jahren häufen sich die Unfallschäden ebenfalls dominant bei Männern.

Tabelle 9. Verkehrsunfälle (n = 346,637) - Verletzungsregionen

Hand	22,40	38,66
Obere Extremität	16,26	
Untere Extremität		37,68
Rumpf		17,03
Schädel, Kopf		7,54
Mehrfach		3,05

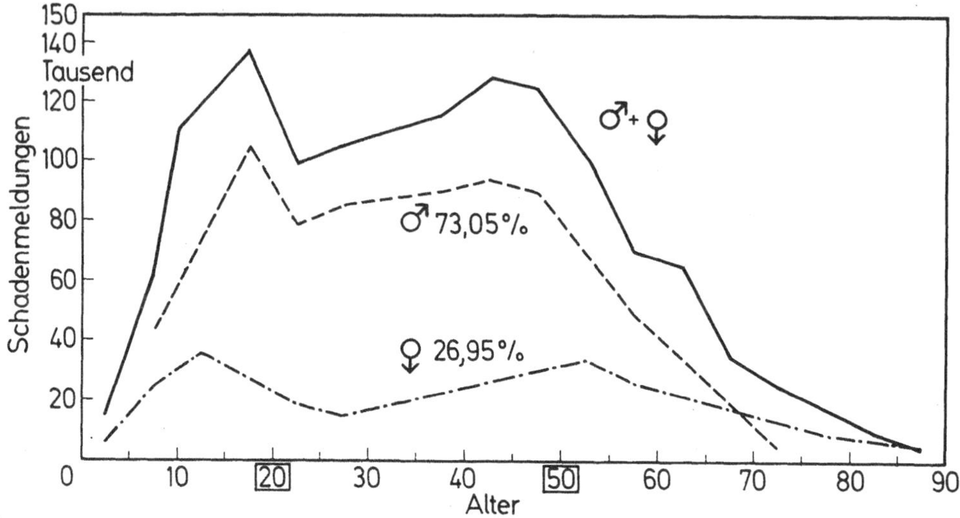

Abb.1. Unfälle ohne tödlichen Ausgang

Die folgende Abb. 2 zeigt die alterspezifische Analyse der Unfälle mit tödlichem Ausgang. Was bekannt ist, aber bei der Analysierung des großen Materials erneut verblüfft und nachdenklich stimmt, ist, daß der höchste Punkt der Unfall-Letalitätskurve bei den 20jährigen liegt.

Die charakteristische Todesursache aktiver, am Anfang des arbeitsfähigen Alters stehender Männer ist Unfall! Nach der Kurve bleibt die Letalität bei Männern bis zu 65 Jahre hoch, was die

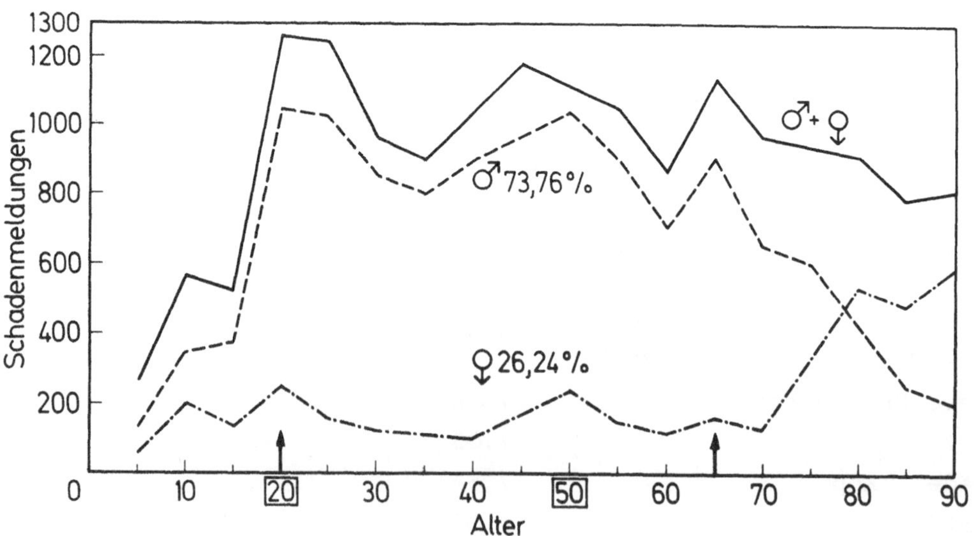

Abb.2. Unfälle mit tödlichem Ausgang

charakteristische Letalität der Verkehrs- und Betriebsunfälle wiederspiegelt. Die altersspezifische Kurve der Unfall-Letalität von Frauen ist um vieles gleichmäßiger und beginnt erst nach dem 70. Lebensjahr steil anzusteigen. Letzteres kann für die hohe Letalität der bei alten Frauen aufgetretenen hüftgelenknahen Frakturen charakteristisch sein.

Bei der Analyse unseres Materials arbeiteten wir noch zahlreiche Angaben aus, deren Demonstration wir in unserem Vortrag deshalb nicht für notwendig halten, weil sie entweder mit den allgemein bekannten Angaben übereinstimmen oder nicht als charakteristisch zu betrachten sind.

Aus einer statistischen Datenverarbeitung ist es auch bei Grundangaben in Millionengröße schwer, Schlußfolgerungen zu ziehen. Wenn das alte englische Sprichwort wahr ist, daß "mit der Statistik alles bewiesen werden kann, sogar die Wahrheit", so wollten wir mit der Demonstration unseres Materials und den im Maße gehaltenen Schlußfolgerungen in erster Linie diesem entsprechen.

J. Hrabovský, Brno

Die Entwicklung und Epidemiologie der Verkehrsunfälle in den städtischen Ballungsräumen und deren Umgebung

In der Stadt Brünn mit 350.000 Einwohnern konzentriert sich die Aufnahme aller Verkehrsunfälle aus einem Umkreis von 25 bis 35 Kilometern auf unser Institut und die dritte Chirurgische Klinik, die im selben Gebäude untergebracht ist. Der Ballungsraum umfaßt ca. 500.000 der Einwohner aus Brünn und Umgebung. Aufgrund dieser Verkehrsunfallkonzentration besteht für uns die Möglichkeit, das Vorkommen und die Spezifität dieser Unfälle zu verfolgen.

Bei dieser Arbeit haben wir eine enge Zusammenarbeit mit dem Institut der Gerichtsmedizin in Brünn, auf das sich die tödlichen Verkehrsunfälle aus dem obenerwähnten Gebiet konzentrieren. Aus diesem Institut stammt auch die Übersicht der tödlichen Unfälle aus dem gesamten Kreisgebiet mit zirka 2 Millionen Einwohnern.

Bei unserer Forschungsarbeit verfolgen wir seit dem Jahre 1964 nicht nur die Überlebenden, sondern auch die Verstorbenen. Unsere Ergebnisse dienen als Grundlage für die Organisation und Verwaltung der Unfallverhütung.

Aus den Studien der Unfallanfälligkeit vom Standpunkt der Saison, der Abhängigkeit vom Ausmaß der Motorisierung, des Entwicklungsgesetzes nach der Formel von SMEEDE, der psychologischen Faktoren usw. sind die Resultate bekannt. Jetzt möchte ich gern einige unserer Ergebnisse in folgenden Zusammenstellungen von Überlebenden und Verstorbenen nach Verkehrsunfällen vorlegen.

Wir haben das Krankengut von 8.589 Verletzten bei den Verkehrsunfällen, die in den Jahren 1964 bis 1973 in unserem Institut behandelt wurden und überlebt haben, verarbeitet; davon waren 5.912 Männer (68,8%) und 2.617 Frauen (31,2%). Im Verlauf der angeführten zehn Jahre enstand keine wesentliche Veränderung in der Geschlechtsverteilung.

In der nächsten Tabelle sind die Verletzten in Altersgruppen zu je 5 Jahren eingeteilt; selbstverständlich ohne Kinder, die in unserem Institut nicht aufgenommen werden. Die Verletzten über 60 Jahre sind in einer Gruppe. Dabei ist folgende prozentuelle Vertretung festgestellt.

Damit bestätigen wir eigentlich dieselben Ergebnisse, die BAUER in seiner Bevölkerungspyramide veröffentlichte.

Die nächste Tabelle zeigt den Unterschied zwischen den Arten der motorisierten Verkehrsteilnehmer im zehnjährigen Vergleich von 1964 bis 1974. Hier fällt auf, daß sich die Anzahl der verletzten Motoradfahrer und ihrer Mitfahrenden verringert hat im Gegensatz zur steigenden Zahl der verletzten Lenker von PKWs und ihrer Beifahrer.

Im Durchschnitt entfällt zur Zeit bei uns 1 PKW auf 6-10 Einwohner.

Weiters verfolgten wir auch das Vorkommen der verschiedenen Arten von Körperverletzungen.

Die Kopfverletzungen betreffen nach der Meinung verschiedener Autoren 60 bis 75% aller Verkehrsunfälle. In allen Gruppen der Schädelverletzungen zeigt sich ein Anstieg im Durchschnitt zirka um 50-80% während der 10 Jahre. 1973 wurden mehrere von den Verstorbenen seziert.

Mit der Steigerung der Geschwindigkeit erhöht sich die Zahl der tödlichen Verletzungen, wie aus der Analyse der 2012 sezierten Verstorbenen in den letzten 10 Jahren im Kreis Brünn zu ersehen ist.

Dieser bemerkenswerte Anstieg ist an der auf das dreifache angestiegenen Zahl der Verkehrsopfer aus Brünn und Umgebung beteiligt.

In der nächsten Tabelle sind wieder die Brust- und Bauchverletzungen angeführt. Auch in dieser Gruppe ist der Anstieg der sezierten Verletzten wirklich auffallend.

Bei den anderen Körperverletzungen sieht man nur in einigen Fällen einen kleinen Anstieg: bei Oberschenkelbrüchen zirka 11%, bei Polytraumatisierten zirka 4,5%. Das spezifische und berechtigt verfolgte Problem sind die Mehrfachverletzungen. Ihr Vorkommen stellt die nächste Tabelle dar.

Sehr von Interesse ist der Unterschied zwischen der Gruppe der Überlebenden (zirka 4%) und der Gruppe der Verstorbenen (20 bis 25%), ein Beweis für die ungünstige Entwicklung der Verkehrsunfälle und für die hohe Sterblichkeit der Polytraumatisierten.

Als Zusatz organisierten wir mittels Fragebögen eine Befragung der Hinterbliebenen nach 315 verstorbenen Verkehrsopfern im Jahre 1974 im Kreis Brünn. Diese verstorbenen hinterließen 125 unversorgte Kinder und in 7 Fällen kamen beide Eltern ums Leben. Es handelte sich meistens um junge Leute zwischen 15 bis 35 Jahre (60%). Alle erwähnten Tatsachen sind auch von menschlicher und soziologischer Bedeutung.

Verkehrsunfälle und Verkehrsunfallverletzungen bedeuten für unsere Zivilisation die gleiche Bedrohung wie eine Epidemie. Jede Arbeit und jedes Streben um Rettung eines einzigen Lebens in dieser Epidemie ist eigentlich der Inhalt des Ausspruches von SCHAFFARZ: "Jedes Opfer ist begründet, denn es war unvermeidbar."

H. Kraumann, J. Frinta, I. Kafka und O. Slégl, Mladá Boleslav

Jahresunfallstatistikanalyse im Bezirk Mladá Boleslav

In der Unfallprophylaxe stoßen die medizinischen Bemühungen auf die Vielseitigkeit der Unfallursachen.

Um diese zu erkennen, entschlossen wir uns, im Jahre 1971 alle Unfälle im Laufe eines Jahres statistisch zu verfolgen und zu analysieren. Zuerst mußten wir uns klar machen, welche Angaben wir registrieren wollten. Wir stellten ein Schlüsselformular zusammen, welches die Übertragung der Angaben in die Nummern des Codes auf einem statistischen Zettel ermöglichte. Der statistische Zettel enthielt 20 Felder. Davon wurden 15 von der Schwester ausgefüllt, wie Geschlecht, Stunde, Tag, Monat, die Stunde nach Beginn der Schicht, Beruf, Unfallsort, Unfallmechanismus und subjektive Unfallursache. Vom Arzt wurden folgende Angaben ausgefüllt: die Haupt- und Nebendiagnosen, Tetanusimpfung, die Qualität der ersten Hilfe, Behandlungsverfahren und eventuelle Arbeitsunfähigkeit.

Diese statistischen Zettel wurden im Laufe des ganzen Jahres in allen chirurgischen Ambulatorien und Stationen unseres Bezirkes gesammelt. Nach der Beendigung dieser statistischen Untersuchung wurde alle gesammelten Zettel auf die Lochkarten übertragen und dann wurden sie mittels eines Computers verarbeitet. Das Ergebnis der Arbeit des Computers war ein Buch von 140 Seiten mit mehr als 220.000 registrierten Angaben. Diese Statistik zeigte uns genau die Zahlen der Unfälle in einzelnen Altersgruppen und Berufskategorien. Man gewann eine genaue Übersicht über die zeitliche und räumliche Verteilung der Unfälle. Im Jahre 1971 wurden in unserem Bezirk insgesamt 11.879 Verletzte chirurgisch behandelt. Dazu kommt noch eine kleinere Anzahl der Verletzten, welche auf der HNO- und Augenabteilung mit Unfällen behandelt wurden.

Die Zahl der chirurgisch behandelten Verletzten (11.879) stellt 11% von der Bevölkerung dar.

Von den statistisch verarbeiteten Unfällen sind 7.718 Männer (70%) und 3.326 Frauen (30%). Wir mußten bei der statistischen Verarbeitung 7% von den statistischen Karten wegen einer ungenügenden oder einer wenig genauen Ausfüllung ausschließen.

An den Folgen der Verletzung starben im Laufe des Jahres 1971 115 Einwohner, das ist 1‰ von der Bevölkerung des ganzen Bezirkes. Die Kreissegmente geben eine ausführliche Übersicht über die einzelnen Altersgruppen. An der Spitze steht die Alterskategorie von 16 bis 20 Jahren mit 18,1%, in den nächsten Dezennien ist schon eine stark fallende Tendenz (Abb. 1).

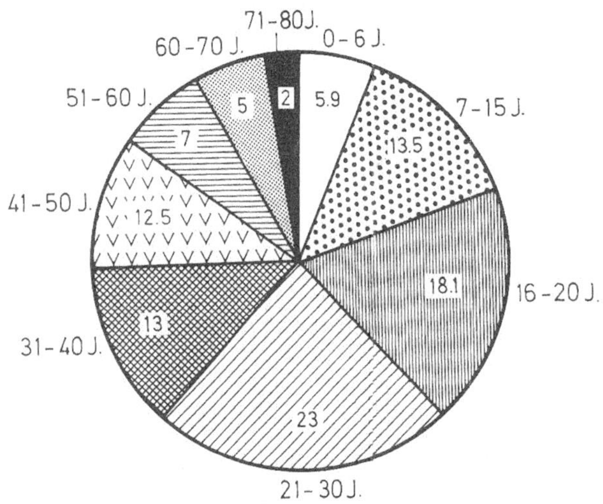

Abb.1. Alterskategorien der tödlich Verunfallten in %

Jeder Mann in unserem Bezirk wird einmal in sechs Jahren chirurgisch behandelt, jede Frau einmal in fünfzehn Jahren.

In Abb. 2 wird die Anhäufung der Unfälle der einzelnen Alterskategorien dargestellt. Man siehr hier wieder, daß im Alter von 16 bis 20 Jahren mit der größten Unfallgefahr gerechnet werden muß.

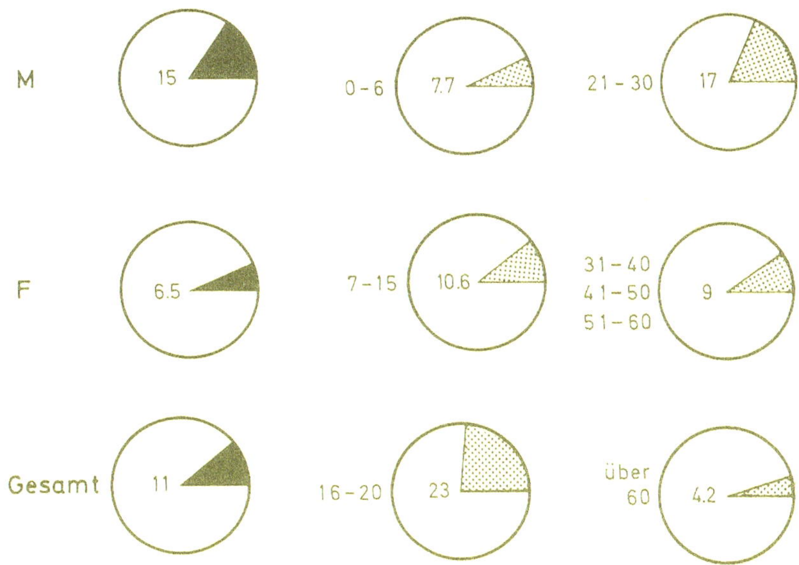

Abb.2. In einem Jahr chirurgisch behandelte Verletzte nach Geschlecht und Alterskategorien in % der Gesamtbevölkerung

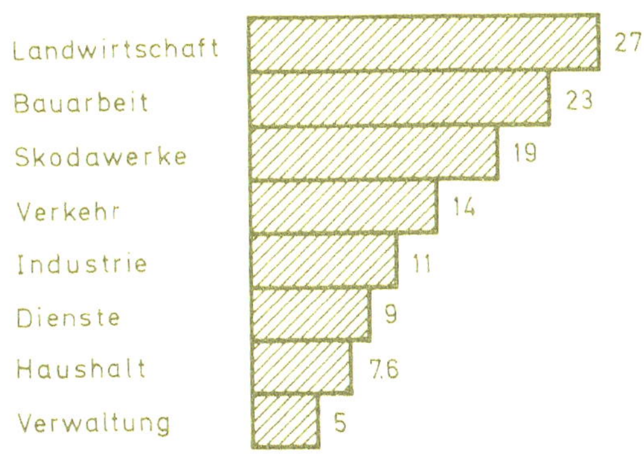

Abb.3. Unfallfrequenz nach Berufsgruppen in %

Bemerkenswert ist die Unfallverteilung nach dem Beruf der Verletzten. Die meisten Verletzten arbeiten in der Landwirtschaft, dann in der Bauarbeit, am dritten Platz sind die Arbeiter der Skoda Automobilwerke, des größten Betriebes unseres Bezirkes. Niedrig sind die Zahlen der Angestellten der öffentlichen Dienste, der Verwaltung und im Haushalt (Abb. 3).

In Abbildung 4 sieht man das Unfallrisiko der einzelnen Arbeitskategorien. Das höchste Unfallrisiko bringt mit sich die Bauarbeit, wenig gefährlich ist die Arbeit in der Verwaltung und in den öffentlichen Diensten.

Die zeitliche Verteilung der Unfälle weist eine Senkung im Monat Februar auf, die durch eine kürzere Länge dieses Monates bedingt ist. Dagegen die erhebliche Abnahme der Unfälle im Monat Juli,

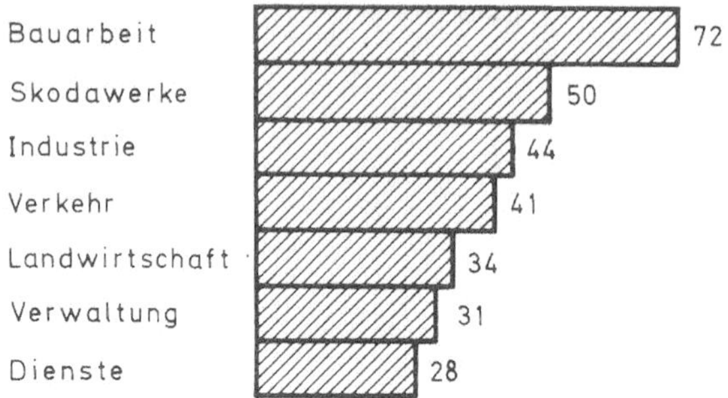

Abb.4. Unfallrisiko nach Berufskategorien in %

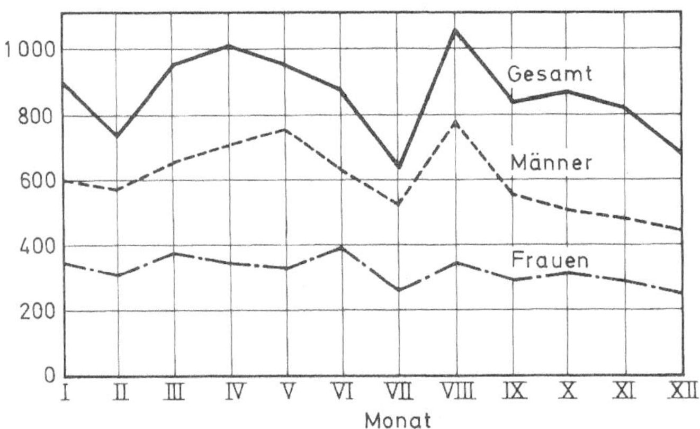

Abb.5. Unfallfrequenz nach Monaten des Jahres und Geschlecht

die Folge eines gemeinsamen Urlaubes der größten Betriebe des Bezirkes ist (Abb. 5).

Abb. 6 zeigt die Unfallverteilung in einzelnen Monaten nach dem Unfallsort (Haushaltsunfälle, Arbeitsunfälle, Unfälle im Sport und in der Natur, Straßenunfälle, die nicht mit dem Verkehr zusammenhängen, Schulunfälle und schließlich Verkehrsunfälle).

Abb. 7 zeigt die Unfallverteilung auf die einzelnen Tage der Woche. Die Spitze der Kurve ist in den drei Hauptkategorien am Montag, dann folgt eine allmähliche Senkung und ein neuer Aufstieg am Sonntag. Bei den Frauen ist die Kurve viel flacher als bei den Männern.

Abb. 8 zeigt den Zusammenhang der Wochenunfallverteilung mit den Alterskategorien. Alle produktiven Altersgruppen, d.h. von 16 bis 50 Jahren nehmen an der Montagspitze teil. Dagegen die Kinder- und Rentnerunfälle weisen keine Bewegung auf.

Das Diagramm der 24-Stundenunfallverteilung zeigt den ersten Gipfel zwischen 10 und 11 Uhr und den zweiten zwischen 17 und 18 Uhr. Die Vormittagsspitze ist durch beide Gruppen der Unfälle bedingt, die Nachmittagsspitze ist vor allem von den Unfällen, die nicht

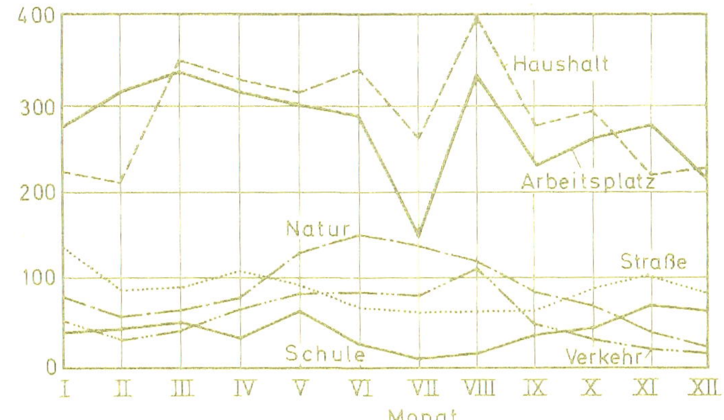

Abb. 6. Unfallfrequenz nach Monaten des Jahres und Entstehung

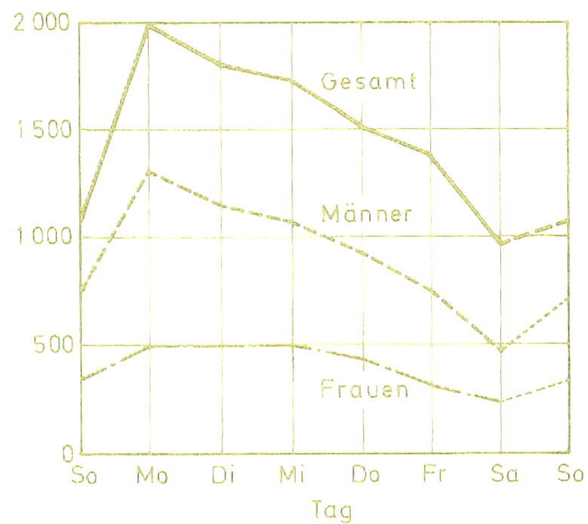

Abb. 7. Unfallfrequenz nach Wochentagen und Geschlecht

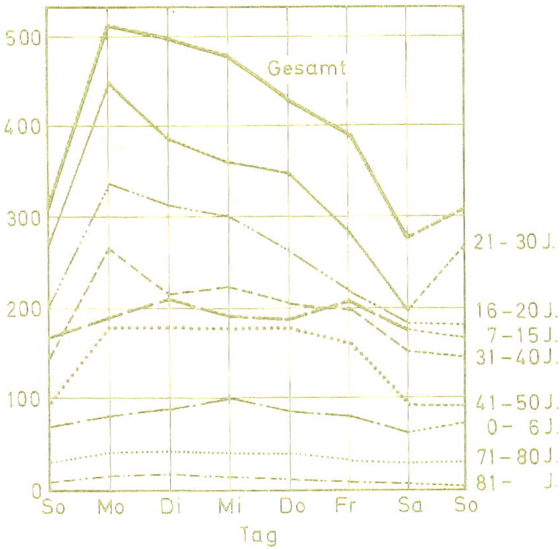

Abb. 8. Unfallfrequenz nach Wochentagen und Alter

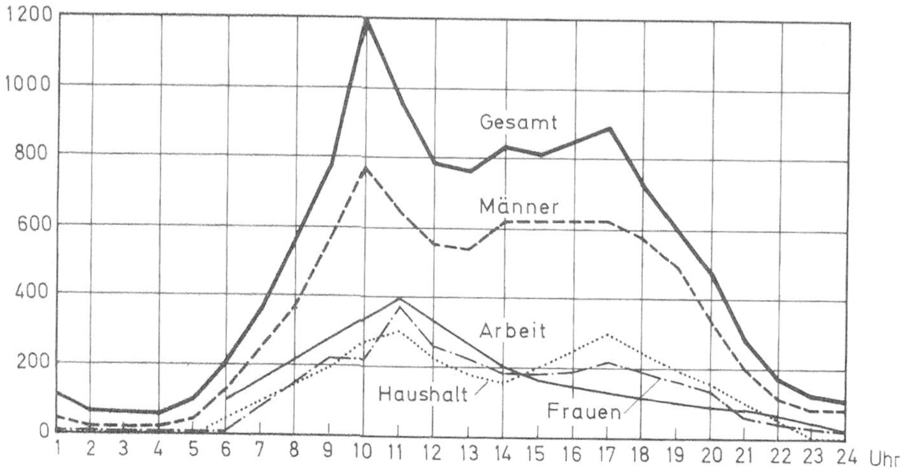

Abb.9. Tagesunfallverteilung

im Beruf entstanden, beeinflußt. Eine Kurve zeigt die Gesamtzahl, die zweite die Unfälle der Männer, die dritte der Frauen, die vierte die Arbeitsunfälle und die letzte die Haushaltsunfälle (Abb. 9).

Unfallverteilung nach dem Unfallsort: Der Arbeitsplatz ist mit 31,9% an der Spitze. Unter dieser Bezeichnung werden alle industriellen und landwirtschaftlichen Unfälle, sowie Unfälle der Angestellten der Verwaltung und der öffentlichen Dienste geführt. Auf dem Sportplatz entstanden 7,9% der Unfälle, davon 4,1% bei dem organisierten Sport und 3,8% bei dem nicht organisierten Rekreationssport. Die Verkehrsunfälle mit 5,3% sind zwar nicht so zahlreich, doch mit ihren Gesundheitsfolgen und wirtschaftlich sind sie sehr bedeutsam. Die Schulunfälle sind überwiegend in den Leibeserziehungsstunden. Jedoch im Gasthaus, der Statistik zu Folge, droht keine große Unfallgefahr. Unter der Rubrik verschiedenen werden alle anderen Unfälle registriert, wie z.B. Straßenunfälle außer Verkehr, Unfälle in der Natur u.s.w.

Unfallursachen, wie sie subjektiv von Verletzten angegeben wurden: Selbst die Verletzten geben eine eigene Schuld als überwiegende Unfallursache an. Unter eigener Schuld ist Unvorsichtigkeit oder Nachlässigkeit gemeint. Unter der fremden Schuld befindet sich in 2,7% eine ungenügende Kinderaufsicht, in 2,2% werden die Unfälle von den Tieren oder durch Naturkatastrophen verursacht, in 0,9% ist der Unfall die Folge einer kriminellen Gewalt. In 6,8% geht es um ein fremdes unabsichtliches Verschulden.

Unter den technischen Verschulden ist in 0,9% ein Fehler der Maschine, in 3,7% die schlechte Ausrüstung. In 2,9% erklärt man die Unfallursache durch Unordnung auf dem Arbeitsplatz.

Stand der Tetanusprophylaxe in unserem Bezirk im Jahre 1971: Im Augenblick der Verletzung war 75% der Bevölkerung ordentlich geimpft . Abb. 10 zeigt den Stand der Impfung im Jahre 1971 in den einzelnen Alterskategorien.

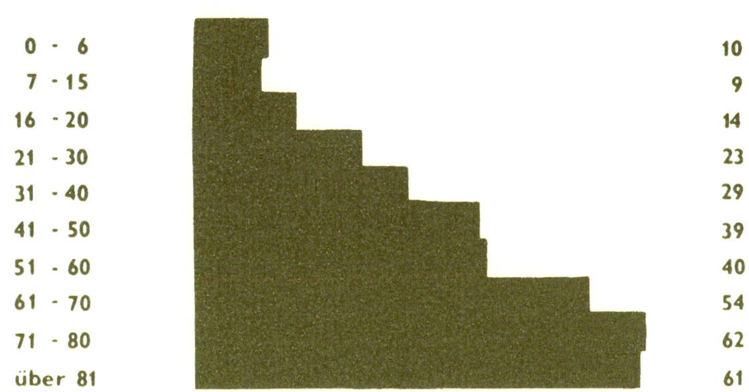

Abb.10. Tetanusprophylaxe, keine Impfung - Alterskategorien in %

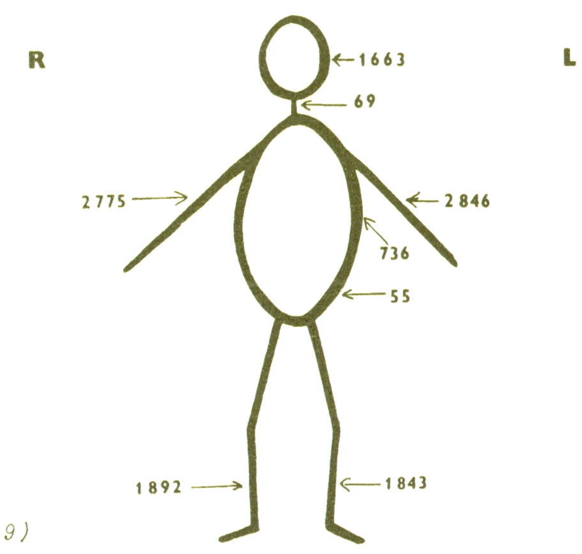

Abb.11. Verletzungsregionen (n = 11.879)

Heutzutage sind praktisch alle Verletzten im Augenblick der Verletzung geimpft. In unserem Staat ist schon das zweite Jahr das Gesetz über die Tetanusimpfungspflicht für die gesamte Bevölkerung gültig.

Das letzte Diagramm stellt die anatomische Unfallverteilung dar. Wir wollten mit unserer Mitteilung zur Erkenntnis der zeitlichen und räumlichen Unfallverteilung beitragen. In dieser Erkenntnis und in einer näheren Unfallursachenanalyse sehen wir den ersten Schritt zu einer wirksamen Unfallprophylaxe (Abb. 11).

V. Polyák, J. Bauer und A. Démant, Košice

Durch Unfälle verursachte ökonomische Verluste in der Ostslowakei in den Jahren 1970–1974

Während der letzten fünfundzwanzig Jahre hat die Ostslowakei die größte ökonomische Entwicklung in der CSSR vermerkt. Außer den existierenden industriellen und landwirtschaftlichen Unternehmungen wurde hier ein großes Hüttenkombinat erbaut, sowie mehrere Unternehmen der leichten Industrie. Die Einwohnerzahl des Zentrums dieses Gebietes wurde verdoppelt und erreicht in der Gegenwart mehr als 200.000. Die Gesamtzahl der Einwohner der Ostslowakei stieg auf fast 1,5 Mill. und weist einen weiteren Aufschwung auf.

Aus unseren statistischen Materialien ist zu entnehmen, daß in den Jahren 1970-1974 in der Ostslowakei 238.226 Verletzungen verzeichnet wurden. Aus Tabelle 1 ist das Vorkommen der Verletzungen in den einzelnen Jahren zu entnehmen, wo auch die Art der Berufstätigkeit, die zum Unfall führten, zu entnehmen ist.

Tabelle 1

	am Arbeitsort	zu Hause	Verkehr	Sport	Kriminell	andere	insges.
1970	13 513	10 543	3 911	2 988	1 356	5 433	37 744
1971	13 952	16 636	4 179	3 031	1 426	7 610	46 834
1972	13 615	15 178	4 379	3 243	1 588	11 525	49 528
1973	13 278	19 280	6 537	4 364	1 973	5 099	51 531
1974	12 650	20 711	6 251	4 507	2 082	6 388	52 589
insges.	67 008	82 348	25 257	18 133	8 425	36 055	238 226

Im Jahre 1970 betrug die Zahl der Verletzungen am Arbeitsort 13 513.

Sie ist im Jahre 1974 auf 12.650 gesunken. Dabei verzeichneten wir jedoch bei allen anderen Kategorien von Verletzungen einen Ansteig. - Der Rückgang der Verletzungen am Arbeitsplatz entstand durch bessere Organisation des Arbeitsvorganges, durch Respektieren der Sicherheitsvorschriften und -maßnahmen, sowie durch finanzielles Interesse der Leitenden an der Einhaltung aller Sicherheitsmaßnahmen.

Die Mechanisierung mancher Arbeitsvorgänge im Haushalt durch moderne, zum Teil automatische Maschinen wurde durch den allgemeinen Anstieg des Lebensstandards beeinflußt. In derselben Zeit kam es auch zu einem wesentlichen Anstieg von schweren Verletzungen im Haushalt durch Benützen von gasförmigen oder flüssigen Brennstoffen.

In der Zeitspanne der verfolgten 5 Jahre stieg auch die Zahl der Verkehrsunfälle um etwa 50% an. Man kann diesen Anstieg der steigenden Anzahl der Kraftwagen zuschreiben, wobei jedoch die Ausbreitung des Straßennetzes zu wünschen übrig ließ.

Den Anstieg der Sportverletzungen kann man in dieser Zeitspanne damit erklären, daß in den Grundschulen eine obligatorische Skiausbildung eingeführt wurde. Dies ist einerseits jedoch auch Ausdruck der erhöhten Sportaktivität der Jugend.

Die Zahl der kriminellen Verletzungen weist auch bei uns so wie in etlichen anderen Ländern eine steigende Tendenz auf. Die Ursache dieser bedauernswerten Erscheinung ist im schnellen Anstieg der Einwohnerzahl der Stadt Kosice durch Zuwanderung aus anderen Gebieten des Landes, sowie in der Unbesonnenheit junger Menschen zu suchen.

In Tabelle 2 registrieren wir die Zahl der Unfallverletzten je nach Ort ihrer Entstehung. Es ist zu entnehmen, daß bei Unfällen am Arbeitsplatz sich die Arbeitsunfähigkeit einigermaßen stabilisierte, während sie bei Verletzungen, die nicht mit Arbeitsvorgang und Arbeitsplatz zusammenhängen fast auf das Doppelte anstieg.

Tabelle 2

	Arbeitsunfälle		andere Unfälle		alle Unfälle	Arbeitsunfähigkeit
	Anzahl	Arbeitsunfähigkeit Tage	Anzahl	Arbeitsunfähigkeit Tage		zus. Tage
1970	13 513	372 586	24 231	485 602	37 744	858 188
1971	13 952	348 225	32 882	606 057	46 834	954 282
1972	13 615	343 519	35 913	674 408	49 528	1 018 927
1973	13 278	329 533	38 253	714 530	51 530	1 044 063
1974	12 650	330 631	39 939	752 510	52 589	1 083 141
insg.	67 008	1 724 494	171 218	3 233 107	238 226	4 957 631

Tabelle 3

	Anzahl der Unfälle zusammen	Versicherungs-einnahmen	ausgaben
1970	37 744	24 405 000	14 900 000
1971	46 834	26 636 000	16 431 000
1972	49 528	29 256 000	16 484 000
1973	51 531	32 651 000	17 108 000
1974	52 589	37 111 000	17 226 000
insges.	238 226	150 059 000	82 149 000

In der Tabelle 3 ist die Summe der Unfallversicherungseinnahmen in den Jahren 1970-1974, sowie der ausgezahlten Renten nach Verletzungen vermerkt.

Abschließend gestatten Sie, die letzte Tabelle unserer Ausführungen zu demonstrieren. Ihre Zahlen sprechen klar und bedürfen keines weiteren Kommentars (Tabelle 4).

Tabelle 4

	Bewohnerzahl	Arbeitsunfähigkeit in Tagen (ins. 5 Jahre)	Zahl der Unfälle 5 Jahre	Versicherungsgeld -einnahme	Versicherungsgeld -ausgabe
Ostslowakei	14.000 000	4.957 631	238.226	105.059 000	82.149 000

M. Kovác, G. Urbanský und J. Bauer, Košice

Ursachen tödlicher Verletzungen im Kindesalter

In den letzten fünf Jahren wurden am Institut für Gerichtsmedizin in Kosice, CSSR, 250 tödlich verlaufende Kinderverletzungen obduziert.

Nach Geschlecht waren es 100 Mädchen und 150 Knaben. Bis zum Alter von drei Jahren verzeichneten wir 79 Unfälle (31%), im Alter von 4-6 Jahren 73 (29%) und von 7-15 Jahren 98 (40%). Tabelle 1.

Tabelle 1. Tödlich verlaufende Unfälle im Kindesalter

Gesamtzahl		250	
Geschlecht	♀	100	
	♂	150	
Alter bis zu	3 J.	79	31%
	4-6 J.	73	29%
	7-15 J.	98	40%

Als häufigste Ursache der tödlich verlaufenden Verletzungen verzeichneten wir Verkehrsunfälle in 130 Fällen (52%), ferner Ertrinken (26), Verbrennung oder Verbrühung (35), Ermordung oder Totschlagen (21), Selbstmord (5), Sturz aus großer Höhe (17), Ersticken (10), und tödliche Verletzung durch elektrischen Strom (6), siehe Tabelle 2.

Tabelle 2. Unfallmechanismus

Gesamtzahl	250	-	100 %
Verkehr	130	-	52 %
Verbrennung	35	-	14 %
Ertrinken	26	-	10,4 %
Mord	21	-	8,4 %
Sturz	17	-	6,8 %
Erstickung	10	-	4 %
Elektrizität	6	-	2,4 %
Selbstmord	5	-	2 %

Die Ursachen der tödlich verlaufenden Verletzungen sind in den einzelnen Alterskategorien variabel. So z.B. sind bei Kindern bis zu 3 Jahren als Todesursache am häufigsten Verbrennungen (25%), ferner Ertrinken (15%), Verkehrsunfälle (15%) und Sturz aus größeren Höhen (10%). In der Zeitspanne des 4. bis 6. Lebensjahres waren die häufigsten Todesursachen Verkehrsunfälle (50%), Verbrennungen (20%), Ertrinken (15%) und Sturz aus größerer Höhe (10%). In der Kategorie schulpflichtiger Kinder (6-16. Lebensjahr) waren als Hauptursache tödlich verlaufender Unfälle Verkehrsunfälle (60%), in 10% handelte es sich hier um einen tragischen Zufall; weiter waren es Ertrinken (7%) und Selbstmord (5%), meistens durch Erhängen.

In der niedrigsten Alterskategorie war der zum Tode führende Unfall meistens eine Verbrennung, Ertrinken oder Ersticken, bzw. Sturz aus großer Höhe. Alle diese tödlich verlaufenden Unfälle sind hauptsächlich ungenügender Fürsorge seitens der Mutter zuzuschreiben. So kann man sich z.B. tödlich verlaufende Verbrühungen durch Sturz von Kindern in einen Topf mit kochendem Wasser erklären. Ähnlich entstehen tödliche Verletzungen als Folge von Brandstiftungen (Spielen mit Zündhölzern oder mit Feuer), das Ertrinken von Kleinkindern durch Sturz in ein volles Wasserfaß oder in ein Bächlein, das Ersticken von Kleinkindern in der Wiege oder durch Bohnen oder Tabletten usw. Eine nicht kleine Zahl in dieser Alterskategorie ist Ermordungen von Kleinkindern zuzurechnen (Erwürgen, Totschlagen, Erstechen).

Bei schulpflichtigen Kindern sind als häufigste Unfalltodesursache Verkehrsunfälle (60%), die meistens mit PKW verursacht werden. In der Gesamtkategorie der Unfälle im Kindesalter zeigten Verkehrsunfälle in 52% einen tödlichen Verlauf (in unserem Material 130 mal). Für die heutigen Unfälle dieser Kategorie sind polytraumatische Verletzungen charakteristisch (80%). Diese Art der Verletzungen ist auf einen zahlenmäßigen Aufschwung von PKWs zurückzuführen, wobei aber auch Verkehrsgeschwindigkeitszunahmen eine gewisse Rolle mitspielen. Tödlich verlaufende Verletzungen mit Beschädigung nur eines Systems (meistens Gehirn!) verzeichneten wir nur in 20%. Kinder mit Polytraumen fanden wir in 69%.

Am häufigsten handelte es sich hier um Beschädigung dreier Systeme (meistens Kopf-Brustkorb-Bauch).

Unmittelbare Todesursache in diesen Fällen waren Gehirnverletzungen (38%), ein hämorrhagischer Schock (30%), Läsionen der Rückenmarks- Halsregion (23%), Luftembolie, Verletzungen der intrakranialen venösen Zirkulation (5%) und Herztraumen (4%) Tabelle 3.

Tabelle 3. Todesursachen bei Verkehrsunfällen im Kindesalter

Anzahl	130 - 100 %
Schädelverletzungen	51 - 39 %
Haemorhag. Schock	40 - 31 %
Halsrückenmarkverletzung	30 - 23 %
Luftembolie	5 - 4 %
Herzverletzung	4 - 3 %

Wir wollen hier den großen Prozentsatz der Rückenmarksläsionen als Todesursache nochmals erwähnen und unterstreichen.

Schlußfolgerung

Die Unfallepidemie, die hauptsächlich durch den riesigen und ständig steigenden Verkehr verursacht wurde, bringt organisatorisch und klinisch neue Probleme. Polytraumen mit ihrer klinischen Mannigfaltigkeit, der hohe Prozentsatz der Wirbelsäulenläsionen, hauptsächlich des verlängerten Rückenmarks, des cervicalen Segments des Rückenmarks usw., sind neue Probleme, die besonders bei bewußtlosen Patienten, bei der ersten Hilfe, beim Transport und auf der Unfallstation berücksichtigt werden müssen.

S. Behrens, L. Gotzen, E.G. Suren und H. Tscherne, Hannover

Glasverletzungen beim inneren und äußeren Verkehrsteilnehmer

Im heutigen Automobilbau kommen zur Verglasung der Fahrgastzelle grundsätzlich nur Sicherheitsgläser mit besonders guten optischen und mechanischen Eigenschaften zur Anwendung. So darf beispielsweise die normale Erschütterungskinematik des Fahrzeuglenkers - wie sie beim Fahren über schadhafte Straßenbelege auftritt - nicht zu einer Verzerrung des Gesichtsfeldes führen. Weiterhin muß die Scheibe einen ausreichenden Schutz gegen von außen auftreffende Fremdkörper gewähren.

Wir unterscheiden das Einscheibensicherheitsglas (ESV) und das Verbundsicherheitsglas (VSG). Der differente Herstellungsprozeß führt zu verschiedenen bruchmechanischen Eigenschaften und entsprechend anderen Verletzungsbildern.

Der Spannungsaufbau im Einscheibensicherheitsglas erfolgt durch einen thermischen Fertigungsprozeß. Plastische Verformung und schnelle Abkühlung der Glasoberfläche beim Verlassen des Strahlungsofens bewirkt Zugspannungen im Glaskern, die von Druckspannungen auf der Glasoberfläche im Gleichgewicht gehalten werden. Beim Bruch zerfällt die Scheibe in zahllose kantige Galssteinchen, wobei entsprechend DIN-Norm zur Vermeidung von Sichtbehinderung im Hauptfeld die Windschutzscheibe in großflächigere Krümel splittert. Besondere Beachtung verdienen die im Scheibenrahmen stehengebliebenen Glasreste, die kosmetisch entstellende und gefährliche Wunden setzen können. Im Gegensatz hierzu das Bruchverhalten von normalem Fensterglas. Es bilden sich lange dolchartige Bruchstücke, die bei Körperkontakt zu schwersten Stich- und Schnittverletzungen führen müssen.

Das Verbundsicherheitsglas besteht aus 2 Glasscheiben, die über eine verformbare, zähe Folienschicht miteinander verklebt sind. Bei stoßartiger Belastung dieses Scheibentyps bildet sich ein charakteristisches Spinnennetz, da die gebrochenen Glasfragmente an der Klebefolie hängenbleiben. Entscheidend für das Stoßverhalten ist die Foliendicke und ihr Feuchtigskeitsgehalt. ZIFFER (5) untersuchte die Verletzungsmechanik der Halswirbelsäule bei Stürzen auf Sicherheitsglas.

Beim Verbundssicherheitsglas war die Deformationszeit gegenüber Einscheibensicherheitsglas - besonders bei Verwendung der in Amerika vorgeschriebenen HPR-Folie (0,67 mm) - deutlich verlängert. Die schon physiologischerweise vorhandene Tendenz der Halswirbelsäule zur Hyperlordosierung wird unterstützt. Die Folge war ein eklatanter Zuwachs an Wirbelsäulenverletzungen bei relativ kleinen Kräften.

Aus Serienuntersuchungen mit anthropometrischen Versuchspuppen (sog. Dummies) in simulierten Unfällen wissen wir heute, daß die Insassen eines PKWs bei Frontalcrash Drehhubbewegungen durchlaufen, wobei je nach Kollisionspunkt charakteristische Verletzungen auftreten. Dem Knieanprall am Amaturenbrett folgt der Thoraxaufschlag auf dem Lenkrad. In der dritten Phase schließlich stößt der Kopf gegen die Frontscheibe.

Glasspezifische Schäden lassen sich in 4 Hauptgruppen unterteilen:

1. Verletzungen durch Aufprall auf der Scheibe ohne Bruch,
2. Verletzungen durch Aufprall auf der Scheibe mit Bruch,
3. Verletzungen beim Durchstoß des Kopfes,
4. Verletzungen durch stehengebliebene Scheibenreste, in die der nach unten wegrutschende Kopf hineinfällt.

Glasverletzungen beim äußeren Verkehrsteilnehmer (dem Fußgänger bzw. Zweiradfahrer) entstehen beim Aufschöpfvorgang. Vorzugsweise beteiligt sind hier Fahrzeuge mit keilförmigen Frontstrukturen. Der nach Unterschenkelkontakt in Rotation befindliche Körper schlägt mit dem Kopf am unteren Scheibenrand oder im Zentrum der Scheibe auf, durchschlägt sie und wird passiv durch Verzögerung des abbremsenden Fahrzeuges zurückgezogen. Das glasbedingte Verletzungsmuster entspricht dem des Fahrzeuginsassen.

Wir haben 500 Verkehrsunfälle mit Personenschaden, die durch interdisziplinäre Unfallforschung am Unfallort aufgenommen wurden, hinsichtlich ihrer Glasverletzungen durchgesehen.

Es wurden getrennt Fahrer und Beifahrer, Seitenscheibe und Frontscheibe gewertet. Der Schweregrad der Verletzungen erfolgte nach dem abbreviated injury scale (AIS) (1) (Tabelle 1). Hierbei wurde eine Differenzierung nach isolierten Glasverletzungsschweregrad und Gesamtschweregrad aller erlittenen Verletzungen durchgeführt.

Tabelle 1

Gesamtschweregrad		AIS	Schweregrad der Glasverletzung	
Fahrer	Beifahrer		Fahrer	Beifahrer
41	26	1	55	40
11	14	2	13	11
12	8	3	1	1
4	3	4	1	1
4	2	5	5	1
5	2	6	2	1

Verletzungsspektrum	Fahrer	Beifahrer	Fußgänger
Prellungen	5	5	2
Schnittwunden	68	53	8
Schädelhirntrauma	11	10	2
Gesichtsfrakturen	5	5	1
Augenverletzungen	2	2	-

Von 623 verletzten Verkehrsteilnehmern erlitten 142 (23,0%) Glasverletzungen. 71 Fahrer wurden durch die Frontscheibe, 6 Fahrer durch die linke Seitenscheibe verletzt, entsprechend 50 Beifahrer durch die Frontscheibe und 5 Beifahrer durch die rechte Seitenscheibe. 10 weitere Galsverletzungen durch die Frontscheibe beobachteten wir bei angefahrenen Fußgängern.

Das Verletzungsspektrum der durch zerbrochenes Sicherheitsglas verursachten Schäden reicht von der punktförmigen Epithelläsion bis hin zur tödlichen Carotisdurchtrennung. Typisch sind gestielte Epidermisläppchen, tangentiale Schnittwunden. Dreieckförmige Wunden entsprechen der Größe der eingesprengten

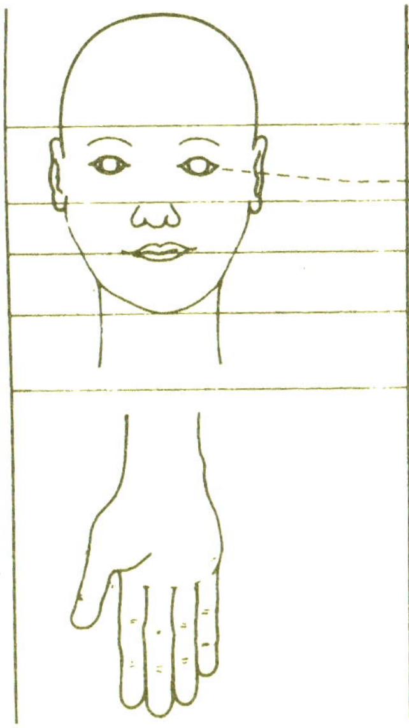

Fahrer	Beifahrer	Fußgänger
39	22	4
30	29	6
14	10	-
25	19	5
17	11	2
3	3	-
2	-	2

Abb.1. Verletzungszonen

Glaspartikel, wobei die Akren bevorzugt werden (Stirnhöcker, Augenbrauen, Nase und Kinn, s. Abb. 1). Infolge des bogenförmigen Eintauchens des Kopfes in das Scheibenglas während der 1. Kontaktphase und eines folgenden Hinunterrutschen des Kopfes in der 2. Phase sind die Schnittführungen nicht einheitlich in einer Ebene.

Meine Damen und Herren!

Der überwiegende Anteil der Glasverletzungen muß als vermeidbar angesehen werden, wenn durch einfache Maßnahmen der Glaskontakt vermieden wird. Hierzu gehören neben einer stabilen Fahrgastzelle, einwandfrei funktionierende Rückhaltesysteme (Dreipunktgurte ohne Gurtlose) und eine Frontscheibe aus Verbundsicherheitsglas.

Literatur

1. American Medical Association: The Abbreviated Injury Scale 1976 Revision Morton Grove, Illinois USA.
2. BEHRENS, S., GOTZEN, L., SUREN, E.G. und STÜRTZ, G.: Zur Biomechanik des kindlichen Fußgängerunfalles. Unfallheilk. 79, 109 (1976).
3. GÖGLER, E.: Chirurgie und Verkehrsmedizin, in K. WAGNER: Handbuch der Verkehrsmedizin. Springer: Berlin-Heidelberg-New York 1968.
4. SIEMONSON, H.-P.: Optische und biomechanische Anforderungen an Windschutzscheiben. Zbl. Unfalluntersuch. 1, 91 (1975).
5. ZIFFER, D., BRÜCKNER, F. und HENN, R.: Das Verhalten der Halswirbelsäule in Verbindung mit der Schädelbasis und der oberen Brustwirbelsäule bei Stürzen auf Sicherheitsglas für Automobil-Frontscheiben. Zbl. Verkehrsmed. 13, 218 (1967).

E.G. Suren, S. Behrens, L. Gotzen, Hannover und G. Stürtz, Berlin

Insassenverletzungen beim seitlichen Fahrzeugunfall

Umfangreiche statistische Untersuchungen zeigen, daß der Fahrzeugseitanprall nach dem Frontalzusammenstoß die häufigsten und schwersten Verletzungen bei Fahrer und Beifahrer hervorruft. Ursächlich kann die konstruktionsbedingte Deformation der Fahrzeugzelle angesehen werden. Detaillierte Untersuchungen bzw. Einzelfallanalysen zu diesem Unfalltyp sind bisher in Deutschland nur vereinzelt durchgeführt worden.

Im Rahmen eines Unfallforschungsauftrages der Bundesanstalt für Straßenwesen wurden an der Unfallchirurgischen Klinik der Medizinischen Hochschule Hannover innerhalb von 2 1/2 Jahren 348 Unfälle ohne Fußgänger oder Zweiradbeteiligung von einem medizinisch-technischen Untersuchungsteam aufgenommen und ausgewertet. In dieser Untersuchung erwies sich der Seitanprall unter den 527 beteiligten Fahrzeugen mit 31% als zweithäufigster Unfalltyp. Grundlage der folgenden Ausführungen bilden 94 Fahrzeuge mit alleiniger, in Höhe der Fahrgastzelle liegender Seitdeformation. 153 Fahrzeuginsassen waren betroffen.

Die Bestimmung der Gesamtverletzungsschwere der Beteiligten (OAIS) sowie der einzelnen Körperregionen (AIS) erfolgte nach der neuesten Klassifizierung der American Association of Automotive Medicine von 1976. Danach werden die Verletzungen in 6 Schweregrade eingeteilt, wobei die Gruppe 6 eine absolut tödliche Läsion darstellt.

Als Maßstab für die beim Seitanprall in Deformationsarbeit umgewandelte kinetische Energie des Fahrzeugs wurde die Verformung der PKW-Seitenfläche mit Hilfe des "vehicle deformation index" VDI bestimmt. Dieser errechnet sich aus dem Verhältnis Deformationstiefe zu Orginalfahrzeugbreite. Das Fahrzeug wird dabei in 9 Zonen eingeteilt, wobei ein VDI von 3 einer Eindringtiefe über die seitliche obere Dachbegrenzung hinaus entspricht. Die Häufigkeitsverteilung in unserer Untersuchung zeigt ein Überwiegen der Seitdeformationen vom VDI-Grad 2 und 3. In 98,7% der verzeichneten Fälle geht die Verformung maximal bis zur Fahrzeugmitte (VDI 5), darüber hinausreichende Deformationen sind selten.

Von den 153 Insassen blieben nur 20,2% unverletzt (Abb. 1). 26,2% der Beteiligten wurden schwer oder tödlich verletzt. Bei Aufschlüsselung der Verletzungshäufigkeit nach Körperregionen ergibt sich ein deutliches Überwiegen der oberen Körperpartien mit besonderer Verletzungshäufigkeit des Kopfes (70%), das Thorax (44%) und der oberen Extremitäten (35%). Vergleicht man dagegen die mittleren Verletzungsschweregrade (AIS_m) der Körperregionen, so fallen die schweren Verletzungen von Thorax, Abdomen und Becken auf (Abb. 2).

Zur Bestimmung der beim Seitanprall gefährdetsten Körperteile des Insassen wurde das von uns "absoluter Traumatisierungsgrad" bezeichnete Produkt aus Verletzungshäufigkeit und Verletzungsschwere gebildet. Das obere Körperdrittel (Kopf, Hals, Thorax,

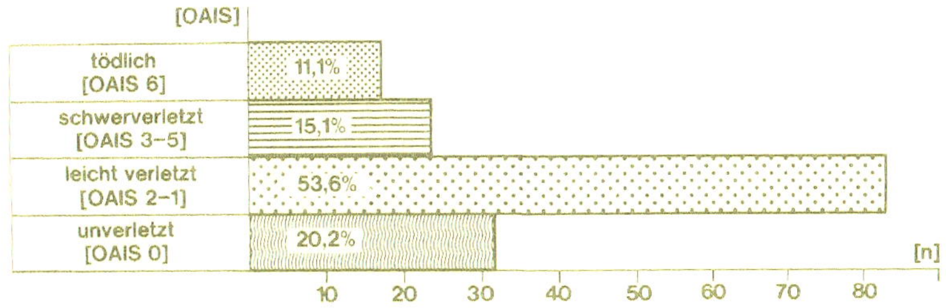

Abb.1. Verletzungskollektive beim Fahrzeugseitenanprall (n = 153)

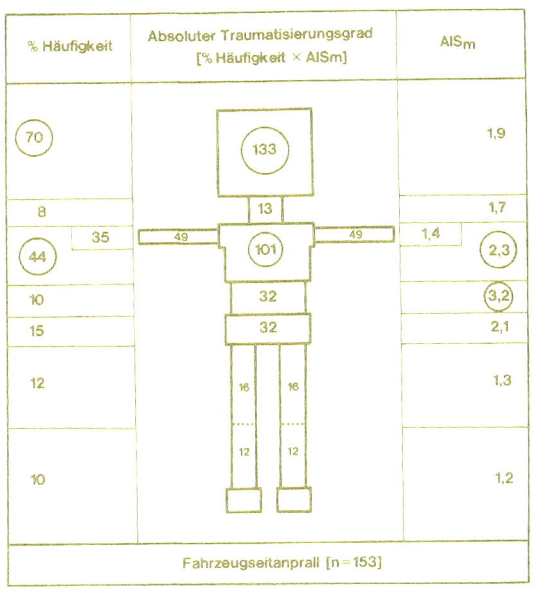

Abb.2. Verletzungshäufigkeit, mittlerer Verletzungsschweregrad und absoluter Traumatisierungsgrad beim Fahrzeugseitenanprall (n = 153)

obere Extremität) ist etwa dreimal mehr bei einem Seitenanprall gefährdet als mittleres und unteres Körperdrittel zusammengenommen (Abb. 2).

Da zur Bestimmung des mittleren Verletzungsschweregrades eines Körperteiles grundsätzlich die schwerste Verletzung bzw. der höchste AIS herangezogen wurde, war es notwendig, für jede Körperregion die Verletzungsschwere nach Weichteil-, Knochen- und inneren Verletzungen zu differenzieren, um eine Verfälschung des Ergebnisses zu vermeiden. Dabei überwiegen im Bereich des Kopfes zahlenmäßig die Weichteilverletzungen. Lediglich im Thoraxbereich sind Weichteil- und Knochenverletzungen annähernd gleich häufig vorhanden, während am Abdomen die inneren Verletzungen überwiegen.

Der absolute Traumatisierungsgrad zeigt aufgrund der gravierenden Verletzungen die Gefährdungsschwerpunkte beim Seitenanprall: am Kopf Schädelhirntraumen, am Thorax knöcherne und am Abdomen innere Verletzungen.

Die Untersuchung der 17 tödlich verletzten Insassen unterstreicht dieses Gefährdungsmuster: Als primäre Todesursache fand sich in 11 Fällen ein Schädelhirntrauma isoliert oder in Kombination mit anderen schweren Körperhöhlenverletzungen. Drei im thorakalen Abschnitt gelegenen Aortenrupturen führten in Kombination mit anderen schweren Verletzungen, darunter einem HWS-Schleudertrauma, zum Tode.

Als Parameter der für die beim Seitenanprall umgesetzten und auf den Körper einwirkenden kinetischen Energien wurden die auftretenden Seitdeformationen (VDI) mit den mittleren Verletzungsschweregraden ($OAIS_m$) der Insassen korreliert. Die mittlere Verletzungsschwere in Abhängigkeit vom VDI steigt für alle 153 Insassen mit zunehmender Seitdeformation an. Der zwischen VDI 2 und 3 vermehrte Anstieg der Verletzungsschwere erklärt sich aus der zunehmenden Innendeformation der Fahrgastzelle. Die 80 stoßseitig sitzenden Insassen erlitten deutlich schwerere Verletzungen als die 73 stoßabgewandt Sitzenden. Bei den stoßseitig sitzenden Insassen verursacht der Körperanprall an die dem Stoßpunkt zugewandte Fahrzeugseite (= Primäranprall) eine annähernd doppelt so hohe Verletzungsschwere als der Körperanprall gegen die dem Stoßpunkte zugewandte Fahrzeuginnenseite (= Sekundäranprall). Mit steigender Seitdeformation (VDI) nimmt die Verletzungsschwere sowohl beim Primär- als auch beim Sekundäranprall zu. Vergleicht man den Verlauf der Gesamtverletzungsschweregrade der 18 Sicherheitsgurtträger mit dem der 135 Insassen ohne Gurte, so findet man eine lediglich geringe Minderung der Verletzungsschwere bei den Gurtträgern. Diese ist auf einen vermutlich vermehrten Schutz vor Verletzungen im Fahrzeuginnenraum zurückzuführen. Bei beiden Gruppen steigt das Verletzungsrisiko mit zunehmender Fahrzeugseitendeformation. Diese Aussagen können wegen der niedrigen Fallzahlen jedoch nur vorbehaltlich getroffen werden. Als Ursache für die niedrige Schutzwirkung des Sicherheitsgurtes ist unser selektioniertes Untersuchungskollektiv anzusehen. Dieses beschränkt sich auf rein seitliche, in Höhe der Fahrzeugzelle gelegene Stoßpunktlagen. Hierdurch treten lediglich laterale Fahrzeugbeschleunigungen auf, während zusätzliche Rotations- und Sagittalbeschleunigungen, wie sie beim Schräganprall auftreten würden, eine höhere Schutzwirkung durch Sicherheitsgurte erwarten lassen.

Literatur

1. CESARI, D., RAMET, M.: Biomechanical study of side impact accidents. 5 th Int.Techn. Conf. on ESV, 3.-7.6.1974, London.
2. HOFFMANN, V.,: Die Verletzungen der Autoinsassen, ihre Entstehung und Verhütung. Forschungsberichte des Landes Nordrhein-Westfalen Nr. 679, Köln, 1959.
3. LISTER, R.D., NEILSEN, I.D.: Protection of car occupants against side-impact. Proc. 13 th Stapp Car Crash Conference 1969, p. 38-60.

4. McELHANY, I.H., STALNAKER, R.L., ROBERTS, V.L., SNYDER, R.G.: Door crashworthiness criteria. Proc. 15 th Stapp Car Crash Conference 1971, p. 489-517.
5. MILLER, P.M.: The crashworthiness of automobiles. Scient. Amer. 228, 2 (1973).
6. STALNAKER, R.L., ROBERTS, V.L., McELHANY, I.H.: Side impact tolerance to blunt trauma. Proc. 17 th Stapp Car Crash Conference 1973, p. 377-408.
7. SUREN, E.G., BEHRENS, S., GOTZEN, L., STÜRTZ, G., RICHER, K.: Verletzungsbild, -ursache und -mechanik beim Fahrzeugseitanprall. Langenbecks Arch. Chir. Suppl. Chir. Forum, 351-355. Berlin-Heidelberg-New York: Springer 1975.
8. The Abbreviated Injury Scale (AIS). Amer. Ass. Automotive Med., 1976, USA
9. Innere Sicherheit im Auto. Verband der Haftpflicht-, Unfall- und Kraftverkehrsversicherer e.V.: Bericht 1 u. 2. Hamburg 1972.

L. Schmid, R. Passl und P. Fasol, Wien

Seltene lebensbedrohliche Sportverletzungen

Lebensbedrohliche Sportverletzungen weisen im allgemeinen charakteristische Verletzungsmechnismen und Verlaufsformen auf. Im Krankengut der Lehrkanzel für Unfallchirurgie II zu Wien beobachteten wir im Laufe der letzten 2 Jahre einige seltene Verletzungen, die als Folge von Sportausübung als schwer und ungewöhnlich gelten können. Diesen Verletzungen war interessanterweise gemeinsam, daß das verursachende Trauma in seiner Schwere in einem ausgeprägtem Mißverhältnis zum eingetretenen Verletzungsausmaß stand. Hier könnte die Überwertung der Unfallanamnese die Diagnose und adäquate Therapie verzögern. Diese Sportunfälle sollen in der Folge kurz kasuistisch dargestellt werden:

Einem 15jährigen Jungen wird bei einem Fußballspiel nach einem Kopfball übel, er verläßt mit starken Kopfschmerzen das Spielfeld. Er bleibt als Zuschauer bis zum Spielende und geht erst dann nach Hause. Nach einer Jause tritt neuerlich Übelkeit mit Erbrechen sowie anschließende Benommenheit auf. Er wird mit der Rettung unter der Diagnose Verdacht auf Commotio cerebri an unsere Klinik gebracht. Bei der Einlieferung ist der Patient nicht mehr ansprechbar und weist eine ausgeprägte Anisocorie rechts auf. Die sofort durchgeführte Carotisangiographie zeigt eine Raumforderung rechts, die anschließende osteoplastische Trepanation ergibt ein 4 cm dickes Epiduralhämatom im Bereiche der Schläfenbeinbasis. Die arterielle Blutung stammt aus der Arteria meningea media knapp nach dem Foramen in Spina. Der Patient wird am 10. postoperativen Tag in häusliche Pflege entlassen. Im vorliegenden Fall kam es zu einer Schädelbasisfraktur ohne Sturz und ohne initialer Bewußtlosigkeit.

Ein 28jähriger Mann stürzt beim Skifahren und zieht sich eine Thoraxprellung zu. 2 Tage später wird er mit ausgeprägten Atembeschwerden an unsere Klinik gebracht. Auf dem angefertigten Thoraxröntgen ist keine Rippenfraktur zu sehen. Es zeigt sich jedoch ein Totalkollaps der rechten Lunge. Nach Anlegen einer Bülaudrainage rasche Besserung der Beschwerden und der Patient kann nach 3 Tagen beschwerdefrei entlassen werden.

Wenn bei Sportausübung ohne nachweisbares Trauma plötzlich Beklemmung und Atemnot auftritt, sollte an einen Spontanpneumothorax gedacht werden. Ein 26jähriger Patient spürt beim Volleyballtraining plötzlich ein Beengungsgefühl im Brustkorb. Nach Unterbrechung des Trainings bessern sich die Beschwerden sofort. Da am nächsten Tag bei neuerlichem Training plötzlich ausstrahlende Schmerzen in den linken Arm auftreten, kommt der Patient an die Klinik. Das durchgeführte Thoraxröntgen zeigt einen daumenbreiten Pneu über der linken Lunge. Der Spontanpneumothorax bildet sich unter atemtherapeutischer Behandlung innerhalb weniger Tage zurück. Dies muß nicht immer der Fall sein, da nach BUCHBERGER unter 57 an unserer Klinik behandelten Spontanpneumothoraces nur 4 konservativ zur Ausheilung gebracht werden konnten.

Ein 16jähriger Fußballspieler wird vom Knie eines Mitspielers in den Bauch getroffen und in schockiertem Zustand an unsere Klinik gebracht. Der Patient klagt über Schmerzen im Oberbauch und weist eine leichte Abwehrspannung auf. Nach kurzer Zeit klingt jedoch das akute Bild ab, der Patient ist nun schmerzfrei, die Bauchdecken sind weich eindrückbar. Die Leukocytenwerte sinken von 15.000 auf 11.000 ab; der Blutdruck und Puls liegen in der Norm. Während der Nacht tritt ein peritoneales Zustandsbild auf und die daraufhin sofort durchgeführte Laparotomie ergibt eine komplette Dünndarmruptur im Bereiche des oberen Jejunums. Nach SPÄNGLER ist dieser Darmabschnitt durch seine anatomische Beschaffenheit und Lage bei der Einwirkung einer umschriebenen stumpfen Gewalt einerseits sehr gefährdet, andererseits ist durch seine Lage in der Tiefe des Abdomens - wie bei einer gedeckten Perforation - eine Frühdiagnose sehr schwierig.

Ein 18jähriger Radfahrer kommt zu Sturz und wird mit Schmerzen in der linken Schulter an unsere Klinik gebracht. Bei der Untersuchung kann auch ein geringer Druckschmerz im linken Oberbauch festgestellt werden. Die weitere Beobachtung ergibt kein klares Bild. Schmerzen und Bauchdeckenspannung wechseln, Hämatokrit und Leukocytenwerte schwanken. Obwohl eine klinische Besserungstendenz vorhanden ist, wird der Verdacht auf eine zweizeitige Milzruptur ausgesprochen und eine selektive Milzarteriographie durchgeführt. Die anschließende Laparotomie bestätigt den röntgenologischen Befund, wobei bei Entfernung der Milz erst die Kapsel reißt und damit die Ruptur entsteht. Der postoperative Verlauf ist komplikationslos.

Mit diesen Fallberichten von Sportverletzungen wollten wir auf die Möglichkeit anamnestisch uncharakteristischer Verlaufsformen an sich geläufiger Verletzungen hinweisen.

R. Ecker-Eckhofen, Tobelbad

Analyse der Unfalldisposition aus der Sicht des Psychologen im Rehabilitationszentrum

Methodische Aspekte der psychologischen Unfallforschung

Das sogenannte "menschliche Versagen" ist Ursache der meisten Unfälle. Grund genug, daß sich die Psychologen schon lange intensiv damit beschäftigen. Aus der einfachen Beobachtung, daß manche Menschen ziemlich häufig Unfälle erleiden oder verursachen, schloß man, daß es eine besondere Anlage zur Unfallneigung geben müßte.

Rasch verallgemeinert wurde die Hypothese einer "Unfällerpersönlichkeit" mit bestimmten Charakteristika aufgestellt; deren Eigenschaften wurden als der wesentliche Grund der Unfallneigung angenommen. Diese Hypothese versuchte man zu verifizieren - schon seit Anfang des Jahrhunderts -, mit dem guten Willen, erkannte, diagnostisch erfaßbare Unfäller zu schützen.

Im Eifer des Forschens nach Unfällerdispositionen übersah man aber lange die große Variabilität der Dispositionen eines Unfalls. Unfälle passieren in allen Bereichen menschlichen Handelns unter verschiedensten Umständen. Für verschiedene Tätigkeiten sind relativ verschiedene Fähigkeiten wichtig.

Jemand, der z.B. beim Autofahren Unfälle sammelt, muß keineswegs auch für Arbeitsunfälle "zuständig" sein, oder umgekehrt. Oder eine Hausfrau, die wegen einer geringen Spaltbarkeit der Aufmerksamkeit meterweise Pflaster verbraucht, wird bei einer genauen, auch monotonen Arbeit kaum Unfälle erleiden. Sollte es aber eine Krise in ihrer Familie geben, kann sie auch einen ganz unverständlichen Unfall auslösen. Um das Bild gleich zu vervollständigen, lassen wir ihren sonst soliden Mann wegen Alkoholisierung im Straßenverkehr verunfallen. Er könnte aber auch durch Beruhigungsmittel an seinem Arbeitsplatz etwas wesentliches übersehen; ebenso durch Gereiztheit einen Streit provozieren und seine Wut durch Mißachtung von Sicherheitsvorschriften demonstrieren. Vielleicht war aber bisher alles in Ordnung, und nur die Norm, damit das Arbeitstempo, wird erhöht. Das geht über seine Leistungsgrenze und er kann mit aller Bemühung Unfälle nicht vermeiden.

Ohne auf weitere Voraussetzungen von Unfällen etwa im Hinblick auf die rein technische Gefährlichkeit oder den Grad der Erfahrung bei einer bestimmten Tätigkeit einzugehen, wird sicherlich klar, daß die vom menschlichen Vermögen (Charakter und Fähigkeiten) unabhängigen oder nur temporär - unkontrollierbar - relevanten Unfalldispositionen große Bedeutung haben.

Untersuchungen zur psychischen Unfalldisposition

In neueren Untersuchungen zur psychischen Unfalldisposition - seit der Zwischenkriegszeit - sind diese multifaktoriellen Gegebenheiten immer mehr berücksichtigt worden. Man versuchte häufig auch, homogene Gruppen zu erfassen, das Unfallkriterium genauer zu definieren, um realistische Vergleiche anstellen zu können. Gewisse Fortschritte konnten letztlich gut kontrollierbare Laboratoriumsexperimente liefern.

Es fanden sich jeweils nur geringgradige Zusammenhänge zwischen Unfallkriterium und psychischen Variablen. Zusammenhänge, die je nach Art der Unfälle auch ziemlich verschiedene Bereiche der psychischen Dispositionen betreffen mußten. Durch verbesserte statistische Methoden stieg die Gültigkeit der Aussagen.

Die seinerzeit mit großen Erwartungen gehegte Vorstellung von der "Unfällerpersönlichkeit" ließ sich nur zu einem kleinen Teil bestätigen. Allgemeine Unfalldispositionen gibt es zwar, sie haben jedoch geringe praktische Bedeutung. Man hat durch Experimente herausgefunden, daß Mehrfachunfäller aus verschiedenen Bereichen in absichtlich herbeigeführten Konfliktsituationen signifikant mehr Anpassungsschwierigkeiten haben als unfallfreie Versuchspersonen. Das ist aber schon alles, was derzeit bekannt ist.

Den Begriff des praedisponierten Unfällers könnte man eher für bestimmte Tätigkeits- oder Unfallbereiche anwenden. Bei Unfällern im Straßenverkehr weiß man über Zusammenhänge der Unfallneigung mit psychomotorischen Leistungen oder der affektiven Steuerung schon einiges, und verwertet dieses Wissen praktisch in der Verkehrspsychologie. Bei beruflichen Tätigkeiten sind die Leistungsanforderungen sehr verschieden, deshalb auch mögliche Dispositionen (Bsp. Intelligenz). Etwas einheitlicher sind wahrscheinlich charakterliche Unfalldispositionen. Sicher wird man sagen können, daß etwa neurotische Anpassungsstörungen die Unfalldisposition erhöhen.

Erhebung im RZ zur Frage der Unfallneigung

In den letzten Monaten haben wir im RZ Tobelbad eine Erhebung zum Thema Unfalldisposition durchgeführt. Man kann diese Arbeit aber allenfalls als Voruntersuchung bezeichnen. Die Zeit war zu kurz, um genauer zu planen oder den an sich unerläßlichen methodischen Aufwand zu betreiben, wie wir es z.B. bei Projekten zum Thema Rehabilitation in Zusammenarbeit mit der Universität Graz tun.

Wir haben im RZ zwar eine große Anzahl von Verunfallten als Untersuchungsgut zur Verfügung; die Gruppe ist aber sehr inhomogen hinsichtlich der Unfallanlässe. Deshalb berücksichtigten wir nur Unfälle am Arbeitsplatz. Da wir im RZ durchwegs Opfer von schweren Unfällen behandeln, ist das Unfallkriterium eingeschränkt. Zu der persönlichen Beteiligung an der Unfallursache sowie zu früheren Unfällen hatten wir nur die subjektiven Angaben der Patienten zur Verfügung. Diese Gegebenheiten schränken die Gültigkeit der Aussagen natürlich etwas ein.

Erhoben wurden im einzelnen die soziale, berufliche und medizinische Vorgeschichte, die Art, Anzahl, Folgen und Einstellungen zur Verursachung der Unfälle; ferner Einstellungen der Patienten zu ihrer Arbeit, zur vermuteten Arbeitsfähigkeit nach der Entlassung und zu weiteren beruflichen Zielsetzungen. Als objektive Kriterien wurden verschiedene Verhaltensmerkmale, sowie der Rehabilitationserfolg und die Arbeitsfähigkeit nach der Entlassung beurteilt.

Ergebnisse der Erhebung

Um ohne Kontrollgruppe Vergleichsmöglichkeiten zu bekommen, trennten wir die erfaßten Patienten in die Gruppen Erstunfäller und Mehrfachunfäller. Die letztere Gruppe hatte einen Anteil von 55%, wobei Verkehrsunfälle auch als frühere Unfälle ausgeschieden wurden. Der Prozentsatz dürfte in Wirklichkeit höher liegen, da bei subjektiven Angaben immer verschiedenes vergessen wird. Jedenfalls können wir davon ausgehen, daß diese Gruppe der Mehrfachunfäller in einem RZ besonders stark vertreten ist.

Zunächst fanden wir als wesentlichen Hinweis aus der Sozialanamnese, daß Mehrfachunfäller etwa doppelt so häufig aus ungünstigen Milieuverhältnissen kommen wie Erstunfäller. 65% der Mehrfachunfäller waren entweder außerehelich geboren, nicht in der Familie oder bei Stiefelternteilen aufgewachsen oder stammten aus sehr kinderreichen Familien in schwierigen Verhältnissen. Erstunfäller hatten nur 30% ähnliche Entwicklungsbedingungen.

Deutlich war der Unterschied auch in der beruflichen Motivation. Ungefähr 60% der Mehrfachunfäller hätten lieber einen anderen Beruf - unabhängig von den Unfallfolgen -, gegenüber 35% der Erstunfäller.

Weiters ist es wahrscheinlich, daß Mehrfachunfäller häufiger durch Antriebschwäche, geringe eigene Initiative und Selbstkritik charakterisiert sind als Erstunfäller. Zur Absicherung genügt unsere Erhebung allerdings nicht.

Mehrfachunfäller haben nach der ärztlichen Beurteilung - Blindbeurteilung hinsichtlich der Gruppenzugehörigkeit - weniger gute Rehabilitationserfolge. Es treten öfter Aggravationsmechanismen auf, und die Behandlungsdauer ist verlängert. Dabei handelt es sich selbstverständlich nicht nur um Patienten mit besonders schweren Unfallfolgen. Dazu wird ihnen dann der RZ-Arzt in seinem Referat Näheres berichten.

Ein interessantes Detail am Rande: Gut 1/3 der Patienten, darunter die Mehrfachunfäller stärker vertreten, gaben an, daß der Unfall bei einer seltenen, nicht routinemäßigen Arbeit passiert sei. Das spricht einerseits für die größere Unfallneigung der Mehrfachunfäller in neuen Situationen, andererseits erscheint es im Zusammenhang mit der Unfallverhütung erwähnenswert.

Insgesamt zeigt diese vorläufige Untersuchung auch einen Teil der Problematik, der wir uns im RZ gegenübersehen. Ziemlich sicher wird ein Teil der Unfalldispositionen auch in der Disposition der Rehabilitation wirksam. Das heißt, viele unserer Patienten, die schon potentielle Anpassungsschwierigkeiten haben, sollen nun mit den oft schweren Unfallfolgen fertig werden. Sie müssen eine besonders schwierige Anpassungssituation bewältigen.

Neben der rein medizinischen Behandlung stellt sich daher die Aufgabe, die seelische Wiederanpassung nach Kräften zu unterstützen. Das geschieht auch in vielfältiger Weise, mit viel persönlichem Einsatz von seiten des Behandlungs- und Pflegepersonals, mit Realisierung aller Taktiken der "praktischen Psychologie".

W. Hiebler, Tobelbad

Analyse der Unfalldisposition aus der Sicht des Arztes im Rehabilitationszentrum

Wenn nun von seiten der Psychologie die Existenz der "Unfallpersönlichkeit" im Sinne des definierten Begriffes, nämlich eines Menschen mit einer besonderen Disposition zu Verhaltensweisen, die leicht zu Unfällen führt (ULICH), in üblicher Form nicht ohne weiteres beweisbar ist, so kann man sich als Arzt doch des Eindruckes nicht wehren, daß immer ähnliche Typen von Patienten dieselben Unfälle erleiden und in der Behandlung ähnlich reagieren. Zwangsläufig muß sich daher das Vorhandensein des "Unfällertyps" irgendwie aufdrängen.

Im Referat meines Vorredners wurden die Faktoren der Disposition erläutert. Zum Wissen um diese kommt aber aus der Sicht des Arztes noch ein anderer Faktor dazu. Betrachtet man einen Patienten vom akuten Unfallgeschehen bis zur Entlassung - ich spreche hier in erster Linie bis zur Entlassung aus einem Rehabilitationszentrum - so bemerkt man eigentlich recht signifikante Änderungen im Verhalten bzw. Einschätzen des Unfallereignisses, seiner Folgen und besonders im Erfolg der gesamten Behandlung.

Der akut verunfallte Patient wird unter der Belastung des Unfallereignisses, einer stattgefundenen Operation, den Schmerzen danach, sein Augenmerk in erster Linie dem baldigen Genesen, also der körperlichen Wiederherstellung, und sodann der Wiederaufnahme der Arbeit zuwenden. In diesem Stadium kann er aber das endgültige Ergebnis der Behandlung noch nicht abschätzen. Bei der Betrachtung eines solchen Rehabilitationspatienten kann man nun nach der abgeklungenen akuten Phase des Unfallgeschehens recht interessante Beobachtungen anstellen.

Wird eine gute Funktion der geschädigten Körperabschnitte erreicht, so findet die Behandlung unter der zusätzlichen Behandlungsbelastung einer Pseudoarbeit der Arbeitstherapie eine Erweiterung. Diese schafft zum Teil schon arbeitsähnliche Situationen. Hier beginnen sich nun endgültig die Verhältnisse für die weitere Berufsausübung herauszustellen. Anfänglich oft vom Patienten und Arzt anders beurteilte Funktionsprognosen erweisen sich als nicht richtig, erwartete Ergebnisse treten nicht, zum Teil überraschend gut oder nur teilweise ein.

Diese Faktoren führen zusätzlich zu einer schweren inneren Umbauphase in vielen Verunfallten, aufbauend auf alle schon vorher bestehenden unfalldisponierenden Faktoren, die zusammen zuerst zum Unfall und in der weiteren Folge zu einer Wesensänderung des Betroffenen führen. Diese Wesensänderung hat auf den somatischen Behandlungsverlauf direkten Einfluß. So sehen wir häufig bei relativ leichten Verletzungen, die in ihrer Vorgeschichte leider kaum erfaßbare Faktoren haben, daß diese große Schwierigkeiten in der Rehabilitationsbehandlung machen und eine direkte Verbindung zwischen Psyche und Heilerfolg herstellen. In solchen Fällen wird oft zusätzlich noch das "Rentendenken" und die Verschuldensfrage als Ausflucht für das Heilergebnis in den Vordergrund gedrängt.

So muß der Arzt im RZ den Patienten in seiner Gesamtheit wesentlich genauer analysieren und zu verstehen versuchen, als der im Notfall, oft dafür aber lebensrettend eingreifende Kollege es zu tun in der Lage ist.

Handelt es sich nun um Personen mit gehäufter Unfallzahl, so kommt es zu einer Summation dieser beschriebenen Einwirkungen, die eine Art Circulus vitiosus zwischen körperlichem und psychischem Schaden erzeugen, der, wie schon erwähnt, in engem Zusammenhang mit dem Heilerfolg steht. Es scheint, daß bei unfalldisponierten Patienten eine gewisse Kumulationsneigung besteht. Die Unfalldisposition wird also psychisch und physisch durch ein Unfallereignis erhöht und sollte im Hinblick auf weitere Arbeitsmöglichkeiten berücksichtigt werden. Dies ist leider nicht in allen Fällen möglich.

Man kommt also zum Ergebnis, daß die Unfalldisposition und ihr Ergebnis, der "Unfäller", wie wir ihn eingangs definierten, nicht allein, jedoch im Zusammenhang mit mehrfachen Unfällen, zu einem ganz bestimmten Krankentyp führt, den man "Unfällerpersönlichkeit" nennen könnte.

Eine niedergeschriebene Statistik, die nun alle diese Faktoren berücksichtigt, müßte derart komplex aufgebaut sein, wie wir aus dem Referat meines Vorredners bereits entnehmen konnten, daß sie für einen Zweiten kaum lesbar würde. Deswegen wollten wir auch bewußt weitgehend auf Zahlen und Diagnosen verzichten, wir wollten in erster Linie unsere Eindrücke der Unfalldisposition des Unfällers schildern und sind überzeugt, daß andere Kollegen ähnliche Eindrücke gewonnen haben.

Die "Unfällerpersönlichkeit aus dem Ereignis", wie wir sie bezeichnen wollen, ist letztlich also kein nur zum Unfall disponierter Mensch, sondern auch zum Teil ein durch das gesamte Unfallgeschehen besonders gekennzeichneter Kranker. Er stellt einen Krankentyp dar, der die Unfalldisposition doch irgendwie beweist und dem Arzt in der Behandlung immer wieder dieselben, oft unerklärlichen Schwierigkeiten bereitet.

J. Strmiska, Brno

Subjektive Faktoren und moderne Technik beim Unfallgeschehen

Die Klassifikation der Unfälle nach NOVÅK zieht in Betracht zwei Gruppen von Faktoren beim Unfallgeschehen, und zwar:

1. die Tätigkeit, resp. Umstände, wobei der Unfall entstanden ist;
2. die Ursachen, welche zum Unfall führten.

So unterscheidet NOVÅK folgende Unfallgruppen (Tabelle 1):

Tabelle 1

a) Industrielle,
b) landwirtschaftliche,
c) Haus-,
d) Verkehrs-,
e) Sport- und
f) kriminelle Unfälle

Tabelle 2

1. Ungeeignetheit oder Fehler an Maschinen und Werkzeugen	2,3 %
2. Unordnung auf dem Arbeitsplatz	1,5 %
3. Schlechte Arbeitsorganisation	0,4 %
4. Unvorhergesehener Eingriff der Natur- oder Tierkräfte	1,0 %
5. Ungenügende Ausbildung oder nicht entsprechende Leistung	6,3 %
6. Krankheit, Müdigkeit oder Überlastung	2,1 %
7. Fremde Nachlässigkeit, Unvorsichtigkeit	5,1 %
8. Betrunkenheit	0,04%
9. Undiszipliniertheit, eigene Unvorsichtigkeit oder Nachlässigkeit	81,2 %

Die Unfallursachen wurden in neun Gruppen eingeteilt, wie es auf der Tabelle 2 dargestellt wird. Diese Tabelle zeigt die Ergebnisse einer Analyse von mehr als 20.000 Betriebsunfällen; die einzelnen Unfallursachen werden in Prozentzahlen angeführt.

Dieser Klassifikation nach werden einzelne Unfälle mit Symbolen bezeichnet, z.B. A/9 bedeutet einen Betriebsunfall, der wegen Unvorsichtigkeit des Verletzten entstanden ist.

Die Analyse auf der Tabelle 2 hat uns gezeigt, daß die subjektiven Faktoren in den meisten Unfällen als Unfallursachen zu betrachten sind. Man darf aber nicht die Ursachen mit der Verantwortlichkeit oder mit Schuld verwechseln. Es ist interessant, daß z.B. in Betrieben sehr oft die Schuld in der Organisation der Arbeit, bzw. in Mangel an Präventionsmaßnahmen gesucht wird; dagegen bei den Verkehrsunfällen findet die Polizei und das Gericht fast ohne Ausnahme die Schuld unter den Akteuren des Unfalls.

Die gezielten Präventionsmaßnahmen derjenigen Unfälle, die durch subjektive Faktoren hervorgerufen werden, können in zwei Wegen geführt werden:

1. Beeinflussung der subjektiven, persönlichen Faktoren.
2. Durch technische Maßnahmen wird die Wahrscheinlichkeit des Unfallgeschehens vermindert.

Die subjektiven Faktoren können von jedem Menschen selbst beeinflußt werden, einige durch Arbeitsdisziplin und Lebensregime, andere stellen eine Domäne des Psychologen dar.

Dagegen spielt auch die moderne Technik eine bedeutende Rolle in der Prävention auch derjenigen Unfälle, die durch persönliche Ursachen entstehen. Die Bedeutung der Technik in dieser Hinsicht wird manchmal vernachlässigt, von anderen Autoren aber überschätzt. Es existieren gar Arbeiten, die behaupten, man muß solche Arbeitsbedingungen und eine so günstige Lebensumwelt schaffen, daß überhaupt kein, ja sogar absichtlicher Unfall möglich wäre. Diese Ansicht ist nicht nur unreal, sie kann gar schädlich sein und ein Hindernis für zweckmäßige Präventionsmaßnahmen bilden.

Man kann zahlreiche Beispiele anführen, wo die moderne Technik solche Unfälle verhindern kann, die durch subjektive persönliche Faktoren verursacht werden. Die Technik hat es geschafft, daß z.B. keine Unfälle mehr beim Hinausspringen aus der elektrischen Straßenbahn vorkommen, daß die devastierenden Verletzungen der Hand mit der Kreissäge kaum zu sehen sind, obzwar die persönlichen Faktoren der Arbeitenden nicht geändert wurden.

Die Fortschritte auf dem Gebiet des Präventionsstrebens im Straßenverkehr sind ersichtlich, wenn man die modernen PKW und noch mehr die LW der neuesten Konstruktion mit denen aus dem Anfang des 20. Jahrhunderts vergleicht.

Zusammenfassend kann man feststellen, daß die persönlichen Faktoren die wichtigste Rolle beim Unfallgeschehen spielen. Vom Standpunkt der Prävention aus kann man diese Faktoren entweder durch direkte Einwirkung auf den Menschen und seine Tätigkeit beeinflussen oder man kann einen anderen Weg wählen, dem Menschen solche technischen Bedingungen zu schaffen, die den Unfall verhindern können.

W. Ruzicka, Wien

Biorhythmus und Unfallgeschehen

Computer errechneten Laudas Biorhythmus.

Ergebnis sensationell:

AN DIESEM TAG WAR NIKI LAUDA FÄLLIG!

Schlagzeilen einer großen Tageszeitung, gemeint war der schreckliche Nürburgringunfall.

Es wird also in aller Öffentlichkeit sehr lautstark verkündet, daß der Biorhythmus in der Lage wäre, erhöhte Unfalldispositionen an bestimmten Tagen anzuzeigen.

Solche Behauptungen dürfen meiner Ansicht nach nicht frei im Raume stehen bleiben, dafür sind sie zu schwerwiegend. Entweder beruhen diese Behauptungen auf Tatsachen, dann wäre eine Nutzbarmachung voranzutreiben, oder aber es ist eine gefährliche Scharlatanerie, der man entschieden entgegentreten müßte.

Zur Berechnung eines individuellen Biorhythmus werden Tabellen, Biorhythmen - Rechenschieber und programmierte Taschenrechner im Handel angeboten. Populäre Persönlichkeiten wie Franz Beckenbauer und Baldur Preiml werden in diesem Zusammenhang genannt.

Ich glaube, die genannten Fakten rechtfertigen eine gründliche Untersuchung.

Dank der zukunftsorientierten Einstellung der österreichischen Gesellschaft für Unfallchirurgie war es uns bereits lange vor dieser für uns unerwarteten Campagne möglich, die grundsätzliche Problematik zu untersuchen.

Folgende Daten waren uns zugänglich und wurden mit der Großrechenanlage der Technischen Universität, Wien verarbeitet:

Arbeitsunfälle in Wien, Niederösterreich und Burgenland im Jahre 1975	64 642
Unfälle mit berenteten Unfallfolgen (sämtliche Rentenempfänger nach Arbeitsunfällen im Jahre 1975)	21 311
Summe	85 953

Nun aber konkret zum Biorhythmus uns seiner Anwendbarkeit auf die Arbeitsunfälle in Österreich.

Der Begriff Biorhythmus wurde von dem Berliner Arzt Dr. Wilhelm FLIESS (2) um die Jahrhundertwende geprägt und international verbreitet.

Er behauptete, eine 23- bzw. 28-tätige Periodizität bezüglich körperlicher Leistungsfähigkeit und psychischer Konstitution entdeckt zu haben (Abb. 1).

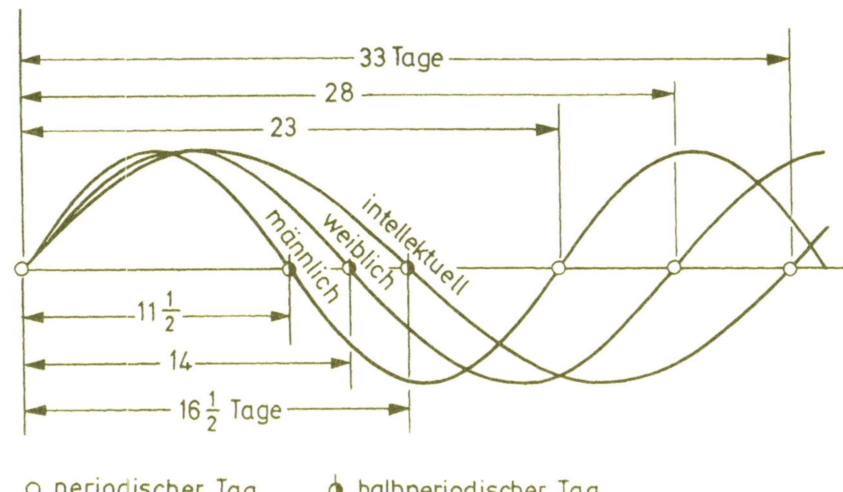

Abb.1. Biorhythmus nach FLIESS

Eine 33-tägige Schwankung der intellektuellen Leistungsfähigkeit wurde später von dem Innsbrucker Ingenieur, Dr. TELTSCHER, an Hand der Lernerfolge von Studenten festgestellt.

Diese 3 Rhythmen wurden in der Folge als "der Biorhythmus" populär.

Es wird also behauptet, es gäbe eine Periodik, welche mit dem Zeitpunkt der Geburt beginnt. Von da an beschreibt diese eine stetige, harmonische Sinusschwingung mit konstanter Wellenlänge, in welcher jeweils Hoch- und Tieftrieblagen einander abwechseln.

Die 1. Hälfte der Periode wird als Hochtrieb bezeichnet. Ihr wird eine Steigerung der jeweiligen Lebensfunktionen zugeschrieben.

In der 2. Periodenhälfte glaubt man ein Absinken der Lebensfunktionen erkannt zu haben. Dafür wurde der Begriff Tieftrieb gewählt.

Die Nulldurchgänge der Sinuskurve heißen:

periodische Tage,	wenn ein Übergang von Tieftrieb auf Hochtrieb vorliegt
halbperiodische Tage,	wenn ein solcher von Hoch- auf Tieftrieb zu verzeichnen ist.

Als besonders unfallgefährdet gelten die Nulldurchgänge der Kurve, doppelte bzw. dreifache Tieftrieblage.

Einige Bücher, Tageszeitungen und Journale lassen diese Hypothesen als bewiesen gelten. Man bezieht sich hierbei weltweit auf eine Dissertation von Hans SCHWING and der ETH Zürich, aus dem Jahre 1939 (4).

In dieser Arbeit sind 700 Arbeitsunfälle und 300 Todesfälle untersucht worden - das Ergebnis für den Biorhythmus ist positiv.

Nun zu unserer Untersuchung:

85 953 Unfälle wurden untersucht. Es wurde für jeden Unfall die Anzahl der Tage zwischen Geburt und Ereignis errechnet. Diese Anzahl sodann durch die jeweiligen Schlüsselzahlen 23, 28 bzw. 33 dividiert. Die Reste geben die Lage des Biorhythmus zum Unfalltag an.

Die Ergebnisse sind in den Diagrammen (Abb. 2,3,4, und 5) dargestellt. In den jeweiligen Stufenpyramiden sind die Absolutzahlen der Unfälle für die jeweiligen Biorhythmustage aufgezeichnet. Der Durchschnittswert ist als waagrechte Linie markiert. Zur Illustration der Ergebnisse ist auch die betreffende Biorhythmuskurve eingetragen.

Sie sehen also: die Abweichungen der Unfallhäufigkeit vom Durchschnitt entsprechen in keiner Weise der zuvor zitierten Biorhythmustheorie. Dies ist ganz eindeutig ersichtlich.

Bezüglich des 23- und 28-Tagerhythmus wurde festgestellt:

Eine Abweichung von der Durchschnittserwartung in dem gezeigten oder noch höherem Ausmaß würde rein zufällig nur etwa bei jedem 20. derartigen Versuch auftreten.

Der CHI-Quadrat-Test zeigt diese Abweichung allerdings in beiden Fällen, also beim 23- und 28-Tagerhythmus.

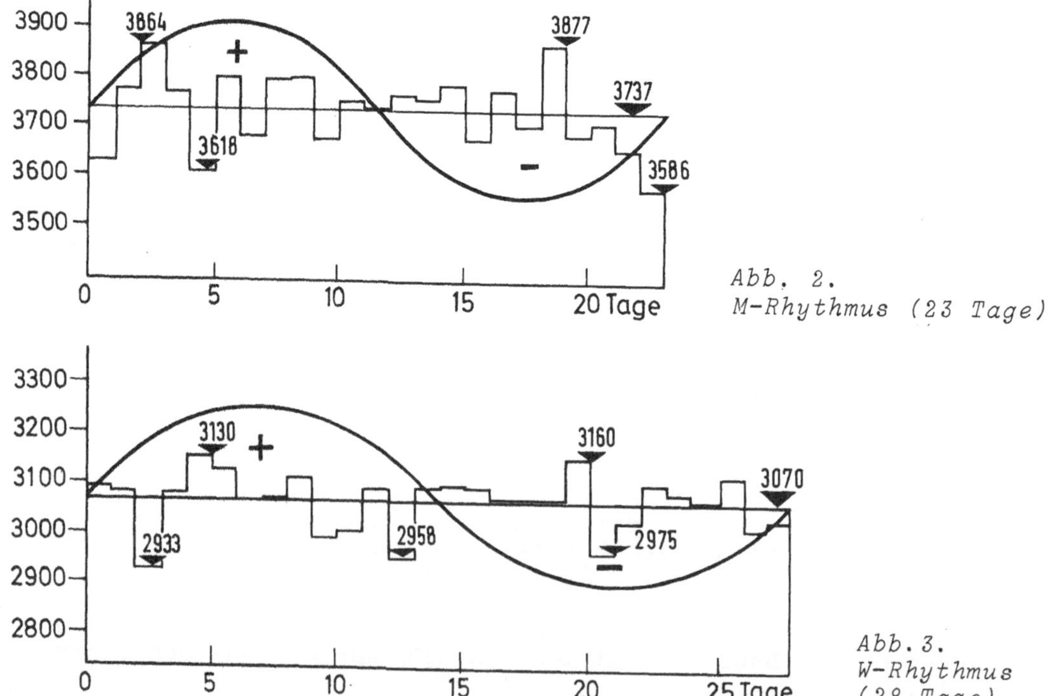

Abb. 2. M-Rhythmus (23 Tage)

Abb. 3. W-Rhythmus (28 Tage)

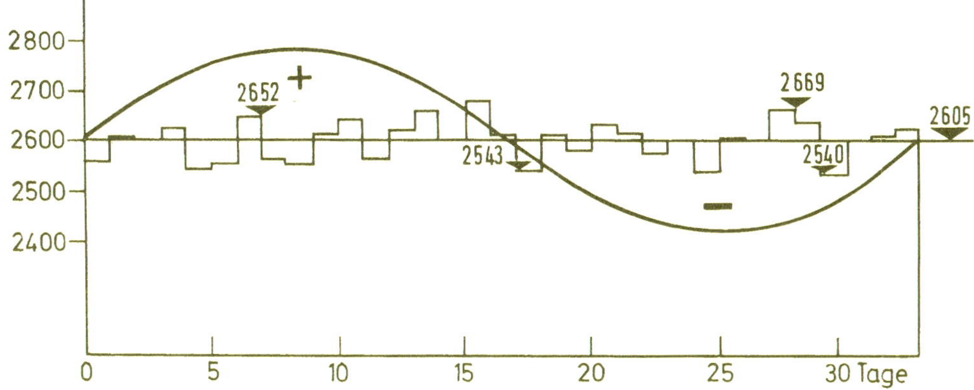

Abb.4. I-Rhythmus (33 Tage)

Zwei Biorhythmen im Minimum
3. Biorhythmus beliebig

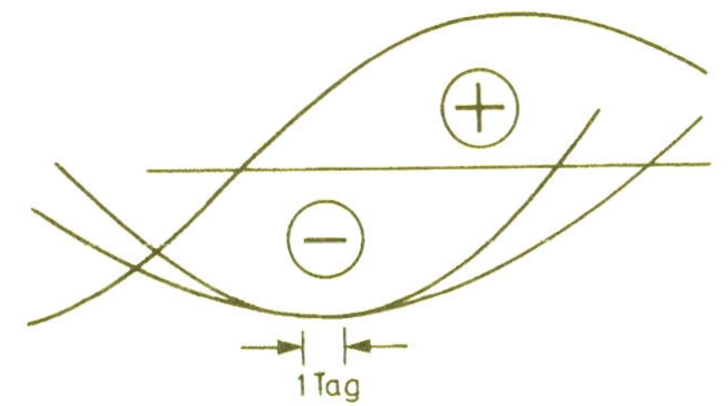

Zwei Biorhythmen im Minimum
3. Biorhythmus negativ

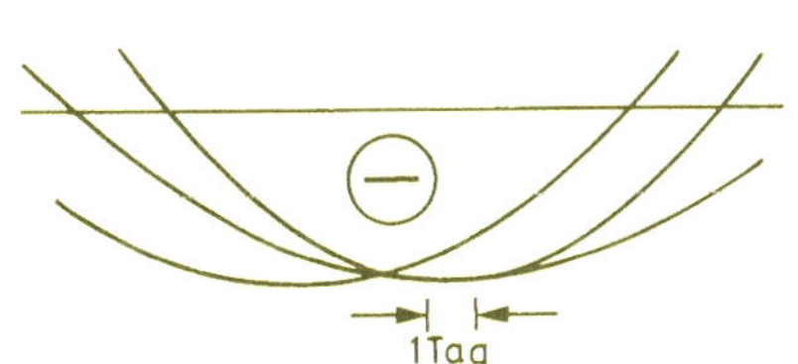

Berechnet für 64 642 Arbeitsunfälle 1975

Anzahl der erwarteten Unfälle:

248	113

Tatsächliche Anzahl der Unfälle:

263	114

Signifikanz:

1:6	1:2

Weitere 21 311 Unfälle mit berechneten Unfallfolgen

Anzahl der erwarteten Unfälle:

82	-

Tatsächliche Anzahl der Unfälle:

77	-

Abb.5

Dies könnte vielleicht ein Hinweis auf die Relevanz der Zahlen 23 und 28 im Rahmen einer modifizierten Biorhythmustheorie sein. Man müßte allerdings versuchen, weiter differenzierte Hypothesen zu untersuchen:

Unterscheiden nach — Geschlecht
Alter
Beruf etc.

Loslösen vom Bezugspunkt Geburt

Wenn Interesse an einer weiteren Bearbeitung besteht, so wären dies mögliche Ansatzpunkte.

Ich möchte ganz klar festhalten:

Es wird nicht prinzipiell bestritten, daß es einen Biorhythmus gibt, eine Periodik unserer Konstitution.

Hinsichtlich der sogenannten circadianen Rhythmen konnte der Beweis im physikalischen Versuch erbracht werden, wie Sie bereits von AUERSWALD gehört haben.

Ich halte auch rhythmische Schwankungen über längere Zeiträume hinweg für wahrscheinlich, doch besteht das Problem derzeit noch darin, sie mathematisch zu erfassen.

Mit der beschriebenen und im elektronischen Biorhythmus-Taschenrechner programmierten FLIESS'schen Methodik ist es allerdings nicht möglich, Arbeitsunfalldispositionen vorherzusagen.

Den diesbezüglichen Aufwand sollte man auf wirkungsvolle Methoden verwenden; das wäre ein Beitrag zur Unfallverhütung.

Es sollte verhindert werden, daß falschinformierte Laien sich auf Grund der besprochenen Theorie Unfallgefährdungen ohne reale Grundlage errechnen und dadurch verunsichert werden.

Allen jenen Personen, die aus Biorhythmen in eigener Weise Folgerungen ziehen möchten, sei nahegelegt, ihr Instrumentarium vorher einer eingehenden Überprüfung zu unterziehen.

Unsere interdisziplinäre Arbeitsgruppe ist an weiteren Untersuchungen des Biorhythmus interessiert und zu jeder Kooperation bereit.

Literatur

1. BIRZELE, K.: Sonnenaktivität und Biorhythmus des Menschen. Wien: Deuticke 1966.
2. FLIESS, W.: Der Ablauf des Lebens, Grundlegung zur exakten Biologie. Leipzig-Wien 1906.
3. GROSS, H.: Biorhythmik, das Auf und Ab unserer Lebenskraft 1975.
4. SCHWING, H.: Über Biorhythmen und deren technische Anwendung. Diss. an ETH Zürich 1939.

M. Klima, J. Bauer, J. Andrašina und P. Kartik, Košice

Unfallverhütung bei Sportunfällen

In der Zeitspanne von 5 Jahren (1971-1975) wurden auf der Abteilung für Unfallchirurgie des Fakultätskrankenhauses in Kosice, CSSR ambulant insgesamt über 100 000 Verletzte betreut. Davon verzeichneten wir 5024 Unfälle, die mit aktivem Sport in Zusammenhang stehen (d.i. etwa 5% der Gesamtzahl aller ambulant Versorgten). In derselben Zeitspanne wurden auf der Abteilung insgesamt 11 000 Unfallverletzte hospitalisiert. Die Zahl der Hospitalisierten nach Sportunfällen betrug 226, d.h. 2% der Gesamtzahl. Wenn im Vergleich zur Zahl der ambulant Behandelten die Zahl der hospitalisierten etwas klein scheint, so sei da vorzubemerken, daß wir in unseren Verfolgungen und Nachuntersuchungen hier nur jene in Betracht zogen, die als Sportler in Vereinen oder Spielclubs registriert waren, <u>nicht</u> jene, die Sport privat oder im Rahmen des Schulunterrichtes betrieben.

Paradox bei Sportunfällen ist die Realität, daß statt eines positiven Einflusses jener Handlung auf Gesundheit und Lebensfreude oft schwere, ja manchmal invalidisierende Schäden entstehen, die sowohl die Gesellschaft, als auch - und hauptsächlich - den Sportler selbst betreffen.

Aus unserem Krankengut ist zu entnehmen, daß die größte Zahl der Hospitalisierten aus den Reihen der Fußballspieler stammt. Dies ist bestimmt dadurch bedingt, daß dieser so häufig betriebene Sport nicht immer auf ausreichenden, genügenden oder sogar gefahrlosen Spielfeldern betrieben wird. Von 226 hospitalisierten Sportunfällen waren 58 Verletzungen beim Fußball dringender Grund zur Hospitalisation.

In der weiteren Reihenfolge der Verletzungen verzeichneten wir folgende Sportunfälle: Skifahren, Basketball, Gymnastik, Reiten, Bergsteigen und Fallschirmspringen. Die beiden letzten Sportkategorien boten in unserem Material die schwersten Unfälle.

Es ist vielleicht interessant, daß wir in unserem Material keine wesentlichen Unfälle beim Boxen, Radfahren und Schwimmen verzeichneten, obzwar diese Sportarten ziemlich häufig betrieben werden.

Unfälle beim Sport stehen zahlenmäßig bei uns gleich nach Verkehrsunfällen und Unfällen in der Landwirtschaft. In der gesamten CSSR besetzen sie in ihrer Frequenz den dritten Platz, gleich nach Unfällen am Arbeitsplatz und Verkehrsunfällen. In der Kategorie der Sportunfälle stehen an erster Stelle Ballspiele (82,4%), wobei Unfälle beim Fußball absolut an erster Stelle stehen.

Wenn man die <u>Ursachen</u> der Unfälle beim Sport analysiert, kann man feststellen, daß als häufigste Ursachen des Unfalles Zusammenprallen, Schlag und Sturz verzeichnet werden. Das alles entsteht aus der heutigen, "modernen" Auffassung des Spielkampfes. An weiteren Stellen stehen hier unkoordiniertes, "rohes" Spielen, Spielmilieu, klimatische Bedingungen usw. Nicht an letzter Stelle stehen hier auch moralische Qualitäten und sogenannte ökonomische Stimulation der Spieler.

Wir können Schlußfolgerungen anderer bestätigen, daß 80% der Sportunfälle in den ersten Phasen des Sportunternehmens verzeichnet werden können: Ursache: Ungenügende Vorbereitung, psychische Schwierigkeiten u.ä. Von anderen Gesichtspunkten ist es interessant, daß 70% der Sportunfälle bei Sportveranstaltungen entstehen und nur 30% beim Training. Dies ist umso bemerkenswerter, da die Trainingszeit viel umfangreicher ist als die eigentliche Spielzeit.

Eine der wesentlichsten Ursachen der Sportunfälle ist ungenügende oder sogar fehlende Disziplin der Sportler. Das gilt hauptsächlich für jüngere Sportler, die sehr oft ihr Können überschätzen, oder die trotz Müdigkeit oder sogar Erschöpfung weitermachen. Hier müssen Trainingsleiter bestimmt mehr tun. In diesem Bereich ist auch Training und Wettbewerb mit ungenügender Ausrüstung einzubeziehen. Am markantesten kann man den Einfluß der Ausrüstung im Skilauf erläutern. Die klassische, niedrige Schuhausrüstung war schuld daran, daß man früher malleoläre Brüche beim Skisport verzeichnete; heute, wo aus dem Schuh ein Stiefel wurde, sind es Frakturen der Diaphyse oder sogar der proximalen Epiphyse des Schienbeines.

Die <u>Therapie</u> des Sportunfalles gleicht grundsätzlich jener der allgemeinen Unfallversorgung. Was man nach Sportverletzungen doch unterstreichen muß, ist die gezielte, zweckbewußte, rechtzeitige Rehabilitation. Sie darf nicht zu früh und nicht zu spät eintreten und ihren Verlauf darf kein Trainer beeinflussen, wenngleich es sich um Spitzenwettkämpfer oder um Klubexistenzspiele handelt.

Zum Schluß gestatten wir uns nochmals zu unterstreichen, daß auch Sport Ursache eines Unfalles sein kann. Dieses düstere Konstatieren der Unfallchirurgen sollte eigentlich nie dem positiven Zweck und Ziel des Sportes widersprechen. Und dennoch steigt von Jahr zu Jahr die Zahl der Sportunfälle, die schließlich der Unfallchirurg betreuen muß. Es muß allerseits etwas geschehen, um Sport zur Festigung der Gesundheit und nicht zur Selbstverstümmelung und Selbstbeschädigung zu betreiben.

S. Simko, Košice-Saca

Prävention kindlicher Verbrennungen aufgrund der Auswertung von Ursachen und Folgen bei 500 hospitalisierten Fällen

Sehr geehrtes Präsidium, meine Damen und Herren!

Jeder der sich mit der Behandlung von Verbrennungen beschäftigt, kennt sicher das Elend der oft deformierten und manchmal auch verkrüppelten Patienten. Dies gilt nochmehr, wenn es sich um Kinder handelt. Wenn wir uns aber vergegenwärtigen, daß die thermische Schädigung der Kinder fast immer verhütbar ist, wird die überaus wichtige und dringende Frage der Prävention ganz klar. Um über wirksame Prävention zu schreiben und sie auch effektiv anzuwenden, muß man erst eine großzügig angelegte und zentralisierte statistisch-medizinische Auswertung aller Verbrennungen aus dem betreffenden politisch, ethnisch und geographisch begrenzten Areal bearbeiten. Das Vorkommen und die Häufigkeit der Verbrennungen haben in Manchem ganz spezifische, der untersuchten Gegend, Stadt oder Staat, entsprechende Bedingungen. Dieser Umstand erschwert die Anwendung der Auswertung im allgemeinen. Die Bedingungen sind nämlich spezifisch in der Beziehung zu politisch-sozialen, kulturell-ökonomischen, sittlich-moralischen Umständen und nicht zuletzt zum allgemeinen Wohlstand und Lebensniveau der untersuchten Gegend. Die Bearbeitung setzt eine Zentralisierung der Verbrennungsbehandlung und der Datensammlung über Verbrennungen voraus. Dabei sollten alle Verbrennungen also nicht nur die schweren, sondern auch die mittleren und sogar die geringfügigen inbegriffen sein. Die letzteren weisen eine nicht adäquate Morbidität aus, und die resultierende Arbeitsunfähigkeit ist dem Ausmaß der Verletzung nicht entsprechend.

So haben wir unser Krankengut von 747 kindlichen Verbrennungen aller Grade und Schwere (aus einer Gesamtzahl von 2259 thermischen Schädigungen) gründlich untersucht, wobei wir uns auf das klassische, wie, wo, wer, wann, wieviel und warum, eingeschränkt haben. Unsere Abteilung für Verbrennungen und rekonstruktive Chirurgie des Industrie-Krankenhauses in Kosice-Saca existiert seit Februar 1971, hat 36 Betten und hospitalisiert und behandelt alle Verbrennungen - die kindlichen inbegriffen - von der gesamten Slowakischen Sozialistischen Republik.

So stellten wir fest, daß die kindlichen Verbrennungen eine steigende Tendenz aufweisen und mehr als 33% aller Verbrennungen ausmachen. Dies ist um so gravierender, als die Kinder nur 15% der Gesamtbevölkerung ausmachen. Weiters weist die Altersverteilung ein deutliches Maximum bei den 0-2-jährigen auf. Dem entspricht das Überwiegen von Verbrühungen gegenüber anderen ätiologischen Faktoren. Das seltene Vorkommen der elektrischen Verbrennungen haben wir nicht so sehr der guten Prävention oder tadellosen Installationen zugeschrieben. Die Häufigkeit der Verbrühungen hat ihren Grund in den Koch- und Waschgewohnheiten, wie auch in der Sittengeschichte der Landwirtschaft.

Nicht zuletzt wollen wir über die Kleidung sprechen. Es gibt viel zu viel leicht brennbare Materialien, die eben bei der Kinderwäsche und -kleidung so sehr beliebt sind. Unser Bestreben Not-inflammable-Textilien einzuführen blieb bis jetzt zwar ohne Erfolg, doch haben wir erreicht, daß die leicht brennbaren Stoffe wenigstens deutlich bezeichnet werden. Weiter ist nicht ohne Interesse, daß die meisten brandgeschädigten Kinder aus Arbeiterfamilien stammen, die dem Land und sozusagen der Natur am nächsten stehen. Zumeist nahmen beide Eltern am Arbeitsprozeß aktiv teil, und das Kind war durch Großeltern oder ältere Geschwister beaufsichtigt.

Zusammenfassend kommen wir zur Überzeugung, daß die richtige und erfolgreiche Prävention durch eine breit und planmäßig angelegte Aktion von Staat, politischen Behörden, Gesundheits-, Kultur-, und Schulwesen, sowie durch grundsätzliche Änderungen der Koch-, Wasch-, und Kleidungssitten, wie auch durch die Erziehung der Kinder, aber auch der Erwachsenen, erzielt werden könnte. Die Zentralisierung der Datensammlung und der ganzen Problematik der Verbrennungsbehandlung sind von grundsätzlicher Bedeutung.

Die Zentralisierung ist der einzige Weg, die Probleme der Ersten Hilfe, der ersten ärztlichen Hilfe, der Behandlung und nicht zuletzt der effektiven Prävention zu ermöglichen.

In der Hoffnung, daß mein kurzgefaßter Bericht ein Schrittlein sein wird zur weiteren Verhütung des so schrecklichen Unfalls der thermischen Schädigung, schließe ich dankend für die Gelegenheit zu diesem Vortrag.

P. Boehnel, Basel

Unfallursachen der kindlichen supra-, trans- und percondylären Humerusfrakturen

Im Städtischen Krankenhaus Baden (Schweiz) wurden vom 1.10.1971 bis 31.5.1976, also in fast 4 1/2 Jahren, 41 suprakondyläre Humerusfrakturen behandelt. Wir haben die Unfallursachen und die Altersverteilung nach Geschlechtern untersucht. Die 41 Patienten gliederten sich in 18 Knaben und 23 Mädchen. Das Alter unserer Kinder bewegte sich vom 3. bis 15. Lebensjahr.

Wir fanden eine deutliche Häufung der Unfälle im 8. Altersjahr. Die Altersgruppierung ergibt eine typische Verteilungskurve genau in Übereinstimmung mit einer früheren Untersuchung von EHALT. Auch in der Gesamtunfallstatistik, wie u.a. aus einer Maiausgabe des Schweizer Touringklub-Mitgliedblattes herausgeht, liegt die signifikante Unfallhäufigkeit um das achte Lebensjahr.

Das ist eben das Alter, in welchem Kinder nicht mehr andauernd unter Aufsicht sind und daher allgemein zu Unfallopfern werden.

Aus dem ersten Diapositiv ist ersichtlich, daß das Unfallalter unserer kleinen Patientinnen fast parallel mit der Altersverteilung des gesamten Patientengutes einhergeht. Die Altersverteilung der Knaben ist nicht typisch. Eine faßbare Ursache konnten wir nicht finden, wahrscheinlich ist auch diesbezüglich das untersuchte Kollektiv zu gering.

Signifikante Beispiele von Ursachen suprakondylärer Humerusfrakturen sind Unfälle beim Schulturnen und Stürze von Mauern bzw. Mäuerchen. Dabei waren jeweils fünf Verletzte zu beklagen. Je vier gab es bei Stürzen über die Treppe und beim Spielen. Je drei bei solchen vom Baum und auf der Straße. Je zwei Unfälle geschahen im Wald und in der Wohnung. Dazu kommen noch die verschiedenartigsten Unfallursachen, wobei jeweils ein Kind verunfallte. Es sind dies Sturz beim Balancieren auf einer Stange, im Restaurant, beim Aussteigen aus einem Autobus, vom Kajütenbett, vom Drahtzaun, vom Einkaufswagen im Supermarkt, von den Schultern eines Spielkameraden, von einer Holzhütte, vom Stuhl und schließlich ein Sturz auf der Rutschbahn. Bei drei Unfällen konnte die genaue Unfallursache nicht eruiert werden.

Vom zweiten Diapositiv ausgehend, fragten wir uns, wo eine gezielte Unfallprophylaxe am ehesten möglich ist.

Wir sind uns einig, daß ein großer Teil dieser Unfälle nicht zu verhindern ist. Es ist unmöglich, Kinder andauernd unter Aufsicht zu halten. Doch sollten die Eltern und Erzieher die Kinder einerseits schon im sehr frühen Kindesalter auf mögliche Unfallgefahren hinweisen, andererseits soll dies nicht neurotisierend auf ihre weitere Entwicklung wirken.

Ein nicht unbeträchtlicher Teil der Unfälle kommt im Rahmen des Schulturnens zustande. Hier muß noch eine erhebliche Senkung der Unfallrate erreicht werden.

Die Häufigkeit der Turnunfälle beruht unserer Meinung nach einmal im kindlichen Unvermögen, Bewegungen an für sie neuen Turngeräten zu koordinieren und zum anderen an fehlenden Vorsichtsmaßnahmen durch die Aufsichtsperson. In der Volksschule unterrichten keine speziell ausgebildeten Leibeserzieher, daher sollte im Rahmen der Turnausbildung der Volksschullehrer mehr Gewicht auf die Unfallprophylaxe gelegt werden. Wir würden sogar das Turnen an technisch anspruchsvollen Geräten, wie Ringen, Barren und Reck in der Volksschule verbieten.

Bei der Analyse der Unfallursachen fanden wir überdies, daß nahezu alle suprakondylären Humerusfrakturen ohne eigentliche Fremdeinwirkung kamen.

Nur noch wenige Sätze zur Behandlung. Wir legen außer bei nicht dislozierten Frakturen eine Olecranon-Kirschner-Extension für 4 Wochen an. Dann folgen 2 Wochen Behandlung im Oberarmgips. Von einer anschließenden Physiotherapie raten wir ab. Die von BLOUNT and anderen empfohlene unblutige Einrichtung und Immobilisation in Spitzwinkelstellung wenden wir nicht an. Es wurde palpatorisch und oscillometrisch in allen Fällen eine Minderdurchblutung am Vorderarm festgestellt.

J. Bauer, J. Andrašina, M. Klima und J. Franclik, Košice

Massenverletzungen und Massenverletzungsversorgung in der Ostslowakei in den Jahren 1971 – 1975

In der Zeitspanne von 5 Jahren, von 1971 bis 1975, kam es in der Ostslowakei, auf einem Gebiete, das von fast 1,5 Mill. Einwohnern bewohnt wird, mit riesigem industriellen Aufschwung und hochentwickelter Landwirtschaft, insgesamt zu 219 Massenverletzungen. Ihre Frequenzkurve steigt seit 1971 steil an. Sie beträgt z.B. im Jahre 1975 fast das Vierfache im Vergleich zu 1971 (Tabelle 1).

Tabelle 1. Massenverletzungen in der Ostslowakei (1971-1975)

Zahl der Massenverletzungen					
1971	1972	1973	1974	1975	insges.
17	34	50	54	64	219
Ihre Ursache					
Verkehr	Arbeit	Kriminell	Suicid	andere	insges.
194	9	5	2	9	219
Anzahl der Verletzten					
leicht	schwer	Exitus	insges.		
632	356	97	1085		

Wir verzeichneten am häufigsten Verkehrsmassenverletzungen, fast 90%. Den übrigen Rest bilden Massenverletzungen am Arbeitsplatz, kriminelle Unfälle (Massenschlägereien u.ä., Selbstmord/Verbrennungen) und andere, die nicht eindeutig in eine konkrete Kategorie eingeteilt werden können.

Bei diesen Massenverletzungen kamen insgesamt 1085 Patienten zu Schaden. Dabei waren es 632 mal leichte (58%) und 356 mal schwere Verletzungen (33%). 97 Patienten (9%) starben an Folgen der Verletzung.

Es sei dahingestellt, ob diese Zahlen von Massenverletzungen und die Zahl der Verletzten klein oder groß ist. Zur Frequenz der Massenverletzungen ist es schwierig mit anderen Statistiken zu polemisieren, da sie bestimmt von vielen Faktoren abhängt. Eines der nicht unwesentlichsten Probleme ist die Klassifizierung des Massenunfalles. Wir betrachten als Massenverletzung die Unfälle, bei denen drei oder mehrere Personen verletzt wurden, wovon wenigstens einer schwerverletzt ist, oder jene, bei denen allgemein mehr als 10 Personen beim Unfallgeschehen zu Schaden kamen. Was das zweite Problem anbelangt, nämlich die Zahl der Verletzten, so ist es den konkreten Ziffern zu entnehmen, daß es sich vorwiegend um leicht Verletzte handelte, daß jedoch ein Drittel der Massenverletzten (356) in die Kategorie der schweren Unfälle einzuteilen ist, was neben ethischen und rein medizinischen Standpunkten und Problemen auch ökonomisch eine große Belastung darstellt. Aus dieser Gruppe stammen dann die tödlich Verunglückten (97), deren Zahl von Jahr zu Jahr eine steigende Tendenz aufweist, selbstverständlich bei gleichzeitig steigender Frequenz der schweren Unfälle.

Die immer steigende und prozentuell sehr hohe Verkehrsunfalltendenz ist leider überall die dunkle Seite des riesigen Verkehrsaufschwunges, wo jährlich gerade stufenweise die Anzahl der Verletzten jüngerer Jahrgänge das klinische und statistische Material der Massenverletzungen bildet.

Da also die größte Zahl der Massenverletzungen Verkehrsunfälle bilden, und da diese vorwiegend nicht auf Autobahnen sondern auf Straßen entstehen, ist es unbedingt notwendig, bessere Maßnahmen zu treffen, um die Verletzten schnell und richtig (Lagerung, Blutstillung, Immobilisation usw.) zur Behandlung einzuliefern. Dieses ungenügend gelöste Problem muß zusammen mit Verkehrsamt und -polizei wenigstens zur Zeit der Verkehrsspitzen und auf allgemein stark befahrenen Straßen besser gelöst werden (Hubschrauber, Sanitätswagenstreife, drastische Geschwindigkeitsbeschränkung in Stellen mit potenzieller Gefährdung u.ä.), sei es noch so kostspielig.

Die verhältnismäßig niedrige Rate der Massenunfälle am Arbeitsplatz zeigt bei uns noch immer eine fallende Tendenz. Sie ist bedingt durch sehr gründliche und streng kontrollierte Sicherheitsvorschriften und -maßnahmen an den Arbeitsstätten. Leider gilt diese Feststellung für die Frequenz der Einzelunfälle am Arbeitsplatz nicht.

Zusammenfassend können wir konstatieren, daß auch die Massenverletzungen in der Epidemie - vielleicht schon Endemie - von Unfällen ein Problem darstellt, das eine radikale Lösung benötigt.

J. Andrašina, J. Bauer, L. Janocko und V. Rozdobudková, Košice

Posttraumatische Acidose, folgenschwerster Zustand bei Massenverletzungen

Die Säuren-Basenhaushaltsstörungen (S.B.), die Acidose oder Alkalose, können respiratorisch oder metabolisch bedingt sein. Jede der beiden entwickeln sich als akut oder chronisch und verlaufen kompensiert oder unkompensiert (Abb. 1). Dies nur, um den weiteren Rahmen der S.B.-störungen zu erläutern. Unmittelbar nach dem Unfallgeschehen treten fast ausschließlich respiratorisch bedingte S.B.-störungen in den Vordergrund, falls es sich nicht um Unfälle bei metabolisch gesteuerten S.B.-Haushaltsstörungen, beziehungsweise -entgleisungen handelt (z.B. Unfall bei Conn-Syndrom = primärer Hyperaldosteronismus; langfristige Applikation von Steroiden, z.B. bei Erkrankungen des rheumatischen Formenkreises usw.).

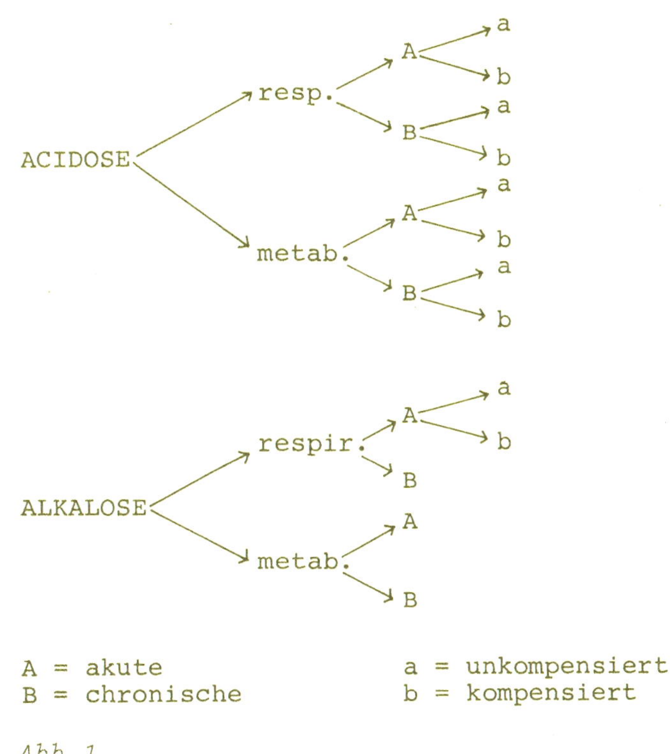

Abb.1

Die einsetzende Hyperkapnie steuert das Atemzentrum zur beigemessenen erhöhten Hyperventilation

Doch bei Thoraxtraumen setzt sich die begehrte Hyperventilation aus bekannten Gründen nicht durch. Es vertieft sich die Acidose. Sie wirkt narkotisch auf das Zentralnervensystem. Es entsteht nach der eretischen Phase des Schocks eine torpide Phase, in welcher noch reflektorisch ACTH ausgeschüttet wird, das die Ausschwemmung von Corticoiden bedingt (Abb. 2). Nun muß man damit rechnen, daß ACTH und Corticoide durch metabolischen Einfluß (Glykoneogenese und Glucosemetabolismus) den Metabolismus von Glucose in Richtung Milchsäure (nicht Brenztraubensäure!) steuert (Abb. 3), was eine weitere Verschiebung des inneren Milieus in die ungewünschte acidotische Lage steuert, die man in schweren Fällen als Milchsäureacidose betrachten muß. Die energetischen Differenzen zwischen den einzelnen Abbauwegen sind groß und nachteilig für den anaeroben Weg.

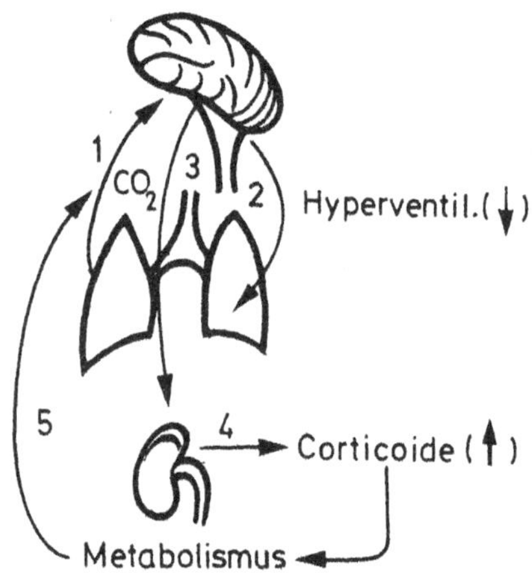

Abb. 2

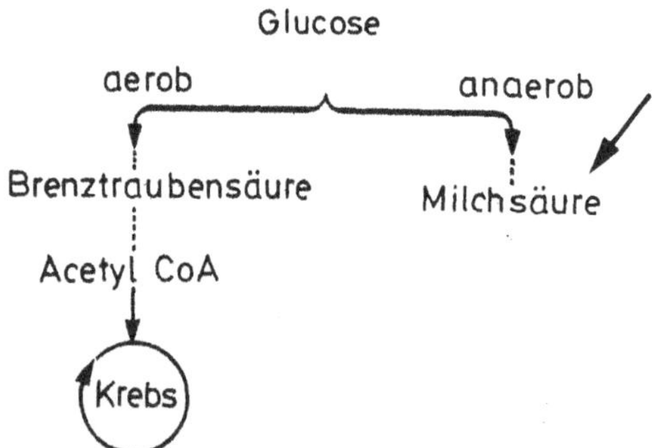

Abb. 3

Auf die schwersten Folgen dieser S.-B.-verschiebung auf den intermediären Stoffwechsel kann hier leider nicht näher eingegangen werden.

Bei Fehlen von direkten Thoraxtraumen kommt zwar anfangs eine Hyperventilation zustande, sie genügt jedoch nicht (Blutverlust,

Verlust von O_2- und Pufferträgern usw.) auf diesem Wege die Ursache der pH-Verschiebung zu korrigieren, da sich sehr bald ungewünschte renale Faktoren in den S.-B.-haushalt einschalten.

Nun endet der unerwünschte Vorgang noch nicht. Die respiratorische Acidose schaltet sich auf eine metabolische um. Diese führt mit Hyperkaliämie, Hyperchlorämie und manchmal auch Ketonämie zu Störungen der Vasomotorenzentren, zu Volumenmangel, zu Störungen des Herzzeitvolumens, auf Grund dieser zur Hypoxie, weiter zur abnormalen Stauung von Lactat, zur weiteren Vertiefung der Acidose usw. (Abb. 4).

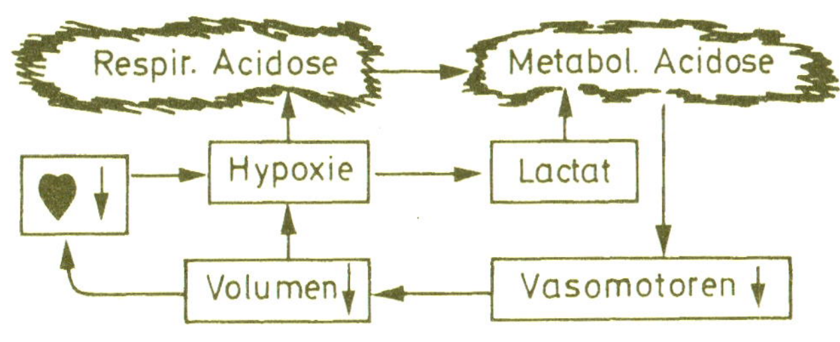

Abb. 4

All dieses kann man bestimmt meistens bewältigen, wenn man mit <u>einem</u> schweren Unfall zu tun hat und sich auf kompletten diagnostischen Komfort stützen kann. Doch bei <u>Massenverletzungen</u>, bei denen Zahl und Art der Verletzungen, sowie der Faktor Zeit eine wesentliche Rolle spielen, kann all unser Wissen aus den verschiedensten Gründen oft nicht optimal in die Betreuung eingeschaltet werden. Es kommt dann meistens zu Routineversorgungsmaßnahmen, deren exakte Auswertung am klinischen Material nicht immer möglich ist.

Wir betreuten in den letzten fünf Jahren 24 Schwerverletzte meist mit Polytraumen nach Massenverletzungen und möchten hier aus unseren Erfahrungen die folgenden Schlußfolgerungen mitteilen:

1. Bei 23 unserer Verletzten verzeichneten wir eine Acidose, einmal eine Alkalose.
2. Die Acidose war 17 mal respiratorisch, 6 mal metabolisch. Die Alkalose war metabolisch und zwar bei einem mittelschweren Diabetes.
3. Die Zeit nach Unfall und Einlieferung war different zwischen 30 und 110 min. Grundsätzlich konnten wir feststellen, daß sich die respiratorische Acidose umso deutlicher prägte, je später die Einlieferung nach Unfall erfolgte.
4. Wir verzeichneten in diesem Krankengut 6 mal eine Brustkorbverletzung oder eine Verletzung oder Verlegung der Atemwege.
5. Im Zusammenhang mit Erster Hilfe und Unfall wurden verschiedene Pharmaka verabreicht, davon ist nennenswert, daß 12 mal Lobelin und Coffein, bzw. Dihydroergotamin und 6 mal Hydrocortison

(50 - 200 mg) 20 bis 100 min. nach Unfall verabreicht wurden. Wenn vielleicht die beiden erstgenannten Pharmaka theoretisch Berechtigung finden, war klinisch ihrerseits kein begünstigendes Einwirken zu vermerken. Man muß ihren klinischen Effekt vielleicht auch von gewissen theoretischen Standpunkten aus bezweifeln, wenn nicht sogar ablehnen. Die Medikation von Cortisonen vor der Einlieferung und Schätzung des klinischen Bildes durch den Chirurgen ist im Sinne des anfangs Erwähnten abzulehnen.

6. Die Acidose (Alkalose) ist ein funktioneller Zustand, bei dem anfangs keine oder nur sehr subtile morphologische Veränderungen in Organen verzeichnet werden. Es kann daher für kurz nach dem Unfall Verstorbene kein morphologisch entsprechendes Äquivalent für Art und Tiefe der S.-B.-haushaltentgleisung festgestellt werden, wenn es sich nicht direkt um Brustkorbtraumen handelt. Auch hier ist eine entsprechende Parallele, hauptsächlich hinsichtlich der Intensität oder Extensität des Traumas, nur ceteris paribus möglich. Aus unserem Krankengute verstarben 5 Verletzte. Bei drei von ihnen wurden schwere S.-B.-haushaltsstörungen bestätigt, zwei von ihnen hatten S.-B.-verhältnisse in der Norm.
7. Zu den zweckmäßigsten therapeutischen Maßnahmen: bei schweren Verletzungen im allgemeinen und bei Massenverletzungen speziell ist schon am Unfallort, wo in erster Reihe die allgemeinen und bewährten Behandlungsmaßnahmen dringend durchzuführen sind (Schmerzbekämpfung, Immobilisation, Autotransfusion etc.) eine Infusion von TRIS-Puffer und zwar 100 bzw. 200 ml einer 0,3 mol. Lösung zu verabfolgen.

   Nach grober Korrektur des S.-B.-haushaltes kann Rheomacrodex (400 ml) allein oder in Kombination mit Heparin (10.000 - 15.000 E) nicht nur unmittelbar die Mikrozirkulation, sondern auch später sich manifestierende Zustände der Mikrozirkulationsbeschädigung (z.B. "Schocklunge") günstig beeinflussen.

Es ist bestimmt nicht leicht, alle diese Maßnahmen bei Massenunfall durchzusetzen. Man muß sich aber dringend damit befassen. da die Zahl der Massenunfälle kaum kleiner wird und da man in der Zeitspanne vom Massenunfall bis zur fachärztlichen Betreuung hinsichtlich der Therapie sehr viel Zeit verliert. In dieser kann man mit zielbewußten Maßnahmen sehr viel für den Verletzten tun.

Literatur

1. L'ALLEMAND, H.: Pathophysiologie, Klinik und Therapie der akuten Ateminsuffizienz in der Chirurgie. Anaesthesiologie u. Wiederbelebung, Bd. 22. Berlin-Heidelberg-New York: Springer 1967.
2. ANDERSEN, S.O.: The acid-base status of the blood. Kopenhagen: Munksgaard 1964.

G. Kazár, Budapest

Auswertungsmethode der Spätergebnisse in der Traumatologie der Bewegungsorgane

Die Zahl der Behandlungsmethoden der Frakturen hat - überhaupt mit der Entwicklung der zeitgemäßen Operationsverfahren - in großem Maße zugenommen. Zugleich besteht - hinsichtsichtlich der Methode der Wahl - ein starker Meinungsunterschied. Es scheint deshalb das Ausarbeiten einer einheitlichen Auswertungsmethode nötig zu sein, mit deren Hilfe Spätergebnisse einzelner Autoren und verschiedener Behandlungsmethoden eindeutig beurteilbar wären. Die Methode sollte einfach, klar, leicht anwendbar sein, so daß sie zur Auswertung der verschiedienen Frakturtypen und Behandlungsmethoden in den einzelnen Staaten brauchbar sei.

An Hand der Literaturangaben sowie persönlicher Untersuchung von Spätergebnissen mehrerer Gelenksbruchtypen machte ich folgenden Versuch zur Ausarbeitung einer solchen Auswertungsmethode.

Eine Grundfrage der Auswertung ist, wie detailliert sie sein sollte. In der Literatur sehen wir meistens die Auswertung der Ergebnisse der Hüftprothesen-Plastiken. Die verschiedenen Autoren benutzen 6-7 Abstufungen. Es sei aber bemerkt, daß die einzelnen Autoren, Institute viele hunderte, oft sogar mehrere tausende Fälle auswerten, und daß sie bemüht sind, die Besserung des Zustandes - verglichen mit dem Voroperations-Zustand - um so differenzierter zu demonstrieren.

Bei Gelenksbrüchen gelingt es dagegen nur mühsam, einige hundert Fälle auszuwerten. Dazu muß man auch entweder das Krankengut von 10-20 Jahren bearbeiten, oder es müssen mehrere Krankenhäuser zusammenarbeiten. Zugleich unterscheiden sich diese Verletzten voneinander im Alter, im Typ der Fraktur, in der angewandten Behandlung und oft auch in anderen Faktoren. Dadurch gelangen - sogar bei Auswertung einer größeren Fallzahl - nur mehr Zahlen von 10-er Größenordnung in den einzelnen Gruppen bzw. Stufen zur Auswertung. Deshalb soll man hier die Fälle in weniger Abstufungen einteilen. In der Literatur finden wir meistens 3-5 Grade. Meiner Meinung nach sind 4 Abstufungen am geeignetsten. Grad I. bedeutet die "Restitutio ad integrum", in Grad II. gehören die unbedeutenden, in Grad III. die mittelschweren Veränderungen bzw. Beschwerden; der IV. Grad bleibt für die schweren und schwersten Fälle. (Tabelle 1).

Vorteil der viergradigen Einteilung ist, daß - falls wegen vieler untersuchter Gesichtspunkte in den einzelnen Gruppen zur statistischen Auswertung zu wenig Fälle kämen - 2-2 Abstufungen vereint werden können und man - die Grenze zwischen unbedeutenden und mittelschweren Veränderungen ziehend - in zwei Graden auswerten kann.

Die "Restitutio ad integrum" kann im allgemeinen mit der gesunden Seite verglichen bestimmt werden (seitengleich). Nur dann ist man gezwungen mit normalen Werten zu vergleichen, wenn auch die

Tabelle 1. Stufen der Auswertung

Grad	röntgenologisch objektiv	subjektiv
I.	Restitutio ad integrum	beschwerdefrei
II.	unbedeutende Veränderungen	zeitweilig milde Schmerzen
III.	mittelschwere Veränderungen	mäßige Schmerzen
IV.	schwere und schwerste Veränderungen	starke Schmerzen

andere Seite geschädigt ist. Bei schweren Verletzungen der unteren Gliedmaßen kommt es vor, daß wegen Überbelastung der anderen Gliedmaße auch hier eine Arthrose zustande kommt.

Eine zweite Hauptfrage ist die Bestimmung der zur Auswertung dienenden Indexe. Ihre Zahl wechselt bei den verschiedenen Autoren, sie können doch grundsätzlich in drei - teilweise zusammengesetzte - Indexe eingereiht werden: die objektive Auswertung (klinischer Zustand), die subjektive Auswertung (Meinung des Patienten) und der röntgenologische Befund.

Die 3 Indexe sind von verschiedener Qualität, so kann jeder Versuch, der sie auf den gleichen Nenner bringen möchte und die einzelnen Fälle durch Addieren der drei Werte mit einem gemeinsamen Punktwert auswerten will, die Realität der Auswertung gefährden und das Ergebnis verfälschen.

Die Bedeutung der einzelen Indexe können wir im folgenden zusammenfassen.

Der röntgenologische Befund (Tabelle 2) ist objektiv, reproduzierbar, dokumentierbar, aber zeigt oft nicht den aktuellen klinischen Zustand und die Selbstbewertung des Patienten, da die Arthrose nicht immer mit entsprechenden klinischen Zeichen und Beschwerden verbunden ist. Deshalb ist dieser Index mehr prognostisch: zeigt die Wahrscheinlichkeit der Verschlimmerung des Zustandes.

Das klinische Bild (Tabelle 2) - Funktion, Stabilität, Muskelkraft, an den unteren Gliedmaßen auch Gefähigkeit - zeigt den reellen, aktuellen Zustand. Er ist ebenfalls objektiv, reproduzierbar und - mindestens teilweise in Fotos - auch dokumentierbar.

Am wenigsten verläßlich ist die subjektive Auswertung (Tabelle 2): die Kranken sind nicht gleich schmerzempfindlich, ihre Auswertung wird oft von anderen Faktoren, wie materiellen Interessen, "Flucht in die Krankheit" usw. beeinflußt. Trotzdem ist es auch ein wichtiger Index, da unsere ganze ärztliche Tätigkeit dem Interesse und Wohl des Kranken dient.

Tabelle 2. Auswertung der Spätergebnisse bei Knöchelbrüchen

Grad	röntgenologisch	objektiv	subjektiv
I.	keine Veränderung	seitengleich/normal	beschwerdefrei, völlig zufrieden
II.	Randwülste ohne Verschmälerung der Gelenkspalte, keine Inkongruenz	Einschränkung 10°, Stabilität behalten, normaler Gang, kaum bemerkbare Schwellung	zeitweise milde Schmerzen, zufrieden, doch . . . .
III.	stärkere Randwülste mit Verschmälerung der Gelenkspalte, mäßige Inkongruenz, Achsenknickung (5°)	bis auf 50% eingeschränkte Funktion, leichtes Hinken, mäßige Schwellung	mäßige Schmerzen nach Belastung, keine Linderung nötigend, Zustand annehmbar
IV.	schwere Arthrose mit Deformität, Ankylose, stärkerer Valgus-Varus	stark eingeschränkte oder keine Funktion, starke Schwellung, Hinken	starke, andauernde Schmerzen, linderungsnötigend, unzufrieden

Ein wichtiger Index des Spätresultates wäre auch das Ergebnis der sozialen, beruflichen Rehabilitation. Die Rehabilitations-Gesetze bzw. -Maßnahmen der einzelnen Staaten sind aber dermaßen verschieden, daß es derzeit nicht möglich scheint, einen internationen Index zusammenzustellen.

VII. Ansätze für eine künftige Unfallprophylaxe

R. Graßberger, Wien

Begriffliche Klarheit über das Unfallgeschehen als Voraussetzung einer umfassenden Unfallprophylaxe

Da es keinen Generalnenner gibt, auf den sich jeder Unfall zurückführen läßt, kann das Unfallgeschehen niemals durch eine in allen Fällen wirksame Maßnahme eingedämmt werden.

Ihm ist nur durch eine Vielzahl von Einzelunternehmungen beizukommen, die für eine jeweils beschränkte Zahl von gleich oder ähnlich gelagerten Fällen auf die zu deren Abhilfe geeigneten Wege führen. Damit ist klargestellt, daß am Beginn jeder zielbewußten Unfallbekämpfung das Bemühen um eine Ordnung der durch die Unfallpraxis bermittelten Erfahrung nach für die Unfallverhütung bedeutsamen Kriterien stehen muß.

Eine solche Typologie ist nur über ein System logisch einwandfrei entwickelter Begriffe zu gewinnen. Diese sind psychische Einheiten, die sich aus der Zusammenschau der einer Mehrheit von Erlebnissen gemeinsamen Elemente ergeben.

Für den behandelnden Arzt ist "Unfall" jedes plötzliche Ereignis, in dem eine von außen kommende Einwirkung zum Tod oder zur Verletzung eines Menschen geführt hat. Allgemein gesprochen ist also der Unfall ein Ereignis besonderer Art, das zu Folgen besonderer Art geführt hat. Damit ergeben sich bereits zwei für die Unfallbekämpfung bedeutsame Ansatzpunkte: der Kampf gegen das Ereignis und der Kampf gegen dessen Folgen.

Das den Unfall auslösende Ereignis ist durch die Plötzlichkeit seines Eintritts gekennzeichnet. Mit dieser hat ein subjektives Element Eingang in den Begriffsinhalt gefunden. Es ist durch die Bezugnahme auf die dem Beurteiler fehlende Erwartung zwangsläufig mit einer Mehrdeutigkeit belastet.

Für den behandelnden Arzt ist es völlig uninteressant, ob der sein Einschreiten erfordernde Verlust eines Fingergliedes auf Unachtsamkeit des Verursachers zurückzuführen ist, unter der feindseligen Einwirkung eines dritten zustandekam, oder vom Verletzten in der Absicht herbeigeführt wurde, sich eine Versicherungsleistung zu erschleichen. Für ihn liegt in jedem Fall ein "Unfall" vor, auf den er mit der der Verletzung angemessenen Therapie zu reagieren hat. Für die Prävention des Vorfalls hingegen kommen grundsätzlich verschiedene Maßnahmen in Frage. Dies zeigen schon die auf den mit Vorsatz handelnden Täter im besonderen zugeschnittenen Sanktionen des Strafrechts und die versicherungsrechtlichen Bestimmungen über den Ausschluß der Ersatzpflicht bei fraudulöser Herbeiführung des Versicherungsfalles.

Der allgemeine Sprachgebrauch trägt diesem Umstand Rechnung. Das Wort "Unfall" schlechtweg hält er nur für die an erster Stelle genannten Geschehnisse bereit. Im Fall des den Verletzten mit Vorsatz angreifenden Dritten steht für ihn der kriminelle Ursprung des Geschehens so sehr im Vordergrund, daß er dem Ereignis bestenfalls die Qualität eines Quasiunfalls zubilligt. Für ihn droht sich neuerdings die Begriffsbezeichnung des "kriminellen Unfalls" einzubürgern, gegen die sich der Jurist in der Erwägung sträubt, daß in vielen Fällen auch die Fahrlässigkeit strafbar und somit "crimen" ist.

Der zuletzt erwähnten betrügerischen Manipulation wird als "vorgetäuschten Unfall" die Unfallqualität bedingungslos abgesprochen.

Damit trägt die Allgemeinsprache der Herkunft des Wortes "Unfall", ursprünglich "Ungeval" als Gegenstück zum heute gleichfalls aus der Übung gekommenen Wort "Geval" Rechnung, womit noch im Mittelhochdeutschen das zufällige Glück bezeichnet wurde.

Durch Aufspaltung des aus der Zusammenschau der ärztlichen Praxis gewonnenen Unfallbegriffs in die Unterbegriffe des "Unfalls" schlechtweg, des "aggressiven Quasiunfalls" im Sinn einer vom Dritten vorsätzlich herbeigeführten Verletzung und des "Pseudounfalls" im Sinn der vorsätzlichen Selbstbeschädigung, sind klare Ausgangspunkte für die aus dem Ereignis abzuleitenden Maßnahmen der Unfallbekämpfung gewonnen.

Ist der Unfall ein plötzliches Ereignis, in dem eine von außen kommende Einwirkung zu den für ihn typischen Folgen geführt hat, dann eröffnet sich ein höchst bedeutsames Feld der Unfallverhütung durch den systematischen Ausbau aller jener Maßnahmen, die dem unfallträchtigen Ereignis die Möglichkeit einer Einwirkung auf den Gefährdeten verwehren oder deren Folgen mindern.

Hierzu gehören die Maßnahmen, die sich gegen das Mittel der Einwirkung als solches richten, wie die Entgiftung des Leuchtgases, die Verwendung von splitterfreiem Glas und, wenn Sie wollen, die Ausstattung der amerikanischen Militärkantinen mit einem Eßbesteck, dessen Messer so kurze Klingen haben, daß sie als Waffe im Raufhandel gebraucht, nicht allzu tief in den Körper des Gegners einzudringen vermögen.

Ist die Elimination oder Entschärfung des durch das auslösende Ereignis freigesetzten Verletzungsmittels nicht möglich, dann verbleibt noch immer der Weg, ihm den Zugang zum Gefährdeten zu verwehren, wie dies der Schutzhelm des Bauarbeiters besorgt und wofür die Gewerbehygiene zahlreiche Beispiele liefert, wenn sie die Notwendigkeit und Möglichkeit einer verläßlichen Absaugung gesundheitsschädlicher Abgase und Flüssigkeitsdämpfe aufzeigt.

Ein letztes Feld präventiver Maßnahmen ergibt sich aus der Möglichkeit einer Beschränkung der von der bereits eingetretenen Einwirkung zu erwartenden Folgen, angefangen von der publikumswirksamen Mund zu Mund-Beatmung, oder dem Schutz des beim Wintersport Verletzten vor den Gefahren einer Unterkühlung bis zur Entwicklung der Strategie eines allgemein leistungsfähigen Rettungs- und Vorsorgedienstes für den Verunfallten.

Damit hat die erste Analyse des Unfallbegriffes auf folgende der Unfallbekämpfung zugängliche Maßnahmen geführt:

1. Kampf gegen das den Unfall begründende Ereignis unter Berücksichtigung der grundsätzlichen Verschiedenheit zwischen:
   a) Unfall im Sinn des allgemeinen Sprachgebrauchs,
   b) Aggressiver Quasiunfall im Sinn einer dem Verletzten von dritter Seite vorsätzlich zugefügten Verletzung.
   c) Pseudounfall im Sinn einer vom Verletzten vorsätzlich herbeigeführten Selbstbeschädigung.

2. Kampf gegen die vom unfallbegründenden Ereignis ausgehenden Einwirkungen:
   a) Verminderung der Einwirkungsmöglichkeiten,
   b) Beschränkung ihrer Wirksamkeit.

3. Kampf gegen die von der unfallbedingten Einwirkung ausgehenden Folgen durch:
   a) deren Behebung (z.B. Reanimation)
   b) Unterbindung ihrer Weiterentwicklung,
   c) Förderung ihrer Überwindung (Rehabilitation).

Während die von ärztlicher Seite geleisteten Beiträge zur Unfallbekämpfung auf den zuletzt genannten Gebieten schon heute eine höchst bedeutsame Rolle spielen, ist ihr Anteil an der Prophylaxe des den Schaden auslösenden Ereignisses bisher verhältnismäßig bescheiden. Das ergibt sich vor allem daraus, daß der Arzt dem schadenbegründenen Ereignis wesentlich ferner steht als dessen Folgen. Dennoch ist von einem systematischen Ausbau seines Beitragsvermögens zur Hintanhaltung des den Unfall begründenden Ereignisses noch viel zu erwarten.

Jede prophylaktische Maßnahme setzt eine Information über ihr Einsatzvermögen voraus. Schon daran gebricht es heute im erheblichen Umfang. Systematisch erfaßt werden zur Zeit alle Unfälle in den der Aufsicht der Arbeitsinspektorate unterworfenen gewerblichen Betrieben und im Straßenverkehr soweit, als an ihnen Kraftfahrzeuge beteiligt waren. Darüber hinaus haben sich in den letzten Jahren zahlreiche Sportverbände sehr wesentliche Verdienste um Erfassung und Verhütung von Unfällen auf dem von ihnen betreuten Gebiet erworben. Kaum erfaßt werden hingegen die am gesamten Unfallgeschehen mit etwa einem Drittel beteiligten Unfälle im Haushalt und zahlreiche Wegunfälle, an deren Zustandekommen kein Kraftfahrzeug beteiligt war. Damit besteht für rund die Hälfte aller Unfälle ein zur Entwicklung zielgerechter Verhütungsmaßnahmen erforderliches, zur Zeit unbefriedigendes Informationsbedürfnis. Ihm kann der vom Opfer in Anspruch genommene Arzt in optimaler Vollständigkeit dienen.

Soll sein Bericht in den Dienst der Prophylaxe des den Unfall begründenden Ereignisses gestellt werden, dann hat er daran anzuknüpfen, daß dieses die Folge einer Leben und Gesundheit bedrohenden Situation ist, die der Verletzte nicht zu bewältigen vermochte. Damit führt der Weg jeder Verhütungsmaßnahme über eine objektive, unfallträchtige Situation und das subjektive Unvermögen des Verletzten, mit dieser fertig zu werden.

Hieran ändert nichts die Erkenntnis, daß die Situation unter Beteiligung des Individuums, und dessen Unfähigkeit durch die objektiven Grenzen seines Handlungsspielraums zustandegekommen sein können. Das sind Fragen, die uns erst in einem fortgeschrittenen Stadium der Betrachtung zu beschäftigen haben.

Die Fähigkeit des zu behandelnden Arztes, ein an Situation und Person orientiertes Betrachtungsschema zu liefern, ist durch sein Naheverhältnis zum Erfragten bestimmt. Er gewinnt seine Kenntnisse am Krankenbett, durch das Opfer des Unfalles selbst, oder über die seine Anamnese allenfalls unterstützenden Angaben von Angehörigen und Zeugen, in jedem Fall von dritter Hand. Sein Bericht über die Unfallsituation kann daher nie die Vollständigkeit und Verläßlichkeit der am Ort des Unfalls getätigten Erhebungen erreichen.

Er hat vor allem der allgemeinen Orientierung zu dienen und soll nur dort auf das Detail eingehen, wo andere Informationsmöglichkeiten nicht gegeben sind, wie dies vor allem für die Unfälle im Heim und die ohne Beteiligung von Kraftfahrzeugen zustandegekommenen Wegunfälle gilt. Auf der anderen Seite dürfen vom behandelnden Arzt für die Prophylaxe bedeutsame Auskünfte über die am Zustandekommen des Unfalls beteiligten psychischen und physischen Fähigkeiten und Leistungsausfälle des Unfallopfers und, soweit dieses am Zustandekommen des Unfalls aktiv beteiligt war, auch über den Verursacher erwartet werden.

Das Grundschema einer in den Dienst der Prophylaxe gestellten Unfalltypologie knüpft in der objektiven Komponente zweckmäßig an den Lebensbereich an, in dem das Opfer den Unfall erlitten hat. Er steht nicht nur in einem Naheverhältnis zur unfallauslösenden Situation sondern auch zu den Adressaten der Verhütungsmaßnahmen und ist überdies im allgemeinen auch über aus dritter Hand bezogene Informationen eindeutig zu erfassen.

Im Grund genommen, ist jede Verhütungsmaßnahme eine Empfehlung und richtet sich damit notwendig an einen oder mehrere von ihr vorgesehene Empfänger. Ist jemand bei Glatteis auf der Straße gestürzt, so kann die Verhütungsmaßnahme in der Aufforderung an die Straßenverwaltung bestehen, in Zukunft durch Salz- oder Sandstreuung die Glatteisbildung zu verhindern, beziehungsweise unschädlich zu machen, und in einem an das potentielle Opfer gerichteten Appell liegen, durch Glatteis gefährliche Stellen zu meiden, oder falls dies unmöglich sein sollte, deren Tücken durch Unterlassung jeder ausfahrenden Bewegung und durch vorsichtiges Aufsetzen des Schuhs mit Sohle und Absatz zugleich zu meistern.

Sucht man unter diesem Gesichtspunkt, die möglichen Schauplätze eines Unfalls zu erfassen, dann dürfte mit dem "Wohnbereich", dem "Versorgungsbereich", dem "Arbeitsbereich", dem "Bereich der Freizeitgestaltung" und dem sie alle umgebenden "Verkehrsbereich" ein tragbares Gerüst für die Einordnung des Einzelfalles in die Lebensanforderungen des Opfers und den Kreis derer gefunden sein, die einer prophylaktischen Empfehlung bedürfen.

Für die Unfallverhütung nicht minder wichtig als der Schauplatz des Geschehens ist die Frage, in welcher Eigenschaft der Verletzte auf ihn gekommen ist. Gelingt es, darüber hinaus Aufschluß zu gewinnen, woraus sich dort die den Unfall auslösende Gefahrenlage ergeben hat, dann führt die Typisierung unter Umständen bereits auf die ihr angemessene Verhütungsmaßnahme. Das zeigt etwa das den oben entwickelten Empfehlungen zugrunde liegende Geschehen, dessen auslösendes Ereignis durch die Bezeichnung als - Unfall - auf der Straße - als Fußgänger - auf dem Heimweg - vom Gasthaus - durch Sturz - infolge Ausgleitens - nach Glatteisbildung - klassifiziert ist. Auf der subjektiven Seite könnte es durch die Kriterien - Mann - im Alter von 67 Jahren - mit Arthritis im rechten Hüftgelenk - unter Einfluß von 0,9 Prom. Blutalkoholgehalt zur Unfallszeit - charakterisiert sein.

Mit den angeführten Beispielen sind bereits die Hauptprobleme angedeutet, mit denen die der Typologie des Unfalls dienende Begriffsbildung belastet ist. Sie liegen in der Notwendigkeit einer Auffächerung des Klassifizierungsschemas auf eine alle Fälle erfassende Breite und dessen Staffelung bis zur Tiefe, wo die damit gewonnene Untergruppe die Homogenität erreicht, die die Empfehlung von auf alle in ihr zusammengefaßten Fälle gleicherart anwendbaren Verhütungsmaßnahmen rechtfertigt.

Soll im Klassifizierungsschema keine Unfallsmöglichkeit unberücksichtigt bleiben, dann muß dafür gesorgt sein, daß jede zur Bildung einer Untergruppe herangezogene Qualität in allen ihren Erscheinungsformen erfaßt wird. In dieser Erwägung wurde oben dem Wohn-, Arbeits-, Versorgungs- und Freizeitbeschäftigungsbereich der Verkehrsbereich in der Annahme gegenübergestellt, damit eine vollständige Disjunktion aller an sich möglichen Lebensbereiche geliefert zu haben. Sollte das nicht gelungen sein, dann wird sich die Einordnung einzelner Fälle als undurchführbar erweisen und damit das Bedürfnis nach Erweiterung des Grundschemas signalisieren, wie es etwa für den gegeben ist, der sich scheut, den im Zug einer Heilbehandlung erfolgten Unfall dem Versorgungsbereich oder einer seiner Unterarten zuzuordnen. Um einem solchen Dilemma von vornherein auszuweichen, kann die Planung eine Sammelgruppe der "anderen Lebensbereiche" vorsehen. Sie hat den Vorteil eines Reservoirs, dem zu einem späteren Zeitpunkt das Material für eine neue Untergruppe entnommen werden kann.

Ein anderer Ausweg ist die Planung alternativer Disjunktionen. Wer zwischen Unfällen im Heim und solchen außerhalb des Heimes, und hier wieder zwischen solchen im Gebäude und solchen außerhalb von Gebäuden und unter diesen zwischen solchen auf öffentlichen Verkehrsflächen und solchen außerhalb öffentlicher Verkehrsflächen unterscheidet, kann niemals fehl gehen, wird aber bei der Unbeholfenheit seines Systems kaum vom Fleck kommen.

Worauf es bei der Aussprache über die von mir angeregte Klassifikation ankommt, ist nicht das Detail sondern die Grundfrage, ob in der Unfallstypologie die Lebensräume, die dort entfaltete Tätigkeit, deren Anlaß, das zur Verletzung führende Ereignis und als letztes, oft nicht erfaßbares Merkmal, dessen Ätiologie verarbeitet werden soll, oder ob einem anderen Grundschema der Vorzug zu geben ist. Entscheidend ist nach meiner Ansicht weniger, wie ein solches Unternehmen zu beginnen ist, als daß mit ihm begonnen wird. Handfeste Argumente, welche Lösung die bessere ist, ergeben sich auf jeden Fall erst aus der in seiner Anwendung gewonnenen Erfahrung.

Ein letztes über die Begriffsbildung zu erschließendes Terrain ergibt sich aus dem Wesen der Prophylaxe als einer aus der Voraussicht möglicher Entwicklungen abgeleiteten Empfehlung. Bei Erstellung vorbeugender Maßnahmen ist in jedem Fall auf das beim Adressaten bestehende Beeinflussungsbedürfnis Rücksicht zu nehmen. Es ergibt sich aus der in seiner Person gelegenen Notwendigkeit, eine dem Unfall vorbeugende Verhaltensdeterminante zu setzen und aus seiner Bereitschaft, diese zu akzeptieren.

Am einfachsten liegen die Dinge dort, wo das den Unfall auslösende Ereignis bloße Folge einer Unwissenheit ist und wo der zur Vorsicht mahnende Rat dem Wunsch nach Beratung begegnet. Wer auf dem Weg zum seinen nächtlichen Schlaf störenden Telefon im orthostatischen Schwindel stürzt, wird nach Aufklärung über den Unfallmechanismus sich das nächste Mal mehr Zeit zum Verlassen des Bettes nehmen. Wer seinen Fußboden auf Hochglanz versiegeln läßt, bedarf nur eines Hinweises auf die Gefahr eines Schreitens ohne Schuhe auf Nylonstrümpfen und auf die Notwendigkeit, die Teppiche mit einem Gleitschutz zu unterlegen, um gefährliche Stürze zu vermeiden.

Wer um die Gefährlichkeit des Verhaltens weiß und trotz Entschlossenheit es zu vermeiden, aus Vergeßlichkeit tut, was er nicht wollte, dem ist oft mit mechanischen Sicherungen zu helfen. Sei es, daß sie ihn an das Vergessene erinnern, sei es, daß sie ihm die sofortige Realisierung des gefährlichen Handlungsimpulses verwehren und damit Gelegenheit zur Überlegung geben, sei es, daß sie ihn zwingen, zur Ingangsetzung des gefährlichen Gerätes Maschinenteile zu bedienen, die seine für Verletzungen anfälligen Körperpartien zwangsläufig außerhalb des Gefahrenbereichs bringen.

Am schwierigsten ist die Beeinflussung dort, wo das gefährliche Verhalten einer Risikobereitschaft entspringt. Der Vorhalt der möglichen Verhaltensfolgen, wie man es durch das Aufstellen von Autowracks an gefährlichen Straßenabschnitten versucht hat, ist dem Risikobereiten gegenüber wirkungslos, da er sich niemals mit dem Versager identifiziert. Ihm gegenüber bedarf es nachhaltiger Eingriffe in seine Lebensführung, um einen der allgemeinen Verkehrssicherheit entsprechenden Fahrstil zu erzwingen.

Damit ist auch hier ein systematisch einwandfreies Beurteilungsschema gefunden. Es führt - vom Mangel an Wissen - über den Mangel an Überlegung - zum fehlerhaften Wollen.

K. Lehmann, Baden-Baden

Das Unfallgeschehen aus der Sicht der juristischen Behandlung

1. Das Unfallgeschehen sowie die Bemühungen um die Verhütung von Unfällen und die Verringerung ihrer Folgen können rechtliche Beziehungen verschiedenster Art begründen, beeinträchtigen oder auflösen. Es gibt deshalb kaum ein Gebiet der Jurisprudenz, auf dem das Unfallgeschehen nicht in dieser oder jener Form von Bedeutung wäre.

Zivil-, Arbeits-, Sozial- und Versicherungsrecht sind insbesondere mit Haftpflichts-, Schadenersatz- und Schmerzensgeld-Ansprüchen befaßt. Das Strafrecht dient in Verbindung mit Kriminologie und Pönologie nicht nur der Repression, sondern es verfolgt seit jeher auch präventive Zwecke. Hierbei besteht manchmal ein fließender Übergang zum Verwaltungsrecht und zum Jugendrecht, oder auch zum Disziplinarrecht und nicht zuletzt zum Kirchenrecht, das selbst wiederum eine ganze Anzahl von Zweigen des weltlichen Rechts umfaßt (vgl. z.B. LEHMANN, 28). Das Verfassungsrecht wird bemüht, wenn es darum geht, die Rechtmässigkeit von Gesetzen, Urteilen und anderen Maßnahmen zu überprüfen, und das Patentrecht ist mit den unzähligen Erfindungen befaßt, die dafür bestimmt sind, den "vielerley Lebensgefahren, welchen die Menschen zu Lande und zu Wasser ausgesetzt sind, vorzubeugen, und sie aus den Unausweichlichen zu retten."[1] Eine intensivere Beschäftigung mit der Rechtsgeschichte könnte viel dazu beitragen, daß früher bereits gedachte Gedanken nicht noch einmal gedacht werden müssen, sondern daß man auf ihnen aufbauen und sie weiterführen kann.[2] Entsprechendes gilt für die Rechtsvergleichung, deren Anforderungen an wissenschaftliche Exaktheit

---

1) In den beiden 1804 in Wien veröffentlichten Preisschriften (45) werden u.a. beschrieben: "Wassergewältigungsmaschinen zur Rettung aus der Gefahr des Ertrinkens und Rettungsmittel für Schwimmer nach dem Schiffbruche; Bremsmaschinen bey Pferdegöpeln und Erfindungen zur Verhütung der Unglücksfälle bey Tretkrahnen; Maschinen, welche alle Gefahren beym Durchgehen der Pferde verhüten und eine Erfindung des Zusammenstürzen der Fuhrwerke zu verhüten; Erfindungen sich gegen das Zerreissen der wilden Thiere und im Kriege vor Kugeln und Bomben zu sichern; Maschinen das Lebendigbegraben der Scheintodten zu verhüten und Erfindungen zu deren Wiederbelebung; eine Maschine zur Abwendung der Gefahr, welcher Säuglinge ausgesetzt sind von ihren Müttern oder Saugammen im Schlaf erdrückt oder durch Betten erstickt zu werden". Die wichtigsten von den genannten Lebensrettungsmaschinen sollten in einem öffentlichen Cabinet in Wien ausgestellt werden, von dem jedoch, falls es wirklich eingerichtet wurde, keine Spur mehr gefunden werden konnte.

2) Einiges dazu enthält das 1816 erschienene Handbuch zur Literatur des Criminalrechts von G.W. BÖHMER (4), das hier nur als Beispiel für viele andere Veröffentlichungen angeführt ist. - Dasselbe gilt allerdings nicht nur für die juristische Literatur, sondern auch für sonstige Arbeiten und Veröffentlichungen zur Unfallforschung und -prophylaxe; vgl. dazu CZEIKE (9) sowie LEHMANN 1962 (29) und 1977 (33).

die beliebten Vergleiche der Behandlung der Unfallproblematik im eigenen Lande mit Maßnahmen und Regelungen anderer Ländern nur selten entsprechen. Die Rechtsphilosophie endlich kann nicht nur auf die grundsätzlichen Fragen über Sinn und Aufgaben des Rechts Antwort geben, sondern auch Anregungen für die Methodik der juristischen Behandlung von Unfällen bieten[3]. Schließlich ist noch an die große Zahl von Spezialgesetzen und -verordnungen zu denken, die auf nationaler und internationaler Ebene in erster Linie oder neben anderen Gegenständen mit dem Unfallgeschehen befaßt sind[4].

Für die juristische Praxis bedeutet das, daß über einen und denselben Unfall in mehreren Verfahren vor verschiedenen Gerichten verhandelt werden kann, und daß dabei auch die Beurteilung des Verhaltens der Unfallbeteiligten sowie der Art und des Grades ihres Verschuldens variiert. Dieselbe Vielfalt der Betrachtungsweise kommt darin zum Ausdruck, daß alle letztinstanzlichen Gerichte in mehr oder weniger großem Umfang mit juristischen Aspekten des Unfallgeschehens befaßt sind[5].

2. Hinzu kommt, daß die Unfälle in den verschiedenen Lebensbereichen, also zu Hause und während der Freizeit, bei der Arbeit, beim Sport und im Verkehr[6], nicht nur in tatsächlicher, sondern auch in rechtlicher Hinsicht sehr unterschiedlicher Beurteilung unterliegen. Die Referate und die Diskussionen bei dieser Tagung haben dafür eine ganze Reihe von Beispielen gezeigt.

---

3) Zu denken ist z.B. an die philosophische Kausalitäts-Lehre mit der auf ARISTOTELES zurückgeführten Einteilung in vier Ursachen: causa materialis, causa formalis, causa finalis und causa efficiens. - Für die Schwierigkeiten bei der gerichtsmedizinischen Beurteilung des Kausalzusammenhanges zwischen Unfall und Tod vgl. die Bemerkung von B. MUELLER (40), unter 7.4.

4) In der Bundesrepublik Deutschland sind allein aus den letzten Jahren u.a. so grundlegende Gesetzgebungswerke zu nennen, wie das Maschinenschutz-Gesetz (1968), das Gesetz über Ordnungswidrigkeiten (1968), das Schüler-Unfallversicherungs-Gesetz (1971), das Arbeitssicherheits-Gesetz (1973), das Jugend-Arbeitsschutz-Gesetz (1975) und die Arbeitsstätten-Verordnung (1975). Dazu kommt das weite Gebiet des Verkehrsrechts, das in seinen vielen Verzweigungen ständigen Änderungen unterworfen ist, die manchmal so rasch aufeinander folgen, daß es sogar für den Fachmann schwierig ist, stets über den neuesten Stand von Gesetzgebung und Rechtsprechung informiert zu sein.

5) In der Bundesrepublik Deutschland: Bundesverfassungsgericht, Bundesgerichtshof (Zivil- und Strafsachen), Bundesverwaltungsgericht, Bundesarbeitsgericht, Bundessozialgericht, Bundespatentgericht und Bundesdisziplinargerichte.

6) Diese Einteilung hat allerdings keinen ausschliesslichen Charakter; vgl. dazu das Beispiel unter 7.3. Für Unfallforschung und Unfallverhütung sind deshalb daneben noch andere Klassifikationen notwendig.

Besonders deutlich ergibt sich die Gegensätzlichkeit der Auffassungen, die hierzu von juristischer Seite vertreten werden können, aus dem Bericht über den 8. Internationalen Kurs für Kriminologie, bei dem im Oktober 1958 in Brüssel über die Verhütung von Fahrlässigkeitsdelikten gesprochen worden ist (46). Bei dem Kurs wurde in einer Arbeitsgruppe, die sich mit der Verhütung solcher Delikte und der damit in Zusammenhang stehenden Unfälle bei der Arbeit befaßt hat, die dabei übliche Art des Vorgehens kritisiert, weil viel zu selten von der staatlichen Strafe Gebrauch gemacht werde; als Vorbild wurde auf die Behandlung der Verkehrsunfälle verwiesen, die sehr viel häufiger, in manchen Ländern sogar fast immer, zu strafrechtlichen Sanktionen Anlaß gäben. Genau umgekehrt wurde in der Diskussion über die Verkehrsdelikte gerade diese Praxis der Hypertrophie des Strafens als falsch und die bei den Arbeitsunfällen geübte Zurückhaltung als vorbildlich bezeichnet.

Inzwischen ist im Zuge der "Entkriminalisierung" des Strafrechts der Gebrauch der Kriminalstrafe bei den Verstößen gegen Straßenverkehrsregeln eingeschränkt worden. Daß diese Bestrebungen schon auf ein ehrwürdiges Alter zurückblicken können, zeigen etwa die im Jahre 1824 veröffentlichten Ausführungen des Würzburger Professors CUCUMUS über die "juristische Möglichkeit, die Übertretungen als minder bedeutende Strafsachen blos summarisch zu behandeln"[7].

3. Diese Situation könnte Anlaß geben zu einem die gesamte Jurisprudenz unter dem Gesichtspunkt der Behandlung des Unfallgeschehens umfassenden tour d'horizon. Das wäre umso reizvoller, als es eine solche Darstellung bisher noch nicht gibt. Welche Schwierigkeiten dem jedoch entgegenstehen, darauf geben folgenden Ausführungen einige Hinweise:

4. In einschlägigen Veröffentlichungen wird häufig die Auffassung vertreten, der Begriff "Unfall" sei juristischer Natur. Daß das nicht richtig sein kann, erhellt allein schon daraus, daß es sich beim Unfall um einen sich im naturwissenschaftlich-mechanischen Bereich abspielenden Vorgang handelt. Er muß deshalb auch begrifflich aus den diesem Bereich eigentümlichen Gesetzmäßigkeiten heraus verstanden werden. Sie gehören aber mit der rein objektiven Beobachtung des Ablaufes und der Ursachen eines Geschehens einer ganz anderen Denkkategorie an als die unter juristischen Gesichtspunkten wertende Betrachtung.

---

7) C. CUCUMUS: Über das System eines Strafgesetzbuchs hinsichtlich der Polizei-Übertretungen; Neues Archiv des Criminalrechts 7 (1824) S. 120-140, 230-281; § 11, S. 274-279. - Auch der einer zu "laxen" Handhabung des Strafrechts gewiß unverdächtige Staatssekretär FREISLER hat darauf hingewiesen, daß es "im Verkehrsleben Fälle verschuldeter, aber nicht gerade gewissenlos verschuldeter Schädigungen" gäbe, und empfohlen, daß man bei ihnen "strafrechtlich nicht eingreifen" solle; Gedanken zum modernen Verkehrsrecht, Beiträge zur Rechtserneuerung, Heft 9, Berlin 1939, S. 7-19, 18

Hieraus ergibt sich zugleich, daß es unrichtig ist, wenn man z.B. Verstöße gegen die Verkehrsordnung mit den Ursachen von Verkehrsunfällen gleichsetzt und deshalb die Verkehrsdelikte als sogenannte "unmittelbare" Unfallursachen bezeichnet. Denn eine Feststellung darüber, ob die Fahrweise eines Unfallbeteiligten als Vorfahrtverletzung zu betrachten ist oder nicht, ist das Ergebnis nachträglicher juristischer Überlegungen, die zudem bei objektiv genau gleichen Verhältnissen unterschiedlich ausfallen können.

Deshalb sind auch Statistiken, in denen Verkehrsverstöße als sogenannte "unmittelbare Unfallursachen" erfaßt werden, keine Ursachen-, sondern Kriminalstatistiken. Damit soll nicht gesagt sein, daß sie für die Unfallforschung keinen Nutzen besäßen, sondern nur, daß man sich bei ihrer Verwendung dieser Grenzen ihres Aussagewertes bewußt sein muß. Wenn man das beachtet, kann man auch nicht in den weiteren, ebenfalls häufig vorkommenden Fehler verfallen, daß man statt der Ursachen von Verkehrsunfällen die Ursachen der den Beteiligten vorgeworfenen Verkehrsdelikte ermittelt, und die Ergebnisse solcher Ermittlungen dann als "mittelbare Unfallursachen" präsentiert[8].

5. Auch in der juristischen Literatur findet man allerdings nicht etwa einen einheitlichen Unfallbegriff, sondern eine ganze Reihe verschiedennartiger Definitionen, die zum Teil sehr erheblich voneinander abweichen. Das sollen die folgenden, auf Vollständigkeit keinen Anspruch erhebenden Beispiele zeigen:

5.1. Im Sinne von § 4 der Österreichischen Straßenverkehrs-Ordnung, der das Verhalten nach Unfällen regelt, ist ein "Verkehrsunfall" ein "plötzliches, mit dem Straßenverkehr ursächlich zusammenhängendes Ereignis, welches sich auf den Straßen mit öffentlichem Verkehr zuträgt und einen Personen- oder Sachschaden zur Folge hat. Der Begriff 'Verkehrsunfall' setzt weder das Zusammentreffen mehrerer Straßenbenützer noch die Beteiligung eines Fahrzeuges (oder gar Kraftfahrzeuges) voraus. Kommt es im Straßenverkehr zu einer Beschädigung einer Sache (z.B. eines Bauwerkes) durch ein Fahrzeug, oder zu einem Zusammenstoß zweier Fußgänger, welcher zu einem Personen- oder Sachschaden führt, so liegt in beiden Fällen ein Verkehrsunfall vor." (DITTRICH und VEIT, 10, 8. Ergänzungslieferung 1975, S. 38)

---

8) Dieser Fehler wirkt sich auch auf die Unfallprophylaxe nachteilig aus, weil er nicht selten zu einer Überbewertung des strafbaren oder sogar kriminellen Verhaltens bei der Verursachung von Unfällen Anlaß gibt. Dabei wird übersehen, daß viele Unfälle nicht nur nicht durch rücksichtloses Verhalten verursacht werden, sondern im Gegenteil sogar durch den Versuch, auf andere besondere Rücksicht zu nehmen. Aus demselben Grunde findet man in Beschreibungen des "Typs des Verkehrssünders" zumeist in erster Linie oder sogar ausschließlich moralisch, psychologisch oder soziologisch negativ bewertete Eigenschaften.

"Der Kennzeichnung eines solchen Geschehens als Verkehrsunfall steht" nach L. MARTIN auch "nicht entgegen, daß ein daran Beteiligter es vorsätzlich herbeigeführt hat, wenn nur einem anderen ein von ihm ungewollter Schaden entstanden ist. Dann handelt es sich mindestens für diesen anderen um ein ungewolltes, ihn plötzlich von außen her treffendes Ereignis." (37. S. 145.)

5.2. Eine etwas andere Definition des "Straßenverkehrsunfalls" enthält das Gesetz zur Durchführung einer Straßenverkehrsunfall-Statistik (StVUnfG) in der Bundesrepublik Deutschland. Danach "wird über Unfälle, bei denen infolge des Fahrverkehrs auf öffentlichen Wegen und Plätzen Personen getötet oder verletzt oder Sachschäden verursacht worden sind," berichtet. Das heißt also, daß z.B. Unfälle, die Fußgänger allein betreffen (etwa Sturz bei Glatteis), in dieser Statistik nicht erfaßt sind. (51, S. 5)

5.3. Unfall i.S. von § 33 des Luftverkehrsgesetzes der Bundesrepublik Deutschland ist nach R. GEIGEL "die plötzliche Einwirkung eines äußeren Tatbestandes auf einen Gegenstand, die eine Schädigung zur Folge hat. Der einwirkende äußere Tatbestand muß nicht mechanischer Art sein, es genügt eine akustische Einwirkung wie sie von Triebwerken der Flugzeuge ausgeht." Wenn beim Betrieb eines Luftfahrzeugs durch einen solchen Unfall jemand getötet, sein Körper oder seine Gesundheit verletzt, oder eine Sache beschädigt wird, so ist nach § 33 der Halter des Luftfahrzeugs verpflichtet, den Schaden zu ersetzen. (13, S. 1040 f.)

5.4. Die Österreichische Sozialversicherungs-Gesetzgebung unterscheidet zwischen Krankheit und Unfall, ohne letzteren zu definieren. Die Abgrenzung ist problematisch. "Nach ständiger Judikatur ... liegt ein Unfall dann vor, wenn eine Gesundheitsschädigung (geistiger oder körperlicher Art) oder der Tod eines Menschen durch ein plötzliches, vom Willen des Betroffenen unabhängiges Ereignis herbeigeführt worden ist ... Die Unschärfe der Abgrenzung zur Krankheit liegt in dem sehr relativ verstandenen Begriff der Plötzlichkeit ... Mitunter wird jedoch von der Praxis auf die veraltete Auffassung zurückgegriffen, daß das den Unfall auslösenden Moment 'von außen' kommen muß." (TOMANDL, 52, S. 49))

5.5. Nach § 548 der deutschen Reichsversicherungs-Ordnung (RVO) ist "Arbeitsunfall" ein Unfall, den ein Versicherter bei einer der in mehreren Paragraphen der RVO beschriebenen Tätigkeiten erleidet. Auch hier ist der Begriff des Arbeitsunfalls im Gesetz nicht näher definiert, sondern von der Rechtsprechung und der Literatur als "ein von außen auf den Menschen wirkendes, körperlich schädigendes, zeitlich begrenztes Ereignis" entwickelt worden. Infolge extensiver Auslegungstendenzen der Gerichte ist die Kasuistik kaum noch übersehbar. (BEREITER-HAHN, SCHIEKE, 3, Erläuterung zu § 548 RVO)

5.6. Dazu kommt, daß dem Arbeitsunfall im Sinne von § 548 RVO im Wege der Fiktion eine Reihe weiterer Tatbestände gleichgestellt ist. Zu ihnen gehören u.a. die Wege-Unfälle (§ 550 RVO), über die der Unfallverhütungsbericht 1976 sagt (6, S. 31): "Als Wege-Unfälle werden Unfälle auf dem Weg zwischen Wohnung und Arbeitsstätte bezeichnet und von den Unfallversicherungsträgern erfaßt, wenn die dabei verletzte Person mehr als drei Tage arbeitsunfähig ist. Die Wege-Unfälle können durch Verkehrsmittel verursacht werden. In der Regel handelt es sich dann um Strassenverkehrsunfälle. Für die Wege-Unfälle spielen jedoch Sachschäden, wie sie von der Straßenverkehrsunfall-Statistik erfaßt werden, keine Rolle; es kommt allein darauf an, ob eine Person verletzt oder getötet worden ist. Wege-Unfälle können sich aber auch unbeeinflußt von Verkehrsmitteln ereignen (z.B. durch Stürze, Ausrutschen, Stolpern). Die Wege-Unfälle, die durch Verkehrsmittel verursacht werden, überwiegen. Verkehrsunfälle können sich auch auf betrieblichen oder dienstlichen Wegen ereignen. Diese Unfälle sind keine Wege-Unfälle im Sinne der Unfallstatistik, sondern Arbeitsunfälle. Sie sind deshalb auch in der Statistik der Arbeitsunfälle ausgewiesen."

5.7. Das Eidgenössische Versicherungsgericht versteht unter "Unfall" (der auch in der Schweiz nicht gesetzlich definiert ist) "die plötzliche, nicht beabsichtigte, schädigende Einwirkung eines mehr oder weniger ungewöhnlichen äußeren Faktors" auf Körper oder Psyche des Menschen. Das in dieser Definiton enthaltene Merkmal des "Ungewöhnlichen" bedeutet, daß das Alltägliche, das Betriebsübliche überschritten werden muß. Banale Ereignisse fallen nicht unter den Begriff des Unfalles. Zwischenfälle und Komplikationen bei der Behandlung von Krankheiten sind nur ganz ausnahmsweise als Unfälle zu betrachten. (BAUR in 2, S. 92 ff.)

5.8. Für die private Einzelunfallversicherung ist in der Schweiz (im Gegensatz zu der obligatorischen Versicherung) der Begriff "Unfall" in den "Allgemeinen Versicherungsbedingungen" genau umschrieben. Diese Bedingungen haben zwar nicht bei allen Gesellschaften den gleichen Wortlaut, weisen aber dem Sinn nach keine grundlegenden Unterschiede auf. Bei der "Zürich Unfall" heißt es z.B.: "Als Unfall gilt jede Körperverletzung, die der Versicherte durch plötzlich auf ihn einwirkende Gewalt unfreiwillig erleidet." (RICKLIN, 47, S. 80.)

6. Die nach Ziff. 5.1. bis 5.8. als Unfälle definierten Ereignisse können als "fahrlässige Körperverletzungen" oder als "fahrlässige Tötungen" Gegenstand strafrechtlicher Behandlung werden. Die fahrlässige Sachbeschädigung ist nach deutschem Recht nicht strafbar; an ihre Stelle tritt bei Unfällen im Straßenverkehr die Verfolgung wegen Verstößen gegen Verkehrsvorschriften. Dabei sind für die "fahrlässige Tötung" nach Art und Maß erheblich schwerere Strafen angedroht als für die "fahrlässige Körperverletzung", und diese wiederum wird schwerer bestraft als ein als Verletzung einer Verkehrsregel qualifiziertes Verhalten, das nur einen Sachschaden für andere zur Folge gehabt hat.

Bei dieser Regelung handelt es sich um ein Relikt aus Rechtsordnungen vergangener Zeiten, in denen Art und Maß der Strafe in noch größerem Umfang von dem durch eine Straftat bewirkten Erfolg bestimmt waren. Im Gegensatz dazu wird das moderne Strafrecht grundsätzlich vom Verschuldensprinzip beherrscht. Das heißt also, daß sich die Höhe der Strafe nach dem Grad des Verschuldens richten und nicht von den mehr oder weniger zufällig eingetretenen Folgen einer mit Strafe bedrohten Handlung oder Unterlassung abhängen soll.

Gerade bei den Unfällen wird besonders deutlich, durch wieviele Zufälligkeiten es bedingt sein kann, ob jemand bei einem solchen Ereignis verletzt wird, und ob er seine Verletzungen überlebt oder nicht, ohne daß derjenige, der den Unfall verschuldet hat, darauf irgendeinen Einfluß nehmen kann. Hierbei ist namentlich auch an die heute gegebenen Möglichkeiten der Unfall-Rettung und an die ständig verbesserte medizinische Versorgung von Unfallverletzten zu denken.

Angesichts dieser Situation erscheint es nicht nur unter dem Gesichtspunkt des strafrechtlichen Verschuldensprinzips, sondern auch aus Gründen einer naturwissenschaftlich begründeten Logik nicht mehr vertretbar, daß jemand nur deshalb eine höhere Bestrafung wegen fahrlässiger Tötung mit allen daraus resultierenden Folgen zu gewärtigen hat, weil die Beförderung eines Unfallverletzten zum Krankenhaus durch die mangelhafte Organisation des Transports verzögert worden ist, oder weil in dem Krankenhaus keine Intensivstation zur Verfügung gestanden hat, so daß der andernfalls vermeidbare Tod des Verletzten eingetreten ist.

Es ist deshalb anzunehmen, daß diese derzeit noch geltenden Vorschriften des Strafrechts schon in absehbarer Zeit revidiert werden und dann einer ähnlichen Beurteilung durch kommende Generationen unterliegen, wie heute viele Bestimmungen der Constitutio Criminalis Theresiana vom 31.12.1768, die zu ihrer Zeit als erhebliche Fortschritte gegenüber dem vorangegangenen Strafrecht des Mittelalters anzusehen waren.

7. Über die einzelnen Merkmale der unter Ziff. 5 und 6 zusammengestellten Definitionen und ihre Unterschiede finden sich in der Literatur und in der Rechtsprechung eingehende Ausführungen. Hinweise darauf enthält das beigefügte Literaturverzeichnis. Hier sollen nur einige Fragen erwähnt werden, die für die Unfallforschung und die Unfallprophylaxe sowie ihre juristischen Aspekte von Bedeutung sein können:

7.1. Nach den unter Ziff. 5.1. und 5.3. genannten Definitionen ist der Personen- oder Sachschaden eine Folge des Unfallereignisses, also etwa eines Zusammenstoßes zweier Fahrzeuge. Wenn dagegen in der Definition nach Ziff. 5.8. die Körperverletzung als Unfall gilt, dann ist hier der Zusammenstoß der Fahrzeuge nicht mehr das Unfallereignis selbst, sondern eine von mehreren Unfallursachen. Umgekehrt ist der Unfall nach 5.8. eine Folge des Unfalls nach 5.1.

Dieser Unterschied muß beim Vergleich von Unfallstatistiken berücksichtigt werden, wenn man nicht zu falschen Schlußfolgerungen kommen will. Für die Unfallprophylaxe kann er bedeuten, daß sie, wenn sie von der Definition nach Ziff. 5.8. ausgeht, primär, oder jedenfalls stärker auf die Vermeidung von akzidentellen Verletzungen und auf deren bestmögliche Heilung ausgerichtet ist.

7.2. Als weiterer gravierender Unterschied fällt auf, daß bei einigen Unfallbegriffen Sachschäden eingeschlossen sind, während sich andere auf Ereignisse beschränken, bei denen es zu körperlichen Verletzungen gekommen ist. Für die Frage, wie sich dieser Unterschied zahlenmäßig auswirkt, verweisen HÖGGER und SCHLEGEL (18) auf amerikanische Angaben. Danach "führen von 330 Unfallereignissen rund 300 nur zu Sachschäden, 29 haben leichte Verletzungen der beteiligten Personen zur Folge und in einem Fall kommt es zu schweren Verletzungen oder zum Tod".

Die Statistik der im Jahre 1975 in der Bundesrepublik Deutschland polizeilich aufgenommenen Straßenverkehrsunfälle ergibt hierfür folgendes Bild (51, S. 8), Tabelle 1.

Tabelle 1. Straßenverkehrsunfälle BRD 1975

Unfälle insgesamt	1.265.000	100,0 %
Sachschadens-Unfälle		
- mit Schäden unter 1.000 DM bei jedem der Beteiligten	693.000	54,8 %
- mit Schäden von 1.000 DM und mehr bei mindestens einem der Beteiligten	234.344	18,5 %
Unfälle mit Personenschaden	337.732	26,7 %
davon		
- mit (319.759) Leichtverletzten	212.077	16,8 %
- mit (138.038) Schwerverletzten	112.111	8,9 %
- mit (14.870) Getöteten	13.544	1,1 %

7.3. Unter Ziff. 5.5. und 5.6. ist gezeigt worden, daß Unfälle im öffentlichen Straßenverkehr je nach ihrer rechtlichen Einordnung als Straßenverkehrsunfälle, als Wege-Unfälle oder als Arbeitsunfälle klassifiziert und statistisch erfaßt werden. Dazu können z.B. noch Unfälle von Kindern auf dem Schulweg - die in der Bundesrepublik Deutschland zur Zuständigkeit der Gemeinde-Unfallversicherungen gehören - oder auch Ereignisse kommen, die zu den Freizeit- oder zu den Sportunfällen gezählt werden.

Wenn vorgeschlagen wird, daß die Unfallprophylaxe von den Risiken der diversen Lebensbereiche ausgehen sollte, in denen sich die Unfälle ereignen, dann darf man sich also bei den Unfällen im Straßenverkehr nicht auf die Angaben in den amtlichen Strassenverkehrsunfall-Statistiken beschränken. Vielmehr wird man auch die Daten über diejenigen Unfälle heranziehen müssen, die in sonstigen Erhebungen verschiedener Art und Provenienz zu finden sind.

7.4. Daß die hier dargestellten Unterschiede in der Begriffsbildung nicht nur rein theoretischer Natur sind, sondern daß sie sich auch auf die Rekonstruktion und Begutachtung der Unfälle sowie die Feststellungen über ihre Ursachen und die dabei auftretenden Kausalzusammenhänge auswirken, zeigt eine Bemerkung von B. MUELLER über die gerichtsmedizinische Beurteilung des Kausalzusammenhanges zwischen Unfall und Tod sowie die dabei zu beachtende Gesichtspunkte (40, S. 171, 175): "Es ist nicht gleichgültig, ob eine derartige Beurteilung stattfindet im Strafrecht, im Zivilrecht, im Versicherungsrecht der Reichsversicherungsordnung oder für die private Unfallversicherung. In jedem dieser Zweige kann die Frage der Kausalität verschieden beurteilt werden. ... Der Arzt hüte sich aber davor, in einem Gutachten für die Staatsanwaltschaft den Kausalzusammenhang völlig abzulehnen, um ihn in einem späteren Gutachten für die Berufsgenossenschaft voll zu bejahen. Dies könnte die Staatsanwaltschaft zu dem Schluß verleiten, er habe zum Gebrauch für eine Behörde oder eine Versicherungsgesellschaft wider besseres Wissen ein unrichtiges Zeugnis ausgestellt (§ 278 StGB)."

8. Insgesamt bestätigen diese Feststellungen und Überlegungen also das Vorliegen einer sich in mannigfacher Weise äußernden Diskrepanz zwischen dem natürlichen Geschehen und seiner juristischen Behandlung. Das führt zu dem unbefriedigenden Zustand, daß genau derselbe Vorgang je nachdem, unter welchen juristischen Aspekten er betrachtet wird, einmal nicht nur als "Unfall" gelten soll, sondern, rechtlich gesehen, sogar ein Unfall ist, während er das nach den Bestimmungen eines anderen Gesetzes nicht ist, wobei die sich daraus für die Beteiligten ergebenden Konsequenzen in verschiedenster Form variieren können.

Es erhebt sich deshalb die Frage, wie diesen für Unfallforschung und Unfallverhütung gleich nachteiligen Mißständen abgeholfen werden kann.

Geht man davon aus, daß Unfallforschung objekt- und problembezogene, von antizipierten Wertungen jeder Art freie interdisziplinäre Forschung ist, dann gilt das auch, und sogar in erster Linie, für die dabei maßgebliche Begriffsbildung. Es ist deshalb notwendig, eine rein objektiv bestimmte Definition für den Begriff "Unfall" zu schaffen, die nicht nur für die diversen Zweige der Jurisprudenz gilt, sondern die auch sonst bei den Unfällen in den verschiedenen Lebensbereichen Anwendung finden kann[9].

---

9) Vgl. mit näherer Begründung: LEHMANN 1958 (25) S. 44ff.; 1964 (31) S. 54.

Hiervon ausgehend ist ein "Allgemeiner Teil" der Unfallforschung zu entwickeln, der alle Bemühungen der Forschung um die verschiedenen Arten und Gruppen von Unfällen und die für ihre wissenschaftliche Behandlung gemeinsamen Gesichtspunkte umfaßt. Er beinhaltet also insbesondere

- die Klärung der grundlegenden Begriffe[10] und der
- bei der Unfallforschung im weitesten Sinne anzuwendenden Arbeitsmethoden;
- die Einteilung der Unfälle nach ihrem Hergang und ihren Erscheinungsformen in einer phänomenologischen Typologie[11],
- die Erfassung der beim Zustandekommen von Unfällen und Unfall-Verletzungen zusammenwirkenden Faktoren und die
- Untersuchung der dabei auftretenden kausalen Zusammenhänge,
- die Erfassung und Einteilung der möglichen Maßnahmen zur Verhütung von Unfällen und zur Verringerung ihrer Folgen, sowie schliesslich
- die Methodik der theoretischen Sekundäranalyse bei der Unfall-Untersuchung und
- der Erfolgskontrolle bei den Bemühungen um die Prophylaxe.

9. Der amerikanische Kriminologe SUTHERLAND hat einmal gesagt, immer wenn eine Zunahme bestimmter Straftaten gemeldet werde, erhebe sich in der Öffentlichkeit die Forderung nach Verschärfund der Strafen[12], weil die Meinung weit verbreitet ist, je schwerere Strafen verhängt würden, desto mehr schreckten sie von der Begehung strafbarer Handlungen ab. Wenn solchen Forderungen nachgegeben wird, dann dauert es allerdings nicht lange, fügt SUTHERLAND hinzu, bis man erkennt, daß mit einer solchen

---

10) Hierzu gehört namentlich auch die Frage, was unter den Ursachen von Unfällen zu verstehen ist. Zu den diesbezüglichen Schwierigkeiten und Problemen vgl. LEHMANN 1961 (27) S. 12-46 sowie (zusammenfassend) 1962 (29) S. 8 ff. und 1967 (49) S. 526 ff., mit weiterer Literatur. Das damals bei den Bezeichnungen, Unterscheidungen und Einteilungsprinzipien für die Unfallursachen festgestellte "kaum zu überblickende Durcheinander" ist auch heute noch nicht behoben, sondern eher sogar noch größer geworden.

11) Vgl. dazu LEHMANN 1960 (26), 1961 (27) S. 32-46, 1963 (30); im einzelnen außerdem Untersuchungen über die Typologie der Verkehrsunfälle von Fußgängern, Motorrad-, Moped- und Radfahrern, sowie beim Überholen; Zschr. f. Verkehrssicherheit (1957) S. 25-54 und 223-258; 4 (1958) S. 145-149; 5 (1959) S. 89-160; 6 (1960) S. 1-37, 109-144, 209-250. - Für die typologische Erfassung der Unfälle in der einschlägigen Literatur gilt dasselbe, was in Anm. 10 über die Unfall-Ursachen gesagt worden ist. Auch hier werden sehr verschiedenartige Einteilungs-Prinzipien, oft ohne gegenseitige klare Abgrenzung, verwendet.

Strafpraxis bei weitem nicht das zu erreichen ist, was sich viele davon erhoffen; und wenn doch einmal Erfolge eintreten, dann halten sie zumeist nur für kurze Zeit an[13].

Entsprechende Erfahrungen hat man im Straßenverkehr nicht nur mit der Androhung und Verhängung von Strafen, sondern ebenso mit der Einführung von Geschwindigkeitsbeschränkungen und anderen restriktiven Maßnahmen seit langer Zeit gemacht. Einige noch heute aktuelle Beispiele dafür finden sich in dem (auch sonst besonders instruktiven) Aufsatz von CZEIKE über die Entwicklung des Straßenverkehrs in Wien und der Maßnahmen zu seiner Sicherung (9, bes. S. 205 ff., 268 ff.).

Wenn hier generell von der Wirkung der Strafe gesprochen worden ist, dann stellt das eine Verallgemeinerung dar, die in mehrfacher Hinsicht der Vertiefung bedarf[14].

Dabei darf auch die Auffassung derer nicht unberücksichtigt bleiben, die es überhaupt ablehnen, die Strafe zur Erreichung irgendwelcher präventiver Zwecke zu verwenden, sondern die ihren Sinn lediglich in der Vergeltung und in der Sühne für begangenes Unrecht sowie in der Wiederherstellung der durch die Begehung der strafbaren Handlungen gestörten rechtlichen Ordnung sehen. Möglicherweise ist diese resignierende Haltung manchmal auch dadurch bedingt, daß frühere Hoffnungen auf einen positiven Effekt der strafenden Tätigkeit enttäuscht worden sind.

Bei der strafrechtlichen Ahndung von Delikten, die mit Unfällen (namentlich im Straßenverkehr) in Zusammenhang stehen, wird zwar in der Theorie ziemlich einhellig die Auffassung vertreten, daß damit in erster Linie präventive Zwecke verfolgt werden sollen. Ob und gegebenenfalls in welchem Umfang sie allerdings in der Praxis tatsächlich erreicht werden und erreicht werden können, daran bestehen erhebliche und begründete Zweifel.

Für die präventive Wirkung der Strafe werden herkömmlicherweise namentlich die General- und die Spezialprävention sowie - zum Teil darin enthalten - die Besserung der Delinquenten und die Sicherung der Allgemeinheit genannt. Hierzu gibt es seit Jahrtausenden eine kaum mehr überschaubare Literatur, in der alle

---

12) Zur Frage, was Verschärfung der Strafen bedeutet, oder bedeuten soll, vgl. KAISER (21) S. 362 f.

13) 49, pp. 358 ss. - MIDDENDORFF nennt einige Beispiele für die nur kurze Zeit anhaltende Wirkung restriktiver Maßnahmen im Verkehr aus Schweden, Österreich und der Bundesrepublik Deutschland; 39, S. 29.

14) Vgl. BURGSTALLER (8), KAISER (21), LEHMANN (24), LEUCH (34), MARTIN (37), MIDDENDORFF (39), NEUMANN (42), La Prévention des Infractions involontaires (46), SUTHERLAND (49).

zu der Thematik möglichen Gedanken vorgetragen worden sind und wiederholt werden, wobei sich allerdings die Autoren der Tatsache häufig nicht bewußt sind, daß ihre vermeintlich neuen Ideen und Feststellungen von anderen früher schon veröffentlicht und vorgetragen worden sind.

10. Grundsätzlich gilt für alle mit präventiven Zwecken angedrohten und verhängten Strafen das Postulat, daß die Strafe als am meisten in die persönliche Sphäre des Menschen eingreifende Maßnahme in einer Rangordnung präventiver Aktivitäten an letzter Stelle stehen muß. Bei den Verkehrsunfällen ist sie statt dessen im Gegenteil noch weitgehend nicht nur die erste, sondern sogar die einzige Maßnahme.

Des weiteren hat eine noch im Lauf befindliche Untersuchung über die Strafzumessung bei Verkehrsdelikten die hier besonders auffällige Schwierigkeit deutlich werden lassen, daß bei ihnen im Gegensatz zu anderen Delikten eine besonders große Zahl von Strafen und strafähnlichen Maßnahmen alternativ und namentlich auch nebeneinander verhängt werden kann. Neben die auch sonst zur Anwendung kommenden Geldbußen oder Geldstrafen sowie die Freiheitsstrafe mit oder ohne Bewährung treten namentlich das Fahrverbot und die (zeitliche oder lebenslängliche) Entziehung der Fahrerlaubnis; sie sind wegen ihrer die Lebensgewohnheiten und oft auch die Arbeitsverhältnisse beeinträchtigenden Wirkung vielfach mehr gefürchtet als Geld- oder sogar als Freiheitsstrafen, so daß man sich von ihnen eine besondere erzieherische Wirkung verspricht. Des weiteren sind zu nennen: Die gebührenpflichtige Verwarnung und die der gerichtlichen Entziehung der Fahrerlaubnis zumeist vorhergehende vorläufige Entziehung. Primär erzieherisch gedacht, aber doch mehr als Strafe empfunden wird die Anordnung der Teilnahme an einem polizeilichen Verkehrsunterricht oder der Führung eines Fahrtenbuches.

Bei der Aussetzung der Strafe zur Bewährung können Auflagen verschiedenster Art erteilt werden; hier pflegen die Richter in den USA eine Phantasie zu entwickeln, die in Europa bisher nur in bescheidenem Maße Nachahmung gefunden hat. Besonders umstritten ist die auch schon ausgesprochene Verpflichtung, zeitweise Pfleger-Dienste in Unfallkrankenhäusern zu leisten, weil man sich davon eine abschreckende Wirkung verspricht. In neuester Zeit wird auch die Nachschulung auffällig gewordener Verkehrsteilnehmer[15] oder die psychotherapeutische Behandlung vorgesehen.

---

15) Vgl. dazu u.a. die interdisziplinäre Diskussion zu diesem Thema gelegentlich der 13. Tagung des Instituts für die Gesamte Unfallforschung (Baden-Baden, 13.-16.11.1975) mit Hinweisen von K. LEHMANN und H. SEIB; Zentralblatt für Unfall-Untersuchung (zbu) Band 1, Heft 10/12, Nov. 1975, S. 118, sowie einen Bericht von E. KOELBLIN in zbu Band 2, Heft 1 (April 1976) S. 28.

Wer sich über die Wirkung der Strafe bei Verkehrsdelikten Klarheit verschaffen will, darf sich also nicht auf allgemeine Überlegungen über General- und Spezialprävention usw. beschränken. Vielmehr muß genau untersucht werden, wie alle diese Maßnahmen für sich allein sowie in den möglichen Kombinationen wirken und wirken können.

11. Dieselbe Art des Vorgehens ist hinsichtlich der einzelnen Phasen notwendig, in denen die Strafe ihre Wirkung entfalten kann. Das beginnt also bei der Androhung der Strafe, oder schon bei ihrer Existenz überhaupt. Danach kommt die Art, Energie und Schnelligkeit der Strafverfolgung und der anschließenden gerichtlichen Tätigkeit. Zu den schon erwähnten Überlegungen über das Strafmaß gehört auch die Frage, ob beim ersten Delikt noch milde vorgegangen werden soll, oder ob es besser ist, gleich mit einem intensiven "crack down" zu reagieren. Wichtig kann auch die Art werden, in der die Verhandlung geführt wird, wobei die in den angelsächsischen Ländern bei kleinen Verstössen eingeführte summarische Art nicht jeden überzeugt, der an das kontinental-europäische Verfahren gewöhnt ist. Auch über den möglicherweise anschliessenden Vollzug von Freiheitsstrafen hat man sich viele Gedanken gemacht; hierfür kann auf den Bericht über eine diesbezügliche Veranstaltung in Bern verwiesen werden[16].

12. Einen starken unfallprophylaktischen Effekt versprechen sich manche von einer Ausdehnung der strafrechtlichen Verfolgung über die direkten Unfallbeteiligten hinaus auf den Kreis der Personen, die für die Regelung und den sicheren Ablauf des Verkehrs, oder auch für die Konstruktion und Überprüfung der Fahrzeuge, sowie für die Ausführung von Reparaturen verantwortlich sind.

Hieran ist richtig, daß solche Möglichkeiten zur Verringerung der Zahl und der Schwere von Unfällen namentlich im Bereich des Straßenverkehrs noch keineswegs in dem Umfang genutzt werden, den der heutige Stand der Technik erlaubt. Es gibt genügend Untersuchungen, in denen der Nutzen derartiger Maßnahmen nicht nur gezeigt, sondern auch nachgewiesen wird[17].

Übersehen werden dabei jedoch die bei dem Versuch der strafrechtlichen Verfolgung zu erwartenden Beweisschwierigkeiten. Denn hierfür müßte dem zu Verfolgenden nicht nur ein im Bereich der allgemeinen menschlichen Unzulänglichkeit liegendes Versehen, sondern ein schuldhaft fahrlässiges Verhalten nachgewiesen werden. Dafür wäre aber ein so großer Aufwand an polizeilichen und staatsanwaltschaftlichen Ermittlungen sowie sach-

---

16) LEUCH (34); außerdem MIDDENDORFF (39) S. 86 ff.

17) Vgl. dazu LEHMANN 1964, 1967, 1977 (31, 32, 33) sowie: Symposium Unfallforschung (5), Technologien (7), CZEIKE (10), GÖGLER (15), HADDON et al. (16), KNOFLACHER (22), LITTLE (35), Research on Road Safety (48), URSPRUNG et al. (53).

verständigen Begutachtungen erforderlich, daß selbst dann, wenn der Nachweis eines Verschuldens nach mehreren gerichtlichen Verhandlungen gelänge, der so erzielte Effekt in keinem vernünftigen Verhältnis zu dem notwendig gewordenen Aufwand an Zeit, Arbeit und nicht zuletzt auch finanziellen Mitteln stünde.

13. Diese Überlegungen führen zu einem weiteren Nachteil, der vielen wohlgemeinten Vorschlägen für den Einsatz repressiver Mittel im Interesse der Unfallverhütung anzuhaften pflegt. Das ist der Umstand, daß neben den erwarteten günstigen leicht die - möglicherweise auf anderen Gebieten liegenden - ungünstigen Nebenwirkungen übersehen werden.

Als Beispiel dafür sei die Anregung genannt, die Namen von "Verkehrssündern" in der Zeitung zu veröffentlichen, oder der in ähnlicher Richtung gehende Vorschlag, die Fahrzeuge solcher Verkehrsteilnehmer nach außen hin und für alle anderen sichtbar zu kennzeichnen; z.B. mit einem roten Punkt, oder, was auch schon empfohlen worden ist, mit der Aufschrift "Rowdy". Die Möglichkeit, den Namen eines Delinquenten (auf seine Kosten) als eine Art von Nebenstrafe zu veröffentlichen, ist meines Wissens heute noch in einigen Kantonen der Schweiz gesetzlich vorgesehen. Allerdings wird davon mit Recht so gut wie nie Gebrauch gemacht, weil diese Maßnahme zu sehr an den mittelalterlichen Pranger[18] erinnert, der nicht mehr in unser heutiges Rechtssystem paßt. Dasselbe gilt für die aus den USA manchmal gemeldete Kennzeichnung von Fahrzeugen, die zudem den Nachteil hat, daß sie nicht nur den schuldigen Delinquenten, sondern auch andere Fahrer oder Beifahrer des Wagens träfe.

---

18) So auch ASCHAFFENBURG, der die "übliche Gewohnheit, bei Veröffentlichungen über Gerichtsverhandlungen den Namen des Verurteilten zu nennen", als "eine Art Ersatzpranger" bezeichnet hat (Das Verbrechen und seine Bekämpfung, 3. Aufl., Heidelberg 1923, S. 272). Andererseits ist er der Auffassung, daß "gerade die Presse ein besonders wirksames Mittel zur Hebung des Rechtsgefühls werden" könnte. - Ähnlich KAISER allgemein für die "Hebung der Verkehrsmoral durch Mobilisierung der Öffentlichkeit" mit dem Resumé:"Es ist auch nicht zu erkennen, mit welchen Mitteln sonst der öffentliche Straßenverkehr sicherer gestaltet werden könnte, es sei denn, man wollte ihn zum Erliegen bringen" (21, S. 432 f.). Dabei weist KAISER allerdings auch auf die Schwierigkeiten einer solchen Mobilisierung hin, die sich u.a. aus der Ambivalenz der öffentlichen Meinung sowie daraus ergeben, daß sich derjenige, der "nach härteren Strafen für Verkehrssünder verlangt, im großen und ganzen persönlich nicht betroffen fühlt", sondern, daß das immer nur für "die andere" gilt. - Hierzu wird auch zu überlegen sein, wie viele Menschen, selbst wenn, oder gerade weil sie ihnen fehlt, bereit sind, sich eine neue und bessere Moral vermitteln zu lassen, sowie ob und gegebenenfalls inwieweit die modernen Massenmedien auf Grund der ihnen eigenen Gesetzmäßigkeiten dafür geeignete Vermittler darstellen.

Die Eintragung von Verkehrsstrafen in den Führerschein hat es auch in Deutschland zeitweise gegeben. In anderen Ländern versucht man denselben Zweck zu erreichen, indem man den normalen Führerschein nach Verkehrsdelikten gegen andersfarbige austauscht, deren letzter schließlich ganz abgegeben werden muß. Hiergegen wird namentlich eingewandt, daß man niemanden zwingen könne, sein Vorstrafenverzeichnis ständig bei sich zu tragen und auf Verlangen vorzuzeigen, zumal der Führerschein nicht nur für den Nachweis der Berechtigung zum Führen eines Kraftfahrzeugs, sondern gelegentlich auch sonst als Ausweis gebraucht wird.

14. Repressive Maßnahmen lassen sich nie durchführen, ohne daß dadurch in die Rechte und in die persönliche Sphäre des Betroffenen eingegriffen wird. Es läßt sich auch nicht ganz vermeiden, daß derselbe Eingriff den einen schwerer und den anderen weniger schwer trifft. Dennoch aber wird nicht nur generell, sondern auch im Einzelfall ständig zu überprüfen sein, ob eine gesetzlich zwar vorgesehene, aber nicht unbedingt vorgeschriebene schärfere Maßnahme zur Erreichung des gedachten Zweckes erforderlich ist, oder ob nicht auch ein weniger schwerwiegender Eingriff ausreicht.

Für Überlegungen dieser Art bietet gerade das strafrechtliche Vorgehen bei Verkehrsdelikten Anhaltspunkte, wenn bestimmte Straftaten in einem Bezirk deutlich härter, in einem anderen aber deutlich milder bestraft werden. Es genügt dann nicht, daß von der Annahme ausgegangen wird, die härtere Strafe werde die bessere Wirkung erbringen (vgl. oben Ziff. 9). Vielmehr muß nachgeprüft werden, ob diese Wirkung auch tatsächlich erkennbar eingetreten ist. Sofern das nicht der Fall ist, wird also zu überlegen sein, ob das schärfere Vorgehen rechtlich zu vertreten ist.

Dem Richter, der solche Delikte abzuurteilen hat, wird zwar nicht zuzumuten sein, daß er sich die für eine Entscheidung über derartige rechtspolitische Fragen notwendigen Unterlagen in jedem Falle selbst und in ausreichendem Maße beschafft. Dennoch darf er sich aber - zumal er ja als Richter persönlich unabhängig und in seinen Entscheidungen nur dem Gesetz unterworfen ist - nicht allein auf die von anderen staatlichen Stellen hierzu vertretenen Auffassungen verlassen. Denn gerade bei sogenannten "Verkehrssündern" handelt es sich doch häufig um Menschen, für die die Verurteilung zu einer Freiheitsstrafe, wo auch eine Geldstrafe ausreichen könnte, ein schwereres Trauma bedeutet als für Angehörige mancher anderer Bevölkerungsgruppen[19].

---

19) Auch eine zweite Frage kann und darf gestellt werden: ob nämlich ein Richter, der eine Strafe mit dem (im Urteil ausgesprochenen) Zweck verhängt, daß sie general- oder spezialpräventiven Zielen dienen soll, damit zugleich die Verpflichtung übernimmt, sich darum zu bemühen, daß dieses Ziel tatsächlich erreicht wird. Jedenfalls im Jugend-Strafrecht, das auch sonst Fortschritte des allgemeinen Strafrechts vorwegnimmt, kann eine solche Verpflichtung schon heute bestehen.

15.1. Zusammenfassend ist zunächst festzustellen, daß die weit verbreitete Ansicht, der Begriff "Unfall" sei juristischer Natur, nicht aufrecht erhalten werden kann, weil sie - nicht zuletzt auch für die juristische Betrachtung - zu Folgerungen führt, die mit den tatsächlichen und natürlichen Gegebenheiten nicht in Einklang zu bringen sind.

Vielmehr handelt es sich beim Unfall um einen sich im naturwissenschaftlich-mechanischen Bereich abspielenden Vorgang, der deshalb auch begrifflich aus den diesem Bereich eigentümlichen Gesetzen heraus verstanden werden muß.

15.2. Die Unfallforschung ist objekt- und problembezogene, von antizipierten Wertungen jeder Art freie interdisziplinäre Forschung. Das gilt auch für die dabei maßgebliche Begriffsbildung. Es ist deshalb notwendig, eine rein objektiv bestimmte Definition für den Begriff "Unfall" zu schaffen, die auf allen beteiligten Wissensgebieten sowie bei den Unfällen in sämtlichen Lebensbereichen Anwendung finden kann.

15.3. Hiervon ausgehend ist ein "Allgemeiner Teil" der Unfall-Forschung zu entwickeln, der alle Bemühungen der Forschung um die verschiedenen Arten und Gruppen von Unfällen und die für ihre wissenschaftliche Behandlung gemeinsamen Gesichtspunkte umfaßt.

15.4. Die heute noch vielfach übliche, ausgesprochen schlichte und weitgehend monokausale Betrachtungsweise der Unfallproblematik muß durch die polyfaktorielle Analyse der einzelnen Unfälle und eine darauf aufbauende multidimensionale Diagnostik des gesamten Unfallgeschehens ersetzt werden, die allein die Grundlage für eine gezielte, durch moderne Methoden der Effizienzkontrolle gesteuerte Therapie bilden kann.

15.5. Auch im Rahmen einer solchen Therapie werden repressive Maßnahmen nicht zu entbehren sein. Sie müssen jedoch als die persönliche Sphäre des Menschen am meisten tangierende Eingriffe in einer Rangordnung präventiver Aktivitäten an letzter Stelle stehen, während sie heute noch (namentlich bei den Unfällen im Straßenverkehr) vielfach fast die einzigen Maßnahmen sind.

15.6. Die guten Erfahrungen, die in einigen Bereichen mit der Betonung der technischen Seite der Unfallverhütung gemacht worden sind, müssen auch für andere Arten und Gruppen von Unfällen vermehrt nutzbar gemacht werden.

15.7. Das in dem Archiv unseres Institutes vorhandene Material über Maßnahmen zur Verhütung von Unfällen und zur Verringerung ihrer Folgen enthält zahlreiche Beispiele für den nicht selten bis zur Leidenschaft gesteigerten guten Willen, dem Tod durch Unfälle und insbesondere "dem Blutbad auf der Straße Einhalt zu gebieten". Aber guter Wille und Leidenschaft sind nicht immer erfolgreiche Ratgeber, wenn es darum geht, reale Gefahren mit realistischen Maßnahmen zu bekämpfen oder zu verhüten.

15.8. Deshalb ist es besonders dankenswert, daß die 12. Tagung der Österreichischen Gesellschaft für Unfallchirurgie mit ihren Referaten aus den verschiedensten Gebieten von Theorie und Praxis in kurzer Zeit einen so umfassenden, wissenschaftlich fundierten Überblick über die Problematik des Unfallgeschehens und der Unfallprophylaxe gegeben hat, wie er sonst kaum vorhanden ist. Der Inhalt der bei der Tagung gehaltenen Referate sollte deshalb über ihre Veröffentlichung hinaus systematisch erfaßt und katalogisiert werden. Damit kann insbesondere auch ein Beitrag zur Überwindung des angesichts der Interdisziplinarität der Unfallforschung besonders naheliegenden Mißstandes geleistet werden, daß immer wieder von Vertretern eines Fachgebietes vermeintlich neue Erkenntnisse vorgetragen werden, die auf anderen Gebieten schon lange gewonnen wurden, oder sogar bereits überholt sind.

Dasselbe gilt für die Vorschläge zur Unfallprophylaxe. Ihre kritische Erfassung und Zusammenstellung, einschließlich der Ergebnisse einer etwaigen Erfolgskontrolle, wird viel unnötigen Aufwand an Arbeit, Zeit und nicht zuletzt auch finanziellen Mitteln ersparen.

Literatur

Neben den direkt benützten und im Text zitierten Veröffentlichungen enthält die Liste einige Arbeiten mit besonders umfangreichen Literatur- und Quellen-Verzeichnissen, die Hinweise auf weitere Literatur geben. Dasselbe gilt für die genannten eigenen Veröffentlichungen des Verf. mit den verschiedenen Stellen, an denen sie erschienen sind.

1. BACKETT, E.M.: Domestic Accidents. Geneva: World Health Organization: Public Health Papers Nr. 26, 1965
2. BAUR, E., NIGST, H.: Versicherungs-Medizin; Bern-Stuttgart-Wien: Huber 1972
3. BEREITER-HAHN, W., SCHIEKE, H.: Unfallversicherung, 4. Aufl. mit Ergänzungslieferungen. Berlin 1971
4. BÖHMER, G.W.: Handbuch der Literatur des Criminalrechts. Göttingen 1816 (3200 Lit.)
5. Bundesanstalt für Straßenwesen: Symposium "Unfallforschung und Verkehrssicherheit", Bonn 8.11.1977. Unfall- und Sicherheitsforschung Straßenverkehr, Heft 14. Köln 1977
6. Bundesministerium für Arbeit und Sozialordnung: Unfallverhütungsbericht 1976. Bonn 1976
7. Bundesministerium für Forschung und Technologie: Technologien für die Sicherheit im Straßenverkehr. Bonn 1976 (950 Lit.)

8. BURGSTALLER, M.: Das Fahrlässigkeitsdelikt im Strafrecht, unter besonderer Berücksichtigung der Verkehrssachen. Wiener Rechtswissenschaftliche Studien, 14. Band. Wien 1974
9. CZEIKE, F.: Regelung und Sicherung des großstädtischen Strassenverkehrs seit dem 18. Jahrhundert, dargestellt am Beispiel der Stadt Wien. Z. Verkehrssicherheit 8, H. 3, 183-220, H. 4, 257-300. 1962 (etwa 450 Quellen und Lit.)
10. DITTRICH, R., VEIT, E.: Österreichisches Straßenverkehrsrecht. I. Teil: Straßenverkehrs-Ordnung 1960, 3. Aufl., mit Ergänzungslieferungen. Wien 1965
11. ELLWANGER, E.: Unfallvorsorge in Freizeit, Sport und Spiel. Stuttgart 1977
12. Forschungsvereinigung Automobiltechnik e.V. (FAT): Unfallforschung. Westeuropäische Forschungsprogramme und ihre Ergebnisse. FAT-Schriftenreihe Nr. 4. Frankfurt a.M. 1977
13. GEIGEL, R.: Der Haftpflichtprozeß mit Einschluß des materiellen Haftpflichtrechts, 15. Aufl. München 1972
14. GÖGLER, E.: Unfallopfer im Straßenverkehr. Documenta Geigy, Series chirurgica Nr. 5. Basel 1962 (770 Lit.)
15. HADDON, W., Jr., SUCHMAN, E., KLEIN, D.: Accident Research. New York, Evanston, London 1964 (180 Lit.)
16. Hauptverband der Österreichischen Sozialversicherungsträger: VI. Weltkongreß für die Verhütung von Arbeitsunfällen und Berufskrankheiten, 2 Bände. Wien 1971
17. HAVEMANN, D.: Zur Epidemiologie des Straßenverkehrsunfalles. Schriftenreihe aus dem Gebiete des öffentlichen Gesundheitswesens, Heft 33. Stuttgart 1972 (250 Lit.)
18. HÖGGER, D., SCHLEGEL, H.: Leitfaden der Arbeitsmedizin. Bern-Stuttgart-Wien 1973
19. HOFFMANN, H., HALLERMANN, A.: Ausgewählte internationale Bibliographie 1964-1973 zur Verkehrsmedizin; herausgegeben vom Deutschen Verkehrssicherheitsrat i.A. des Bundesministers für Verkehr. Bonn 1977 (5000 Lit.)
20. International Drivers' Behaviour Research Association (IDBRA): Annotated Bibliography on Overtaking Behaviour; prepared by U. Berggrund. Courbevoie 1973 (180 Lit.)
21. KAISER, G.: Verkehrsdelinquenz und Generalprävention. Tübinger rechtswissenschaftliche Abhandlungen, Band 29. Tübingen 1970 (980 Lit.)
22. KNOFLACHER, O.: Dringlichkeitsreihung (für den Ausbau des Bundesstraßennetzes), Kriterium Verkehrssicherheit, 1972 und 1975, Schriftenreihe des Bundesministeriums für Bauten und Technik, Bände 7 und 11. Wien 1972, 1976
23. LEHMANN, K.: Zur Entziehung der Fahrerlaubnis; Juristenzeitung 6, H. 19/20, 134-136. (1951)
24. LEHMANN, K.: Die Zusammenarbeit von Polizei und Justiz bei der Bekämpfung und Verhütung von Verkehrsunfällen. In: KALICINSKI, KNOCHE: die Polizei und ihre Aufgaben, 283-294. Essen 1957
25. LEHMANN, K.: Grundsätze der Verkehrssicherung. Mitteilungen der Österreichischen Verkehrswissenschaftlichen Gesellschaft 2, 41-47. (1958)
26. LEHMANN, K.: Zur Typologie der Verkehrsunfälle, Kriminalbiologische Gegenwartsfragen. Mitteilungen der Kriminalbiologischen Gesellschaft 10, 57-75. (1960)
27. LEHMANN, K.: Methodik der Ursachenforschung bei Straßenverkehrsunfällen. Freiburg 1961 (790 Lit.)

28. LEHMANN, K.: Kirche und Verkehrssicherheit. Verkehrssicherheit 8, H. 2, 137-147 (1962)
29. LEHMANN, K.: Methodik und Aspekte der Verkehrsunfall-Forschung. Archiv Unfallforschung 1, H. 1/2, 248-252 (1962/64)
30. LEHMANN, K.: Typische Erscheinungsformen der Unfälle von alkoholbeeinflußten Verkehrsteilnehmern. Prodeedings of the Third International Conference on Alcohol and Road Traffic, p. 20-24. London 1963
31. LEHMANN, K.: Erscheinungsformen, Ursachen und Verhütung der Verkehrsunfälle. Arbeit und Leistung. Arbeitswissenschaft 18, H. 2/3, 52-57 (1964)
32. LEHMANN, K.: Trafiksäkerhetsforskning. In: ANDREASSON, R., HALLDIN, M., LINDGREN, St.: Människan i trafiken, 523-535. Stockholm 1967
33. LEHMANN, K.: Der Faktor Mensch im Verkehr. Verkehrsannalen (Wien) 24, H. 5/6, 227-241 (1977)
34. LEUCH, P.: Der Strafvollzug an Verkehrsdelinquenten. 15. Vortragstagung des Automobil-Clubs der Schweiz. Bern 1971
35. LITTLE, A.D., Inc.: The State of the Art of Traffic Safety. Cambridge/Mass. 1966 (1880 Lit.)
36. LUNDT, P.V.: Alkohol und Straßenverkehr. Zweites Gutachten des Bundesgesundheitsamtes. Schriftenreihe des Bundesministeriums für Verkehr, Heft 52. Bochum 1977
37. MARTIN, L.: Die Rechtsprechung des Bundesgerichtshofes in Verkehrsstrafsachen. Autorecht 42, H. 6, 141-148 (1973)
38. MENZEL, W.: Menschliche Tag-Nacht-Rhythmik und Schichtarbeit. Basel und Stuttgart 1962 (820 Lit.)
39. MIDDENDORFF, W.: Beiträge zur Verkehrskriminologie. Bielefeld 1972
40. MUELLER, B.: Gerichtliche Medizin. Berlin-Göttingen-Heidelberg: Springer 1953
41. NATO, Scientific Affairs Division: Symposion on Working Place Safety, Bad Grund, 22.-26.7.1974. Brüssel 1975
42. NEUMANN, H.: Verkehrsunfall - Mißgeschick oder Straftat? Berlin 1971
43. NORMAN, L.G.: Road Traffic Accidents. Epidemiology, Control, and Prevention. World Health Organization: Public Health Papers No. 12. Geneva 1962
44. NOWAK, A., TESCHNER, H.: Sozialversicherungsrechtliche Entscheidungen, Band 13. Wien 1975
45. POPPE, J.H.M., FOTHERGILL, A.: Anleitung vielerley Lebensgefahren, welchen die Menschen zu Lande und zu Wasser ausgesetzt sind, vorzubeugen, und sie aus den Unausweichlichen zu retten; zwey gekrönte Preisschriften. Wien 1804
46. La Prévention des Infractions involontaires, 8ème Cours International de Criminologie, Bruxelles, 2-11 1958, Nivelles 1960
47. RICKLIN, P.: Die private Unfall- und Haftpflichtversicherung. 2, 77-91 (1972)
48. Road Research Laboratory: Research on Road Safety. London 1963 (370 Lit.)
49. SUTHERLAND, E.H.: Principles of Criminology, 4th Ed., Chicago-Philadelphia-New York 1947 (750 Lit.)
50. SCHULZ, U.: Statistik als Grundlage der Unfallforschung. Schriftenreihe des Hauptverbandes der gewerblichen Berufsgenossenschaften e.V. Bonn 1973

51. Statistisches Bundesamt: Straßenverkehrsunfälle 1975, Fachserie H, Verkehr, Reihe 6. Wiesbaden 1977
52. TOMANDL, Th.: Grundriß des österreichischen Sozialrechts. Wien 1974
53. URSPRUNG, H., et al.: Sicherheit im Straßenverkehr, Symposium an der Universität Zürich, 24.-25.11.1972. Frankfurt a.M. 1973
54. VEIT, R.E.: Das Eisenbahn- und Kraftfahrzeughaftpflichtgesetz, 3. Aufl. Wien 1971

F. Irk, Budapest

Strafen, aber wie?

Es gibt ein altes Grundproblem für einen Wissenschaftler, der sich mit Problemen der Verkehrsunfallsverursachung beschäftigt; wenn, in welchem Kreis und wie darf, bzw. muß man bestrafen?

Mit der heutigen Kategorisierung der Verkehrsstraftaten kann ich nicht einverstanden sein. Der Kreis der Bestraften ebenso wie die Art und das Außmaß der verhängten Strafen entsprechen nicht den Anforderungen. Bei den Strafen soll man folgende Gesichtspunkte zur Geltung gelangen lassen:

- Die Strafen müssen sich der gesellschaftlichen Gefährlichkeit der Tat und des Täters anpassen.
- Eine enge Beziehung muß zwischen der Tat und ihrer Verwerflichkeit (persönliche Schuld, bzw. Gewichtigkeit) gegeben sein.
- Ein Irrtum soll bei der Schuld, bzw. ihrer richtigen Beurteilung ausgeschlossen, bzw. auf ein Minimum reduziert sein.
- Die Strafe soll sowohl spezialpräventiv als auch generalpräventiv effektiv sein.
- Wenn es möglich ist, sollen die Eigenart der Delikte entsprechende Strafarten verwendet werden.

Ehe ein Vorschlag für ein besseres System gemacht werden kann, ist es notwendig, die Probleme zusammenzufassen, welche man eliminieren kann und muß:

1. Der Kraftfahrer bekommt - ebenso wie ein Arzt, Jurist, Ingenieur oder Elektromechaniker - einen Befähigungsnachweis darüber, daß er sich für seine Aufgabe, d.h. das Steuern eines Kraftfahrzeuges eignet, er bezeugt diese Tatsache sogar, d.h. seine Fähigkeit, mit einer Prüfung. Das Individuum kann aber nur für Sachen, die ihm einerseits gelehrt wurden, und die es sich andererseits mit erwartedem Bestreben aneignen konnte, zur Verantwortung gezogen werden. Hier findet man zahlreiche Mängel. Die meisten sind Schulungsprobleme.

2. Nach übereinstimmender Meinung in der Fachliteratur wissen wir, daß niemand zu einem fehlerfreien Fahren fähig ist. Von Zeit

zu Zeit kommt jeder Mensch in eine Situation, bzw. bringt diese selbst zustande, in welcher er - wenn das vom Strafrecht genannte Ereignis eintritt - auch schuldig wird.

3. Bei der Verwicklung in eine gefährliche Situation ist der individuelle Unterschied wesentlich. Die Häufigkeit der menschlichen Fehler ist nicht ableitbar vom Zufall. Aber der Zufall spielt eine entscheidende Rolle beim Gewicht des Ausgangs eines Unfalls.

4. Bei der Entscheidung der Schuldfrage soll man vom Durchschnittsbürger ausgehen. Wenn das entsprechend spezialisierte Modell fähig ist, irgendeine Handlung, bzw. seine Folge vorauszusehen, dann darf man für diese Handlung das Individuum auch verantwortlich machen. Der Durchschnittsbürger kann sich vorstellen, daß bei einem Unfall gewisse Folgen nicht auszuschließen sind. In diesem Kreis gibt es keinen Unterschied zwischen den meisten Unfallverursachern und "dem Modell". Das Ereignis irgendwelcher Handlung - aber nur bis zum Augenblick des Eintritts eines Unfalls oder Zusammenstoßes - sieht das in dem gegeben kulturellen Milieu lebende "Modell" vorher. Der Rechtsbrecher kann oder will es nicht erkennen. In diesem Kreis kann also die Verantwortlichkeitsmachung begründet sein. Ebenso sieht "das Modell" auch die verhaltens- und ordnungswidrigen Formen vorher, welche besonders ungünstige Ergebnisse (Unfälle oder Verstöße) verursachen können. Wenn ein konkretes Subjekt dennoch so handelt, kann die Frage nach der Verantwortung für die Folgen wieder aufgeworfen sein. Den Schweregrad der Folgen des Ereignisses - tödlicher Ausgang, Schwerverletzung usw. - kann das Modell aber nicht vorhersehen, weil es meistens objektiv unmöglich ist; hier spielen nämlich die vom Gesichtspunkt des Subjekts zufälligen Faktoren die entscheidende Rolle.

Ein weiteres Problem ist die Beurteilung der Möglichkeit der Voraussicht von Ereignissen bei denjenigen Leuten, die - verglichen mit dem Durchschnitt, mit dem "Modell" - größere Fahrpraxis und besseres Verkehrswissen haben. Zur besseren Erkennung des Fragenkreises sind noch weitere Forschungen notwendig.

Meine Meinung ist folgende: man muß nach Regeln und Verhaltensnormen suchen, wo ein Vergleich zwischen dem "Modell" und einem konkreten Subjekt angestellt werden kann. Je mehr das Verhalten des Subjekts vom "Durchschnitt" in negative Richtung abweicht, desto eher ist das Verhalten zu verurteilen. Dies sind die Ordnungswidrigkeiten, welche landläufig als "irrationell" bezeichnet werden.

Es mag zwar vorausgesetzt werden, daß das im Wagen sitzende "Modell", bevor es auf die Straße fährt, - in abstracto - mit den Folgen seiner Unvorsichtigkeit rechnet. Aber in einer gegebenen Situation - im Verkehrsprozeß - ist es unvorstellbar, daß die Vorstellung vom Zusammenhang zwischen Ordnungsbefolgung bzw. einer Abweichung davon und der Schwere der Folgen bei jemanden auftaucht. Wenn es nicht so wäre, könnten wir nicht über Fahrlässigkeit, sondern über eventuelle Vorsätzlichkeit sprechen. Vielleicht lautet es ein wenig ungewöhnlich, aber in der Mehrzahl der Fälle beschäftigt sich das Subjekt in einer gegebenen Situation nur mit der Abwendung einer Gefahr bzw. eines Unfalls. Die Autofahrer fahren vor allem vorsichtig, um einer Beschädigung der eigenen Person bzw. des Wagens vorzubeugen, von Altruismus können wir im entscheidenden Moment - beim "Durchschnitt" - nicht sprechen. Nehmen wir entsprechend der hier dargestellten Thesen das "Modell" als Wahrheit an, das heißt den Durchschnittsfahrer (das Gegenteil ist wahrscheinlich niemandem zu beweisen gelungen), dann müssen wir die Auffassung vom Unfallverursacher auch als richtig halten. Hier müssen wir die betrunkenen Fahrer von den "Durchschnitt-Unfallverursachern" streng abgrenzen.

Fast unnötig ist es, genauer auszuführen, daß es beim Rechtsregelkonstruktionsprozeß richtig ist, sich dem Durchschnitt anzupassen; aber bei der Strafzumessung ist die Individualisierung unbedingt notwendig. Dazu gibt das "Modell" eine nützliche Direktive. Aber es ist sehr wichtig zu betonen, daß zufällige Faktoren die Schwere des Ergebnisses in positiver oder negativer Richtung entscheidend beeinflussen können. Darum kann die Beachtung des Resultates zu einem dem Ziel der Strafe nicht entsprechenden Urteil führen.

5. Die Grundlagenforschungen zeigen, daß - in einem wesentlichen Kreis der bestraften Personen - der Strafprozeß, bzw. die Strafe ein Schuldgefühl für die Tat nicht nach sich ziehen. Selbst wenn während des Strafprozesses ein Schuldgefühl erreichbar ist, die Strafe selbst löscht - als Gegenteil der gewünschten Wirkung - das Schuldbewußtsein später aus.

6. Ein wichtiges Merkmal der Verkehrsunfälle ist, daß - wegen der Augenblicklichkeit - eine genaue Rekonstruktion des genauen Ablaufs fast immer ausgeschlossen ist. Bei der Aufdeckung der Wahrheit spielt der Rückschluß, die phantasievolle und von der Wahrheit oft sehr weit entfernte Zeugenaussage eine wichtige Rolle. Die Aufklärung mancher Fragen ist nach unserem heutigen Wissenstand gar nicht möglich. Darum müssen wir im weiteren auch damit rechnen, daß es auch in der Zukunft - parallel mit der Verwendung von zunehmend wissenschaftlichem Wissen natürlich immer im kleineren Kreis - zu richterlichen Irrtümern kommen kann; bzw. es wird vorkommen, daß das Ausmaß der Schuld von Leuten falsch beurteilt wird.

Man kann mit Recht fragen, was für einen Ausweg kann man nach diesem ziemlich pessimistischen Gesichtspunkten vorschlagen? Welche dieser Fehler können, wenn auch nicht ganz ausgeschlossen, so aber zumindest verhindert werden?

Das Wesentliche meiner Auffassung ist, daß im Kreis der fahrlässigen Verkehrsstraftaten die Ergebnisauffassung unhaltbar ist. Genauer: Die Strafe - im allgemeinen - darf sich nicht dem Grad der Schwere des Ergebnisses (des Ausgangs) anpassen. Anstelle dessen, muß als Maß die Gewichtung der Pflichtvergessenheit treten. Die gesellschaftliche Gefährlichkeit einer Tat ist nicht vom Ergebnis her bestimmt, weil hier die Zufallsfaktoren eine entscheidende Rolle spielen. Die menschliche Schuldfrage kann eigentlich über die Verletzung der vorgeschriebenen Regel bemessen sein. Hier ist notwendig eine Rangreihe aufzustellen. Die Gewichtigkeit der Handlung kann primär über die subjektive Gewichtigkeit der Regelverletzung festgestellt werden.

Bei der Feststellung der Schuldfrage muß man zuerst fragen, ob die jeweilige Person zu einem vorschriftsgemäßen Verhalten fähig ist? Stellen wir uns vor, daß in Zukunft in der Fahrschule jedermann alles für das Verkehrsverhalten unbedingt notwendige Wissen gelehrt wird (dieses Wissen muß aber zuerst gelehrt sein, erst dann darf man seine Anwendung erwarten!). In diesem Fall wäre es theoretisch möglich, bei jedermann solche Regeln zu verwenden. Seine Aufgaben können zusammenfassend "Kriterium der Fahrtauglichkeit" genannt werden.

Man kann damit rechnen, daß ein wesentlicher Teil der Menschen - wenigstens im Kreis der Kraftfahrer - diesen Aufgaben nicht genüge leisten wird. Wenn jemand diesen Aufgaben nicht gewachsen ist, ist er im Verkehr auch unfähig, dauernd allen Anforderungen zu genügen, obwohl er bei einer kurzen Prüfung wie sie derzeit üblich ist, eventuell keinen wesentlichen Fehler macht.

Meiner Meinung nach sind die folgenden - und unbedingt zu prüfenden - Gesichtspunkte wichtig:

Hat jemand eine richtige sog. Situationserkenntnisfähigkeit? Das heißt: ist das Subjekt ebenso fähig, wie der Durchschnittsbürger - also das "Modell" - noch rechtzeitig die gefährlichen Situationen - als Prozeß - zu erkennen, und ist er fähig den richtigen, sog. "Notausgang" zu finden? Wenn jemand zu dieser Aufgabe unfähig ist, dann ist er unfähig, seine eigenen Verhaltensmomente zu erkennen, welche diese gefährlichen Situationen konstruieren können. Er ist unfähig zu erkennen, wann sein eigenes Verhalten - in der gegebenen Umgebung - objektiv unfallgefährlich wird.

Diese Fähigkeit kann theoretisch zu zwei Zeitpunkten untersucht werden: einerseits nach einem Unfall, anderseits vor der Zeit der Erwerbung des Führerscheins. Ein wichtiges strafrechtpolitisches Argument spricht gegen die erste Variante: wenn wir das machen dürfen, dann können wir nach einem ärztlichen Kunstfehler die Unfähigkeit des Arztes, nach einer Fahrlässigkeit in der Größenordnung mehrerer Millionen die Unfähigkeit des Generaldirektors feststellen. Das wäre gleichbedeutend mit der Entkriminalisierung der Fahrlässigkeitsdelikte. Es wäre aber sowohl aus gesellschaftsschützenden, wie auch spezialpräventiven Gesichtspunkten unerwünscht. Darum scheint die zweite Alternative richtiger zu sein: also für die Erwerbung eines Führerscheins muß die Situationserkennungsfähigkeit wichtigste Vorbedingung sein.

Die anderen Erwartungen sind meistens schon gut bekannt. Vielleicht weicht die Wichtigkeitsrangordnung von der heute üblichen ab. Ich finde es ist wesentlich, festzustellen, ob der Fahrer-Kandidat entsprechende (genügende)

Reaktionsssicherheit bei komplexen Reizen;
Geschwindigkeits- und Entfernungsrechnungsfähigkeit;
Grad der Risikoverpflichtung;
Korrekturfähigkeit und -technik bei fehlerhaftem Verhalten;

Beachtungsgrad der anderen;
Toleranz an Störungs- bzw. Behinderungsreizen hat.

Wenn jemand - natürlich entsprechend dem Niveau des Durchschnittsmenschen - den oben genannten Bedingungen entspricht, ist es - wenn auch noch nicht garantiert - wahrscheinlich, daß er sich verkehrsangepaßt verhalten wird und selbst unter wesentlichen Belastungen bestehen wird.

Die gegebene Prüfung ist natürlich bei mehrfachen Unfallteilnehmern ebenso wie bei Leuten, die sich wiederholt verkehrswidrig verhalten, notwendig.

Es ist ein allgemeines strafpolitisches Grundprinzip, daß bei vermehrten Straftaten - und natürlich im Verkehr so auch bei denjenigen Personen, die sich in letzter Zeit wiederholt ordnungswidrig verhalten haben - die Steigerung der Strafbemessungsstrenge notwendig sein kann. Bei Verkehrsordnungswidrigkeiten, welche die Gründe der Straßenverkehrsunfälle sind, dann man aber nach den statistischen Daten feststellen, daß das Teilverhältnis der einzelnen Ordnungswidrigkeitsformen bei den Verkehrsunfällen, abgesehen von kleineren Schwankungen, unverändert ist. Eben darum ist es richtig, einen Unterschied zwischen "primären" und "sekundären" schweren Ordnungswidrigkeiten zu machen. Im allgemeinen ist es unrichtig, jemanden für gegebene Ordnungswidrigkeiten nur darum strenger zu bestrafen, weil die meisten solche Ordnungswidrigkeiten begehen. Das Ziel soll sein, nicht mehr Personen zu bestrafen, sondern dort die Strafe vermehrt zu verwenden, wo die Wirkung gesteigert werden kann. Z.B.: Es ist heute allgemein bekannt, daß bei falschem Überholen statt der Aggressivität eine falsche Berechnungsfähigkeit entscheidend ist. Die Lage ist bei den meisten Vorfahrtverletzungsunfällen ähnlich. Es ist eine drohende Gefahr, daß die Auffassung, welche die massenhaft vorkommenden Ordnungswidrigkeiten - im voraus, ohne Selektion - strenger bestraft, den Wirkungsgrad der Strafe vernichtet. Im Kreis der Verkehrsteilnehmer bildet sich eine relativ große Gruppe von "Gleichgültigen" heraus, welche darum dem verkehrsangepaßten Verhalten, der Einhaltung des Verkehrsordnungsparagraphen nicht genügende Sorgfalt zuteil werden läßt, weil sie meint: Für eine geringfügige Unaufmerksamkeit kann man auch mit empfindlichem Rechtsnachteil rechnen.

Statt dieser Auffassung müssen wir in der Rangordnung der Strafbemessung an den ersten Platz die bewußte, an den zweiten die unbewußte Ordnungswidrigkeit stellen. Es ist klar, daß jemand schwerer gegen die Verkehrsordnung verstößt, wenn er eine im Gesetz gegebene absolute Geschwindigkeitsgrenze übertritt, oder ohne Deckung nach rückwärts fährt, als derjenige, der trotz Vorrang auch dort anhält, wo es nicht vorgeschrieben ist, z.B. vor einer gleichrangigen Kreuzung, aber nicht den sich nähernden Wagen sieht.

Zu der oben gegebenen Konstruktion ist die Ordnungswidrigkeits-Datenbank unbedingt notwendig. Das Punktesystem kann der früher gegebenen Reihe entsprechen. So wäre es möglich, das Vorleben jedes Verkehrsteilnehmers laufend zu verfolgen.

Unter Rücksicht auf die heute noch unerklärbaren Umstände, die unsicheren Faktoren, wäre es zuerst einmal richtig, die eingestellten Strafen im breiten Kreis zu nützen. Das Verhältnis zwischen den eingestellten und vollstreckten Strafen kann sich später verändern - parallel mit der Weiterentwicklung und verstärkten Ausnutzung der Ergebnisse wissenschaftlicher Forschung.

Zwei Ausnahmen müssen wir aber machen. Uneinstellbar ist die Strafe gegen einen Verkehrsunfallverursacher, der nach dem Register der Ordnungswidrigkeits-Datenbank innerhalb der gegebenen Zeit vor dem Unfall das gegebene Limit erreicht hat, welches zur Feststellung des verkehrsunangepaßten Verhaltens genügt.

Ebenso wäre uneinstellbar die Strafe gegen den, der innerhalb der gegebenen Zeit einen Verkehrsunfall verursacht hat.

Die wichtigsten Aufgaben der Strafzumessungspraxis sind dem Täter erkennbar zu machen:
warum es notwendig und gesetzmäßig war, daß es zu einem Verkehrsunfall kam;
wegen welcher, in der Persönlichkeit liegenden Ursachen das von ihm unerwartete Ergebnis eingetreten ist;
was er machen muß, daß er nächstens sicher (mit großer Wahrscheinlichkeit) nicht Teilnehmer eines Verkehrsunfalles wird.

Als Ausgangspunkt wäre die oben schon genannte objektive psychophysiologische Prüfung wünschenswert. Hier wäre es möglich festzustellen, welche Faktoren die Ursachen des falschen Verhaltens waren. Nur dieses kann Grundlage für eine der Persönlichkeit angepaßten Strafe sein.

Grundsätzlich abweichend muß das Verhalten eines Kraftfahrers beurteilt werden, der aggressiv, oder anderswie psychophysiologisch untauglich ist;
soziale Probleme hat;
keine Praxis hat.

Bei dem ersten Fall ist ein vorübergehender oder endgültiger Führerscheinentzug notwendig. Bei der zweiten Gruppe muß man bei der Entscheidung beobachten, ob das Problem, welches im Hintergrund des Unfalles gestanden hat, vielleicht schon erledigt ist. Wenn nicht, wann man damit rechnen kann. Im letzten Fall ist die Nachschulung am geeignesten.

Bei den Strafarten sind einige Veränderungen notwendig. Teilweise in der Rangordnung, teilweise wäre auch die Einführung sog. "verkehrsspezifischer Strafen" wichtig.

Am wirksamsten erscheint heute der Führerscheinentzug. Es hat aber einen Nachteil, welcher neutralisiert sein muß, nämlich die Tatsache, daß ein wesentlicher Teil der Fahrer nach dem Führerscheinentzug auch weiterhin fährt. Darum wäre es notwendig das Übertreten des Lenkverbotes mit empfindlichen und schweren - hauptsächlich "administrativen" - Strafen zu belegen. Zum Beispiel wäre es möglich, den Wagen, welcher im Eigentum des Bestraften oder seiner Familie ist, aus dem Verkehr zu ziehen, bzw. seine Kennzeichennummer zu entziehen, wenn der Delinquent trotz des Führerscheinentzuges fährt. Mit ähnlichen Folgen können auch diejenigen rechnen, die das Lenkrad einer unter Lenkverbot stehenden Person überlassen.

Im Kreis der traditionellen Strafen kann man die Geldstrafe im weiteren auch verwenden, aber natürlich in zeitgemäßer Form - also dem Lohn angepaßt. Die Freiheitsstrafe wäre nur ganz selten zu verwenden, vor allem bei dem Mehrfachtäter, der einen Unfall mit vorsätzlicher Ordnungswidrigkeit verursacht hat.

Als verkehrsspezifische Strafe wäre es ratsam, dem Täter vorzuschreiben, für seine Gesetzwidrigkeit wieder die Fahrschule aufsuchen zu müssen. Es wäre unbedingt notwendig, jede Strafe mit einer Nachschulung zu verbinden. Diese müßte zwei Teile haben:

einmal wäre es notwendig, das allgemeine Verkehrswissen (hier verstehe ich auch das Wissen um die Verkehrsmoral) bei den Unfallverursachern im Rahmen eines Gruppengesprächs zu bereichern;

zum anderen Mal wäre es notwendig, sich im Rahmen eines Gesprächs unter vier Augen auf die Ordnungswidrigkeit, also das spezielle Verhalten des Täters zu konzentrieren.

Wir können rechnen, daß mit der oben dargestellten modernen theoretischen und praktischen Auffassung der Idee der Verkehrssicherheit besser gedient werden kann und wir die Unfallzahlen auch vermindern können.

D. Klebelsberg, Innsbruck

Psychologische Merkmale der Motorisierungsentwicklung

Die verkehrspsychologische Forschung verfügt heute bereits über einen sowohl umfangreichen als auch vielfältig differenzierten Grundstock von empirischen Untersuchungsbefunden. Diese Befunde stützen sich ganz überwiegend auf Ergebnisse aus zeitlichen Querschnitts-Untersuchungen; diese nicht zuletzt deshalb, weil auch die entsprechenden Fragestellungen vorwiegend statisch orientiert sind, d.h., daß bei der Analyse von Verhalten und Einstellungen im Straßenverkehr zunächst - mehr oder weniger absichtlich - von übergeordneten Entwicklungsabhängigkeiten abgesehen wird.

Es ist aber ebenso das Kennzeichen der Grundlagenforschung in den verschiedenen Bereichen der sog. angewandten Psychologie im allgemeinen als auch der verkehrspsychologischen Grundlagenforschung im besonderen, daß sie in Fragestellung, Methodik und Ergebnisverwertung auch entwicklungsbedingte Veränderungen ihres Gegenstandsbereiches berücksichtigen muß, so schwierig oder zumindest aufwendig dies auch sein mag. Dabei werden echte Längsschnitt-Untersuchungen nur sehr selten durchgeführt werden können, so daß häufig auf die mit erheblichen Nachteilen verbundene Methode des Ergebnisvergleichs von Querschnitts-Untersuchungen aus verschiedenen Zeitpunkten zurückgegriffen werden muß.

Wenn man die Fülle der vorliegenden Forschungsergebnisse unter solchen Gesichtspunkten überblickt, erscheint es möglich, einige Tendenzen in der Motorisierungsentwicklung aufzuzeigen, die zwar nicht selbst als empirisch festgestellte Tatbestände, wohl aber als Erklärungshypothesen zu den bis heute ermittelten Befunden aus Einstellungs- und Verhaltensanalysen zu verstehen sind.

Zunächst wäre dabei die Entwicklung von der Symbolfunktion des Kraftfahrzeuges zu seiner instrumentellen Funktion zu nennen. In den Anfangsstadien der Motorisierungsentwicklung dominiert und fasziniert vor allem das Kapazitätskriterium der Motorisierung. Motorisierung wird als mögliche Leistungssteigerung in Form einer bis dahin nicht gekannten Bewältigung von Raum und Zeit erlebt. Dabei bietet das Kraftfahrzeug vielfältige Möglichkeiten zur Identifizierung: die Leistung des Kraftfahrzeuges wird nur allzu leicht als neu entdeckte persönliche Leistungsfähigkeit erlebt. Die außerordentliche Faszinationswirkung, die von ihm in dieser Entwicklungsphase ausgeht, dürfte wohl auf seine Funktion als Symbol der Auto-Mobilisierung - im wörtlichen Sinn - zurückzuführen sein, als Symbol für persönliche Unabhängigkeit und für die Erweiterung des individuellen Lebensraumes, ja sogar als Symbol für die Entfaltung persönlicher Freiheit. Die mit dem Kraftfahrzeug neu erschlossene individuelle Konkurrenzfähigkeit verleiht ihm darüber hinaus auch noch seine viel zitierte Prestigefunktion. Ein Objekt, das solche Erlebnisqualitäten vermittelt, gewinnt außerordentliche subjektive Wertigkeit. Seine subjektiv-positiven Attribute dominieren so stark, daß die negativen weitgehend verdrängt werden. Daß dieses Objekt gleichzeitig auch eine zusätzliche Existenzbedrohung darstellt, ist mit einer solchen Erlebnisweise zunächst nicht vereinbar.

So kommt es, daß neben dem Kapazitätskriterium das zweite grundlegende Kriterium des Straßenverkehrs, nämlich das Sicherheitskriterium, subjektiv zunächst eine ganz untergeordnete Bedeutung hat und erst in den späteren Stadien der Motorisierungsentwicklung in den Vordergrund tritt. So schwer dieser Sachverhalt im Hinblick auf die allgemeine Motorisierungsentwicklung konkret faßbar ist, so offenkundig und gleichzeitig allerdings trivial wird er in jeder individuellen Motorisierungsentwicklung: es hat wahrscheinlich noch niemand sein Kraftfahrzeug dazu in Betrieb genommen, um sicherer zu leben, sondern um ein bestimmtes Ziel möglichst rasch oder bequem zu erreichen. Erst sekundär wird es bedeutsam, dieses Ziel auch unter dem Gesichtspunkt der Sicherheit anzustreben. Diese Rangfolge in der subjektiven Bedeutsamkeit der beiden Kriterien wird auch durch die Extremausprägungen des Fahrverhaltens bestätigt. Es kann zwar durchaus zu einem Fahrverhalten kommen, bei dem Sicherheitsmotivation fehlt, es gibt aber kein Fahrverhalten ohne Motivation im Sinn der Verkehrskapazität, d.h. ohne Motivation im Sinn des Zielerreichen-Wollens.

Wenn trotzdem in der allgemeinen wie in der individuellen Motorisierungsentwicklung eine Akzentverschiebung vom Kapazitäts- zum Sicherheitskriterium erfolgt, so setzt dies voraus, daß Faszinationswirkungen abgebaut und nüchtern-rationale Einstellungen gegenüber dem Kraftfahrzeug aufgebaut werden. Sowohl die Vergleiche zwischen Ländern als auch zwischen einzelnen Regionen mit unterschiedlichem Motorisierungsalter und auch Vergleiche zwischen Fahrergruppen mit unterschiedlicher Fahrerfahrung sprechen für die Annahme, daß mit fortschreitendem Motorisierungsalter die überwiegend irrationale Symbolfunktiom des Kraftfahrzeugs abgelöst wird durch die Funktion des Kraftfahrzeugs als Gebrauchsgegenstand und daß dabei Prestige- und Konkurrenzeinstellungen zunehmend abgelöst werden durch nüchterne Nutzen-Kostenüberlegungen.

Eine zweite Entwicklungstendenz ist in der Veränderung des Fahrverhaltens vom Individual- zum Sozialverhalten zu sehen. An und für sich erschiene eine solche Entwicklung schon allein durch die Entwicklung der Verkehrsdichte erklärbar, die in den allerersten Phasen der Motorisierung ein partnerbezogenes Fahrverhalten in Ermangelung eines solchen gar nicht möglich machte, während ein rein individualistisches Fahrverhalten schon sehr bald aufgrund der äußeren Bedingungen nicht mehr möglich wurde.

Die dabei zugrunde liegende psychologische Entwicklung ist allerdings nicht so einfach und geradlinig wie die Entwicklung der Verkehrsdichte. Dies ergibt sich zum Teil bereits aus dem bisher Gesagten. Die geschilderte Symbolfunktion des Kraftfahrzeugs führt zwangsläufig zu einer einseitigen Ich-Perspektive, aus der das Verkehrsgeschehen betrachtet wird und die dem dominierenden Motiv des Ziel-erreichen-Wollens entspricht. Aus dieser Perspektive werden andere Verkehrsteilnehmer ausschließlich als Behinderung bei der Realisierung dieser individuellen Zielsetzungen erlebt, und die Aufrechterhaltung der Illusion von der uneingeschränkten Erweiterung eigener Leistungs- und Lebensqualität durch das Kraftfahrzeug erscheint nur durch verstärkte Betonung und Durchsetzung egozentrischer Ansprüche an den Straßenverkehr möglich. Auch hier scheint eine realistischere und deshalb angemessenere Einstellung nur schwer Fuß zu fassen, nämlich die Einsicht, daß die Funktionsfähigkeit des Gesamtsystems Straßenverkehr nur durch den teilweisen Verzicht auf Individualisierungsansprüche ermöglicht wird.

Es geht also um die Einsicht, daß individuelle Verhaltensziele im Straßenverkehr um so eher erreicht werden können, je mehr die Verhaltensweisen der anderen Verkehrsteilnehmer und insbesondere deren mögliche Fehlverhaltensweisen einkalkuliert werden. Nur so ist partnerschaftliches Verhalten im Straßenverkehr sinnvoll zu interpretieren und sinnvoll zu propagieren. Es wäre äußerst naiv, partnerschaftliches Verhalten im Straßenverkehr aus altruistischen Motiven zu erwarten, weshalb auch Appelle an Rücksichtsnahme und Edelmut durchwegs erfolglos bleiben. Es ist aber demgegenüber notwendig, zu zeigen, daß eine ausschließliche Ich-Perspektive bei der heutigen Struktur des Straßenverkehrs sehr schnell zu einer Blockierung der eigenen Verhaltensziele führt, während partnerbezogenes Verhalten auf der Linie der eigenen Interessen liegt und somit nichts anderes als eine reine Strategie der Vernunft darstellt.

Eine besondere psychologische Schwierigkeit dieser Entwicklung liegt in der wiederholt - auch in eigenen Untersuchungen - nachgewiesene Tendenz der Kraftfahrer, ihr eigenes Fahrkönnen zu Überschätzen und sich den anderen Fahrern überlegen zu fühlen. Bei Zugrundelegung einer fünfstufigen Notenskala von "sehr gut" über "gut", "durchschnittlich", "schlecht" bis "sehr schlecht" stufen sich in Österreich und Deutschland rund drei Viertel aller Befragten als überdurchschnittliche Fahrer und ein Viertel als durchschnittliche Fahrer ein. Unterdurchschnittliche Fahrer gibt es also in der Summe dieser Ich-Perspektiven nicht. Man selbst, aber eben jedermann, fährt anders als die anderen, genauer gesagt, besser als die anderen.

Daraus wird deutlich ersichtlich, daß das eigene und das fremde Fahrverhalten nach unterschiedlichen Maßstäben beurteilt werden. Nur in Ländern mit dem höchsten Motorisierungsalter ändert sich das Ergebnis in der Richtung der angesprochenen Entwicklungstendenz, indem es zwar auch dort kaum unterdurchschnittliche Fälle, aber jedenfalls mehr durchschnittliche als überdurchschnittliche Fälle gibt.

Die Versachlichung scheint also auch in diesem Zusammenhang ein Kennzeichen der Entwicklung zu sein. Dies ist auch deshalb zu betonen, weil gerade der zuletzt angesprochene Problemkreis der Entwicklung des Fahrverhaltens vom Individual- zum Sozialverhalten fallweise als Spielwiese für ideologische Pflichtübungen auserwählt und darin ein Veranschaulichungsbeispiel gesehen wird für die Berechtigung einer Forderung nach Beseitigung von individuellen Unterschieden zugunsten einer klassenlosen Gesellschaft. Eine solche Argumentation erliegt allerdings selbst der Gefahr einer Symbolfunktion des Kraftfahrzeugs, wenn auch mit verändertem Vorzeichen und sie verkennt die instrumentelle Funktion nicht nur des Kraftfahrzeugs, sondern des Straßenverkehrs überhaupt. Auch er ist ja nicht als Selbstzweck, sondern als Verhaltensbereich zu verstehen, in dem die Voraussetzungen für individuelle Entfaltungs- und Differenzierungsmöglichkeiten geschaffen werden. Wenn es nicht auf Individualisierungsmöglichkeiten außerhalb des Straßenverkehrs ankäme, müßten diese innerhalb des Straßenverkehrs gar nicht erst überwunden werden.

Eine dritte Entwicklungstendenz, die besonders deutlich in der individuellen, aber auch in der allgemeinen Motorisierungsentwicklung zu erkennen ist, läßt sich kurz folgendermaßen kennzeinen: von der gefährlichen Sicherheit zur Sicherheit in der Gefahr. Beim Sicherheitsbegriff ist zweckmäßigerweise zu unterscheiden zwischen der subjektiven Sicherheit als individueller Einstellung und der objektiven Sicherheit als physikalischer Größe. Obwohl diese Begriffe als solche deutlich auseinanderzuhalten sind, ist es für das Sicherheitsproblem von entscheidender Wichtigkeit, beide Begriffe stets aufeinander zu beziehen und in ihrem gegenseitigen Verhältnis zueinander zu sehen. Unter dieser Voraussetzung wird es dann unmittelbar einsichtig, daß es gegenüber einer physikalisch definierbaren Sicherheitsbedingung, z.B. dem Kurvenradius, unterschiedliche subjektive Sicherheitseinstellungen geben kann, z.B. ein angemessenes oder aber ein trügerisches und somit gefährliches Sicherheitsgefühl.

Die beiden früher besprochenen Entwicklungstendenzen machen es verständlich, daß es in frühen Motorisierungsstadien zu besonders krassen Überhöhungen der subjektiven Sicherheit gegenüber der objektiven Sicherheit kommt. Denn hier fehlen die Grundlagen für eine richtige Beurteilung der objektiven Sicherheitsbedingungen noch weitestgehend, während sich im subjektiven Sicherheitsgefühl die Euphorie der ersten Begeisterung widerspiegelt.

Besondere Bedeutung erhält diese Entwicklung durch die vielfältigen falschen Beeinflussungen, denen sie ausgesetzt ist. Bei diesen falschen Beeinflussungen handelt es sich um Halbwahrheiten, die überwiegend in Unkenntnis, teilweise aber auch aus gezielter Mißachtung der Wechselbeziehungen innerhalb des Fahrer-Fahrzeug-Straße-Systems verbreitet werden. Die Einheiten dieses Systems können aber nicht verändert werden, ohne die Funktion des Gesamtsystems zu ändern. Es ist entweder Illusion oder beabsichtigte Täuschung, beispielsweise eine Erhöhung der PS-Zahl als Argument für erhöhte Sicherheit beim Überholen auszuspielen, weil dies nur dann gelten würde, wenn die subjektive Sicherheits- bzw. Gefahrenschwelle unverändert bliebe. Gerade das ist aber in den meisten Fällen unwahrscheinlich. Vielmehr muß aufgrund der ermittelten Einstellungen damit gerechnet werden, daß diese Schwelle durch das Wissen um die Veränderung der objektiven Sicherheitsbedingungen ebenfalls verändert und damit der mögliche Sicherheitsgewinn aufgehoben wird.

Die Überwindung einer solchen gefährlichen Sicherheit ist nur in Verbindung mit den bereits genannten Entwicklungstendenzen möglich. Nur durch fortschreitende Versachlichung der Einstellungen gegenüber dem Kraftfahrzeug und durch zunehmende Bereitschaft zum defensiven, d.h. die möglichen Fehler der anderen einkalkulierenden Verhalten kann sich ein angemessenes Gefahrenbewußtsein entwickeln, welches das objektive Risiko des Straßenverkehrs nicht verdrängt, sondern klar erkennt und ihm in rationaler Weise Rechnung trägt.

Fahrverhalten ist eine besonders deutlich ausgeprägte Form des Entscheidungsverhaltens gegenüber Verhaltensalternativen mit unterschiedlichem Gefahrengehalt. Je stärker dabei unrealistische Einstellungen und Beurteilungen wirksam sind, desto fehlerhafter sind die resultierenden Entscheidungen. Die häufigste eigentliche Gefahr liegt dabei nicht in der klar bewußten Entscheidung für die gefährlichere Alternative, sondern in der falschen Beurteilung der Gefahr. Darin liegt der Unterschied zwischen dem Gefahren- und dem Risikobegriff: mit Risiko ist die Alternative gemeint, die trotz ihres subjektiv höheren Gefahrengehalts gewählt wird. Dementsprechend kann es im Straßenverkehr weder ein gefahrenfreies noch ein risikofreies Fahrverhalten geben. Daher kommt es darauf an, daß das individuelle Fahrverhalten auf der Grundlage einer realistischen Auseinandersetzung mit den objektiven Gefahren und Risiken gesteuert wird. Erst dann ist Sicherheit in der Gefahr möglich.

Wenn als letztes die Entwicklungstendenz vom probierenden zu erprobten Verhalten genannt wird, so ist diese Tendenz den bisher genannten übergeordnet. Denn es handelt sich dabei um die

Kennzeichnung des Fahrverhaltens als Lernvorgang. Für alle drei Gesichtspunkte erweist sich die Rolle der Informationsverarbeitung als besonders bedeutungsvoll, ja man kann sagen, daß die erkennbaren Entwicklungstendenzen überhaupt erst durch zunehmende Erfahrungsbildung in Gang gesetzt werden und daß Einstellungs- und Verhaltensformen der frühen Entwicklungsstadien der Motorisierung durch geringe Erfahrungsbildung zu erklären sind. Andererseits ist aber auch zu erkennen, daß viele Erscheinungsformen früher Entwicklungsstadien mit zunehmendem Motorisierungsalter überwunden werden.

Die Charakterisierung des Fahrverhaltens als Lernvorgang wirft die Frage nach dem Lernprinzip auf, das dabei zugrundeliegt. Hier muß festgestellt werden, daß es in den wichtigsten Abschnitten dieses Lernvorgangs das Prinzip von Versuch und Irrtum ist. Demgegenüber ist das Gewicht der üblichen Fahrausbildung in diesem gesamten Lernvorgang sehr gering. Denn nach den derzeitigen Gegebenheiten ist die Fahrausbildung ganz überwiegend auf die elementaren Lehrziele der Fahrzeugbeherrschung und des Fahrens unter Normalbedingungen ausgerichtet, die gleichzeitig als maßgebliche Kriterien der Fahrprüfung gelten.

Es ist bekannt, aber trotzdem auch hier zu betonen, daß demgegenüber alles, was als Erfahrung über die Aneignung elementarer Fahrfertigkeiten hinausgeht, erst in den daran anschließenden Phasen gelernt werden muß. Der Fahrer, der bisher bei Schneeglätte jede Fahrt vermieden hat und nun doch seine erste Fahrt unter dieser für ihn neuen Bedingung eintritt, bringt keinerlei spezifische Erfahrung zur Bewältigung dieser Situation mit. Das einzige, was ihn von seiner bisherigen Fahrpraxis unterscheidet, ist die größere subjektive Sicherheit, der aber keinerlei Rechtfertigung durch entsprechende Erhöhung der objektiven Sicherheit, z.B. durch situationsbezogene Fahrtechnik, gegenübersteht.

Dieses Lernen nach dem Prinzip von Versuch und Irrtum erweist sich hier als besonders unökonomisch, weil nur die zufällig entstehenden kritischen Verkehrssituationen kennengelernt werden können, aber gleichzeitig auch schon bewältigt werden müssen. Dadurch wird einerseits der zeitliche Verlauf dieses Lernvorgangs außerordentlich verlängert und andererseits sein Lernerfolg stark in Frage gestellt. Es überrascht daher nicht, daß die Dauer des Lernvorgangs vom probierenden zum erprobten, d.h. erfahrenen Fahrverhalten auf ca. 100 000 km bzw. 7 Jahre Fahrpraxis mit einer durchschnittlichen Fahrleistung von 15 000 Kilometern geschätzt wird.

In- und ausländische Erfahrungen sprechen deshalb dafür, daß die bisher weitgehend übliche elementare Fahrausbildung zu ergänzen ist durch eine intensive Verkehrsanpassung des Anfängers im Hinblick auf Sicherheit und Flüssigkeit des Verkehrsablaufs. Das Hauptziel einer solchen Ausbildung ist die Abkürzung des geschilderten Lernvorgangs durch systematisches Situationstraining. Dabei ist an ein Ausbildungsprogramm in drei Stufen zu denken:

1. Das Wahrnehmungstraining mit dem übergeordneten Lehrziel "Gefahren erkennen" und den Teilzielen "richtiges Sehen", "richtiges Schauen" und "Kontrolle des Gesehenwerdens";

2. das Defensivtraining mit dem übergeordneten Lehrziel der Gefahrenvermeidung und den Teilzielen "deutlich fahren" und "Antizipation";

3. das Gefahrentraining, bei dem es in erster Linie nicht um Gefahrenbewältigung, sondern um das systematische Kennenlernen konkreter Gefahrensituationen und damit um die Vermittlung des angemessenen Respekts vor der Gefahr bzw. um die Aktivierung der Sicherheitsmotivation geht. Dabei wird also nicht die objektive Sicherheit erhöht, sondern überhöhte subjektive Sicherheit reduziert.

Schließlich wäre mehr im Sinn einer Fußnote noch auf eine Entwicklungstendenz hinzuweisen, die gar nicht den Forschungsgegenstand, sondern die allgemeine Forschungsmethode betrifft: die Entwicklung von der Unfallforschung zur Sicherheitsforschung. Die Analyse des im statistischen Sinn seltenen Unfall-Ereignisses steht vor der damit und mit den entsprechenden Dunkelziffern verbundenen Schwierigkeit des Stichprobenproblems und außerdem vor der Schwierigkeit, aus der Beschreibung dieses von Zufallsbedingungen mit abhängigen Ereignisses auf Verhaltensformen zu schließen, die dem Unfall vorhergegangen sind. Daher erweist es sich als zweckmäßiger, die Analyse nicht beim negativen Extrem eines Verhaltenskontinuums anzusetzen, das vom Normalverhalten bis zum Unfall reicht, sondern in einem vorausgehenden Stadium, wenn möglich beim Normalverhalten selbst. Das Normalverhalten bietet sich einerseits deshalb als Gegenstand der Analyse an, weil Beobachtungsmöglichkeiten vermehrt und die Zufallsabhängigkeit verringert sind, und andererseits, weil von hier aus auch die Interpretation des Unfallgeschehens eindeutiger erfolgen kann.

Diese Schwerpunktverlagerung hat nicht nur methodische Konsequenzen für die Forschungsstrategie, sondern auch inhaltliche Konsequenzen für Maßnahmen im Breich des Straßenverkehrs: so naheliegend es erschien, mit Verkehrserziehung und Verkehrsaufklärung beim Unfallereignis anzusetzen, wenn es galt, Unfälle zu vermeiden, so unangemessen erwies sich dieser Ansatz, weil es sich bei "Unfallvermeidung" und "Sicherheitstraining" - psychologisch-pädagogisch gesehen - um zwei sehr unterschiedliche Lehrziele bzw. Inhalte von Sicherheitsaktionen handelt.

Eine zusammenfassende Bilanz aus der Betrachtung der erwähnten Entwicklungstendenzen ergibt folgende fünf Punkte:

1. Allgemeine und individuelle Motorisierungsentwicklung scheinen einer Tendenz zunehmender Versachlichung in den Einstellungen gegenüber der Motorisierung zu folgen.
2. Mit zunehmendem Motorisierungsalter wächst die Bereitschaft zur Einordnung individuellen Fahrverhaltens in ein Gemeinschaftsverhalten.
3. Verkehrssicherheit wird bestimmt durch das Verhältnis von objektiver und subjektiver Sicherheit. Dabei bedarf es einer umfangreichen Erfahrungsausbildung, um die anfangs überhöhte subjektive Sicherheit abzubauen zugunsten eines ausgewogenen Verhältnisses zwischen den beiden Komponenten.
4. Alle genannten Gesichtspunkte lassen eine gemeinsame Entwicklung in Richtung auf bessere Verkehrsangepaßtheit des Fahr-

verhaltens erkennen, wie sie auch durch eine Langzeitbetrachtung des relativen Unfallindex seit 1953 bestätigt wird.

5. Als eine der wichtigsten Folgerungen aus diesen Feststellungen erscheint die Einsicht, daß Sicherheit erfahrungsabhängig, d.h. lernbar ist. Daraus ergibt sich die weitere Konsequenz, daß die beschriebenen Entwicklungsverläufe nicht der zufallsabhängigen Erfahrungsbildung des einzelnen Individuums überlassen bleiben sollten, sondern durch eine grundlegend erweiterte Systematik der Fahrausbildung wesentlich abgekürzt werden könnten und daher auch abgekürzt werden müßten. Hunderttausend Fahrkilometer nach dem Prinzip von Versuch und Irrtum sind ein Preis für ein angemessenes Verhältnis zwischen subjektiver und objektiver Sicherheit, der nicht bezahlt werden muß, sondern vermieden werden kann.

P. Weingarten, Wien

Psychologische Aspekte zur Unfallprophylaxe bei Jugendlichen

Die Zahl der Unfälle steigt Monat für Monat, Jahr für Jahr an. Allein in den Krankenhäusern der Allgemeinen Unfallversicherungsanstalt werden jährlich mehr als 200.000 Verletzte behandelt.

Auch bei noch so großzügigem Ausbau von Unfallbehandlung und Rehabilitation - und auf diesem Gebiet wird in Österreich wirklich viel getan - kann damit allein das Problem nicht gelöst werden. Angesichts dieser Tatsache gewinnt die Verhütung von Unfällen in zunehmendem Maße an Bedeutung, da nur durch geeignete Vorbeugungsmaßnahmen auf Dauer eine Senkung der Unfallsrate erfolgen kann. Unter diesen Überlegungen ist nun am psychologischen Institut der Universität Wien in enger Zusammenarbeit mit dem Unfallverhütungsdienst der AUVA und der österreichischen Gesellschaft für Unfallchirurgie eine Studie durchgeführt worden, in welcher die Möglichkeiten einer Unfallprophylaxe bei Jugendlichen überprüft wurde.

Im weiteren werde ich unter anderem aus der Dissertation von Herrn STUNDNER, welche ebenfalls im Rahmen dieser Studie zusammengekommen ist, einige interessante Teilergebnisse anführen.

Es wurde von der Überlegung ausgegangen, daß prophylaktische Maßnahmen zur Unfallverhütung umso wirkungsvoller sein müßten, je früher sie zur Anwendung gelangen. Um überhaupt einmal eine Basis für mögliche Ansatzpunkte zu bekommen, war es notwendig, den IST-Zustand im Hinblick auf Sicherheit bei Jugendlichen zu erheben.

Hierbei ergab sich nun folgende Fragestellung:

1. Wenn es generell so etwas wie eine "Einstellung zur Sicherheit" bei Jugendlichen (Lehrlingen) gibt, ist diese dann eher als positiv oder negativ zu beurteilen?

2. Ändert sich diese Einstellung im Laufe der Ausbildung - d.h. konkret, während der Berufsschulzeit vom 15. bis zum 18. Lebensjahr?
3. Wie dokumentiert sich die beobachtete (gemessene) Einstellung im praktischen Arbeitsverhalten?
4. Welche Schlüsse lassen die gewonnenen Ergebnisse im Hinblick auf Lehrplan, Ausbildung und Unfallprophylaxe zu?

Nachfolgendes Versuchsplanschema (Abb. 1) möge einen vereinfachten Überblick über den experimentellen Teil der Arbeit geben:

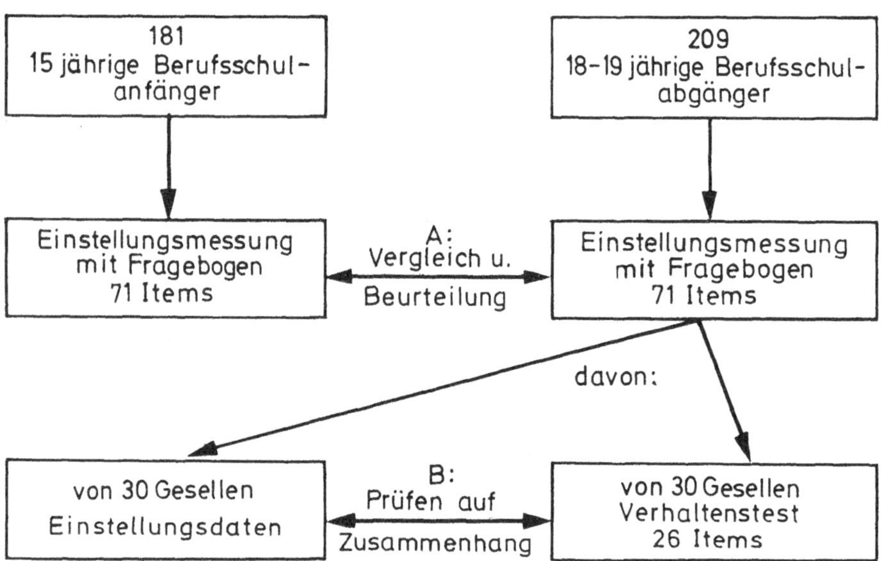

Abb.1. Versuchsplan und Stichprobe

Einstellungsmessung

Ein von Herrn STUNDNER entwickelter Einstellungsfragebogen mit 71 Items wurde 181 Berufsschulanfängern und 209 Berufsschulabgängern in Form eines 10stufigen Polaritätsprofiles vorgegeben. Die über 400 Automechaniker, Karosseriespengler und Autoelektriker, die an den Versuchen teilnahmen, stammten aus zwei verschiedenen Berufsschulen, aus insgesamt 12 verschiedenen Klassen und aus über 30 diversen Firmen.

Die Auswertung der solcherart gewonnenen Daten erfolgte im Interfakultären Rechenzentrum der Universität Wien und erbrachte folgende Ergebnisse:

1. Bei beiden Gruppen von Jugendlichen (Schulanfängern und Schulabgängern) ist die Einstellung zur Sicherheit generell als eher schlecht und mangelhaft zu bezeichnen.
2. Ein Vergleich der einzelnen Testscores erbrachte keinen statistisch signifikanten Unterschied zwischen den Einstellungswerten der 15jährigen und den Werten der 18-19jährigen. Auch

nach einer Trennung der im Fragebogen enthaltenen Items nach Sinngebieten wie etwa Freizeit und Sport, Elektrizität, Verletzung und Unfallverhütung, Arbeit und Beruf etc. konnten keine Einstellungsunterschiede zwischen den beiden Versuchsgruppen gefunden werden.

Verhaltensbeobachtung

Um die Auswirkungen und damit die Tragweite vorangestellter Ergebnisse richtig einstufen zu können, ist es notwendig, den Zusammenhang zwischen Einstellung und Verhalten zu kennen. Obwohl aus der Literatur hinlänglich Untersuchungen bekannt sind, daß Einstellung nicht immer Verhalten determiniert (LA PIERRE, 1934; FESTINGER, 1957; HERKNER, 1975; FISHBEIN und AJZEN, 1974), erschien es uns in diesem Falle doch angebracht, diesen Zusammenhang neuerlich an einer kleinen Stichprobe experimentell zu überprüfen:

Dreißig der 18-19jährigen Lehrlinge, von denen die Einstellungsscores bereits bekannt waren, nahmen ca. 1-2 Monate nach Austritt aus der Berufsschule an einem "Verhaltenstest" teil und wurden an ihrem gewohnten Arbeitsplatz (Werkstätten der Firmen: Österr. Post; ÖBB; Steyr Fiat; Siemens; Ringhoffer; Elektro-Diesel; Denzel; Eisner) bei bestimmten Arbeiten beobachtet. Dazu waren recht umfangreiche Vorkehrungen notwendig: Die "Teststraße" beinhaltete - außer mehreren Blinditems - 26 spezifische Verhaltensitems, deren Sinn und Zweck den Probanden aber in jedem Fall verborgen blieb. Durch eine entsprechende Instruktion, in welcher von Arbeitszeitvorbereitungsstudien, Werkzeugwahl, Rationalisierungstests etc. gesprochen wurde, war gesichert, daß die Probanden nicht mehr oder weniger sicher arbeiteten als gewohnt. Die beiden unabhängigen Beobachter notierten oft nur die Art des verwendeten Werkzeuges, die eingestellte Drehzahl an der Maschine oder ähnliches, für die eigentliche Auswertung völlig irrelevante Dinge.

Was tatsächlich beobachtet und gescort wurde, soll an Hand von 2 Itembeschreibungen erläutert werden.

Während beispielsweise im Einstellungstest eine Frage auf die Gefährlichkeit von fettigen Händen beim Bedienen von Schweißflaschen Bezug nahm, behandelte der "Verhaltenstest" dieses Item folgendermaßen: Über ein Blinditem - nämlich dem Überprüfen eines öligen Stoßdämpfers auf Verwendbarkeit - wurde zunächst erreicht, daß der Proband stark fettig-ölige Hände hatte. Der nachfolgende Arbeitsgang bestand aus dem Verschweißen zweier Bleche. Bediente die Versuchsperson ohne <u>vorher</u> die Hände in irgendeiner Form zu säubern (Gelegenheit und Zeit waren vorhanden) die Reduzierventile, so wurde der Versuch noch <u>vor</u> Anzünden der Flamme abgebrochen (Vermeidung einer tatsächlichen Gefährdung!) mit dem Hinweis, uns hätten nur die eingestellten Druckwerte für Acetylen und Sauerstoff interessiert.

oder Beispiel Nr. 2:
Mit Hilfe eines verbotenen und nicht geerdeten Dreifachsteckers konnte <u>scheinbar</u> ein altes Batterie-Ladegerät in Betrieb gesetzt werden, mit dessen Strom die Probanden ein Blinkerrelais testen

konnten. Tatsächlich war das ansonsten lebensgefährliche Gerät vom Netz galvanisch völlig getrennt und gab seine Prüfspannung aus einer verborgen eingebauten Batterie ab.

Als Alternative standen der Versuchsperson Flachbatterien und andere Testbehelfe zur Verfügung. Das adäquate Einstellungsitem im Fragebogen befaßte sich mit dem Problemkreis "Verwendung nicht geerdeter elektrischer Geräte" etc.

In ähnlicher Weise, nur mit einer anderen Thematik, waren die anderen Testitems konzipiert. Dadurch wurde es den beiden geschulten Beobachtern ermöglicht, das jeweilige Verhalten des Probanden eindeutig zu beurteilen. Diese Beurteilungen konnten dann mit den Einstellungsdaten verrechnet werden. Die Ergebnisse zeigten, daß zwischen der gemessenen Einstellung und dem beobachteten Verhalten eine Korrelation von +0,025 besteht - also praktisch kein Zusammenhang zu finden ist!

Schlußfolgerungen für die Unfallprophylaxe

Ohne den Wert von Einstellungen und Einstellungsänderungen zu überschätzen, muß doch gesagt werden, daß eine positive Grundhaltung zu Problemen der Sicherheit für ein adäquates Arbeitsverhalten von großem Vorteil ist. Es wäre höchst wünschenswert, diesem Aspekt im Lehrplan der Berufsschulen mehr Bedeutung beizumessen. Damit könnte eine Basis geschaffen werden, für die - meiner Meinung nach - effektivste Maßnahme zur Unfallprophylaxe, nämlich einem intensiven und auf lerntheoretischen Grundlagen aufbauenden Verhaltenstraining. Insbesondere in den Lehrwerkstätten sollte dieses Verfahren eingesetzt werden, damit schon beim Jugendlichen jene richtigen Verhaltensmuster dauerhaft etabliert werden, die letztlich ein sicheres und unfallfreies Arbeitsverhalten bedingen.

Die moderne Psychologie verfügt über ein breites Inventar von Maßnahmen und Techniken, mit denen Verhalten modifiziert werden kann. Dieses Inventar sollte im Sinne einer möglichst früh ansetzenden Unfallprophylaxe genützt werden.

Zusammenfassung

Es wird über eine experimetentelle Studie berichtet, in der die Einstellung zur Sicherheit von Berufsschulanfängern mit der von Schulabgängern verglichen wird. Als Ergebnis wird festgestellt, daß sich bei den ca. 400 untersuchten Lehrlingen der KFZ-Branche während einer 3 1/2 jährigen Ausbildungszeit keine Einstellungsänderungen im Hinblick auf Sicherheit ergeben.

In einer zweiten Fragestellung wird der Zusammenhang zwischen Einstellung und tatsächlichem Verhalten überprüft. Es ergibt sich kein interpretierbarer Zusammenhang in diesen Dimensionen. Als Konsquenz werden für eine zukünftige Unfallprophylaxe 2 Maßnahmen gefordert:

1. Eine Veränderung des Lehrplanes in den Berufsschulen.

2. Anwendung der psychologischen Lerntheorien in Form eines Verhaltenstrainings für eine möglichst frühzeitige Etablierung eines sicheren Arbeitsverhaltens.

Literatur

1. FESTINGER, L.: A Theorie of cognitive Dissonance, 1957.
2. FISHBEIN, M., AJZEN, I.: Attitudes towards Objects as Predictors of single and multiple behavior Criteria. Psychol. Rev. 1974.
3. HERKNER, W.: Einführung in die Sozialpsychologie, 1975.
4. LA PIERRE, R.T.: Attidutes versus Action, Sozal Forces 14, 1934.

L. Schmidt, Wien

Überlegungen zur Problematik der Unfallverhütung durch Einstellungsänderung

1. Lerntheoretische Betrachtungsweise zur Bedeutung der Einstellung für das Unfallgeschehen

Ich will versuchen, das Problem der Unfallverhütung aus lerntheoretischer Sicht zu beleuchten. Die Lerntheorien bieten sich an, weil man davon ausgehen kann, daß das Verhalten des Autofahrers im wesentlichen erlernt ist. Da es sich bei den Lerngesetzen um eine schon relativ ausgearbeitete und durch viele Experimente bestätigte Theorie handelt, erlaubt eine solche lerntheoretische Analyse einige interessante Schlußfolgerungen und Prognosen. Als Verkehrspsychologin will ich unter Unfall im wesentlichen "Verkehrsunfall"verstehen; dementsprechend kann das Problem der Unfallverhütung auch mit dem Begriff "Verkehrssicherheit" bezeichnet werden.

Das Konzept der Einstellung hat in der letzten Zeit eine lebhafte Diskussion innerhalb der Sozialpsychologie ausgelöst, wobei es vor allem um die Breite dieses Begriffes und um den Bezug zwischen Einstellung und Verhalten geht (z.B. SIX, 1975). Ich will hier unter Einstellung die Bewertung von Situationen, von eigenem Verhalten und dessen Konsequenzen verstehen. Diese ergibt sich im wesentlichen durch Erfahrungsbildung, d.h. aus der persönlichen Lerngeschichte, und bestimmt das künftige Verhalten. Nach den Lerngesetzen führt jedes Verhalten, bei dem man angenehme Konsequenzen erfahren hat, dazu, daß es in Zukunft beibehalten bzw. häufiger ausgeführt wird. Entsprechendes gilt für Verhalten, das negative Konsequenzen nach sich zieht. Dies wird man in Zukunft zu vermeiden suchen, so lange man mit weiteren negativen Konsequenzen rechnet. (z.B. HOLLAND & SKINNER 1961). Wesentlich ist allerdings, daß die jeweiligen Konsequenzen von verschiedenen Individuen unterschiedlich bewertet werden. Je nach seinen bisherigen Erfahrungen sieht der eine z.B. einen Beinaheunfall als Zeichen seiner Fähigkeit an, einen tatsächlichen Unfall vermeiden zu können. Der andere betrachtet ihn als Indiz für sein nicht genügend vorausschauendes Fahren. Entsprechend verschieden wird auch das künftige Verhalten sein. Darüber hinaus unterscheiden sich Personen auch darin, ob sie ihr Verhalten eher nach langfristigen oder überwiegend nach kurzfristigen Konsequenzen ausrichten, d.h. ob sie beispielsweise im Augenblick dem Spaß am Schnellfahren nachgeben, oder ob sie an die mögliche Strafe oder Unfallgefahr denken.

Eine Einstellungsänderung bezeichnet demzufolge Lernprozesse, die zu einer veränderten Bewertung von Situationen, eigenem Verhalten und dessen Konsequenzen führen. Zum Zweck der Unfallverhütung soll diese Einstellungsänderung folgendes bewirken:

Erhöhte Aufmerksamkeit für gefährliche Situationen
Eine kritische Einschätzung der eigenen Fähigkeiten
Die Antizipation der langfristigen Konsequenzen

Das bedeutet z.B. für die Situation "Fahren in einer verparkten Wohnstraße":

Erkennen der Gefährlichkeit parkender Autos als Sichtbehinderung, richtige Einschätzung des eigenen Anhalteweges, bewußte Vermeidung eines Fußgängerunfalls. Auf der Verhaltensebene wird sich das in einer Herabsetzung der Fahrgeschwindigkeit und in erhöhter Bremsbereitschaft äußern.

Ein Unfall ist unter diesem Blickwinkel ein den Gegebenheiten nicht angemessenes Verhalten mit negativen Konsequenzen, die entweder nicht erwartet oder in ihrer Bedeutung falsch eingeschätzt wurden. Unter Gegebenheiten werden hier Merkmale der Verkehrsumwelt, wie bauliche Gestaltung, Verkehrszeichen, andere Verkehrsteilnehmer, sowie Merkmale des Fahrzeuges und des Fahrers verstanden.

Hier interessiert von allen möglichen Unfallursachen die Einstellung d.h. - wie bereits gesagt - die Bewertung von Situationen, eigenem Verhalten und dessen Konsequenzen. Diese Bewertung läßt sich unter dem Begriff der Risikobereitschaft zusammenfassen. Es herrscht allgemein Einigkeit darüber, z.B. alkoholisiertes Autofahren als risikoreich anzusehen. Dennoch zeigt die Beobachtung, daß es sehr unterschiedliche Alkoholisierung unter den Autofahrern gibt (z.B. jemand trinkt prinzipiell nichts, ein anderer fühlt sich mit 1.5‰ noch fahrtüchtig). Abgesehen von den individuellen Differenzen bezüglich der Fähigkeiten und der Konstitution, deren Existenz unbestritten ist, gibt es durch physikalische und physiologische Gesetzmäßigkeiten bedingte Grenzen, die im Einzelfall nicht immer richtig eingeschätzt werden. Das Problem scheint demnach die Umsetzung der allgemein anerkannten Information über riskantes Verhalten in das eigende Fahrverhalten zu sein. Dazu kommt, daß die meisten Kraftfahrer ihr eigenes Fahrkönnen als überdurchschnittlich einschätzen.

Bei Fahrexperimenten wurde festgestellt, daß es ein intraindividuell konstantes Verhältnis zwischen subjektiv wahrgenommenem Risiko und der gefahrenen Geschwindigkeit gibt (TAYLOR, 1964). Dies erklärt, weshalb der Verkehrssicherheitsgewinn durch besser ausgebaute Straßen oder technisch verbesserte Fahrzeuge so gering ist: Diese Maßnahmen reduzieren sofort die subjektiv wahrgenommene Gefährlichkeit und führen damit zu höheren Fahrgeschwindigkeiten. Wirksame Veränderungen müssen demzufolge bei der Risikobereitschaft des Fahrers direkt ansetzen, indem die Bewertung von Situationen, eigenen Verhaltensweisen und dessen Konsequenzen beeinflußt wird.

2. Versuch einer Veranschaulichung der Lerngeschichte von Kraftfahrern

Im folgenden soll versucht werden, die Rückmeldungen, die ein Autofahrer üblicherweise über die Gefährlichkeit von Situationen bzw. seines eigenen Fahrverhaltens erhält, darzustellen. In der Fahrschule liegt der Schwerpunkt der Ausbildung in der Theorie und dort vorwiegend in kraftfahrzeugtechnischen, bzw. juridischen Aspekten. Das ganze ist also wenig verhaltensnah. Es wird für das Bestehen der Prüfung und nicht für die spätere sichere Teilnahme am Straßenverkehr gelernt. Bei den praktischen Fahrstunden werden direkte Verhaltenskonsequenzen oft deshalb nicht erfahren, weil Fahrlehrer oder andere Verkehrsteilnehmer durch kompensatorisches Reagieren die eigenen Fehler ausgleichen. Die Fahrprüfung selbst wird als "Glück oder "Nervensache" erlebt. Man fühlt sich der Laune des Prüfers ausgeliefert und hat nicht den Eindruck, daß das eigene Verhalten wesentlich für das Bestehen der Prüfung ist.

Als Führerscheinbesitzer lernt der Autofahrer vielfach, daß "falsches", den Gesetzen nicht entsprechendes Verhalten subjektiv angenehm ist, z.B. sich überlegener zu fühlen, schneller zu sein als die anderen. Der Führerscheinbesitzer lernt z.B. auch:

Daß Verkehrsregeln, beispielsweise Geschwindigkeitsbeschränkungen an manchen Baustellen, nicht sinnvoll sind, und daß man sich besser auf sein eigenes Urteil verläßt.
Daß falsches Verhalten selten zu einem Unfall führt.
Daß auf falsches Verhalten selten eine Strafe durch die Polizei oder Gendarmerie folgt.
Daß andere Verkehrsteilnehmer oft das eigene Fehlverhalten ausgleichen (z.B. beim Überholvorgang, bei Vorrangmißachtung).
Daß zum Teil das Einhalten der Gesetze gefährlich ist (z.B. Abstandhalten auf Autobahnen, was dazu führen kann, daß sich andere hineindrängen).
Daß andere sich ebenfalls ohne negative Konsequenzen über Verkehrsregeln hinwegsetzen.
Daß er eher verspottet und lächerlich gemacht wird, wenn er sich an Vorschriften hält (z.B. Alkoholabstinenz als Fahrer, Einhalten der Geschwindigkeitsbeschränkungen).

Aus all dem ergibt sich, daß im Sinne der Unfallverhütung erstrebenswertes Verhalten selten oder nie belohnt, im Extremfall sogar bestraft wird (Gefährlichkeit beim Abstandhalten, Lächerlichmachen der Alkoholabstinenz). Regelwidriges, verkehrsunangepaßtes Verhalten hingegen wird auf die verschiedensten Arten verstärkt (z.B. durch zumindest subjektiv-schnelleres Vorankommen, durch Überlegenheitsgefühl, durch Anerkennung anderer). Die seltenen negativen Konsequenzen wie Unfälle oder Strafen werden dann subjektiv folgerichtig als "Pech" angesehen. In dieser Sicht der Dinge wird der Autofahrer durch das geltende Strafrecht unterstützt. Das Strafausmaß richtet sich weniger nach der Gefährlichkeit eines bestimmten Verhaltens in einer konkreten Situation, sondern vielmehr nach den - oft zufälligen - Folgen, z.B. ob der Betreffende eine leichte Körperverletzung hat oder tödlich verletzt wurde.

Die Wirksamkeit der oben angeführten Lerngeschichte und ihre Bedeutung für Einstellung und Verhalten im Straßenverkehr ist durch verschiedene Untersuchungen belegt worden: Mit zunehmender Fahrerfahrung sind vermehrt verkehrsangepaßte Einstellungen und Verhaltensweisen festzustellen, vor allem aber eine Distanzierung von den Verkehrsregeln (z.B. BREINBAUER et al., 1976, SCHMIDT 1974). Die übliche Lerngeschichte des Kraftfahrers ist also aus der Sicht der Unfallverhütung bedenklich: Die fortgesetzte Teilnahme am Straßenverkehr fördert das Übertreten von Verkehrsregeln und eher unangepaßte Einstellungen.

Ein weiteres Problem für die Verkehrssicherheit stellt auch die allgemeine soziale Lerngeschichte der Kraftfahrer dar. Es besteht ein Gegensatz zwischen den in unserer Gesellschaft geltenden Wertvorstellungen wie Durchsetzungsvermögen, Prestigedenken und den Erfordernissen eines sicherheitsbewußten Fahrverhaltens. PLACK (1973) führt das folgendermaßen aus:

"So manches Menschenleben auf den Straßen wird sicherlich durch Überforderung, durch Übermüdung ausgelöscht. Der Straßenverkehr legt aber auch den tendenziell mörderischen Charakter einer Rücksichtslosigkeit und eines Ehrgeizes bloß, die sonst, in weniger gefährlichen Bereichen, als normale, ja sozial erwünschte Haltungen empfunden werden: Um in gesicherte Position zu kommen, um die Wirtschaft florieren zu lassen."

Dieser Widerspruch zwischen allgemein mit positiven Konsequenzen verbundenen Wertvorstellungen und Verhaltensweisen und den Spielregeln für einen reibungslos ablaufenden, unfallfreien Straßenverkehr bestätigt sich auch in verschiedenen verkehrspsychologischen Untersuchungen. Autofahrer, die auf Grund ihrer gesellschaftlichen Position eine Leitbildfunktion haben, zeigen im Straßenverkehr öfter unangepaßte Verhaltensweisen (wie Verstöße gegen Geschwindigkeitsbeschränkungen, Überholverbote, alkoholisiertes Autofahren usw.), und haben dementsprechend bedenkliche Einstellungen (z.B. HÖFNER 1974, SCHMIDT 1975).

Diese mit dem Leistungsprinzip verbundenen Wertvorstellungen sind nur langfristig änderbar. Ihre Problematik geht weit über den Bereich der Unfallverhütung hinaus. Ziel der Verkehrssicherheitsarbeit kann es zunächst nur sein, dem einzelnen die Gefährlichkeit eines an diesen Normen orientierten Verhaltens im Straßenverkehr vor Augen zu führen.

3. Anwendung der Lerngesetze auf die Unfallverhütung durch Einstellungsänderung

Änderung der Lernbedingungen im Straßenverkehr

Da sehr erfahrene Autofahrer trotz vermehrter Übertretungen der Verkehrsvorschriften weniger Unfälle haben, liegt der Schluß nahe, daß viele Verkehrsregelungen vom Standpunkt der Verkehrssicherheit nicht notwendig sind. In einer Untersuchung des Verkehrspsychologischen Institutes Wien (HÖFNER et al. 1973) hat sich das darin bestätigt, daß nur die Überschreiter der als einsichtig beurteilten Geschwindigkeitsbeschränkungen eine auffällige Fahrervorgeschichte hatten (Unfälle, Strafen). Die Überschreiter der als unplausibel eingestuften Geschwindigkeitsbeschränkungen unterschieden sich dagegen in dieser Hinsicht nicht von den Einhaltern. Als sinnwidrig empfundene Verkehrsregelungen können entsprechend dem Lernprinzip der Generalisierung in der Weise wirken, daß der einzelne der gesamten Verkehrsregelung eher skeptisch oder gleichgültig gegenübersteht.

Um dieser Entwicklung entgegenzutreten, erscheinen folgende Maßnahmen zielführend:

Überprüfung der Beschilderung bzw. der Verkehrsvorschriften auf ihre Einsichtigkeit.
Vereinheitlichung der Vorschriften (Beispiel: Gefahrenzeichen "Kurve" oder Höhe der Geschwindigkeitsbeschränkung werden in verschiedenen Bezirkshauptmannschaften unterschiedlich gehandhabt).
Verstärktes Ausrichten der Verkehrsregelung an den Möglichkeiten der menschlichen Wahrnehmung und dem daraus resultierenden Verhalten (z.B. Anzahl gleichzeitig wahrnehmbarer Verkehrszeichen, psychologischer Vorrang).
Gezielte Überwachung an wirklichen Gefahrenstellen, um die negative Verhaltenskonsequenz Polizeistrafe einsichtiger erscheinen zu lassen und tatsächlich gefährliche Verhaltensweisen zu verhindern.

Änderung der Bewertung von Situation und Verhaltenskonsequenzen

Ein Änderung der Bewertung von Situationen kann durch das sogenannte Gefahrentraining erreicht werden. Dabei handelt es sich um die Darbietung von Dias mit Straßenverkehrssituationen, mit deren Hilfe das möglichst frühzeitige Erkennen potentieller Gefahren trainiert werden soll. Während dieses Training jedoch nur mit einer sehr begrenzten Teilnehmerzahl durchzuführen ist, kann für größere Gruppen ähnliches durch die sogenannten Safety Campaigns erreicht werden. Unter Safety Campaigns versteht man Kommunikationen mit den Verkehrsteilnehmern über die Massenmedien mit dem Ziel, durch entsprechend motivierende Information Unfälle und Unfallfolgen zu reduzieren (z.B. Alkoholaktion 1973 in Zusammenarbeit des Ministeriums für Gesundheit und Umweltschutz, der Allgemeinen Unfallversicherungsanstalt und des Kuratoriums für Verkehrssicherheit).

Sowohl beim Gefahrentraining als auch bei der Massenkommunikation wird oft neben einer Veränderung der Bewertung von Situationen versucht, die Beurteilung der Verhaltenskonsequenzen (Unfall, Beinaheunfall) zu ändern und alternative Verhaltensweisen anzubieten.

Solche Verkehrserziehungsprogramme müssen die oben dargestellte Lerngeschichte der jeweiligen Zielgruppe berücksichtigen - und zwar sowohl die verkehrsspezifische als auch die allgemein soziale.

Rechtzeitige Einleitung wünschenswerter Lernprozesse

Ensprechend dem Wissensstand der Sozialpsychologie ist es leichter, eine Einstellung aufzubauen als eine bereits bestehende zu verändern. Daraus ergibt sich die Wichtigkeit einer an sicherem Fahrverhalten orientierten Fahrschulausbildung und die Bedeutung einer möglichst schon im Vorschulalter einsetzenden Verkehrserziehung. Kinder dieses Alters sind überdies auf Grund entwicklungspsychologischer Erkenntnisse leichter zu beeinflussen. In diesem Lebensabschnitt gemachte Erfahrungen zeigen sich resistenter gegen spätere Beeinflussung.

Auch am Beispiel der Kinderverkehrserziehung werden die Schierigkeiten deutlich, die insgesamt für die Verkehrssicherheit charakteristisch sind. In Konkurrenz zu den erzieherischen Bemühungen stehen die täglichen Erfahrungen des Kindes: Das Verhalten von Eltern und Lehrern als Fußgänger, die Beobachtung als Beifahrer im Auto. Diese Eindrücke schwächen den Einfluß der sicherheitsorientierten Erziehung; unter Umständen machen sie ihn sogar vollends zunichte. Es wird deshalb nötig sein, Eltern und Lehrer immer wieder auf die Bedeutung ihrer Vorbildfunktion ("Lernen am Modell" nach BANDURA & WALTERS 1963) hinzuweisen.

Besondere Trainingsprogramme für Extremgruppen ("Driver Improvement")

Die bisher erwähnten Maßnahmen gelten für die Allgemeinheit der Kraftfahrer. Wie anfangs erwähnt, zeigen sich erhöhte Risikobereitschaft - d.h. unangemessene Bewertungen - und eine entsprechend auffällige Fahrervorgeschichte bei einigen Personen in besonders ausgeprägter Weise. Da es aber wegen der sozialen Bedeutung des Führerscheines nicht vertretbar ist, all diese Personen vom Straßenverkehr auszuschließen, wurden spezielle Trainingsprogramme zur Nachschulung solcher Fahrer entwickelt. In den USA gehen diese Bemühungen, das sogenannte Driver Improvement, bis in die Zeit vor dem zweiten Weltkrieg zurück. Intensiviert wurden sie jedoch erst in den 60er Jahren. Seit einiger Zeit bemüht man sich auch im deutschen Sprachraum um diese Art der Verkehrserziehung (z.B. SPOERER 1972, WINKLER 1974).

Der Schwerpunkt dieser zumeist in Kleingruppen durchgeführten Maßnahmen liegt auf der Veränderung der Einschätzung des eigenen Fahrverhaltens, der Analyse der auslösenden Bedingungen und der Betonung langfristiger Verhaltenskonsequenzen. Die Wirksamkeit dieses erfolgversprechenden Ansatzes zur Unfallverhütung hängt wesentlich von den gesetzlichen Vorschriften ab. Das Vorhandensein einer Zentralkartei zur Registrierung von verkehrsauffälligen Kraftfahrern ist ebenso notwendig wie die gesetzliche Möglichkeit, den Verkehrsauffälligen die Teilnahme an solchen Kursen zwingend vorschreiben zu können.

In Österreich wird jetzt ein Projekt in Angriff genommen, das die Erarbeitung eines effizienten Driver-Improvement-Programmes für die Anwendung auf breiter Basis zum Ziel hat. Als erster Schritt ist dabei die Erprobung solcher Maßnahmen im Rahmen der Rehabilitation von inhaftierten Verkehrsstraftätern vorgesehen.

4. Schlußbemerkung

Verkehrsfachleute der verschiedensten Richtungen sind sich im großen und ganzen einig, daß jede Maßnahme zur Unfallverhütung ihre Grenzen in der Reaktion des Menschen darauf findet. Ich habe versucht, die Bedeutung, die der Einstellung des einzelnen dabei zukommt, ebenso herauszustellen wie deren Abhängigkeit von allgemein gesellschaftlichen Normen. Diese Betrachtung soll einerseits Ansätze zur Verbesserung der Unfallverhütung aus psychologischer Sicht aufzeigen, andererseits aber auch deren Grenzen deutlich machen.

Die verschiedenen Statistiken zeigen die heute bevölkerungspolitisch und sozialökonomisch bedrohliche Entwicklung des Unfallgeschehens, die der Auswirkung der Infektionskrankheiten in früheren Zeiten vergleichbar ist. In dem Bericht einer OECD-Gruppe (WILDE 1976) werden Zahlen für Kanada zitiert, die deutlich machen, daß Straßenverkehrsunfälle die Gesellschaft 1,2mal mehr Lebensjahre kosten als Kreislaufstörungen, und 1,7mal mehr als z.B. Krebs. Die Ausgaben auf diesem Gebiet der gesamten Unfallverhütung tragen dieser Tatsache nicht Rechnung. Ähnliche Zahlen für Österreich sind mir nicht bekannt. Sicher ist jedoch, daß sich die Unterschätzung der gesellschaftlichen "Kosten" durch das Unfallgeschehen auch bei uns in beschränkter finanzieller Unterstützung der Unfallverhütung zeigt.

Literatur

1. BANDURA, A., WALTERS, R.H.: Social learning and personality development. New York: Holt, Rinehart & Winston 1963.
2. BREINBAUER, W., HÖFNER, K.J., SCHMIDT, L.: Stellenwert des Autos in der Meinung der Kraftfahrer und in der Automobilwerbung. Sekundäranalyse einer Untersuchung im Auftrag des BM f. Verkehr und des BM für Wissenschaft und Forschung, Wien August 1976.
3. HOLLAND, J.G., SKINNER, B.F.: The Analysis of Behavior. Mc Graw-Hill: New-York-Toronto-London 1961.

4. HÖFNER, K.J., KOWAR, P., SCHMIDT, L.: Auswirkungen von Geschwindigkeitsbegrenzungen. Untersuchung im Auftrag des BM f. Wissenschaft und Forschung, Wien 1973.
5. HÖFNER, K.J.: Ursachen von Verkehrsverstößen. Referat anläßlich der 19. Fortbildungsveranstaltung des BDP, Sektion Verkehrspsychologie, Köln, 1974.
6. PLACK, A.: Vermeintlich harmlose Formen der Aggression. In: PLACH, A. (Hrsg); Der Mythos vom Aggressionstrieb. München: List, 1973.
7. SCHMIDT, L.: Effektivitätskontrolle der Alkohol-Schwerpunktaktion 1973. Untersuchung im Auftrag des BM für Gesundheit und Umweltschutz und der Allgemeinen Unfallversicherungsanstalt, Wien 1974.
8. SCHMIDT, L.: Überlegungen zur Problematik von Einstellungsänderungen durch Safety Campaigns am Beispiel der Effektivitätskontrolle einer Alkoholaktion. Z. Verkehrssicherheit. 3, 183-195, 1973.
9. SIX, B.: Die Relation von Einstellung und Verhalten, Z. Sozialpsychol. 6, 270-296 (1975).
10. SPOERER, E.: Driver Improvement: Möglichkeiten der Rehabilitierung von verkehrsauffälligen Kraftfahrern. Frankfurt: Dr. A. Tetzlaff-Verlag 1972.
11. TAYLOR, D.H.: Driver's Galvanic Skin Response and the Risk of Accident. Ergonomics 7 (4), 439-51 (1964).
12. WILDE, G.J.S.: Mass Media Communications for Pedestrian Safety. Report on behalf of the Subgroup III of the OECD/ECMT, Special Research Group on Pedestrian Safety, Kingston/Kanada, August 1976.
13. WINKLER, W.: Gruppengespräche nach wiederholter Trunkenheit am Steuer, Blutalkohol Vol. 11, No. 3, Mai 1974.

R.F. Borkenstein, Bloomington

Der Aspekt der menschlichen Faktoren bei dem Entstehen von Verkehrsunfällen – einige Möglichkeiten für zukünftige Präventivmaßnahmen*

Eines der grundlegenden menschlichen Bedürfnisse ist der Zugang zu anderen Menschen, Orten, Dingen, Informationen und Ideen. Telekommunikation wie Telefon und Fernsehen erleichtern den Zugang zu Information, Ideen und Unterhaltung. Verschiedene Arten von Transportmitteln erfüllen die Forderungen physischen Zugangs zu Menschen und Dingen. Jedoch von allen Transportmitteln scheint das Automobil die größte Anziehungskraft zu haben und diese Anziehungskraft wächst ständig. Das Auto ist ein angenehmes, bequemes

---

* Für die deutsche Übersetzung des englischen Manuskriptes dankt die Österreichische Gesellschaft für Unfallchirurgie Frau Dr. phil. E. KLEBEL, Wien.

und individuelles Transportmittel, praktisch von Tür zu Tür und ohne Fahrplan.

Obwohl gegenwärtig ein gewisser Druck besteht, das Automobil durch Massentransportmittel zu ersetzen, ist dies bisher nicht sehr erfolgreich gewesen. Die Automobildichte hat in allen entwickelten Nationen während der letzten 10 Jahre außerordentlich rasch zugenommen.

Das Ziel eines solchen Systems wurde vom California State Transportation Board prägnant umschrieben: "Das Ziel des Staates im Hinblick auf den Verkehr ist die Entwicklung, Koordination und Erhaltung eines Transportsystems mit optimaler Tauglichkeit für die Beförderung von Personen und Verbrauchsgütern in der effizientesten, zeitsparendsten, bequemsten, sichersten, verlässlichsten und kostensparendsten Art, in Übereinstimmung mit den sozialen, ökonomischen und umweltorientierten Interessen des Volkes dieses Staates". Das Wesentliche dieser Definition liegt in den neuen Schlüsselworten: "Optimale Tauglichkeit für die Beförderung von Menschen und Verbrauchsgütern." Eine unvermeidliche Dysfunktion liegt jedoch in einem Wort dieser Zieldefinition, mit welchem wir uns heute beschäftigen wollen, nämlich in dem Wort "sicher". Wenn man einige andere Wertbegriffe aus dem Satz entfernt, würde es heißen "in der sichersten Art in Übereinstimmung mit den Interessen der Bevölkerung". Ist der Preis an Menschenleben und Gesundheit, den wir für die postitiven Werte des Automobils zahlen, zu hoch?

Wenn wir Verkehrsunfälle reduzieren wollen, müssen die Anforderungen an die Fahrer minimal sein und das Verhalten der Fahrer muß so gestaltet werden, daß es in hohem Maß mit den Regeln für sicheres Fahren und den Gesetzen konform geht. Wir alle lieben die Freiheit. Wir möchten so wenig Kontrollen und Restriktionen für unser Verhalten als irgend möglich. Wir ermutigen einen hohen Grad von Selbstverwirklichung in unserer Bevölkerung, weil von da her Kreativität und Neuerungen kommen. Jedoch ist die Straße kaum der rechte Ort, diese Freiheit der Selbstverwirklichung auszuüben. Gesetze müssen realistisch im Hinblick auf ihre Ziele und gleichzeitig vernünftig sein. Emile FOUGET sagte: "Das Gesetz sollte ein wenig geliebt werden, weil man fühlt, daß es gerecht ist; es sollte ein wenig gefürchtet werden, weil es streng ist; es sollte auch ein wenig gehaßt werden, ist es doch bis zu einem gewissen Grad nicht im Einklang mit dem allgemeinen Charakter der Zeit; und es sollte auch respektiert werden, weil man fühlt, daß es eine Notwendigkeit ist." Aber Roscoe POUND sagte: "Es gibt Grenzen für effektive gesetzliche Maßnahmen". Personen, welche mit den Gesetzen des Straßenverkehrs in Konflikt kommen, werden üblicherweise wie Pseudokriminelle behandelt. Obwohl manche Übertretungen der Verkehrsgesetze krimineller Natur sind, weil sie vorsätzliche Handlungen darstellen, welche das Leben anderer als das des Fahrers in Gefahr bringen, sind doch die meisten Verkehrsübertretungen einfach Fahrfehler. Dies hat zur Einführung der Methoden der Sozial- und Verhaltenswissenschaften in diesem Arbeitsbereich während der letzten 15 Jahre geführt. Wir schieben endlich den Schleier der Blindheit zur Seite und identifizieren ein differenzierteres System zugrundeliegender Ursachen, von denen viele durch Gesetze nicht beeinflußbar, jedoch möglicherweise durch andere Mittel in den Griff zu bekommen sind.

Dies hat viele neue Berufe in diesen Arbeitsbereich gebracht. Diese Mannigfaltigkeit ist einer der interessantesten, aber auch einer der frustiertendsten Aspekte der Verkehrssicherheit. Sie umschließt die Medizin, die Gesetzgebung, den Einsatz der Polizei, Psychologie, Soziologie, den Journalismus, die Verkehrstechnik, Chemie, Physik, die Regierung und die Wirtschaft. Wegen dieser Mannigfaltigkeit liegt die Frustration in der Schwierigkeit, Übereinstimmung zu erzielen. Diese Schwierigkeit betrifft beinahe jedes Detail. Jeder betrachtet das Problem von seinem eigenen beruflichen Standpunkt aus. Nachdem ich die umfangreiche Literatur durchgesehen habe, fand ich, daß die Meinungen der Autoren über Ursachen, Wirkungen und Reduktion von Verkehrsunfällen von ihrem beruflichen Hintergrund abhingen. Wenn das einzige Werkzeug, das man hat, ein Hammer ist, neigt man dazu, alles so zu behandeln, als wäre es ein Nagel. Eine Ätiologie dieses Phänomens, die alle Aspekte umschließt, muß erst entwickelt werden.

Nachdem ich keine gemeinsame Ansicht über die Ätiologie von Verkehrsunfällen fand, rief ich einen Kollegen an, der viel über dieses Gebiet geschrieben hat. Er sagte: "Vergiß es. Das beste was man tun kann, ist Unfälle weniger schwer zu machen, wenn sie schon geschehen _müssen_." Dies wurde durch eine Feststellung aus der Einleitung des "Report on Accident Cause Analysis" des Cornell Aeronautics Laboratory aus dem Jahre 1972 bestätigt: "Ein kurzer Überblick über die Studien der Unfallverursachung gibt wenig Hinweise, die dieses Arbeitsgebiet als nützlich für die Hebung der Verkehrssicherheit erscheinen lassen. Es ist wahrscheinlich, daß die größten Fortschritte in der Unfallverhütung einfach daraus resultieren, daß man die Anforderungen an den Fahrer minimal gestaltete." Vielleicht liegt der Grund für diese ziemlich defaitistische Einstellung in der Natur des Wortes "Ursache", wenn es mit seltenen Ereignissen gekoppelt ist.

Obwohl man Verkehrsunfälle normalerweise als alltägliche Ereignisse ansieht, sind schwere Unfälle doch selten, wenn man sie im Zusammenhang mit der Gesamtfahrleistung sieht. Stellen sie sich eine Straße vor, die aus allen Arten von in Österreich vorkommenden Straßen zusammengesetzt ist und die um den Äquator der Erde führt. Bei der gegenwärtigen österreichischen Rate von Toten im Straßenverkehr könnte ein Auto im Durchschnitt 250 Mal rund um die Welt gefahren werden, bevor sich ein tödlicher Verkehrsunfall ereignen würde (Abb. 1).

Die Ursache einer Krankheit während einer Epidemie festzustellen ist einfach, verglichen mit dem Studium der Ursachen von Unfällen kommerzieller Fluglinien oder den Ursachen von Erdbeben, weil die beiden letzteren extrem selten auftreten. Der größte Teil des Wissens, das zur Sicherheit des Luftverkehrs beiträgt, wurde in Studien von "Beinahe-Unfällen" gewonnen, d.h. Unfälle, die gerade noch vermieden werden konnten. Solche Vorfälle sind nicht annähernd so selten wie tatsächliche Unfälle und die Berichte darüber haben einen hohen Grad von Vollständigkeit. Wegen der Seltenheit tödlicher Unfälle wäre es vielleicht effektiver, die Beobachtungen

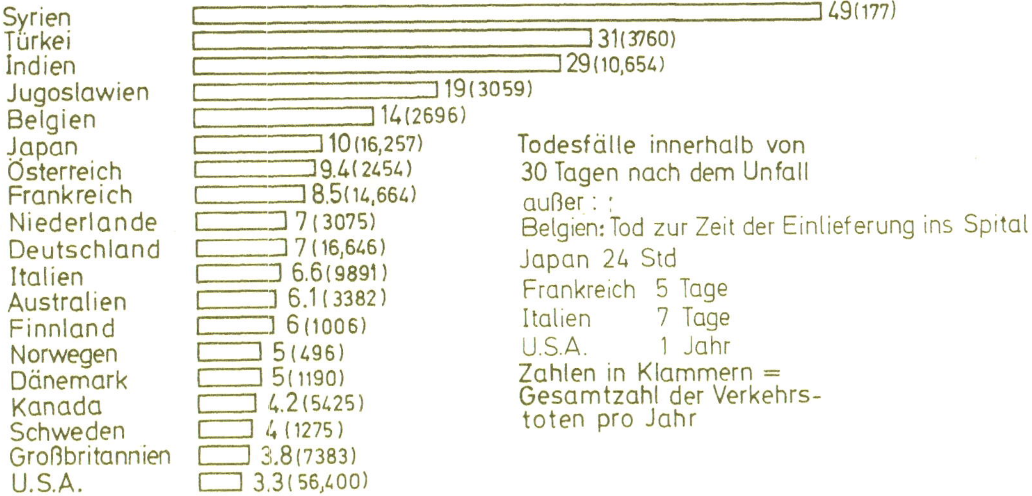

Abb.1. Tote pro 100 Mill. Fahrzeug-Kilometern

von Autopsien, Verletzungen und schweren Sachschäden zu kombinieren. Auf diese Weise könnte eine ausreichende Anzahl von Fällen gesammelt werden, um Meinungen Bedeutung zu verleihen, die sich mit Ursachen auf der Basis der Regelmäßigkeit bestimmter Bedingungen, die vorhersagbare Folgen haben, beschäftigen; hier wären nicht nur tödliche Unfälle, sondern Unfälle aller Schweregrade einbezogen. Hier wäre eine koordinierte Vorgangsweise vonnöten, die die Unfallchirurgen, gerichtsmedizinische Institute, die mit der Unfallaufnahme betrauten Polizeiorgane, die für die Führung der Zentralkartei verantwortlichen Stellen und Methodiker involviert. Die Information aus der Zentralkartei kann - außer den Verkehrsstrafen der Fahrer - die medizinische und psychologische Beurteilung der Eignung von Lenkern, die eine exzessive Anzahl von Unfällen haben, beinhalten. Ich sage "exzessiv", weil Fahrer, die einen Unfall in einem Jahr haben, eine ständig wechselnde Population darstellen. Offensichtlich lernen die meisten Lenker aus einer einzigen Erfahrung (Abb. 2).

Dies ist eine Analyse ex post facto. Prognostische Prävention muß auf einem breiteren Spektrum von Information basieren. Dies kann eine Zusammensetzung von Daten über Risikogruppen, gefährliche Verkehrsdelikte, Aggressionsdelikte ebenso wie medizinische und psychologische Diagnosen enthalten. Ich verwende das Wort "Zusammensetzung", weil die meisten Effektivitätskontrollen darauf hinweisen, daß große Vorsicht bei der Anwendung solcher Prognosen geboten ist. Es ist relativ einfach, Risikogruppen zu identifizieren. Es ist jedoch weitaus schwieriger vorherzudagen, daß ein bestimmter Fahrer ein hohes Risiko darstellen wird.

Auf Grund dieser großen Menge von Information können entsprechende Wissenschaftler Gegenmaßnahmen entwickeln. Dieses System wurzelt in empirischer Beobachtung und kann daher durch moderne Techniken der Effizienzkontrolle verifiziert werden.

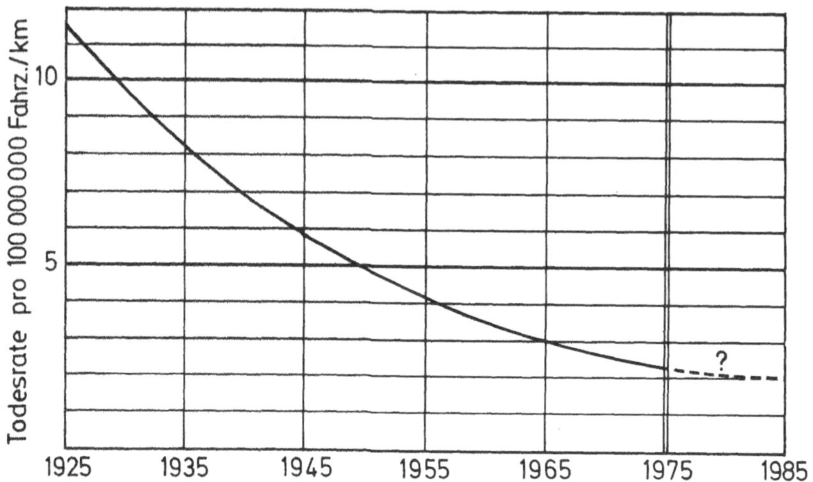

Abb.2. Der Trend der Todesrate in den U.S.A. 1925-75

Als ein Teil der Signifikanzprüfung der identifizierten Unfallursachen sollte die Häufigkeit ihres Auftretens in tatsächlichen Verkehrssituationen, in welchen sie keine Unfälle zur Folge haben, beobachtet und gezählt werden. Falls sie sehr oft auftreten und nur wenige Unfälle zur Folge haben, ist ihre Bedeutung geringer. Diese Technik wurde bereits für den Faktor Alkohol bei roadside surveys angewendet (Abb. 3).

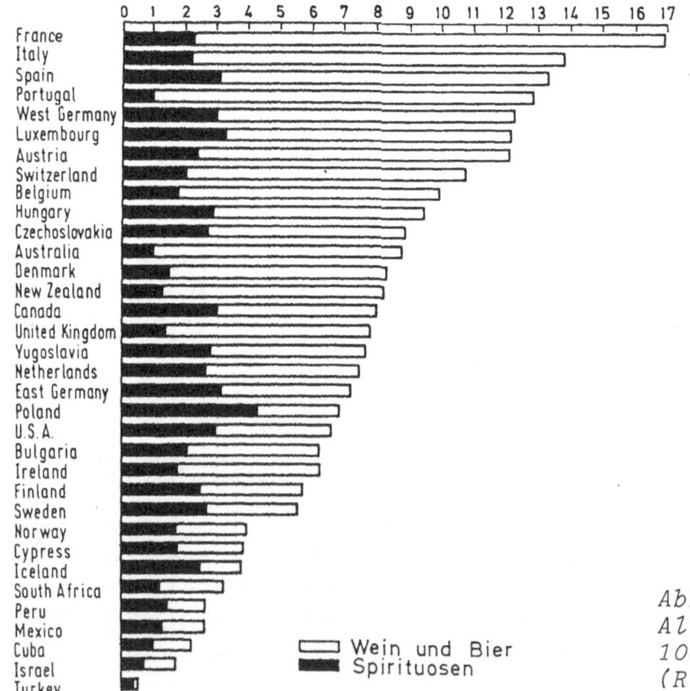

Abb.3. Pro-Kopf-Alkoholkonsum in Litern 100%-Alkohols 1973 (R.F. BORKENSTEIN, 1976)

Das primäre Interesse der Unfallchirurgen im Hinblick auf Verkehrsunfälle bezieht sich auf die Behandlung von Verletzungen und die Entwicklung neuer Techniken hierfür. Eine frühzeitige medizinische Versorgung verletzter Fahrer durch Erste Hilfe und raschen Transport in die Spitäler gehören hierher. Aber hier handelt es sich nur um das Beheben eines Schadens, nicht um Prävention. Unfallverursachung ist kein bedeutender Faktor bei der Behandlung von Verletzungen, sie ist jedoch die Grundlage von Gegenmaßnahmen, welche zur Prävention führen.

Die Feststellung, daß Unfälle komplexe Situationen sind und daß das Studium der Ursache auch nur eines einzigen Unfalls sehr schwierig ist, ist bereits bis zum Überdruß gemacht worden. Dies ist eine primitive Feststellung. Vor 1/2 Jahrhundert fiel der Polizei die Aufgabe zu, Autofahrern, die in Unfälle verwickelt waren, zu helfen. Die Polizisten waren Männer, die damals nicht in der Kunst der Beobachtung und des Festhaltens von Informationen geschult waren. Dies führte zu einer groben Ursache - Wirkungsbeziehung, auf die noch heute der Großteil unserer Verkehrsgesetze zurückgeht. Die Polizei machte schlechte Straßen, Wetterverhältnisse, mechanische Schäden, Geschwindigkeit, Trunkenheit, Wahl der falschen Fahrspur, zu knappes Auffahren und Fehlverhalten an Kreuzungen verantwortlich. Solche Dinge wurden zu "Ursachen" von Unfällen. Die Verwendung solcher oberflächlich beobachteter Bedingungen, die regelmäßig vorhanden sind, wenn eine bestimmte Art von Ereignis auftritt, ist eine simplifizierende Methode, Beziehungen zwischen Ursache und Wirkung herzustellen. Jeder dieser sogenannten Ursachen beinhaltet ein ganzes Verursachungssystem.

Eines der Prinzipien der klassischen Entwicklungslehre ist, daß die menschliche Natur konstant ist und auf ähnliche Weise auf ähnliche Bedingungen reagiert. Beim Autofahren wiederholen sich ähnliche Bedingungen, welche normalerweise keine Gefahr beinhalten, häufig. Dies bedingt das Phänomen der Kontinuitätserwartung. Wir erwarten, daß sich die normalerweise ungefährliche Situation immer wieder wiederholt, geradeso wie wir annehmen, daß die Sonne jeden Morgen aufgeht. Doch dann kommt plötzlich die unerwartete Ausnahme.

Wenn man annimmt, daß ein Lenker jederzeit mit voller Aufmerksamkeit fährt und die Risiken in allen Situationen abwiegt, ganz gleich, wie oft sich diese Situationen wiederholt haben, verlangt man einfach zuviel. Der Lenker sollte das Fahren als angenehm empfinden, die Wahrnehmung gefährlicher Situationen sollte soweit als möglich unterstützt werden, indem man planmäßig unausweichliche Hinweise in die anderen Elemente des Milieus einbaut. Die Möglichkeiten der Entwicklung von Stimulus-Kontrolltechniken, um die Kontinuitätserwartung im entscheidenden Moment zu unterbrechen, liegen auf der Hand.

Dies sind noch beinahe unerforschte Möglichkeiten. Stimuli und Hinweise in das Milieu so einzubauen, daß sie dann eine Reaktion hervorrufen, wenn das Risiko hoch ist, ist bewußte Manipulation, die auf unanfechtbaren psychologischen Prinzipien wie Koppelung von Reiz und Reaktion, respondente und operante Konditionierung, Generalisation, beruht.

Zum Beispiel bedeuten rumble strips an sich nicht, daß mechanische Probleme vorliegen müssen. Die Fahrer haben jedoch gelernt, auf außergewöhnliche Geräusche oder Empfindungen in ihren Autos zu reagieren. Die Reaktion wird durch die Generalisation von tatsächlichen Schwierigkeiten hervorgerufen. Wir sind zufällig auf einige Beispiele hierfür gestoßen. Warum sollten wir dies nicht zu einem Teil unseres sytematischen Denkens und zu einem wertvollen neuen Werkzeug machen. Die wissenschaftliche Literatur ist voll von wohlbegründeten Ideen - PAWLOW, SKINNER, WATSON, THORNDIKE.

Schließlich sollten wir unser Bestes tun, um den Fahrern zu helfen, sich an die noch verbleibenden Anforderungen anzupassen. Dies kann durch Ausbildung und Verkehrserziehung von Anfängern geschehen, durch Motivation unproblematischer Fahrer und durch Sanktionen - von Strafe bis zu Therapie - für Risikofahrer, die sich selbst identifizieren, indem sie wiederholt Unfälle verursachen oder Delikte begehen. Und vor allem, statt daß wir versuchen alle Bezugsgruppen, die bei der Erreichung dieser Ziele involviert sind, in ihrem Denken gleichzuschalten, sollten wir ihre verschiedenen Ziele und Bemühungen in ein formales System mit einem gemeinsamen Ziel integrieren.

Im allgemeinen neigt der Mensch dazu, aus der Vergangenheit zu lernen und neue soziale Phänomene einigermaßen reibungslos allmählich in die Gegenwart einzugliedern. Die plötzlichen und abrupten Übergänge der letzten 5 Jahrzehnte waren ein Schock für unseren Sinn für Kontinuität und unsere Anpassungsfähigkeit. Auf diese Weise erfahren wir in der Ära des Automobils, welche so plötzlich über uns hereinbrach, einen dringenden Bedarf nach einer Art "erzwungener Evolution". Wir haben nicht die Zeit darauf zu warten, bis sich die Dinge von selbst einrenken. Erzwungene Evolution heißt auch erzwungene Anpassung an ein neues System, so daß bei größtmöglicher Bedürfnisbefriedigung die geringsten Kosten und Dysfunktionen entstehen.

Ich möchte meinen Vortrag mit einem Zitat von Francis BACON schließen: "Wer nicht nach neuen Heilmitteln sucht, muß neue Übel erwarten, denn die Zeit ist der größte Erneuerer."

Literatur

1. Accident Facts: National Safety Council. Chicago 1976.
2. ANDENAS, J.: The Moral or Educative Influence of Criminal Law. Journal of Social Issues, 27. 1971. Deterrence and Specific Offenses. University of Chicago Law Review 38, Chicago 1971.
3. BAIER, K., RESCHER, N.: Values and the Future. New York: The Free Press; London: Collier-Macmillan, Limited 1969.
4. BORKENSTEIN, R.F., JOSCELYN, K.B.: Technical Content of State and Community Police Traffic Service. National Highway Safety Board, Washington D.C. 1968.
5. Causes and Accompanying Circumstances of Motor Accidents Involving Serious Injury in the Federal Republic of Germany. Association of Third Party, Accident and Motor Vehicle Insureres. Hamburg 1973.

6. Centralforbundet for Alkohol- Och Narkotikaupplysning. Stockholm, Rapport 1975.
7. FRIEDMAN, L., MACAULAY, S.: Law and Behavioral Science. Indianapolis: Bobbs-Merrill 1969.
8. GOLDMAN, I.: Evolution and Anthropology. Victorian Studies, Bloomington/Indiana, September 1959.
9. HADDON, W., Jr.: Reducing the Damage of Motor Vehicle Use. Technol. Rev. 77, No. 8, July/August 1975.
10. HADDON, W. Jr. SUCHMAN, E.A., KLEIN, D.: Accident Research. New York: Harper und Row 1964.
11. International Conference on Research Methodology for Roadside Surveys of Drinking-Driving. - Alcohol Countermeasures Workshop. U.S. Department of Transportation, National Highway Traffic Safety Administration. Washington/D.C. 1974.
12. International Road Federation, World Road Statistics. 1972 Edition. Geneva/Switzerland, Washington D.C.
13. McFARLAND, R.A.: Psychological and Behavioral Aspects of Automobile Accidents. Traffic Safety Research Review 12, No. 3, September 1968.
14. McGUIRE, F.L.: The Understanding and Prediction of Accident-producing Behavior. In Highway Safety: Anatomy of a Problem, North Carolina Symposium on Highway Safety (Patricia F. Waller Ed.). Vol. 1, University of North Carolina Press, Chapel Hill/North Carolina 1969.
15. MORRIS, C. (Ed.): The Great Legal Philosophers. Philadelphia/Penn.: University of Pennsylvania Press 1959.
16. NAATANEN R., SUMMALA, H.: Road-User Behavior and Traffic Accidents. Amsterdam: North Holland 1976.
17. On the Notion of Cause: Proceedings of the Aristotelian Society. 1912-1913. (Reference as given in B. Russell: Mysticism and Logic. Garden City: Doubleday and Co. 1957).
18. OWEN, W.: Strategy for Mobility. Washington D.C.: The Brookings Institute 1964.
19. PERCHONOK, K.: Accident Cause Analysis. Cornell Aeronautical Laboratory, Inc. U.S. Department of Transportation, National Highway Traffic Safety Administration. Washington D.C. 1972.
20. Research on Traffic Law Enforcement: Effects of the Enforcememt of Legislation on Road User Behavior and Traffic Accidents. Organisation for Economic Co-operation and Development Research Group, Paris 1974.
21. ROBERTS, J.G.: The Causes, Ecology and Prevention of Traffic Accidents. Springfield/Ill.: Ch. C. Thomas 1971.
22. SPROUT, H.M.: The Ecological Perspective on Human Affairs. New Jersey: Princeton University Press 1965.
23. Summary of ASAP Results for Application to State and Local Programs, Vol. 1. National Highway Traffic Safety Administration, U.S. Department of Transportation, May 1976.
24. WALLER, J.A.: Administrative and Research Problems in Identifying Individuals with High Crash Risk. Behavioral Research in Highway Safety 1, 1970.
25. WARREN, G.: The Traffic Courts. National Conference of Judicial Councils. Boston: Little Brown 1942.
26. World Health Organisation. World Health Statistics Annual, Geneva 1967.

K. Biener, Zürich

Sportunfälle – Epidemiologie und Prävention

A. Allgemeiner Teil

1. Internationale Häufigkeit

International rechnet man mit rund 2 Prozent Sportverletzungen auf 100 Sporttreibende im Jahr. Allerdings schwanken diese Zahlen stark u.a. nach Sportart, Alter, Geschlecht, Häufigkeit und Dauer der sportlichen Betätigung, Trainingszustand, Wetter, Bodenverhältnissen, technischen Bedingungen. 10 Prozent aller Unfälle sind Sportunfälle (Schweden 7 Prozent, Türkei 14 Prozent). In der Schweiz ereigenten sich 1973 laut Bericht der Schweizerischen Unfallversicherungsanstalt (SUVA) insgesamt 34 390 Sportunfälle, die zu Arbeitsausfällen führten. Im Jahre 1962 wurden 24 751 Sportunfälle registriet. Damit ist die Zahl auch gegenüber 1952 mit 14 495 bedeutend gestiegen.

2. Kausalitätsvarianz

Meist sind Ursachenbündel als komplexe Kausalzusammenhänge zu erkennen. Ein Viertel der Sportunfälle ist auf Ungeübtheit und Ungeschick, ein Fünftel auf Ermüdung und Überanstrengung, ein Achtel auf ungünstige Bodenverhältnisse, ein Zehntel auf Disziplinmangel und/oder Gegnerverletzung zurückzuführen. Zahlreiche Verletzungen entstehen durch fehlendes Warmmachen.

3. Sportdauer

In einer Untersuchung bei 16- bis 20jährigen Jugendlichen der Nordschweiz ereignete sich auf 1925 Skisportstunden und auf 4918 Fußballsportstunden je ein Sportunfall mit Arbeitsausfall bzw. Arztbehandlung.

4. Altersverteilung

In der Belegschaft einer Maschinenfabrik der Nordschweiz erfolgten 37 Prozent der Sportunfälle bis zum 22. Lebensjahr, 32 Prozent vom 23. Lebensjahr bis zum 32. Lebensjahr. 15 Prozent vom 33. bis zum 42. Lebensjahr und 16 Prozent später. Skisportunfälle ereigneten sich zur Hälfte nach dem 26. Lebensjahr. Bis zum Alter von 22 Jahren ist auf 16 sporttreibende Personen im Jahr ein Sportunfall zu erwarten, in einer Gesamtbelegschaft auf rund 40 Sporttreibende jährlich ein Sportunfall. Im Alter dominieren Unfälle bei spezifischen Sportarten wie Reiten, Kegeln, Bergsport; jenseits des 50. Lebensjahres sind nur noch rund 0,5 Prozent aller Unfälle Sportunfälle.

5. Jugendsportunfälle

Anamnestisch hat jeder 2. Jugendliche in unserem Untersuchungsgebiet in der Nordschweiz einen Sportunfall mit Arztbehandlung und/oder Klinikaufenthalt, jeder 6. einen Velounfall und jeder 8. einen Skiunfall durchgemacht. Häufig sind bei Studenten Sportunfälle, die mit 40 Prozent des gesamten Unfallgeschehens in dieser Bevölkerungsgruppe angegeben werden. Sportunfälle bewirken oft höhere Morbiditätsziffern beim jungen Menschen als Erkältungskrankheiten.

6. Geschlechtsverteilung

Unfälle erleiden allgemein mehr Frauen als Männer, nämlich 30 gegenüber 70 Prozent. Im Sport ergeben sich jedoch ungefähr gleich viele Unfälle für Frau und Mann. In unserem Untersuchungsgut hatte jeder 41. sporttreibende Mann und jede 44. sporttreibende Frau einen Sportunfall im Jahr durchgemacht. Im Schulsport verunfallen die Knaben häufiger, z.B. in Norwegen 1,47 Prozent der Jungen und 0,76 Prozent der Mädchen. Bei Leistungssportlern hingegen scheinen die Frauen unfallanfälliger zu sein, wie an je 214 männlichen bzw. weiblichen Leichtathleten in einem Lehrgang mit einer Unfallquote von 21 Prozent bei den Männern und 37 Prozent bei den Frauen festgestellt wurde.

7. Unfallpsychologie

Die Unfallpersönlichkeit bzw. der "Unfalltyp" wird schon bei jungen Menschen in Form des Konfliktunfallers, des Affektunfallers, des Autophoben und des Zufallsunfallers deutlich. Die Unfallneigung ist keine konstante Größe, sondern von Zeit zu Zeit variabel für jede Person.

8. Jahreszeitliche Unterschiede

In der Hauptwettkampfzeit steigen die Sportverletzungen bei Aktivsportlern an, z.B. im Fußball besonders im Herbst und im Frühjahr (Endrundenkämpfe), bei Turnern in den Wintermonaten zu Beginn der Mannschaftskämpfe. Oft ist ein vorhergehender Trainingsmangel unfallverschuldend. Die Skiunfallfrequenz hängt von der Schneearmut eines Winters ab. Nach Erfahrungen in verschiedenen Großbetrieben kann der Arbeitsausfall an Montagen durch Sportverletzungen am Wochenende über die Hälfte der Montageausfallzeit überhaupt betragen, geographisch und jahreszeitlich bedingt bis zu zwei Drittel.

9. Arbeitsausfall durch Sportunfälle

Wir haben in einer Untersuchung in der Nordschweiz eine durchschnittliche Arbeitsunfähigkeitsdauer von rund 3 Wochen für einen Sportunfall errechent; dieses Ergebnis deckt sich mit Angaben aus dem Saarland. 82 Prozent der Sportunfälle bewirkten eine Arbeitsausfallzeit bis 100 Stunden, 18 Prozent über 100 Stunden. Ein

Fußballsportunfall bewirkte rund 100, ein Skisportunfall rund 200 Stunden Arbeitsausfall. Auf 1000 Mann einer Belegschaft fiel damit ein Mann ganzjährig durch Sportunfallverletzungen arbeitsmäßig aus.

10. Schweregrad

Erfahrungsgemäß rechnet man auf 40 Sportler im Jahr einen Sportunfall, auf 4000 einen Invaliditätsfall und auf 40 000 einen Todesfall (Boxen, Bergsteigen etc). Man muß jeweils 3,5 Prozent aller Sportunfälle als solche schwersten Grades einstufen, die über 500 Stunden Arbeitsausfall machen. Vom Rest sind ein Drittel leichtgradig (ohne Arbeitsausfall), ein Drittel mittleren Grades (1-50 Stunden Arbeitsausfall) und ein Drittel schweren Grades (50-500 Stunden Arbeitsausfall). Skisportunfälle sind meist schwerwiegender als Fußballsportunfälle. Laut Bericht der SUVA waren von 24 751 Sportunfällen in der Schweiz 261 als Invaliditäts- und 90 als Todesfälle zu beklagen.

11. Sportarten

Länderweise verschieden sind je nach nationaler Eigenart die Sportarten am Unfallgeschehen beteiligt. In der Schweiz stehen die Unfälle am Ballsport an erster Stelle, im Skisport an zweiter, im Turnen/Schwingen/Athletik an dritter Stelle der Häufigkeitstabelle. In einem Betrieb des Züricher Oberlandes waren die Skisportunfälle mit 29 Prozent die häufigsten, gefolgt von den Fußballsportunfällen mit 27 Prozent, den Turn- und Leichtathletikunfällen mit 13 Prozent, den Schwimm- und Badeunfällen mit 9 Prozent, den Berg- und Wanderunfällen mit 8 Prozent sowie mit 14 Prozent Unfällen in sonstigen Sportarten.

12. Stadt-Land-Vergleiche

Anamnestisch ergaben sich bei männlichen Landjugendlichen bis zum 20. Lebensjahr 43 Prozent Wintersportunfälle und 57 Prozent Sommersportunfälle. Bei männlichen Stadtjugendlichen hingegen ereigneten sich nur 31 Prozent Wintersportunfälle und 69 Prozent Sommersportunfälle.

13. Verletzungsarten

Laut einer Übersicht im Saarland waren von 2728 Sportverletzungen 79 Prozent Prellungen und Geweberisse sowie 15 Prozent Knochenbrüche, Meniskusschäden und Commotionen sowie 6 Prozent offene Wunden. In unserem Erhebungsgut in der Nordschweiz fanden wir 42 Prozent Zerrungen/Stauchungen, 24 Prozent Prellungen/Quetschungen, 2 Prozent Luxationen, 11 Prozent Frakturen, 9 Prozent Wunden und 12 Prozent sonstige Verletzungen. Im Skisport waren die Frakturen mit 14 Prozent besonders häufig.

14. Topographie

Rund drei Fünftel aller Sportunfälle betreffen die Beine, knapp ein Viertel die Arme. Beim Skisport sind sogar in fast drei Viertel der Unfälle die Beine verletzt. Im Boxen sind nur in 6 Prozent der Unfälle die Beine, dagegen die Arme in 55 Prozent betroffen, im restlichen Prozentsatz Kopf und Rumpf. Im Vergleich zu Betriebsunfällen ergab sich bei einer Belegschaft der Nordschweiz folgende Übersicht (Tabelle 1):

Tabelle 1. Sportunfälle - Epidemiologie und Prävention

	Sportunfälle	Betriebsunfälle
Kopf	11%	39%
Rumpf	10%	8%
Beine	57%	16%
Arme	22%	38%

15. Lateralität

Beim Fußballspiel ist das rechte Bein bevorzugt verletzt, beim Skisport scheint das linke Bein stärker unfallgefährdet zu sein. Der rechte Arm ist in jeder Sportart unfallexponierter, da mit ihm reflektorisch eher Stürze abgefangen werden; dadurch kommt es zu Radiusbrüchen am klassischen Ort bzw. zu Claviculafrakturen.

B. Spezieller Teil

16. Tennissportunfälle

Von 275 Tennisspielern (203 Männern, 72 Frauen) aus der Schweiz wurden die Tennissportunfälle anamnestisch erfaßt. Das Durchschnittsalter betrug 35,4 Jahre und die mittlere Zeitspanne für eine potentielle Verletzungsanamnese 14,9 Jahre. Diese Spieler erlitten in diesen 14,9 Jahren insgesamt 144 Verletzungen; alle 33,3 Spieljahre einmal wäre also ein Tennissportunfall pro Spieler zu erwarten. Frakturen machten 5,5% aller Verletzungen aus, offene Wunden 14,5% Distorsionen 33%. Der Kopf war in 9,5%, der Rumpf in 3% in Mitleidenschaft gezogen; an den Beinen waren 76% und an den Armen 11,5% aller Verletzungen lokalisiert. Zwei Fünftel aller Beinverleztungen betrafen das linke, drei Fünftel das rechte Bein; die Arme waren sogar in 98% rechtsseitig betroffen. Unfallursachen waren u.a. in 17% Einwirkungen des Schlägers, 21% ein Ausrutschen auf dem oft nassen Boden, in 33% ein schneller Startantritt mit Muskelzerrungen als Folge und in 14% ein Auftreten auf am Boden liegende Bälle meist während des Spieles.

Ein Tennissportunfall bewirkte im Mittel 35,8 Tage Arztbehandlung sowie 0,7 Tage Spitalaufenthalt und 4,9 Tage Arbeitsausfall. Rund 49 Tage nach dem Unfall war ein Spielausfall erforderlich. An einem Tennisarm (Tennisellenbogen) hatten schon 31% aller Spieler einmal gelitten, und zwar 33% der Männer und 26% der Frauen; in einem knappen Viertel der Fälle dauerten die Beschwerden über ein Jahr lang an. Im Vergleich zu 561 Handballsportunfällen ist die Verletzungsgefahr beim Tennissport rund zehmal geringer, allerdings dauern Arbeitsausfall, Heilbehandlung und Spielausfall länger.

17. Radsportunfälle

Es werden insgesamt 66 Radrennsportunfälle aus dem Krankengut der SUVA und 179 aus jenem der Winterthur-Versicherung analysiert, von denen insgesamt 7 tödlich ausgingen. Das Material stammt aus Unfallakten der Jahre 1963 bis 1970.

Aufgrund der untersuchten Unfälle läßt sich auf keine erhöhte Unfallgefährdung einer bestimmten Altersgruppe schließen. Bei Berufsfahrern und Elite-Amateuren sind die Körperverletzungen meist viel leichterer Natur als bei anderen Fahrern. Eine große Zahl von Unfällen ereignet sich während des letzten Rennviertels, nicht zuletzt infolge Konzentrationsminderung, Müdigkeit, größerem Risiko bei Endspurten. Im zweiten Teil der Rennsaison nehmen die Unfälle trotz gleichhäufiger Zahl von Rennen ab, da vielleicht der Trainingszustand besser wird und daher Schwächezustände seltener werden. Am häufigsten werden Unfälle auf Massenstürze zurückgeführt, dann auf Behinderung durch andere Fahrer und Touchieren des Vordermannes. Nasse Fahrbahnen, steile Staßenabschnitte, enge Kurven werden oft zum Verhängnis. Kollisionen mit Zuschauern sind meist weniger folgenschwer; sie ereignen sich meist in Zielnähe. Besondere Gefahren bergen die offenen Bahnen mit Zementbelag in sich, wie der eine Todesfall nach einem Sturz mit schwerem Schädelhirntrauma zeigt. Auf der Hallenbahn mit Holzpiste ereignete sich kein derartiger Fall.

Kopfverletzungen machten gegen 20% aller erfaßten Verletzungen aus. Sie waren bei allen 7 Todesfällen nachzuweisen. Die meisten Kopfverletzungen entstanden bei Straßenrennen, dann bei Kriterien, jedoch nur ganz selten bei Hallenbahnrennen. Fast 50% aller Verletzungen betrafen die Arme, etwa ein Viertel die Beine, etwa 10% den Rumpf. Oberflächliche Hautschäden lagen in rund der Hälfte aller Fälle vor, in einem Viertel Prellungen und Quetschungen, in nicht ganz 15% Frakturen und Commotionen. Bei Bahnrennen waren die Verletzungen der rechten Körperseite häufiger, da stets links herum gefahren wird, die Sportler so typischerweise gegen die Kurvenüberhöhung stürzen und dann die Bahn hinabrutschen.

18. Reitsportunfälle

Es wurden insgesamt 448 Reitsportunfälle, die innerhalb 5 Jahren in der Schweiz auftraten, einer Analyse unterzogen. Die Verunfallten waren in 73% Männer mit einem Durchschnittsalter von

35 Jahren und in 27% Frauen mit durchschnittlich 25 Jahren. In 75% aller Unfälle handelte es sich um Stürze. Am häufigsten traten mit 55% Prellungen, Stauchungen, Muskel- und Sehnenrisse auf, gefolgt von Knochenbrüchen und Hirnerschütterungen mit zusammen 30%, sowie offene Wunden mit 14%. Im Kopfbereich waren 20% aller Verletzungen lokalisiert, am Hals 5%, an Armen und Schultern 17%, am Rumpf 25% sowie an den Beinen 33%. Die ärztliche Behandlung dauerte im Mittel 64 Tage bei den Männern und 59 Tage bei den Frauen. Ein Reitunfall verursachte ungefähr 315.- Franken Heilkosten.

19. Schwimmsportunfälle

Innerhalb der Jahre 1941 bis 1966 meldeten sich von 12 Millionen Badegästen des Hallenbades Zürich 8834 bei der Haussanität. Davon benötigten 1199 Personen, also knapp 14% ärztliche Hilfe. In den Monaten März bis Juni erfolgte in den Testjahren 1965/1966 fast die Hälfte aller Jahresunfälle. Der Samstag war bei entsprechend starker Frequenz auch der unfallreichste Tag und die Stunden von 15-17 Uhr sowie von 19-21 Uhr waren die unfallreichsten Stunden. Jeder 7. Unfall brauchte ärztliche Hilfe und jeder 39. machte eine Hospitalisation erforderlich. In den 26 Berichtsjahren wurden 14 Todesfälle registriert. Von den 1199 registrierten Fällen spielten sich 587 im Becken, 469 in der Beckenumgebung, 86 durch Ausgleiten in der Halle und 57 auf Treppen, in Gaderoben, auf Vorplätzen ab. Auffallend häufig war die Zahl der Kopfschwartenrisse. 72% aller Verletzungen betrafen den Kopf und die Halswirbelsäule, 8% die Beine, 6% die Schulter und der Rest sonstige Körperteile oder Organe. Die drei Hauptursachen waren mißglückte Startsprünge, Fehlsprünge vom Sprungbrett oder über das Hechtgeländer, sowie Unfälle beim Tauchen. Absolut waren die Männer mit 73% zu 27% gegenüber den Frauen häufiger beteiligt, relativ jedoch war die geschlechtsspezifische Unfallhäufigkeit im Hinblick auf die Besucherfrequenz gleich. Die Prävention soll in Hinweisen auf frequenzarme Zeiten durch Anschläge an der Kasse bestehen, in der Angabe von Merkblättern über die 5 häufigsten Gefahren, in der Umseilung des Sprungturmgebietes, Verbot zu langer Schnorchel, Entfernen der Startblöcke am Nichtschwimmerbecken zu den üblichen Besuchszeiten, Angabe der Wassertiefe am Bassinrand.

20. Turnsportunfälle

In einer Stichprobe von 310 Turnsportunfällen aus dem Material der Schweizerischen Unfallversicherungsanstalt wurden spezifische Zusammenhänge untersucht. Diese Fälle repräsentieren eine Gesamtzahl von 3100 Turnsportunfällen bei 2810 männlichen (91%) und 290 weiblichen (9%) Verunfallten. Schulsportunfälle waren ausgeklammert. 11% der mit der Stichprobe erfaßten Verunfallten verletzten sich im Training, 89% im Wettkampf. Am Barren ereigneten sich 23%, bei Bodenübungen 21%, am Pferd 17%, am Reck 16% an den Ringen 8% und an sonstigen Geräten 15% dieser Unfälle. Ein Zehntel war auf Rasen, knapp ein Drittel auf Matten geschehen, die Hälfte jedoch auf Hardground, obwohl nicht so häufig auf diesem Untergrund geturnt wird. Da nur ein Viertel der Unfälle unabhängig von der Bodenbeschaffenheit entsteht, muß geschlossen werden, daß das Geräteturnen auf Hartgrund vermehrt Unfälle bewirkt und mit der Verwendung von Matten die Gefährdung massiv abnimmt. In 18% entstanden die Verletzungen am Gerät, in 41% durch Sturz, in 33% durch Fehlsprung, in 8% durch sonstige Ursachen. In 5% wurden vorbestehende Leiden angegeben. In 16% aller Verletzungen handelte es sich um Frakturen. Am Kopf waren 12%, am Rumpf 13% and den Gliedmaßen 75% lokalisiert. Die durchschnittliche Behandlungsdauer belief sich aud 52,8 Tage. 8% der Verunfallten mußten in Spitalpflege gebracht werden. Bei der Errechnung der mittleren hundertprozentigen Arbeitsunfähigkeit ergab sich ein Ausfall von 18,4 Tagen (Streuung 26,13 Tage); sie lag damit wesentlich tiefer als bei Skisportunfällen mit 28,2 Tagen oder bei Reitsportunfällen mit 25,9 Tagen.

21. Handballsportunfälle

In einer anamnestischen Studie wurden 516 Sportverletzungen analysiert, die 200 stichprobenartig erfaßte Handballspieler in durchschnittlich 8,5 Jahren erlitten hatten. In 52% handelte es sich um Distorsionen, in 12% um Frakturen. Der Kopf war in 8%, der Arm in 55% verletzt. Am meisten gefärdet waren die Torhüter. 39% aller Verletzungen waren durch Gegnerwirkungen zu stande gekommen, davon die Hälfte infolge Foulspiels. Diese Unfälle bewirkten im Mittel 20,6 Tage Arztbehandlungsdauer sowie 2,5 Tage Arbeitsausfall bzw. 26,6 Tage Spielausfall. In einer weiteren Studie wurden die in einer Sechsjahresperiodik bei der Schweizerischen Unfallversicherungsanstalt registrierten 4195 Handballsportunfälle analysiert. Hier handelte es sich um 36% Distorionen und ebenfalls um 12% Frakturen. 0,69% waren Rentenunfälle. Der Kopf war in 12%, die Arme in 41% betroffen. Aus Vergleichen mit dem internationalen Schrifttum zeigt sich, daß rund die Hälfte aller Handballsportunfälle die obere Extremität betreffen; im Durchschnitt imponiert jeder 8. Unfall als Knochenbruch.

22. Leichtathletikunfälle

An 187 Leichtathletikunfällen als einer repräsentativen 10% Stichprobe von insgesamt 1870 derartigen Unfällen innerhalb von 5 Jahren aus dem Material der Schweizerischen Unfallversicherungs· anstalt (SUVA) wurden festgestellt, daß 63% im Training und 37% im Wettkampf aufgetreten waren. Im zweiten Jahresquartal von April bis Juni wurden 40% aller dieser Unfälle registriert. Die meisten Unfälle, nämlich ein Drittel, ereigneten sich bei den neunzehnjährigen Leichtathleten an Sonntagen. Die meisten Unfälle sind hinsichtlich des Untergrundes auf Sand (Sprunggruben) und auf der Aschenbahn, die wenigsten auf Kunststoff (Tartan) und auf Matten (Hochsprung) bekannt geworden. Fehlsprünge waren in zwei Fünftel aller Leichtathletikunfälle ursächlich schuld. In 16% aller Verletzungen handelte es sich um Frakturen. Lokalisiert waren die Schäden in 5% am Kopf, in 10% am Rumpf, in 30% an den Armen und in 53% an den Beinen.

23. Prävention in Stichworten

Training - systematische Anleitung - exakte Sportanlage - keine Übermüdung - Aufwärmen - Stürzen lernen - vollkommene Ausheilung - Alter berücksichtigen - gute Ausrüstung - Gerätehygiene - Sportstättenhygiene - Vielseitigkeit üben - langsam steigern.

E. Rabofsky, Wien

Zielsetzung einer Unfallprophylaxe im alpinen Skisport

Die Unfallvorbeugung der Alpinistik und des Skilaufs verdankt der Medizin mehr, als in der Öffentlichkeit bekannt ist. Der Wiener Arzt EMIL ZSIGMONDY hat schon 1890, im Alter von 23 Jahren, die Grundlagen einer alpinen Gefahrenkunde aus Unfallursachen heraus entwickelt. Ähnlich hat vor fast 30 Jahren Georg GELEHRTER aus Graz mit dem Standardwerk über die Skiverletzungen die Unfallvorbeugung in diesem Bereich mobilisiert. Darauf zu verweisen, sehe ich mich hier in ihrem Kreis besonders verpflichtet. Denn die über ihren engen Aufgabenkreis hinausgehehende Tätigkeit Mediziner ist ein wesentlicher Teil der Arbeit des Österreichischen Kuratoriums für alpine Sicherheit, als dessen Sekretär ich die Ehre habe, hier über Vorbeugung von Unfällen beim Skilaufen sprechen zu dürfen.

Die Zahl der Skiunfälle scheint derzeit, im Vergleich zu der ständigen Zunahme der Zahl der Skifahrer und insbesondere der enormen Steigerung der Beförderungskapazität der Bergbahnen aller Art im allgemeinen, rückläufig zu sein. Das geht aus den neuen, diesem Kongreß vorgelegten Untersuchungen von GELEHRTER und ZOTTER, aber auch aus jenen von LIEBMAN hervor. Letzterer weist auch auf die erheblichen Schwankungen hin, die sich in den einzelnen Jahren ergeben und noch nicht ausreichend geklärt sind.

Die einzige seit einem längerem Zeitraum in Österreich geführte Erhebung der Zahl von Skiunfällen, die sich auf einen gleichen Personenkreis von signifikantem Charakter bezieht, weist nach einem bemerkenswerten Rückgang im Jahr 1972 neuerliche Steigerungen in den letzten drei Jahren auf. Diese Untersuchungen der Oberösterreichischen Gebietskrankenkasse erfassen die Fälle, in denen von ihr betreute Personen ärztliche Hilfe in Anspruch nahmen und zwar ohne Rücksicht auf den Unfallort. Sie wird unter ärztlicher Mitwirkung durchgeführt und ist in personeller Hinsicht relativ breit gestreut. Daher kann sie derzeit als eine wesentliche Basis für die Erstellung von Hochrechnungen über die Gesamtzahlen von Skiunfällen in Österreich betrachtet werden. Diese Daten liegen seit 1968 vor und werden seit 1972 in den Jahrbüchern des Österreichischen Kuratoriums für alpine Sicherheit publiziert.

Ungeachtet der Unterschiede, die sich aus den verschiedenen Erhebungen über die Zahlen von Skiunfällen ergeben, bleibt deren Bedeutung, neben den Verkehrs- und Arbeitsunfällen, für die Unfallprophylaxe unbestritten. Über die Begründung der Notwendigkeit einer Vorbeugungstätigkeit hinaus, ist selbst diese keineswegs optimale Unfallerhebung auch eine wesentliche Voraussetzung für die Ursachenforschung, ohne die eine gezielte Prophylaxe undenkbar ist.

Es ergibt sich daraus vorrangig die Forderung nach einer Erweiterung und Verbesserung der Unfallerhebung im Bereich des Skifahrens. Die Technik und die Methoden der Auswertung der Unfallerhebung wären gleichzeitig zu entwickeln, ebenso wie die Untersuchungen unbedingt über längere Perioden hinaus erstreckt werden müßte.

Für die Unfallursachenforschung sind die Daten eines breiten Zählbereiches und fortdauernden Zeitraums aber nur in dem Maß wertvoll, als sie in den konkreten Ablauf des Unfallgeschehens und in dessen Vorfeld eindringen. So gesehen verdienen selbst wesentlich kleinere, aber genau gezielte Ermittlungen, sofern sie für die allgemeinen Schlußfolgerungen einigermaßen geeignet sind, den Vorzug vor Gesamtzahlen, die oft nur die unbestrittene Notwendigkeit einer skifahrerischen Unfallprophylaxe bestätigen. Die bisher betriebene Schwerpunktbildung der Unfallvorbeugung im Skilauf stützt sich fast ausschließlich auf zahlenmäßig relativ geringe Unfallerhebungen, deren Gewicht auf die tiefenmäßige Durchdringung des Geschehens gerichtet ist. Daß diese Bemühungen um wissenschaftliche Fundierung der Zielsetzung einer Prophylaxe des Skiunfalls trotz ihrer Erfolge noch im Anfangsstadium ist, kann als bekannt angenommen werden.

Die Leistungen der Vergangenheit und Gegenwart bei der Vermeidung von Schadensereignissen im alpinen Skisport wurden im wesentlichen durch Auswertung der aus unmittelbarer Beobachtung in der Praxis gewonnenen Resultate erzielt. Sie gingen mit der Entwicklung des Skisports einher, wobei es nicht selten durch die Einführung unbestreitbarer Verbesserungen zur Verschärfung gewisser anderer Gefahrensituationen kam. Diese Erscheinung kennt die Unfallforschung auch aus den Erfahrungen des Straßenverkehrs. Dieser Umkehreffekt tritt wohl auch deswegen ein, weil sich der Mangel einer komplexeren Betrachtung des Unfallgeschehens besonders bei der Einführung technischer Verbesserungen, ohne gleichzeitige Berücksichtigung der dadurch in anderen Bereichen notwendig werdenden Maßnahmen, verstärkt auswirkte. Die genaue Untersuchung des gesamten Unfallvorganges beim Skilauf erfordert eine solche komplexe Betrachtung. Die Untersuchung der Unfallzahlenentwicklung, eng verbunden mit der Ursachenforschung, muß als wesentliche Voraussetzung für die Festlegung der Schwerpunktziele einer Prophylaxe des Skiunfalls betrachtet werden.

Die Auswertung des in Unfallkrankenhäusern angefallenen Materials erwies sich als besonders wertvoll, doch drang diese zunächst überhaupt nicht und später längere Zeit nicht ausreichend in die Problematik der Entstehung, sondern nur in die Einschätzung des Unfallresultates ein. Eine sich auf Befragung von Skifahrern, die keinen Unfall erlitten haben, beschränkende Untersuchungsmethode führte zu keinen verwertbaren Resultaten. Erst als die, meist in enger Verbindung mit der Unfallchirurgie, eingehenden skifachlichen Erhebungen bei Verletzten einsetzten, zeigten sich auch für eine gezielte Prophylaxe brauchbaren Ergebnisse. Während die allgemeine Befragung von Skifahrern durch Konzentrations- und Kontaktschwierigkeiten erheblich behindert wird, gelingt es aus Gesprächen von Patienten mit skifahrerisch erfahrenen Ärzten eine wichtige Einsicht in das Vorfeld des Unfallgeschehens zu erschließen.

Die in der abgelaufenen Saison in Österreich durchgeführten Skibindungs-Tests mit Kindern, die unmittelbar beim Skilauf durchgeführt wurden, gaben keine neuen Ergebnisse. Es wurde hierbei ein Drittel einer relativ kleinen Gruppe mit ungewarteten Bindungen zum Skifahren herangezogen, während ein Drittel mit gewarteten alten Bindungen antrat und der Rest mit neuem Material ausgestattet wurde. Abgesehen von der Problematik des Einsatzes des ersten Drittels als Versuchskaninchen, mußten die Erhebungen schon vom Ansatz her, wegen ihrer geringen Basis, ergebnislos bleiben.

Unmittelbare Erhebungen im Skigelände, bei Skilehrern, Pistenpersonal und Bergrettungsmännern ergaben im Versuch wohl interessante Einzelheiten, vorwiegend jedoch subjektiven Charakters, aber derzeit noch keine für die Vorbeugung auswertbaren Resultate. Für die Einschätzung der Motivation bestimmter Verhaltensweisen der Skifahrer, die für die Entstehung von Unfällen maßgeblich sein können, müßten eingehendere psychologische Untersuchungen angebahnt werden - ähnlich wie sie bereits bei Unfällen im Straßenverkehr durchgeführt werden. Dabei könnten an Stelle von Befragungen oder ergänzend zu diesen systematische Beobachtungen der Vorgänge auf Skipisten unter Verwendung von Fernseheinrichtungen durchgeführt werden. Es wären hierbei die von gewissen äußeren Faktoren beeinflußten Verhaltensweisen des Skifahrers näher zu untersuchen. Es ist eines der Ziele einer wohlerwogenen skiläuferischen Sicherheitspolitik, zur Gewinnung von weiteren Erkenntnissen über die Unfallursachen modernste Mittel anzuwenden. Schließlich sollen Fernsehanlagen, Videorecorder, Zählvorrichtungen, Meßanlagen usw. nicht nur für den Skirennsport eingesetzt, sondern auch in den Dienst des Freizeitskisports gestellt werden. Durch derartige Maßnahmen wäre es möglich, Untersuchungen etwa des Verhältnisses der tatsächlichen Benützerzahl einer Skipiste zur Zahl der Beförderungsleistung, oder die Bedeutung von Dauerfahrkarten im Unfallgeschehen, oder des Fahrverhaltens verschiedener Altersgruppen usw. anzubahnen.

Weiterhin wird ein erheblicher Beitrag zur Unfallursachenforschung beim Skilauf von Kliniken, Krankenanstalten, Sozialversicherungseinrichtungen und Sportärzten geleistet werden müssen. Durch Planung und Abstimmung einzelner Forschungsziele sowohl im Bereich der Medizin als auch anderer Einrichtungen wird der Erfolg dieser in der Gegenwart schon bedeutenden Leistung potenziert werden können. Schon in der Gegenwart dienen die wertvollen Beiträge der Medizin und der Sozialversicherung als Grundlage für die Hochrechnung bzw. Ermittlung von Gesamtzahlen, ferner zur

Ermittlung von Daten über das Verhalten der Skifahrer, aus denen die Forderungen der Unfallvorbeugung nach Unterricht in einer sicheren Fahrweise abgeleitet wurden. Sie tragen selbstlos zur Entwicklung unfallvorbeugender Ausrüstung und der sicheren Ausgestaltung des Skigeländes, sowie der Untersuchung des Ausbildungsstandes, der Kondition und des Informationsgutes des Skifahrers in einem Maße bei, das der Öffentlichkeit, aber auch den leitenden Organen leider nicht genügend bekannt zu sein scheint. Alle diese hier keineswegs erschöpfend aufgezählten Leistungen werden von Unfallchirurgen wie GELEHRTER und anderen, neben der medizinischen Versorgung, sozusagen als sicherheitspolitische Arbeit im Dienst der Gesellschaft, erbracht.

Wenn auch der Entwicklung der Unfallursachenforschung eine vorrangige Bedeutung für die Unfallprophylaxe eingeräumt wird, so sollen die gegenwärtigen Schwerpunkte der Unfallprophylaxe im Skilauf nicht vernachlässigt, sondern durch die Ergebnisse einer zu intensivierenden Forschung ausgebaut werden.

Vor allem die gesamten technischen Mittel, die dem modernen Skilauf zur Verfügung stehen, können hierdurch wirkungsvoll auch in den Dienst eines sicheren Skilaufs gestellt werden. Im Vordergrund stehen etwa die Bemühungen, im internationalen Rahmen schrittweise zur Vereinheitlichung wichtiger Ausrüstungsteile, vor allem bei den Skibindungen, zu gelangen. Letztere sollen zunächst zur Beseitigung der Schwierigkeiten beim Einstellen und der Pflege der Bindungen beitragen, das Problem des Stoppens ausgelöster Ski regeln, aber schließlich auch zu konstruktiven Umwälzungen führen. Aber durch die Entwicklung des Ski selbst sind eine Reihe von prophylaktischen Erwägungen ausgelöst worden, die sich z.B. aus den Nachteilen übermäßig verkürzter Ski bei einer schnelleren Fahrweise ergeben. Schließlich stellt sich nach wie vor die Skischuh-Konstruktion als eine Hauptaufgabe für die Unfallprophylaxe dar, die von einer Lösung derzeit wohl am weitesten entfernt zu sein scheint.

Der Ausbau alter und der Bau neuer Pisten hat nicht nur viel zur Unfallverminderung beigetragen, sondern auch durch seine Tendenz zur Vermeidung von Steilabfahrten, die Erzielung zu hoher Geschwindigkeiten durch hierfür nicht ausreichend qualifizierter Fahrer gefördert. Während dieses Problem durch Maßnahmen bewältigt werden muß, die außerhalb des Pistenbaues liegen, muß sich dieser in der Zukunft gezielt mit dem Problem der Verhinderung von Abstürzen im Steilgelände befassen.

Die Pistenpflege scheint derzeit - soweit die angebotenen technischen Mittel richtig eingesetzt werden - der derzeit erreichbaren Grenze nahegekommen zu sein. In der skiläuferischen Sicherheitspolitik muß jedoch wegen den zunehmenden Kollisionen von Pistenfahrzeugen und Skifahrern dieser Gefahrenquelle mehr Beachtung als bisher zugewendet werden.

Auf dem Gebiet der Markierungen von Skiabfahrten stehen vor allem die Bemühungen um internationale Vereinheitlichung der Warnungszeichen und Markierungen im Vordergrund. Es ergeben sich aus der

Entwicklung des Skilaufs - vom Abfahren auf markierten Routen zum pistenmäßig gestalteten Flächenskilauf - auch grundsätzlich neue Gesichtspunkte. Die aus dem touristischen Skilauf in den Pistenskilauf der Gegenwart übernommenen Markierungstafeln geben nur die Richtung einer Abfahrt, aber nicht deren Seitenbegrenzung an. In Erkenntnis dieses Nachteils entwickelte das Mitglied des Österreichischen Kuratoriums für alpine Sicherheit SCHRÖCKSNADEL Markierungskugeln, deren grüne Hälfte anzeigt, daß sich der Skifahrer innerhalb der gesicherten Pistenfläche befindet. Nimmt er die rote Kugelhälfte wahr, dann ist er im Gefahrenbereich, den er durch Rückkehr in die durch die grüne Kugelhälfte gekennzeichnete Fläche wieder zu verlassen hat. Da außerdem die Kugeln mit einer nebelwirksamen Leuchtfarbe ausgestattet wurden, konnte damit eine wesentliche Verbesserung des Unfallschutzes im Skigelände erreicht werden.

Es bedarf wohl keiner besonderen Begründung, daß der möglichst vielseitige Schutz der Skifahrer vor der Lawinengefahr stets ein äußerst wichtiger und permanent zu entwickelnder Aufgabenbereich der Prophylaxe von Skiunfällen darstellt. Gegenwärtig wird neben der massiven Erweiterung der Anwendung traditioneller Mittel der Lawinenwahrnehmung auch versucht, das geplante Auslösen von Lawinen zur Sicherung der Piste u.a. auch durch neukonstruierte Kippvorrichtungen zu verbessern.

Alle Maßnahmen die der Entwicklung der Kondition des Skifahrers dienen, sind weiterhin zu fördern. Durch eine begrüßenswert verstärkte Propaganda wird ein von der Skigymnastik bis zur Aufwärmebewegung nach Liftfahrten reichender breiter Fächer von derartigen Verhaltensmaßregeln angeboten. Die Erhebungen, die von BRATSCHKO an Kliniken über den Informations- und Ausbildungsstand von Verletzten in den Jahren 1974/75 durchgeführt wurden, ergaben jedoch auch hinsichtlich des Konditionsstandes alarmierende Resultate. Aber selbst so allgemein unfallverhütende Kenntnisse der Skifahrer wie jene der Regeln des Skifahrens sind keineswegs allen befragten Personen bekannt gewesen. Noch als weit geringer erwies sich der Informationsstand über Fahrweise, Schnee- und Lawinenkunde, Ausrüstung usw. Aus diesem Grund wurde die Entwicklung der Informationsverbreitung und der Ausbau der Erziehung zum sicheren Skifahren zum vorrangigen Aufgabengebiet der nächsten Jahre angehoben. Es besteht kaum ein Zweifel, daß erhöhtes Aufnahmevermögen an skifahrerisch wichtiger Information und verbesserter Fahrweise entscheidende Faktoren einer breitenwirksamen Prophylaxe sind.

Die Entwicklung der Sportwissenschaft im allgemeinen, ihre zunehmende Beachtung des Unfallproblems insbesondere beim Skifahren, um die sich H. STROHMEYER verdient gemacht hat, und die neue Skilehrmethode, die sich der Sicherheit nunmehr besonders annimmt, wie aus dem vielbeachteten Beitrag von F. HOPPICHLER über Sicherheitsaufgaben des Skilehrerwesens beim 10. Kapruner Gespräch 1976 hervorging, läßt Erwartungen auf eine weitere Einschränkung der Unfallzahlen realistisch erscheinen. Es ist einleuchtend, daß diese Aufgabe nur im weiteren Zusammenwirken mit der Sportmedizin, der Unfallchirurgie, der Psychologie, aber auch der Rechtswissenschaft und vor allem mit den verschiedenen Zweigen der Technik erfolgreich bewältigt werden kann. Können die Zahlen nicht stattgefundener Unfälle auch keine so sensationelle Wirkung auslösen wie die oft spektakulär angehobenen Schadensfälle des Skilaufs, so wird immerhin die Verminderung des Stoffes solcher Meldungen von den mit der Prophylaxe von Skiunfällen befaßten Persönlichkeiten und Institutionen als wertvolle Anerkennung verstanden werden dürfen.

Literatur

1. AUER, R.: Sicherheit beim Skifahren - Skiunfall - Forschung mittels Fragebogen. Bericht vom Kapruner Gespräch 1971.
2. BRATSCHKO, R.: Soziale Bedeutung der Skiunfälle. In: Für Sicherheit im Bergland, 1975.
3. CZEPL. V.: Die soziale Bedeutung des Alpinunfalls im Arbeitsleben und Sport. Bericht vom Kapruner Gespräch 4: 1967.
4. EDLINGER, M.: Skiunfälle aus der Sicht der Leibeserziehung. Diplomarbeit 1972.
5. FASSLER, S.: Die volkswirtschaftliche Bedeutung der Skiunfälle in der Schweiz. Stiftung Davos.
6. FISCHER, R.: Zweiter Bericht über die amerikanische Skiunfall-Verhütungsforschung. Zeitschrift für Unfallmedizin und Berufskrankheit 3, 220 (1970).
7. GELEHRTER, G.: Verletzungen beim Wintersport. Stuttgart: Esche 1966.
8. Schiverletzungen und Maßnahmen zu ihrer Verhinderung. Bericht vom Kapruner Gespräch 1968.
9. Schiunfälle - Verhütung und Behandlung, Folia Traumatologica Geigy 1972.
10. HERGET, G.: Die Arbeitskosten in der Industrie Österreichs 1972. Bundeswirtschaftskammer, Abt. für Statistik und Dokumentation.
11. RABOFSKY, E.: Schilauf und soziale Sicherheit. Soziale Sicherheit: 1973.
12. Das Schilehrwesen - die große Reserve der Unfallvorbeugung, Referat zum 10. Inter.-Ski-Kongress 1975. In: Für Sicherheit im Bergland, 259, 1974.
13. Das Unfallgeschehen in den Bergen 1967/68, 1969/70, 1970/71. In: Berichte vom Kapruner Gespräch 1968 - 1971; Für Sicherheit im Bergland, 1972 - 1975.
14. STROHMEYER, H.: Sportwissenschaft und Sicherheit beim Schifahren. In: Für Sicherheit im Bergland, 1976.
15. Kammer für Arbeiter und Angestellte in Salzburg: Sicherung vor Berggefahren.
16. Statistisches Handbuch der Österreichischen Sozialversicherung für das Jahr 1974, herausgegeben vom Hauptverband der österreichischen Sozialversicherungsträger.
17. Sondererhebung des Mikrozensus: Unfälle beim Schifahren in der Zeit vom Dezember 1969 bis November 1970. In: Statistische Nachrichten, XXVI/7, 1971.

J. Marek, Bergen

Systemorientierte Strategie in der Unfallforschung*

Systemorientierung ist ein intellektueller Standpunkt: eine Richtlinie, die erfordert, daß Forschung über komplexe Phänomene die gestaltartige Gesamtheit ihrer Funktion und die Organisation dieser Phänomene ausreichend berücksichtigt. Das trifft ganz besonders auf lebende Organismen und vor allem auf menschliche Angelegenheiten zu.

Der intellektuelle Ursprung des Denkens in Begriffen von Gesamtsystemen statt in Begriffen von Einzelteilen geht mehr oder weniger auf die zweite Dekade unserers Jahrhunderts zurück und entstand aus der Unzufriedenheit der Biologen mit den physikalischen Grundgesetzen, wie sie damals formuliert wurden. Es war für die Biologen naheliegend, sich zum Verständnis der Natur an die Physik um Hilfe zu wenden. Physik, die Königin der Naturwissenschaften, hatte damals so wie heute die am besten entwickelte formale Sprache, um Naturphänomene zu beschreiben und zu verstehen. In der präzisen Sprache der Mathematik ausgedrückt, sind physikalische Gesetze in der Lage, Wissen zu vermitteln, zu organisieren und damit einen Ausgangspunkt für weitere Fragestellungen zu bieten.

Die Hoffnung der Biologen, Hilfe von den Physikern zu erhalten, wurde durch die offensichtlichen Unterschiede zwischen der Welt, wie sie der Physiker sieht und wie sie der Biologe sieht, zerstört. Besonders das zweite Gesetz der Thermodynamik verursachte Ratlosigkeit. Entsprechend diesem Gesetz neigt ein geschlossenes System, das von seiner Umgebung total isoliert ist, zur maximalen Entropie; das bedeutet, daß ohne Rücksicht auf den ursprünglichen Zustand der Organisation ein System, das aus verschiedenen, miteinander reagierenden Komponenten zusammengesetzt ist, immer in einem Zustand völliger Unordnung endet. Enthält z.B. das Innere eines geschlossenen Gefäßes ursprünglich verschiedene Energiekonzentrationen - hier kalt, da warm und wieder woanders sehr heiß - , so verschmelzen die Temperaturunterschiede mit der Zeit, und die Temperatur innerhalb des Gefäßes wird einheitlich. Dies bedeutet, daß das Gefäß, das ursprünglich eine innere Differenzierung hatte, und damit auch eine Organisation, diese verloren hat und sie immer verlieren wird.

---

* Dieses Referat bezieht sich im wesentlichen auf Material von MAREK und STEN in "Traffic Environment and the Driver", Charles C. Thomas Verl., Springfield, Illinois, 1976. Das Buch gibt detaillierte Angaben der hier gebrachten Probleme.
Dr. CLIFFORD H. SWENSON hat eine frühe Fassung dieses Manuskriptes durchgelesen, ich bin ihm für seine wertvollen Hinweise und Korrekturen zu Dank verpflichtet.
Ebenso danke ich Herrn Prof. Dr. J. BÖHLER, Herrn Doz. Dr. J. POIGENFÜRST und Herrn Dr. H. KUDERNA, sowie ganz besonders Frau Dr. E. KLEBEL und Herrn Dr. E. VANECEK für die deutsche Übersetzung des Manuskriptes.

Es ist verständlich, daß die Biologen mit diesem Gesetz nichts anfangen konnten, da das Leben ohne innere Organisation undenkbar ist und der Verlust von Organisation Tod bedeutet.

Die Tatsache, daß lebende Organismen letztlich ihre innere Organisation verlieren und sterben, berührte die Biologen weniger, obwohl das eine allgemein bekannte Tatsache ist. Andererseits war das Leben immer der Mittelpunkt ihres Interesses und das Bild des Lebens, wie es der Physiker sieht, war ihnen vollständig fremd. Für den Biologen sind lebende Organismen nicht geschlossene Systeme; diese sind offen, weil sie ständig mit ihrer Umgebung in Berührung sind, mit der sie Energie, Materie und Information austauschen. Diese offenen Systeme erhalten nicht nur ihre Organisation, sondern sie vermehren und ändern ihre funktionelle und strukturelle Komplexität - die Phänomene von Wachstum und Entwicklung zeigen es deutlich. Sie sind das Gegenteil des Verfalles einer Organisation, also eine negative Entropie. Schließlich können offene lebende Systeme Ziele verfolgen und legen dabei ein Verhalten an den Tag, das auf das Erreichen dieser Ziele gerichtet ist.

Die Enttäuschung der Biologen über die Welt der Physiker war durchaus gerechtfertigt; und da die Notwendigkeit für eine brauchbare Theorie des Lebens weiter bestand, traten die mathematisch gebildeten Biologen in Aktion. Sie begannen für sich, allgemeine Grundsätze für die Phänomene, die der Mittelpunkt ihres Interesses waren, zu formulieren.

Bald schlossen sich ihnen Vertreter anderer Wissensrichtungen an: Psychologen und Sozilogen, Ökonomen und Technologen, Geographen, Planer, Physiologen und Neuroanatomen, Geschichtswissenschaftler, Rechtsanwälte etc. empfanden die Anliegen der Biologen nicht nur ihren eigenen analog, sondern obendrein auch noch als Ansporn. Die Forschung über militärische Operationen im Zweiten Weltkrieg, die Entwicklungen in der Theorie der Kontrollsysteme (Kybernetik) und in der Theorie der Signalübertragung (Informationstheorie) gaben einen zusätzlichen Auftrieb zur Entwicklung formaler Methoden.

Ludwig von BERTALANFFY wird allgemein als der Schöpfer des Systemansatzes angesehen, er prägte den Namen Allgemeine Systemtheorie, um alle Begriffe und Prinzipien zu umschreiben, die für das Funktionieren von Systemen verantwortlich sind. Sein Buch mit demselben Titel (von BERTALANFFY, 1968) bringt zusätzlich zur wissenschaftlichen Darstellung eine historische Beschreibung der Entwicklungen. Heutzutage gibt es eine Unzahl von Büchern über die Anwendung von Systemprinzipien in der Naturwissenschaft, in der Technik, in der Verhaltensforschung und den Sozialwissenschaften, obwohl diese Prinzipien in der Forschung relativ wenig angewendet wurden.

Wie zu erwarten, gab es neben bemerkenswerten Beiträgen ebenso spektakuläre Irrtümer, wie z.B. die sogenannte "California Experience", die ein gerütteltes Maß an negativer Berühmtheit erlangt hat. Diese stellte einen Versuch der Raumfahrtindustrie dar, ihre Erfahrung im Entwurf technischer Systeme auf die Lösung sozialer Probleme in Anwendung zu bringen wie z.B. Verhütung und Verringerung der Straffälligkeit, Management sozialer Wohlfahrt, Management der Abfallbeseitigung und Planung umfassender Transportsysteme. Bei aller Kritik zeigte der Fehlschlag der California Experience erstens, daß der Systemansatz wie jeder andere Ansatz keine einfachen Lösungen bietet und zweitens, daß es auf diesem Gebiet, wie auf jedem anderen, gute und schlechte Praktiker gibt.

Der Systemansatz wird allzuoft gleichgesetzt mit dem Quantifizieren und höherer Mathematik, welche beide gleichsam mit einer Art sündhafter Mystik behaftet sind und als unzugänglich für den Uneingeweihten angesehen werden.

Das Quantifizieren ist natürlich ein notwendiges Präzisionswerkzeug im Dienste des wissenschaftlichen Beweises (oder vielmehr Gegenbeweises), in der Voraussage und in der Auswertung von Ergebnissen. Daran muß nichts falsch oder unethisch sein, nicht einmal wenn es auf menschliche Gefühle, Einstellungen, Meinungen oder Verhalten angewendet wird. Moderne Entwicklungen in den Methoden psychologischer und soziologischer Messungen und in der Statistik gewährleisten einen imponierenden Umfang von legitimen und ehrlichen Anwendungen.

Die Mathematik ist eine formale Sprache, eine Grammatik, eine Syntax, die es möglich macht, Komplexität zu formulieren und auszudrücken. Die Disziplin, welche dem auferlegt wird, der sie anwendet, zwingt diesen zur Präzision im Denken. Dennoch sind, so paradox es scheinen mag, die Probleme, die die Systemorientierung zu lösen versucht, grundsätzlich nicht jene der Syntax. Die Probleme sind solche des Inhaltes, der Semantik und betreffen die Bedeutung erklärender Konzepte.

Die wesentliche Funktion mathematischer Formulierungen <u>im Denken über Systeme</u> besteht darin, die Aufmerksamkeit des Untersuchers auf jenen Arten von Inhalten zu lenken, die er in seine Erklärungen einfließen lassen soll (MAREK und STEN, 1976, S. 28 - 32). In diesem Sinn besteht ihre Funktion darin, zu einer "Erklärung im Prinzip" (von BERTALANFFY, 1968, S. 106) zu gelangen. Mit den Worten SOMMERHOFFS werden mathematische Formulierungen grundsätzlich qualitativ verwendet, d.h. mit dem Zweck, ein unerläßliches Ausmaß von Präzision in unsere Gedanken und Symbole zu bringen und nicht für Zwecke der Berechnung oder der Voraussage (s. SOMMERHOFF, 1950, S. 27 und 29-30, ebenso 1974, S. 94).

In dem vorliegenden Referat werde ich mich auf diese qualitativen, semantischen Aspekte des Systemansatzes und auf ihren intellektuellen und praktischen Beitrag beschränken. Meine Beispiele werden sich auf die Verhütung von Verkehrsunfällen beziehen.

<u>Polaritäten der Forschungsansätze</u>

Die Situation, die jetzt noch auf dem Gebiet der Verkehrssicherheit überwiegt, ist im allgemeinen polarisiert zwischen <u>eindimensionaler</u> und <u>mehrdimensionaler</u> Orientierung.

Der eindimensionale Ansatz zielt darauf ab, die wichtigsten Variablen zu identifizieren und zwar jede für sich, sie in Form von Regressionskoeffizienten, Faktorenladungen und ähnlichem zu gewichten, wodurch ihr relativer Beitrag im allgemeinen zum Ausdruck kommt, das heißt, grundsätzlich ohne ihre weiteren Beziehungen zu berücksichtigen. Der eindimensionale Ansatz hat tiefe Wurzeln in der wissenschaftlichen Tradition.

Der tradionelle wissenschaftliche Ansatz ist die Messung der Auswirkungen von Variablen unter kontrollierten Bedingungen. Jede Variable wird einzeln berücksichtigt, ihr "Ausprägungsgrad" wird variiert und die Auswirkungen dieser Ausprägungsgrade werden gemessen, während alle anderen Variablen konstant gehalten werden. Ist man z.B. an den Auswirkungen der Geschwindigkeit auf Unfälle interessiert, dann soll sich im Idealfall nur die Geschwindigkeit verändern, während andere Variablen wie Erfahrung, Lichtverhältnisse, Straßenbelag, Wetter usw. ausgeschaltet oder konstant gehalten werden. Das typische Ergebnis ist dann: "Je höher die Geschwindigkeit, desto schwerer die Unfälle". Das Ziel ist, ein reines Maß der Wirkung zu finden und, wie in diesem Fall, ist die Auswirkung der Geschwindigkeit eine ganz allgemein idealisierte Wirkung. Die meisten der Ergebnisse in der Unfallforschung sind von dieser Art.

Obwohl das Ergebnis korrekt ist, ist es unbefriedigend. Unter anderem sagt es nichts aus, unter welchen Bedingungen sich das Schnellfahren abspielt und unter welchen Bedingungen es gefährlich ist. Beide Fragen sind jedoch von großer praktischer Bedeutung für die Planung und Anwendung geeigneter Gegenmaßnahmen. Es ist klar, daß die Geschwindigkeit nicht isoliert betrachtet werden kann, sondern nur in Verbindung mit anderen Faktoren, die sich gegenseitig beeinflussen. Die bereits verfügbaren Daten weisen sehr deutlich auf die Existenz solcher Zusammenhangsmuster hin.

Bis vor kurzem waren viele der Bestrebungen, welche den menschlichen Faktor betrafen, auf die Identifizierung grundlegender Persönlichkeitsmerkmale gerichtet, die den Vorgang des Fahrens weitgehend beeinflussen; dabei nahm man wenig Rücksicht auf die Situation oder auf die an das Fahrzeug gebundenen Umstände. Das ist nicht weiter erstaunlich, da der Fahrer sowohl die Entscheidung trifft als auch die aktuelle Kontrolle über das Fahrzeug ausübt. Obwohl das Ausmaß des Persönlichkeitseinflusses kaum eindeutig festgestellt werden konnte, wurde doch angenommen, daß der Einfluß wesentlich genug ist, um zu überwiegen. Mit anderen Worten, es wird erwartet, daß die Charakteristik eines Fahrers so konstant ist, daß er zu Recht unter den meisten Umständen als sorgfältig oder nicht sorgfältig, introvertiert oder extrovertiert, aggressiv oder defensiv,... beschrieben werden kann. Daher könne schlechtes Fahren, das zu kritischen Situationen und Unfällen führt, auf manche Persönlichkeitsaspekte des Fahrers zurückgeführt werden.

So konzentriert man sich in typischer Weise auf die Auswahl "guter" Fahrer, oder auf die Methoden, den Fahrern "zweckmäßige" Verhaltensweisen einzuprägen. Darüber hinaus gibt es von so einem Konzept her keine Notwendigkeit, jene Faktoren zu ordnen, die außerhalb des Fahrers liegen, jedoch die Bedingungen beeinflussen, unter denen er fährt, weil sich die gesamte Aufmerksamkeit primär auf die Person des Fahrers richtet. Obwohl in der Praxis der auf den Fahrer gerichtete Ansatz ganz offensichtlich außerhalb der Person gelegene Faktoren in Betracht ziehen muß, wie z.B. atmosphärische Bedingungen, die eine besondere Aufmerksamkeit vom Fahrer verlangen, wird das Hauptgewicht auf die Erfassung der Charakteristika des Fahrers gelegt, die als Variablen für eine primäre Erklärung dienen.

Auf der anderen Seite zielt der mehrdimensionale, systemorientierte Ansatz auf die Erkennung von Mustern von Variablen hin, die gemeinsam unter typischen "äußeren" Bedingungen vorkommen, und erforscht daher die Beteiligung des Fahrers nur innerhalb des Zusammenhangs charakteristischer Interaktionen. Diese Muster sind mindestens in dreierlei Hinsicht komplex.

Erstens sind sie multivariat in dem Sinn, daß die Muster aus verschiedenen Faktoren zusammengesetzt sind, die ineinandergreifen und so die Wahrscheinlichkeit oder Schwere eines Unfalles beeinflussen.

Zweitens repräsentieren die beteiligten Faktoren sehr verschiedene Bereiche. Z.B. wissen wir, daß der Verlauf und die Bauweise einer Straße für Stellen, an denen sich Unfälle ereignen, von Bedeutung sind. Wir kennen alle sogenannte "schwarze Punkte", aber zusätzlich gibt es noch viele andere Aspekte der Verkehrstechnik und der Verkehrsregelung mit ihren Normen, Regeln und Verordnungen, welche in diesem Zusammenhang von Bedeutung sind. Andere Umweltbedingungen, wie z.B. Tages- oder Nachtzeit, Sichtverhältnisse, klimatische Bedingungen usw. in Verbindung mit der Art des benützten Fahrzeuges sind ebenso offenkundig von Bedeutung. Nicht zuletzt der Straßenbenützer selbst: der Fahrer, der Beifahrer, der Fußgänger, das Kind auf der Straße - sie alle haben ihre verschiedene Geschicklichkeit in Bewältigung der Verkehrssituationen, ihre Persönlichkeiten und Einstellungen, die an der Verkehrssicherheit zehren. Alle diese Gebiete oder Bereiche sind voneinander sehr verschieden. Was daher notwendig wäre, ist ein Ansatz, der sich ausdrücklich an diesem Ineinandergreifen mehrerer Bereiche orientiert. Wir sollten uns in diesem Zusammenhang daran erinnern, daß jeder Bereich seinen eigenen Gesetze hat, seine charakteristischen Konzepte, seine wissenschaftlichen Traditionen und seine charakteristische Art, solche Probleme anzugehen und zu lösen.

Drittens ist es unwahrscheinlich, daß Fahrer, als Gruppe gesehen, alle untereinander gleich sind, d.h., es ist unwahrscheinlich, daß alle in derselben Art und Weise fahren und in dieselben Arten von Unfällen verwickelt werden. Wir wissen bereits, daß Unfälle, die sich in städtischer Umgebung ereignen, verschieden sind von denen auf Landstraßen oder Autobahnen. Die Verkehrssicherheitsforschung sollte daher ausdrücklich zum Ziel haben, solche typische Untergruppen von Bedingungen und Fahrern zu identifizieren und ihr Risikopotential zu bestimmen.

Korrekturmaßnahmen, die auf solchen Informationen fußen, wie zum Beispiel eine Verbesserung der Fahrer, hätten den Vorteil der Spezifität und wären daher wirksamer als allgemeine Maßnahmen. Wenn ein Vergleich gestattet ist: man kann die Tuberkulose nicht mit derselben Methode kurieren wie ein Magengeschwür. Die notwendige Differenzierung in der Analyse war in der Vergangenheit sehr schwierig wegen des Umfanges der damit verbundenen Rechenoperationen. Mit der Erfindung von Hochgeschwindigkeitscomputern hat sich die Situation grundlegend geändert, heute stehen uns ausgeklügelte Programme zur Verfügung.

Fahren und Unfälle werden daher als ein Wechselspiel von Faktoren angesehen, welche unter anderem den Fahrer einschließen. Obwohl auch in diesem Fall der Fahrer als ein bedeutendes Element angesehen werden kann, wird sein Beitrag eingestuft in Beziehung zu den Beiträgen anderer Elemente, wie zum Beispiel die Charakteristik der Verkehrslage, oder die Charakteristik des verwendeten Fahrzeuges. Und so kann der interaktionsorientierte Ansatz ebenso beschrieben werden als ein situations- oder kontextorientierter Ansatz. Er konzentriert sich auf die Beschreibung der physikalischen, psychologischen und sozialen Elemente, welche relevant sind für die Aufgabe des Fahrens. Die Frage, inwiefern und auf welche Weise diese Elemente am meisten zur Sicherheit des Fahrens beitragen, wird als eine empirische Frage offen gelassen und nicht auf eine Annahme a priori begründet. Einen umfassenden taxonomischen Rahmen zu erzielen, innerhalb dem die beteiligten Faktoren spezifiziert werden können, ist in der gesamten Aufgabe der Forschung ein methodischer Imperativ.

Praktische Anwendung der zwei Ansätze

Offensichtlich ist die Voreingenommenheit für den einen oder anderen Ansatz nicht bloß eine Sache der akademischen Ästhetik. Jede Voreingenommenheit für einen der Ansätze muß nach dessen Vorzügen entschieden werden. Auf dem Gebiet der Unfallforschung sind wir offensichtlich daran interessiert, die Unfallopfer zu reduzieren.

Einige praktische Anwendungen können direkt aus der Information über die Unfälle abgeleitet werden. Das ist zwar oft der Fall, aber nicht immer. Wie wir alle aus dem täglichen Leben wissen, beeinflußt unsere intellektuelle Haltung, unsere weltanschauliche Orientierung die Art und Weise, wie wir wissenschaftliche oder andere Fakten interpretieren, mit denen wir konfrontiert werden. Der springende Punkt ist, daß unsere Orientierung nicht nur mit sich bringt, welche korrigierenden Maßnahmen als passend erachtet werden, sondern auch, welche von unseren Erwägungen ausgeschlossen werden. Traditionsgemäß stehen vom personsbezogenen Standpunkt aus, die Auswahl von guten Lenkern und der Begriff der Unfallneigung im Mittelpunkt der Diskussion. Lassen Sie mich einen kurzen Blick auf die empirischen Grundlagen ihrer Zweckmäßigkeit werfen.

Auswahl der Lenker

Die Auswahl von "guten und sicheren" Lenkern im Gegensatz zu jenen, die ein "Verkehrsrisiko" darstellen, ist etabliert und eines der ältesten Verfahren der angewandten Psychologie. Es ist mir hier im Rahmen dieses Vortrages weder möglich, diesen Vorgang umfassend zu diskutieren, noch kann ich eine erschöpfende Präsentation der Ergebnisse liefern. Was ich jedoch tun kann, ist die Darstellung des Standes der Dinge durch die Erwähnung einer Untersuchung, die auf dem Gebiet der Verkehrssicherheitsforschung sehr bekannt ist.

Die Ergebnisse, die ich hier diskutieren werde, beruhen auf einem ausgedehnten Forschungsprogramm über die Auswirkungen der Lenkerpersönlichkeit. Diese Forschungsarbeit wurde von Lynette SHAW und H.S. SICHEL im Zusammenhang mit der Auswahl afrikanischer Buslenker für eine Transportgesellschaft in Johannesburg durchgeführt*. Das Projekt, das 1967 begonnen wurde, wurde in einer Serie von Artikeln (SHAW und SICHEL, 1961; SICHEL, 1965; SHAW, 1965), und in einem Buch von SHAW und SICHEL (1971) beschrieben, das große Aufmerksamkeit erregte. Ihre Ergebnisse beruhen auf der Arbeit von mindestens 15 Jahren und auf einer ausgedehnten Untersuchung von Hunderten von Lenkern.

Wie Sie alle wissen, ist die Grundidee der Auswahlmethoden die Schaffung eines Tests, der zwischen guten und schlechten Lenkern unterscheiden läßt. Der Wert des Tests läßt sich aus einem Vergleich zwischen den Hinweisen und Vorhersagen des Tests mit dem tatsächlichen Verhalten der Versuchspersonen im wirklichen Leben bestimmen. Die Ergebnisse werden in Tabelle 1 gezeigt, und die Korrelation zwischen Testvorhersage und dem tatsächlichen Fahrverhälten, r = 0.64, wird als beachtlich angesehen, obwohl sie nur mäßig hoch ist. Auf diesen Gebieten sind die Korrelationskoeffizienten im allgemeinen beträchtlich niedriger.

Tabelle 1. Testergebnisse und Fahrkönnen (nach SHAW & SICHEL, 1971)

Testvoraussage bezüglich des Verkehrsrisikos des Fahrers	Tatsächliche Unfallhäufigkeit		
	gut und befriedigend	mäßig und schlecht	Summe
gut und befriedigend	30.55	7.46	38.01
mäßig und schlecht	14.05	47.94	61.99
Summe	44.60	55.40	100.00

Angaben in %.
Produkt Moment Korrelation: r = 0,64; N = 1139 Fahrer = 100%.

---

* Die Untersuchung wird im Detail von MAREK und STEN (1976) besprochen

Aber schauen wir nun, wie diese Ergebnisse verwendet werden könnten, um schlechte Lenker zu eliminieren.

Die Ergebnisse von SHAW und SICHEL zeigen, daß 47,94% der Lenker, die die Testbeurteilung "mäßig" und "schlecht" erhalten hatten, bevor sie angestellt worden waren, in der Folge hinsichtlich des Unfallkriteriums gleich einzustufen waren. Diese Gruppe steht im Mittelpunkt unserers Interesses, denn diese Fahrer wurden durch einen Test als unerwünschtes Verkehrsrisiko identifiziert, bewiesen das auch in der Praxis, und ihre Entfernung wäre im Interesse der Verkehrssicherheit gelegen. Um jedoch diese 48% scheinbar schlechter Lenker zu entfernen, müßte man auch 14.05% der Lenker entfernen, die in ähnlicher Weise beim Test schlecht abgeschnitten hatten, aber trotzdem in der Praxis als "gute" und "befriedigende" Fahrer zu beurteilen waren. Zusätzlich müßte man 7,46% der "mäßigen" und "schlechten" Lenker im Verkehr belassen, weil die Testprognosen ungerechtfertigterweise optimistisch waren und sie als "gut" und "befriedigend" bezeichnet worden waren.

Die ungerechte Entlassung von guten Lenkern und die fälschliche Belassung der schlechten Lenker würde Insgesamt 21,51% aller Lenker ausmachen. Das ist in Prozenten ausgedrückt, ein ziemlich großer Fehler, aber das volle Ausmaß wird erst ersichtlich, wenn man die in Frage stehenden Ziffern in der tatsächlichen Größenordnung ausweist.

Lassen Sie uns also annehmen, daß unsere Tabelle eine Bevölkerung von 1 Million Lenker repräsentiert, eine Situation, die von der in Norwegen nicht stark abweicht. Der vorerwähnte Fehler von 21,51% bei einer solchen Zahl beläuft sich auf 215.100, von denen 140.500 gute Lenker sind, denen der Führerschein wegen eines Testfehlers (falsch negativ) abgenommen wird, und 74.600 nicht akzeptable Lenker sind, die aufgrund eines entgegengesetzten Testfehlers (falsch positiv) auf der Straße verblieben. Obwohl es möglich wäre, 86.5% der in der Praxis mäßigen oder schlechten Lenker aus dem Verkehr zu ziehen, würde der Preis für den Effekt durch die damit allein gesetzmäßig verbundenen Fehler übermäßig hoch sein.

Über all dem stehen zusätzliche unerwünschte Begleiterscheinungen, sei es politischer, sei es methodologischer Natur. Somit müßte man bei Verfolgung dieser Vorgangsweise 62% der lenkenden Bevölkerung die Verwendung von zugelassenen Transportmitteln versagen, was im Hinblick auf den allgemein inadäquaten öffentlichen Transport kaum akzeptabel wäre. Zweitens beruhen die Resultate von SHAW und SICHEL auf Daten von Berufsfahrern mit einer sehr hohen Anzahl von Kilometern pro Jahr. Für die durchschnittlichen Lenker ist die Korrelation zwischen den Testergebnissen und dem Unfallkriterium wahrscheinlich beträchtlich niedriger, so daß die Fehler der Vorhersagbarkeit dementsprechend größer sind*.

---

* Man könnte einwenden, daß die Entfernung sowohl der "mäßigen" als auch der "schlechten" Fahrer eine zu harte Vorgangsweise sei, die zu einer zu großen Anzahl von Ungerechtigkeiten führt. Wenn man diese Argumentation weiter verfolgt, so könnte man <u>nur</u> jene entfernen wollen, die sich bei dem Test als "schlecht"

Unfallneigung

Alle von uns sind einmal in ihrem Leben mit Leuten zusammengetroffen, die eine besondere Anlage haben, verletzt zu werden. Es gibt wahrscheinlich nicht viele davon, aber sie fallen auf. Es scheint, daß sie immer Pech haben - zumindest soweit es Unfälle betrifft - egal wie vorsichtig sie auch sein mögen. Man könnte daher versucht sein, zu glauben, daß wenn wir unsere Aufmerksamkeit auf die kleine Gruppe der Unfallwiederholer und auf die Möglichkeiten, sie ausfindig zu machen, konzentrierten, wir in der Lage wären, den Verkehr vom engeren Kreis der besonders gefährlichen Lenker, die möglicherweise für eine große Anzahl der Unfälle verantwortlich sind, zu befreien.

So attraktiv dieser Gedanke auch wäre, so trügerisch ist er und zwar hauptsächlich deshalb, weil es sehr schwierig ist, diese Unglücksraben zu identifizieren.

Die Daten der Tabelle 2 illustrieren diese Schwierigkeit. Jene Personen, die in den Jahren 1961 und 1962 Unfälle hatten und von denen man daher annehmen würde, daß sie die Gruppe derjenigen bilden, die zu Unfällen neigen, haben im darauffolgenden Jahr 1963 nur zu einem kleinen Teil Unfälle verursacht. Es würde daher wenig helfen, diese Individuen am Lenken zu hindern, um die Gesamtfrequenz der Unfälle zu reduzieren. Es ist wichtig darauf hinzuweisen, daß diese Daten von einer der umfangreichsten Studien über das Lenkerverhalten stammen, nämlich der sogenannten California Driver Study. Wie Sie sehen können, basieren diese Resultate auf einer Übersicht über fast 130.000 Lenker.

Daten über Betriebsunfälle zeigen dieselbe Tendenz, wie ALDERSTEIN (zit. bei ARBOUS 1951) in einer Arbeit über Unfälle von 104 Eisenbahnverschiebern während einer dreijährigen Periode gezeigt hat. Die Unfallquote der Gruppe während der letzten zwei Jahre wäre nicht niedriger gewesen, wenn die 10 Verschieber, die für die meisten Unfälle während des ersten Jahres verantwortlich waren, aus der Gruppe eliminiert worden wären (Tabelle 3). Tatsächlich wäre die durchschnittliche Unfallsquote im zweiten und dritten

---

(Fortsetzung der Fußnote von Seite 384)

erwiesen haben, den "mäßigen" Verkehrsteilnehmern hingegen erlauben, zu lenken und hoffen, daß der Fehler der Ungerechtigkeit gegenüber den "guten" und "befriedigenden" Lenkern reduziert werden würde. Das wäre wahrscheinlich der Fall, aber diese Strategie würde umgekehrt wieder eine zu milde Wirkung auf schlechte Lenker haben.

Es gibt 307 schlechte Lenker in dem Originalmuster. Davon wurden nur 144 durch den Test als "schlecht" bezeichnet und würden entfernt werden, aber die verbleibenden 163 schlechten Lenker wurden durch den Test nicht als solche bezeichnet (falsch positiv) und wären weiterhin zum Lenken berechtigt. Somit würden über 50% der gefährlich Fahrer im Verkehr verbleiben. Wenn man bedenkt, daß das Ziel die Eliminierung von schlechten Lenkern ist, muß man zugeben, daß diese Strategie entschieden unzureichend ist.

Tabelle 2. Unfallbeteiligung im Jahre 1963 von Fahrern, die 1961 und 1962 unfallfrei waren oder einen Unfall hatten (nach COPPIN et al., zit. bei GRIEP, 1968, S. 10)

Unfallbeteiligung 1961 und 1962	Unfallbeteiligung 1963 (Anzahl der Fahrer)		Gesamtzahl der Fahrer[a]
	Mit Unfall	Unfallfrei	
Fahrer mit Unfällen 1961 und 1962 (Unfallwiederholer)	105	995	100
Fahrer ohne Unfall 1961 und 1962 (Unfallfrei)	6 931	122 593	129 524

[a] Diese Gesamtzahl der Fahrer schließt nicht ein 17 382 Fahrer, die Unfälle nur in einem der beiden Jahre, d.h. entweder 1961 oder 1962 hatten.

Tabelle 3. Untersuchung über Unfallanfälligkeit beim Verschubpersonal (ADELSTEINS Angaben, zit. aus ARBOUS, 1951 S. 350)

	Unfallquote bei Verschiebern, die 1944 eintraten und 3 Jahre Verschubarbeiten leisteten		
	1. Jahr	2. Jahr	3. Jahr
Durchschnittliche Unfallquote Für alle 104 Männer	0.557	0.355	0.317
Durchschnittliche Unfallquote für 94 Männer, nachdem 10 mit der höchsten Unfallquote im ersten Jahr ausgeschieden worden waren	0.393	0.361	0.329

Jahr sogar geringfügig höher gewesen, wären die 10 Männer mit den meisten Unfällen während des ersten Jahres entfernt worden.

Es scheint daher sinnvoll, die Zweckmäßigkeit der Unfallneigung in Frage zu stellen, sowohl als Konzept als auch als Grundlage für die Verbesserung der Verkehrssicherheit, womit aber nicht die Existenz von Fahrverhaltensmustern als solche in Frage gestellt werden soll. Es ist vielmehr ein Konzept auf Grundlage persönlicher Verhaltensmuster oder eines persönlichen Stils notwendigerweise in Umfang und Ungenauigkeit beträchtlich*. Wie MAREK und STEN (1976, S. 44) aufzeigen, sind diese Verhaltensmuster im Fahrstil

* Die Studie von H.L. RAUSCH (1965) ist in diesem Zusammenhang hinsichtlich der theoretischen Grundlagen von besonderem Interesse.

nicht nur persönlicher Art, sondern auch regional oder national bedingt. McGUIRE (1970) lenkt die Aufmerksamkeit auch auf die Möglichkeit, daß Unfallneigung bei bestimmten Menschen während kürzerer oder längerer Zeitperioden bestehen kann und durch besondere Erfahrungen im Leben des Fahrers aktiviert werden kann. Das Hauptproblem besteht jedoch darin, diese Persönlichkeitstendenzen mit den Eigenschaften des Verkehrskontextes in der Weise in Verbindung zu bringen, daß daraus eine sinnvolle und praktische Grundlage entsteht, auf welcher Maßnahmen entwickelt werden können, mit denen den zersetzenden Auswirkungen der Persönlichkeitstendenzen auch wirksam begegnet werden kann.

Nun, Sie fragen jetzt: Was kann gemacht werden? Gibt es überhaupt einen Weg, aus Unfällen zu lernen? Ja, es gibt ihn. Lassen Sie uns schauen, was gewonnen werden könnte, wenn wir die Annahme fallen lassen, daß der Lenker die primäre Ursache ist und wenn wir einen mehrdimensionalen Ansatz verfolgen und unsere Aufmerksamkeit dem Zusammenhang, den Situationen und den Bedingungen zuwenden, unter welchen Unfällen geschehen.

Systemorientierte Strategie

Schon vor 10 Jahren schloß A.D. LITTLE nach Durchsicht der Literatur über Programme zur Verbesserung der Straßensicherheit:

1. Autobahnsicherheit ist ein Systemproblem ..., eine geeignete Beschäftigung mit der Sicherheit verlangt das Verständnis der weiten Vielfalt der sozialen, wirtschaftlichen, politischen, psychologischen, gesetzlichen und physiologischen wie auch konstruktionsmäßigen Faktoren, die mit der Autobahn, dem Fahrzeug und dem Lenker verknüpft sind. Das System ist nicht nur durch seine Komplexität gekennzeichnet, sondern auch durch das hohe Maß von Verkettung und Abhängigkeiten zwischen diesen vielen Faktoren. Das System der Autobahnsicherheit muß richtig eingeschätzt werden, sowohl was die geeignete Untersuchung der einzelnen Komponenten als auch die Entwicklung und Bewertung von Abhilfe betrifft...

2. Das Konzept der "Ursache" hat wenig operationale Bedeutung in der Unfallstudie. Verkehrsunfälle werden viel eher als Versager des Systems betrachtet denn als Fehler einer einzelnen Komponente. In einem höheren als gewöhnlich angenommenen Ausmaß tragen verschiedene Faktoren gleichzeitig zu den meisten Unfällen bei... Feststellungen von der Art, daß "80% der Unfälle vom Lenker verursacht werden", stellen eine simplifizierende Betrachtung der Situation dar und werden nicht von der technischen Literatur unterstützt, die wir durchgesehen haben,...

3. Es gibt in der Literatur keine Soforthilfe für die Autobahnsicherheit ... Es gibt keinen einzelnen von der Literatur identifizierten Faktor, der als hauptsächliche "Ursache" einer Autobahngefahr bezeichnet werden kann und der behoben werden könnte, damit Verkehrsunfallsverluste auffallend reduziert werden ..." (LITTLE, 1966, S. 31).

Die Schlußfolgerungen on A.D. LITTLE werden von einer zunehmenden Anzahl von Autoren auf dem Gebiet der Verkehrssicherheit geteilt - PLATT (1960), L.B. KRITZ (1965), HEIBEL (1965), Mc. FARLAND (1967), I.D. BROWN (1968), ROCKWELL und NAMECHE (1969) und O.E.C.D. (1975).

Bedeutsam ist in diesem Zusammenhang, daß eine Betrachtung des Verkehrsverhaltens als Funktionieren eines Systems klar macht, daß Präventivmaßnahmen auf verschiedenen Ebenen gleichzeitig eingeführt werden sollten. Zum Beispiel fanden SHALTON und MILLS (Automotive Safety Found., 1963), in einer Studie über Autobahnunfälle in Virginia, daß eine gewisse Form von unkontrolliertem Schleudern des Fahrzeuges in 40% der aufgezeichneten Unfälle auftrat. In ca. einem Drittel begann das Schleudern, bevor der Lenker zu bremsen begann. Sicherheitsmaßnahmen, die diese Art von Versagen im gesamten funktionierenden System herabsetzen könnten, sind mannigfaltig und umfassen verschiedene Gebiete, wie z.B.:

1. Suche nach Straßenoberflächen mit einem höheren Reibungskoeffizienten.
2. Entwicklung von Reifen mit verbesserter Straßenhaftung.
3. Entwicklung eines Bremssystems, daß "rationeller" als der Lenker reagiert, falls dieser in Panik gerät.
4. Massentraining von Lenkern auf glatten Oberflächen.
5. Training von Lenkern zur Erkennung, wann eine Oberfläche glatt ist und wie glatt sie ist.
6. Entwicklung von flexiblen Informationssystemen, damit die Lenker über den Straßenzustand zu einer gegebenen Zeit informiert werden können.

Anwendung einer systemorientierten Strategie

Eine vielseitige Erforschung von Unfällen, Beinaheunfällen und dem Lenkerverhalten, die auf das Verständnis der Aufgabe des Lenkers ausgerichtet ist, d.h. auf die Erfordernisse, die ein Lenker erfüllen muß, um sicher zu fahren, liefert eine Information, die operational zwingend ist. Obwohl die Komplexität aufgrund der Anzahl der Faktoren, die alle einander gegenseitig beeinflussen, theoretisch ziemlich hoch ist, erweisen sich nur relativ wenig Unfallskategorien in der Praxis als hervorstechend. Zum Beispiel identifizierte eine epidemiologische Studie von O. BØ in Oslo (1972), die 2.074 Unfälle umfaßte, fünf (von elf) allgemeine Kategorien von Verkehrssituationen als dominant. Diesen sind über 84% aller Unfälle und beinahe 90% aller tödlichen Unfälle zuzuschreiben. Als solche sind sie natürlich von besonderem Interesse vom Standpunkt der Gegenmaßnahmen aus gesehen (siehe Tabelle 4). Sie sind:

a) Unfälle mit Fußgängern; 50% aller Todesfälle fallen in diese Kategorie,
b) Unfälle einzelner Autos,
c) Kolisionen auf Kreuzungen zwischen Autos, die geradeaus überqueren und nicht abbiegen,
d) Frontalzusammenstöße und
e) Zusammenstöße zwischen Fahrzeugen während des Überholens oder beim Fahren hintereinander.

Tabelle 4. Verkehrssituationen und Unfälle (nach BØ, 1972)

Verkehrssituation	Alle Unfälle in %	Tödliche Unfälle in %
Fußgängerunfälle: Beim Überqueren der Straße	27,6	47,6
Unfälle mit nur einem Fahrzeug	20,8	13,5
Rechtwinkelige Zusammenstöße an Kreuzungen	16,9	10,7
Frontalzusammenstöße	10,2	14,3
Auffahr- und Überholunfälle	8,9	3,6
Zusammenstöße zwischen Fahrzeugen, die in Entgegengesetzter Richtung fahren, wobei eines oder beide Fahrzeuge an Kreuzungen oder Straßengabelungen abbiegen	4,4	3,6
Fußgängerunfälle: Die Straße entlanggehender Fußgänger	3,5	2,4
Zusammenstöße zwischen Fahrzeugen, die sich im rechten Winkel nähern, wobei eines oder beide abbiegen	2,4	1,2
Zusammenstößen zwischen Fahrzeugen, die in derselben Richtung fahren, wobei eines oder beide abbiegen	2,0	-
Zusammenstöße mit geparkten Fahrzeugen	1,5	-
Zusammenstöße mit Tieren oder feststehenden Objekten	1,1	-
Keine Angaben	0,7	1,2
Summe: Prozentsätze	100,0	100,1
Summe: Anzahl der Unfälle	2074	84

Das System der Kategorien, die BØ verwendete, ist sehr umfangreich, jeder der allgemeinen Kategorien umfaßt eine Anzahl solcher Kategorien. Wiederum war der Hauptanteil der Unfälle innerhalb jeder einzelner dieser Gruppen einigen wenigen Unterkategorien zuzuschreiben. So sind nur 3% von den sieben Unterkategorien von Unfällen, in welche die Straße überquerende Fußgänger verwickelt waren, für fast 73% dieser Unfälle verantwortlich. Von den neun Unterkategorien der Unfälle einzelner Autos sind vier für über 80% solcher Unfälle verantwortlich. In gleicher Weise gibt es sechs Unterkategorien von Frontalzusammenstößen, aber 93,3% davon fallen in nur zwei Unterkategorien, wobei bei 56,5% Kollisionen in einer Kurve die Ursache sind.

Die Kategorien, die BØ verwendete, können als beschränkt betrachtet werden, obwohl sie interessante und instruktive Daten liefern. Ohne Zweifel können sie ausgedehnt werden auf Variationen der

Licht- und Luftverhältnisse, Verkehrsdichte, Wagentype, Zustand des Fahrers, etc. - s. z.B. J.S. BAKER und H.L. ROSS (1960). Die Hauptsache jedes verwendeten Beschreibungssystems ist, daß es den gesteigerten modernen Verkehr, mit dem der Straßenbenützer konfrontiert ist, widerspiegelt und daß es die potentiell gefährlichen Situationen kennzeichnen soll.

Sobald man derartige Informationen hat, ist es möglich, multiple prophylaktische Gegenmaßnahmen zu entwickeln, die weit mehr auf das ganze Verkehrssystem abzielen als auf spezielle, isolierte Elemente. Es ist unwahrscheinlich, daß Probleme der Verkehrssicherheit wirksam gelöst werden können, wenn Präventivmaßnahmen nur auf ein Gebiet konzentriert werden. Man sollte vielmehr versuchen, diese Aktionen so zu konzipieren, daß sie den Lenker, das Fahrzeug, die Straßen und die Lenkung des Verkehrs <u>gleichzeitig und in einer wechselseitig wirksamen Art umfassen</u>.

Als logische Schlußfolgerung aus dem Systemansatz ergibt sich wahrhaftig ein interdisziplinärer Ansatz. Mit anderen Worten, es wird wenig helfen, egal wie gut unsere Autos sind oder wie gut ein Straßengefüge konstruiert wird, wenn deren Benützer nicht gleichzeitig den Erfordernissen gerecht werden können, die der Verkehr an sie stellt. Ähnlich bringt es wenig, gut ausgebildete Lenker zu haben, wenn die Autos oder die Straßen nicht ihrem Verwendungszweck entsprechen.

Systemanalyse und Verkehrssystem

Systemanalyse ist nicht nur eine allgemeine Richtlinie, sondern eine Anzahl von Prinzipien, welche dazu dienen "das Wesen" komplexer Phänomene und Bedingungen zu umschreiben. Obwohl Systemanalyse allgemein mit komplexen analytischen Verfahren und höherer Mathematik gleichgesetzt wird, sind die Grundprinzipien einfach:

Sie beziehen sich auf folgendes:

a) Definition eines Systems, seiner Teile und Beziehungen,
b) Beschreibung relevanter Eigenschaften,
c) Darlegung von Zielen,
d) Feststellung von Interessen und Interessengruppen und
e) Formulierung und Bewertung von Lösungsmöglichkeiten.

Ad a) Das System

Die Vorstellung davon, was ein System ist, muß zu Beginn nicht sehr kompliziert sein. Es genügt festzustellen, daß ein System aus <u>Teilen</u> und <u>Beziehungen</u> zwischen denselben besteht. Wichtig ist jedoch, festzustellen, was die Teile und Beziehungen zwischen ihnen sind, d.h. sie zumindest zu identifizieren.

Die Abb.1 zeigt das Verkehrssystem, welche aus Verkehrsteilnehmern, Fahrzeugen, Verkehrssituationen und der Verkehrslenkung besteht. Die <u>Teile</u>, die in den Kästchen von Abb. 1 gezeigt werden, werden nur mit allgemeinen Termini benannt. Verkehrsteilnehmer

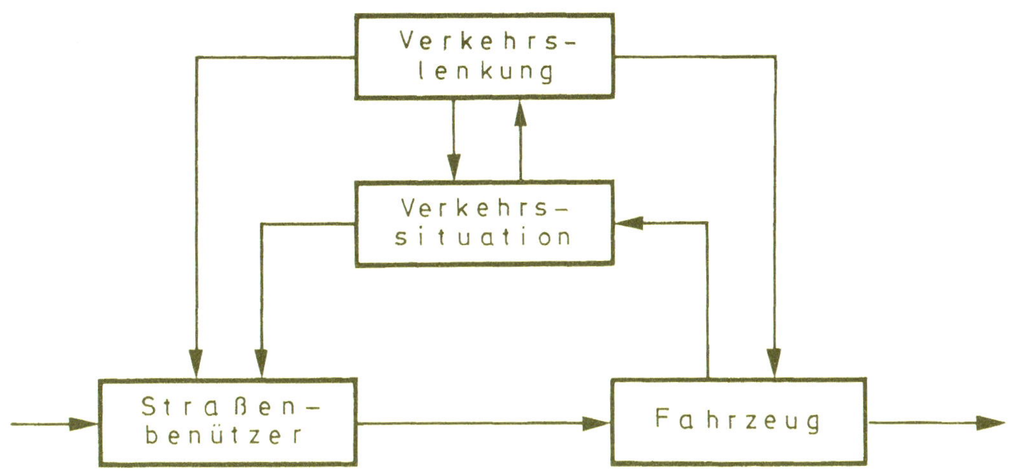

Abb.1. Das Verkehrssystem (nach MAREK und STEN, 1976)

sind nicht nur Fahrer, sondern auch Beifahrer und Fußgänger. Diese wieder können Erwachsene sein, Kinder, alte Menschen usw. Die Fahrzeuge können PKW's, Autobusse, Straßenbahnen, Fahrräder, Motorräder oder Pferdewagen sein. Verkehrssituationen können Straßen im Stadtgebiet oder Landstraßen sein; es kann sich weiters um Kreuzungen, Kurven, gerade Strecken, Kreisverkehr oder Plätze mit viel oder wenig Verkehr handeln usw. Die Verkehrslenkung bezieht sich auf alle Organisationen, welche hiermit befaßt sind, wie Verkehrsministerium, Polizei, Verkehrsgerichte, Fahrschulen und Kraftfahrorganisationen, ... mit all ihrem Personal, ihren Normen, Regeln und Vorschriften.

Was nun die Beziehungen zwischen den Teilen betrifft, mag es genügen festzustellen, daß der Fahrer (wenn er im Brennpunkt unserer Aufmerksamkeit steht) seinen Wagen entsprechend den Erfordernissen der Verkehrssituation lenkt. Diese wieder ist der Kontrolle durch die Verkehrslenkung unterworfen, welche auch den Fahrer und den Wagen umfaßt. Diese Tatsache wird durch die Pfeile in Abb. 1 dargestellt.

Wie detailliert unsere Beschreibung der Teile und ihrer Beziehungen ist, hängt von unseren Zielen ab - siehe Punkt c). Ähnlich hängt die Abgrenzung des Systems von unseren Zielen ab. Offensichtlich ist der Fahrer ein Teil des Verkehrssystems auf der Ebene unserer gegenwärtigen Diskussion. Auf einem niedrigeren Niveau kann man die Sinnesorgane des Fahrers als ein eigenes System betrachten. Das Verkehrssystem wiederum kann als ein Teil des ökonomischen Systems einer geographischen Region angesehen werden, wenn dieses analysiert wird. Wir können uns so eine Hierarchie von Systemen vom Mikro- bis zum Makrobereich denken. Teile davon werden oft als Subsysteme bezeichnet.

Obwohl dies ganz klar erscheint, ergeben sich wichtige Folgerungen für die Begriffe und Klassifikationen, welche wir in einer bestimmten Studie verwenden und die dem Niveau der Diskussion angemessen sein müssen. Das ist eine nützliche Vorsichtsmaßnahme gegen ungerechtfertigten Reduktionismus einerseits und gegen leere Platitüden andererseits.

Schließlich, nachdem das System gewöhnlich in irgendeiner Art von Umgebung existiert, ist es notwendig, dieselbe zu definieren. Im allgemeinen ist Umgebung eine Gruppe von Elementen, welche nicht zu dem in Rede stehenden System gehören, welche jedoch das System beeinflussen oder von ihm beeinflußt werden.

Ad b) Beschreibung relevanter Eigenschaften

Sowohl die Teile als auch die Beziehungen zwischen ihnen haben Charakteristika oder Eigenschaften. Diese können oft gemessen werden, so daß exakte Werte vorliegen. Falls dies jedoch schwierig oder unmöglich durchzuführen ist, kann ein einfaches Registrieren, ob eine bestimmte Eigenschaft vorhanden ist oder nicht, durchaus zielführend sein. Das Niveau der Beschreibung hängt wiederum von unseren Zielen ab.

Ad c) Ziele

Die Festsetzung der Ziele ist ein entscheidender Aspekt der Systemanalyse und wird für gewöhnlich zu Beginn einer Untersuchung vorgenommen.

Damit ein System funktioniert, muß es "ausgeglichen" sein und zwar in dem Sinn, daß seine Teile harmonisch zusammenwirken. Jedoch kann und oftmals muß jedes System in verschiedener Weise ausgeglichen sein, je nach seinem Zweck oder Ziel. Durch die Beschreibung der Ziele des Systems definieren wir den für unsere Diskussion relevanten Bereich, welcher bestimmte Anforderungen enthält, an denen das Funktionieren eines Systems gemessen werden kann.

Die Funktionsweise eines Systems kann oft sehr umfangreich sein und die zur Verfügung stehenden Mittel legen uns in der Regel Beschränkungen auf im Hinblick auf das, was wir tun können. Außer dem Ziel des Systems müssen wir das Ziel der in Rede stehenden Studie festlegen. Das dient wiederum dazu, uns daran zu erinnern, womit sich die Studie beschäftigt.

Die Notwendigkeit, Ziele zu bestimmen, wird in der angewandten Forschung selbstverständlich als wesentlich akzeptiert. Die Forderung nach einem Ziel gilt jedoch ebenso für die sogenannte reine Forschung.

Ad d) Interessen und Interessengruppen

Die Ziele und das tatsächliche Funktionieren des Verkehrssystems involvieren offensichtlich eine Vielzahl einander widersprechender Interessen. Ein altes Sprichwort sagt: "Was für den einen Medizin ist, kann für den anderen Gift sein". Das Aufheulen des Auspuffs eines starken Motorrades kann Musik in den Ohren seines begeisterten Besitzers sein, jedoch erhebliche Belästigung für Fußgänger und für diejenigen, welche in der Nähe der Straße wohnen. Ebenso ist eine Autobahn oder Schnellstraße eine willkommene Erleichterung für den Langstreckenverkehr, sie kann jedoch kleine Gemeinden, welche entlang der Trassenführung liegen, rücksichtslos auseinanderreißen. In anderen Worten: Das Funktionieren eines Systems kann verschiedenen Wert für verschiedene Interessengruppen haben.

Die Ziele und das Funktionieren des Systems werden daher im Hinblick auf die Interessengruppen bewertet, die in dem System involviert sind.

Ad e) Lösungsmöglichkeiten

Für komplexe Probleme bieten sich in der Regel mehrere Lösungen an. Nur sehr selten hat eine Lösung nur Vorteile. In der Regel haben alle Lösungen Nachteile und Vorteile, wobei die Kombination der beiden je nach Lösung sehr unterschiedlich sein kann.

Die Systemanalyse fordert daher, daß Alternativlösungen erwogen und bewertet werden. Um die Komplexität solcher Vergleiche zu bewältigen, wurden systematische Vorgangsweisen entwickelt, welche Kosten/Nutzen-Analyse genannt werden.

Obwohl diese Vorgangsweise ursprünglich rein ökonomischer Art war, kann sie so erweitert werden, daß sie Kombinationen menschlischer und sozialer Werte ebenso beinhaltet wie "rein" ökonomische.

Die 5 hier dargestellten Prinzipien können als die grundlegenden Richtlinien der Systemanalyse betrachtet werden. Es wird ihnen aufgefallen sein, daß sie ohne jede Bezugnahme auf Psychologie, Technik, Medizin oder irgendeine andere etablierte Disziplin dargestellt wurden. Dies geschah mit gutem Grund, denn Systemanalyse ist eine allgemeine Vorgangsweise, die für die Anwendung auf jedes komplexe Problem geeignet ist. Sie ist insofern lebensnah, als viele Schwierigkeiten des tatsächlichen Lebens die Genzen einer Einzeldisziplin sprengen.

Heißt das, daß wir deshalb angewandte Psychologie, Ergonomie, oder Verhaltenswissenschaften und Sozialwissenschaften im allgemeinen nicht brauchen? Keineswegs. Ganz im Gegenteil verlangt Systemanalyse mehr von diesen Wissenschaften und trägt so zu ihrer Entwicklung bei - siehe z.B. von BERTALANFFY (1968, S. 99-119).

Systemorientiertes Denken ist opportunistisch in dem besten Sinne des Wortes. Seine ganze Loyalität gilt vorbehaltlos und ausschließlich dem in Rede stehenden Problem. Systemanalyse ist vollständig aufgabenorientiert, sie akzeptiert einzig und allein Verpflichtung zur Relevanz im Hinblick auf die Aufgabe.

Jedes Problem, insbesondere ein solches, welches die direkte Zusammenarbeit verschiedener Berufsgruppen fordert, zwingt den Wissenschaftler, seine Hypothesen in Übereinstimmung mit den Erfordernissen seiner Daten zu formulieren; dies geht oft über die Möglichkeiten etablierter Theorien und oft auch über die Traditionen seines Berufes hinaus. Die Herausforderung, die daraus erwächst, ist alles andere als destruktiv: Alte Konzepte müssen verfeinert und erweitert werden, neue Ideen müssen entwickelt werden, um neue Fragen und die Daten behandeln zu können, die sich daraus ergeben. Theorien sind selbstverständlich nur so gut wie die Daten, auf welchen sie basieren und relevante Daten sind der Nährboden relevanter Theorien.

Lassen Sie mich diesen Vortrag abschließen, indem ich das Problem interdisziplinärer Forschung anspreche. In der Unfallforschung besteht eine dringende Notwendigkeit für eine solche Zusammenarbeit und diese Notwendigkeit wird uns mehr und mehr bewußt. Jedoch leiden Ansätze zu interdisziplinärer Zusammenarbeit an einem chronischen Übel: Man redet aneinander vorbei. Das ist eine Folge davon, daß man meint, ein Exklusivrecht auf Weisheit im eigenen Fachgebiet zu haben und sich dahinter verschanzt.

Systemorientierte Strategie hat keinen Platz für Arroganz und Exklusivität. Ihre Arbeitsweise verlangt Bescheidenheit hinsichtlich des eigenen Berufes und läßt Gedanken an Allmacht nicht aufkommen. Systemorientierte Strategie schließt selbstverständlich die Spezialkenntnisse der eigenen Fachdisziplin ein, diese müssen jedoch auch in Kombination mit den Fertigkeiten und Erkenntnissen anderer Disziplinen verwendet werden können. Systemorientierte Strategie kann ohne das Stimulans intellektueller Toleranz für die Beiträge anderer nicht funktionieren. Sie stellt eine natürliche Basis für effektive interdisziplinäre Zusammenarbeit dar und verdient schon aus diesem Grunde unsere Beachtung.

S. Behrens, H. Tscherne, L. Gotzen und E.G. Suren, Hannover

Verkehrsunfallforschung an der medizinischen Hochschule Hannover – Organisation und Ziele

Zahllose Bereiche unserer modernen Industriegesellschaft werden nachhaltig von der vielschichtigen Problematik des Massenphänomens "Verkehrsunfall" beeinflußt. Die Gewöhung hieran führte zu einer erschreckenden Selbstverständlichkeit des kalkulierten Risikos.

Die Automobilindustrie ermittelt bei simulierten Fahrzeugkollisionen in standardisierten Versuchsreihen mit anthropometrischen Versuchsgruppen (sog. Dummies) wichtige Kenngrößen für ihr jeweiliges Produkt. Für den Menschen spezifische Parameter können jedoch nur von einer sorgfältigen Detailanalyse realer Verkehrsunfälle am Ort des Geschehens erwartet werden.

Um eine mögliche Unfallsituation effizient zu entschärfen, ist daher eine umfassende und genaue Kenntnis der Ursachen, des Ablaufes und ihrer Folgen notwendig. Aus dieser grundsätzlichen Aufgabenstellung eines Forschungsprogrammes* wurde im Februar 1973 in Zusammenarbeit mit der Technischen Universität Berlin ein interdisziplinäres Team aus Kraftfahrzeug-Ingenieuren, Unfallchirurgen, Psychologen und Pathologen in Hannover gebildet, das mit seinen Untersuchungen direkt am Unfallort beginnt. Wertvolle Hilfe leisten speziell zur Datenerhebung geschulte Medizinstudenten im älteren Semester.

Das Unfallforschungsteam wird von der Rettungsleitstelle Hannover über Funkkontakt alarmiert und fährt unter alarmmäßigen Bedingungen (Blaulicht, Martinshorn) die Unfallstelle mit 2 Fahrzeugen an. Wurden vor Erreichen der Unfallstelle die Verletzten mit einem Rettungsfahrzeug abtransportiert, kann das zweite Forschungsfahrzeug umdirigiert werden, um im Krankenhaus sofort mit der erforderlichen Dokumentation zu beginnen. Zusätzlich besteht die Möglichkeit, mit dem an der Medizinischen Hochschule stationierten Rettungssystemen wie Hubschrauber und Notarztwagen, wenn diese zu Verkehrsunfällen gerufen werden, mitzufahren (Abb. 1).

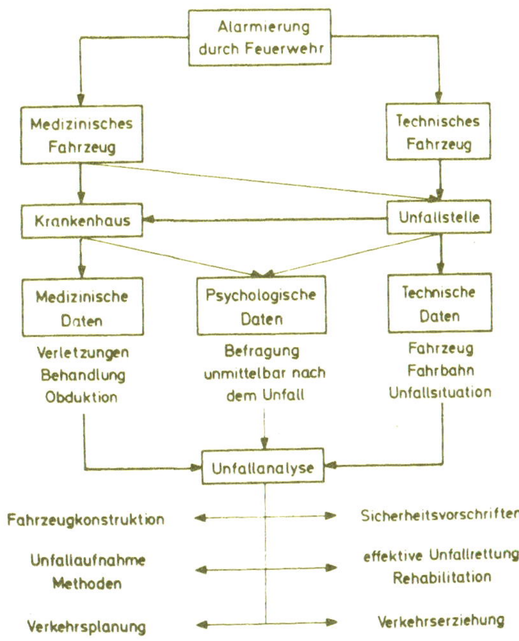

Abb.1. Verkehrsunfallforschung am Unfallort

---

* Ein Forschungsauftrag der Bundesanstalt für das Straßenwesen (BAST) in Köln.

Die Einsatzbereitschaft zur Unfallaufnahme besteht von Montag bis Samstag 7,00 bis 19,00 Uhr und erfaßt somit die Berufsverkehrsspitzen. Analysiert werden sämtliche Verkehrsunfälle mit Personenschaden, an denen ein PKW beteiligt ist; also PKW-Insassen, Zweiradfahrer und Fußgänger.

Der übliche Einsatzradius beträgt 15 km. Er wird jedoch in einzelnen Fällen durch Mitflugmöglichkeiten im Hubschrauber um 30 km erweitert und umfaßt somit städtisches und ländliches Gebiet mit Schnellstraßen und Autobahnen. Die Mitnahme in einem der Rettungssysteme hat als entscheidenden Vorteil, daß sehr wenig Veränderungen der Unfallsituation von der Alarmierung bis zum Eintreffen des Teams vorgenommen wurden und somit eine optimale Dokumentation über Lage und Zustand des Verletzten und die Endstellung der Fahrzeuge möglich ist. Diese sogenannte "post-crash-Situation" gilt es exakt festzuhalten (Abb. 2). Hierzu gehören beispielsweise tuschierte Straßenmarkierungen, Bremsspuren, Wurfweiten von Fahrzeugaufbauten, Kollisionspunkte von Insassen und Fahrzeug, Lage und Endstellung der beteiligten Verkehrsteilnehmer und Fahrzeuge. Die fotographische Aufnahme der Unfallstelle mit einer Stereomeßkamera ist wissenschaftlich genau und liefert nach der Auswertung eine maßstäbliche Planzeichnung, so daß früher übliche handschriftliche Zeichnungen nach zeitraubender Vermessung wegfallen können.

Aus medizinischer Sicht werden gleichzeitig alle Erste Hilfe-Maßnahmen von Laien, Sanitätern oder auch Notärzten festgehalten. Es gilt, die Dynamik der Rettungskette auf schwache Glieder zu prüfen, um gegebenenfalls eine Verbesserung zu erzielen. Sitzposition der Insassen in Relation zur Körpergröße und Gewicht sowie Farbe und Dichte der Bekleidung sind je nach Ausgangssituation weitere wichtige Daten. Das gleiche gilt für Fahrzeugteile, an denen sich die Unfallopfer verletzt haben. Kratzer, Dellen und Wischspuren, Hautabrieb, Haare oder abgerissene Gewebeteile geben uns wichtige Hinweise über den Bewegungsablauf in der Unfallsituation.

Sofern möglich, erfolgt die Befragung der Unfallbeteiligten (Unfallopfer und Unfallzeugen) anhand eines strukturierten Fragebogens noch an der Unfallstelle. Durch diese Befragung wollen wir Aufschluß über Persönlichkeitsstruktur und Einstellung des Verunglückten zum Verkehrsgeschehen erhalten. Andere psychologische Fragen erfassen den sozialen Hintergrund, die Verkehrsvorgeschichte und allgemeine Statistik. Es wird immer wieder betont, daß es sich um ein Forschungsprojekt handelt, in dem alle Angaben streng vertraulich behandelt und nur zu wissenschaftlichen Aussagen verwandt werden. Nur 1,6% der Befragten lehnten bisher die Aussage ab. Dies waren zumeist Berufskraftfahrer und Taxilenker, die - juristisch schuldig - Konsequenzen ihrer Aussagen befürchteten. Alle Gespräche werden auf Tonband aufgezeichnet und von unseren psychologischen Mitarbeitern ausgewertet.

Nach der Arbeit am Unfallort wird die Weiterversorgung der Verletzten in den jeweiligen Krankenhäusern dokumentiert und nach Abschluß der Diagnostik, Schweregrad der Verletzung sowie deren Versorgung festgehalten. Tödlich Verunglückte werden nach gerichtsmedizinischen Gesichtspunkten seziert (Abb. 3).

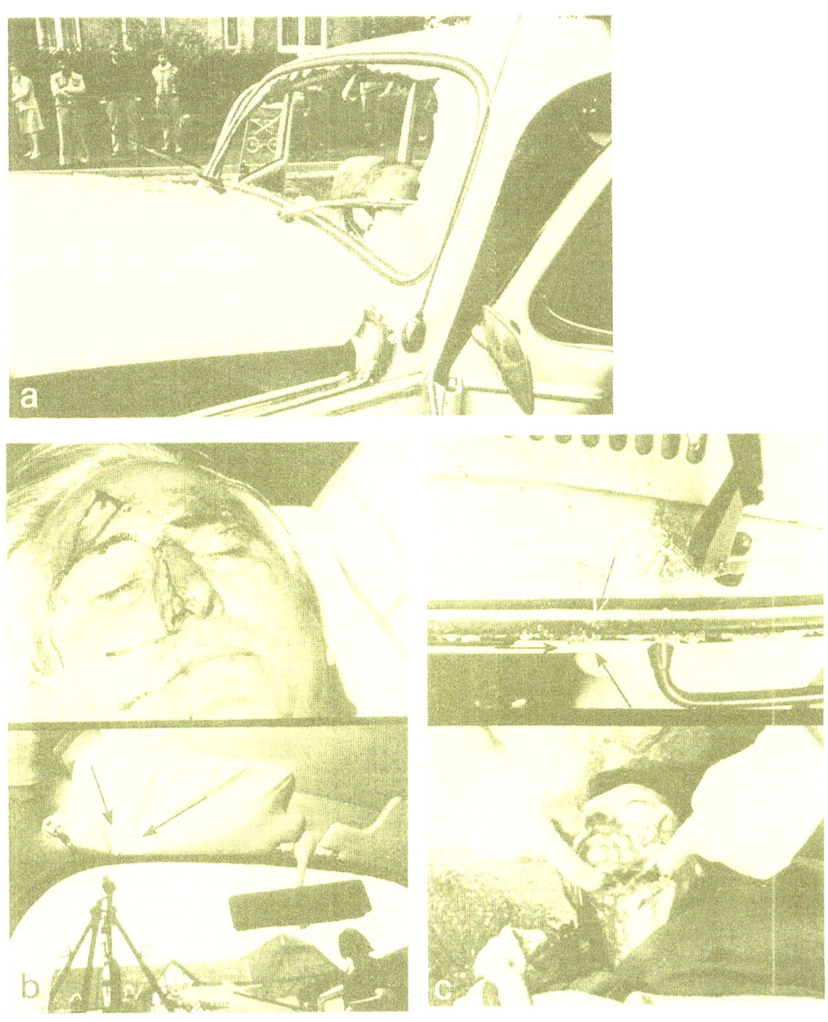

Abb.2. Frontalkollision eines VW-PKWs mit einem Baum. Beide nicht angeschnallten Fahrzeuginsassen wurden in einer Drehhubbewegung nach vorn geschleudert. Der größere Fahrer schlug mit dem Kopf an der Sonnenblende an. Die Beifahrerin durchstieß mit dem Kopf die Frontscheibe (ESG-Glas) und zog sich beim Hinuntertauchen des Körpers an den im Scheibenrahmen stehengebliebenen Glassplittern eine tödliche Carotisdurchtrennung zu

Die Fahrzeuganalyse wird abseits der Unfallstelle auf Schrottplätzen oder in Reparaturwerkstätten schließlich zum Abschluß gebracht. Insgesamt werden pro Unfall ca. 4000 Einzeldaten gesammelt, zum Vergleich zeigt die Polizeistatistik ca. 250, Großstadtstatistiken wie die des HUK-Verbandes ca. 500 Einzeldaten. Die Summation solcher Einzelwerte ergibt ein exaktes Bild über den Unfallablauf. Es werden rekonstruiert die Kinematik der PKWs zur Zeit des Zusammenstoßes sowie Biomechanik von Insassen oder

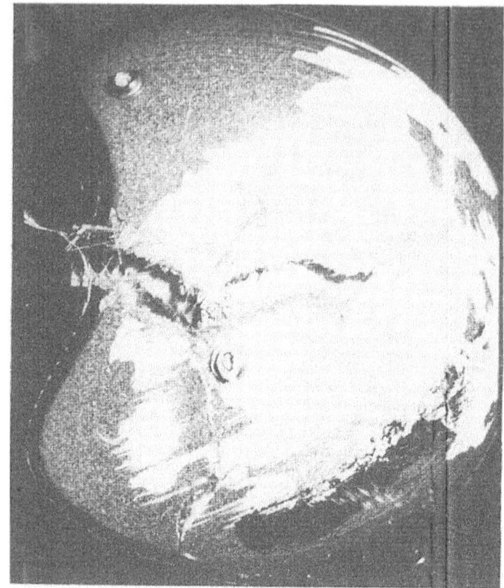

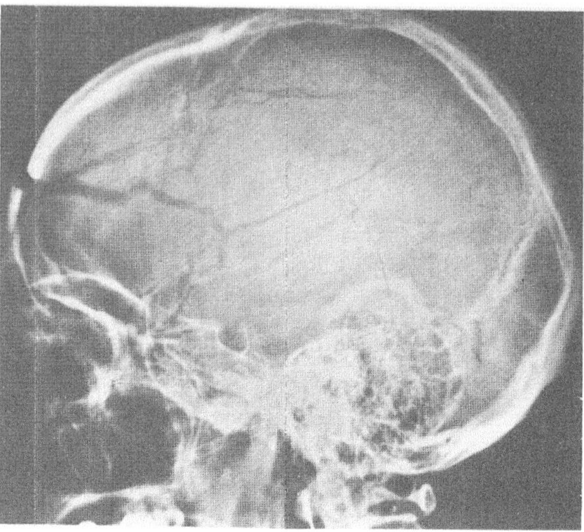

Abb.3. Seitlicher Aufprall eines Motorradfahrers auf einem PKW-Dach. Der konstruktiv mangelhaft gestaltete Sturzhelm konnte eine tödliche Schädelhirnverletzung nicht verhindern

äußeren Verkehrsteilnehmern. Die erlittenen Verletzungen werden den verletzungsverursachenden Fahrzeugteilen zugeordnet. Stets wird versucht aus Fahrzeugspuren, Endstellung und Deformation der Fahrzeuge selbst durch den Ansatz von Bewegungsgleichungen eine Rückrechnung auf die Ausgangs- bzw. Kollisionsgeschwindigkeit zu erzielen. Bei besonderen Fragestellungen besteht die Möglichkeit, den Unfall im Schlittenversuch nachzufahren.

Die Schwierigkeiten, eine derartige engmaschige Fallstudie bis zur vollständigen Dokumentation lückenlos durchzuführen, dürfen nicht unterschätzt werden. Neben finanziellen, personellen und organisatorischen Problemen sind es vor allem Verzögerungen bei der Alarmierung, Lücken in der Erfassung von Einzelwerten und fehlende Obduktionsbefunde, die inkomplette oder unbrauchbare Einzelanalysen ergeben. Wertvolle Hilfe schafft ein guter Kontakt zur Polizei und die Mitarbeit der regionalen Rettungsorganisationen und Krankenhäuser.

Sämtliche Einzeldaten werden nach genormten Richtlinien in Schuppenbelegen eingetragen und mit Hilfe der EDV auf Magnetbändern gespeichert. Nach Abschluß der Eingabe läßt sich die Auswertung nach unterschiedlichsten Gesichtspunkten mühelos durchführen.

Innerhalb eines Zeitraumes von 3 Jahren wurden vom Unfallforschungsteam 670 Verkehrsunfälle mit Personenschaden aufgenommen. 218 Unfälle entfielen auf PKW-Kollisionen mit Fußgängern und 128 auf Zusammenstöße mit Zweiradfahrern.

Erste Ergebnisse zu Einzelfragen konnten Sie aus den Vorträgen von Donnerstag und Freitag entnehmen. Grundziel in unserer

Aufgabenstellung war stets, Möglichkeiten zur Verbesserung der Unfallrettung, der Unfallverhütung und der Minderung der Verletzungsschwere zu finden. Hierzu einige Bespiele:

25jähriger Motorradfahrer, der frontal mit einem Baum kollidierte. Der Sturzhelm hielt nicht die in ihn gesetzten Erwartungen. Ausgedehnte Schädelfraktur mit tödlichem Hirntrauma.

Anprall an der Windschutzscheibe bei Frontalkollision. Der 4ojährige Beifahrer verliert das rechte Auge durch ESG-Glassplitter. Gleichzeitig besteht eine bedrohliche Blutung aus der Augenhöhle.

Ein 52jähriger betrunkener Fußgänger wird von hinten seitlich angefahren. Er erleidet neben einem drittgradig offenen linksseitigen Unterschenkelbruch ein Abriß der Halswirbelsäule im atlanto-occipitalen Übergang durch Kollision mit VSG-Windschutzscheibe und unterem Scheibenrahmen.

1Ojähriger Junge, der seitwärts in einen VW-PKW hineinläuft. Kollision mit dem linken Seitenspiegel ergibt eine große Riß-Quetschwunde an der rechten Stirn.

Bei gleicher Kollisionsgeschwindigkeit zwischen Fußgänger und PKW ist die Gestaltung der Fronthaube entscheidend für die Verletzungsschwere. Keilförmige Frontaufbauten mit weichen Hauben sind für kindliche Fußgänger weniger aggressiv als pontonförmige Fahrzeuge.

Meine Damen und Herren! Unfallforschung ist keine Wissenschaft, die - einmal erfolgreich durchgeführt - mit einem guten Ergebnis zum Abschluß gebracht werden kann. Solange es Autos auf unseren Straßen gibt, muß eine kontinuierliche Forschung diesen so wichtigen Industriezweig kontrollieren. Im Mittelpunkt aller Bemühungen um eine Erhöhung der Fahrzeugsicherheit und eine Minderung der Verletzungsschwere sollte aber immer der Mensch als Einzelpersönlichkeit stehen.

Literatur

1. BEHRENS, S., TSCHERNE, H.: Verkehrsunfallforschung an der Medizinischen Hochschule Hannover. Fortschritte der Medizin (in Druck).
2. WANDERER, U., WEBER, H.: Interdisziplinäre Unfallforschung am Unfallort. Verkehrsunfall 9, 171 (1974).
3. APPEL, H., STÜRTZ, G., BEHRENS, S.: Influence of Front-End-Design of Passenger Cars on Injuries of Pedestrians in Car-To-Pedestrian Collisions. Proceedings of Ircobi Meeting. Amsterdam, 7. Sept. 1976.

R. Walthert, Bern

Struktur, Arbeitsweise und Zielsetzung der Schweizerischen Beratungsstelle für Unfallverhütung (BfU)

1. Einleitung

Nach einer Schätzung ereignen sich in der Schweiz jährlich rund 1 Million Betriebs- und Nichtbetriebsunfälle, bei welchen ca. 3 500 Menschen den Tod finden. Die direkten und indirekten Kosten werden auf 14 Milliarden Franken geschätzt; das sind etwa 11 Prozent des Bruttosozialproduktes.

Drei Viertel der unfallbedingten Arbeitskraftausfälle werden durch Nichtbetriebsunfälle (Straßenverkehr, Sport, Haushalt) verursacht. Von diesen haben die Straßenverkehrsunfälle besonders schwerwiegende Folgen. Auf rund 66 000 im Jahre 1975 in der Schweiz polizeitlich erfaßte Verkehrsunfälle mußten ca. 30 000 Verletzte und 1 245 Tote beklagt werden. Aber auch im Haushalt nehmen von den jährlich gegen 150 000 Unfällen deren 1 000 einen tödlichen Verlauf. 60 000 Skiunfälle führen jährlich zu rund 10 000 Knochenbrüchen.

Nachdem es gelang, die Betriebsunfälle kontinuierlich zu senken, steht heute der Kampf gegen die Nichtbetriebsunfälle im Vordergrund. Dabei sind technische, psychologische, rechtliche und medizinische Vorbeugungsmaßnahmen zu studieren und in die Tat umzusetzen. Aufgeschlossen müssen moderne wissenschaftliche und praktische Methoden der Unfallbekämpfung verfolgt und eingesetzt werden, auch wenn diese vielleicht auf den ersten Blick dann und wann unpopulär erscheinen mögen. Ohne spürbare Eingriffe und ohne Widerstand ist aber noch keine der früher so gefürchteten großen und gefährlichen Seuchen eingedämmt oder gar eliminiert worden. Das ist aber auch nicht anders möglich bei der energischen Bekämpfung der modernen Unfallseuche mit ihren zu einem großen Teil vermeidbaren Toten und Invaliden sowie den schwerwiegenden sozialen Folgen.

2. Die Schweiz. Beratungsstelle für Unfallverhütung (BfU)

Die BfU ist eine im Jahre 1937 geschaffene Institution zur Verhütung von Unfällen im Straßenverkehr, im Sport und im Haushalt. Ihre Kosten werden von der staatlichen Unfallversicherungsanstalt und den privaten Unfallversicherungsgesellschaften zu gleichen Teilen getragen. Die BfU ist eine reine Fachorganisation ohne wirtschaftliche Interessen. Sie steht jedermann - insbesondere auch eidgenössischen, kantonalen und kommunalen Behörden - zur Verfügung. Ihre Postulate und Empfehlungen finden im großen und ganzen "offenes Gehör". Dies gilt sowohl für den Umgang mit Amtsstellen wie auch für den Verkehr mit Privaten, obschon man sich gerade bei der Öffentlichkeitsarbeit einer Vielfalt von Erscheinungen, Mentalitäten, Ansichten, Vorurteilen, Irrtümern, kurz: dem Menschen "mit seinen Widersprüchen" gegenüber sieht.

Die BfU beschäftigt 38 vollamtliche Mitarbeiter und über 700 kantonale und kommunale Sicherheitsdelegierte im Nebenamt. Engster Kontakt mit den Behörden und wissenschaftlichen Instituten sowie die Sektretariatsführung der wichtigsten einschlägigen Fachkommissionen ermöglichen der BfU eine weitgehende Koordination der geeigneten Maßnahmen im gesamtschweizerischen Rahmen. Auf internationaler Ebene pflegt sie u.a. regen Gedankenaustausch als Mitglied der Prévention Routière Internationale, somit auch mit dem Kuratorium für Verkehrssicherheit in Wien.

Die BfU gliedert sich in folgende Abteilungen:

Die Abteilung Information befaßt sich mit der Publizität im weitesten Sinne des Wortes, ist für die Herausgabe von Communiqués verantwortlich, arbeitet mit der Tagespresse eng zusammen, stellt die erforderlichen Kontakte zu Radio und Fernsehen her und wirkt in einer Reihe von Sendungen mit.

Die Abteilung Verkehrserziehung sieht ihre Arbeit in der Erziehung der Jugend zu "verkehrsgerechtem" Tun und Lassen, der Schaffung entsprechender Lehr- und Hilfsmittel, der Betreuung des Schülerverkehrsdienstes sowie der Veranstaltung von Fortbildungskursen für die Lehrerschaft der verschiedenen Schulstufen. Ohne Zweifel lastet zur Vermeidung von Kinderunfällen die Verantwortung gleichermaßen auf Eltern, Lehrern, Polizeiorganen, Gemeinden und allen Verkehrsteilnehmern.

Der Technische Dienst beschäftigt sich mit der Ermittlung und Entschärfung von Gefahrenstellen im bestehenden Straßennetz, Projektierungen, Expertisen über Bauvorhaben und Problemen der Unfallverhütung innerhalb des "Road Engineering". Hierzu gehören auch die Begutachtung von Signalisationsanlagen und Fragen der öffentlichen Beleuchtung.

Von der Abteilung Ursachenforschung und Statistik hat die Unfallverhütung in der Schweiz in den letzten Jahren beträchtliche Impulse erhalten. Im Mittelpunkt der Studien stand die allgemeine Geschwindigkeitsbeschränkung mit Gutachten an den Bundesrat für Tempo 100 auf Außerortsstraßen, Tempo 130 auf Autobahnen und Tempo 50 auf Innerortsstraßen. Weitere Studien befaßten sich mit dem Einbau- und Tragobligatorium von Sicherheitsgurten, der öffentlichen Beleuchtung zum Schutz des Fußgängers - vor allem auf dem Fußgängerstreifen -, der Erarbeitung von Empfehlungen für die Signalisation und Markierung der Vortrittsverhältnisse an Verzweigungen und anderem mehr.

Die Arbeit des Psychologischen Dienstes besteht im wesentlichen in der Erarbeitung von Grundkonzeptionen und der Durchführung von gesamtschweizerischen Verkehrserziehungsaktionen. Daneben werden Stellungnahmen und Studien für größere Projekte und Forschungspläne erarbeitet.

Der Rechtsdienst betreut neben juristischen Fragen rund um die Unfallverhütung das Verwarnungssystem als bewährtes Mittel der persönlichen Einflußnahme auf den Automobilisten. Mit dessen Hilfe wendet sich die BfU in neutraler Form postwendend an Fahrzeuglenker, die nach Ansicht von Drittpersonen schwerwiegende Fehler begangen haben und ihr gemeldet worden sind.

In der Abteilung Sport liegt der Hauptakzent beim Skifahren, den Sicherheitsbindungen und den von diesen untrennbaren Kontrolmöglichkeiten, den Skibremsen und den Antigliss-Stoffen sowie den Qualitätsprüfungen mit der Abgabe von BfU-Gütezeichen.

Neben dem Einsatz von Massenmedien liegt der Schwerpunkt der Arbeit der Abteilung Haushalt bei der Information und Dokumentation der Lehrkräfte sowie in der Herausgabe von Merkblättern und Vortragshilfsmitteln für Haushaltschulen, Betriebe und Vereine.

3. Sind Erfolge in der Unfallverhütung nachweisbar?

Das von den Eidgenössischen Räten 1971 genehmigte Unfallverhütungsprogramm basiert auf dem Kerngedanken, daß keine erfolgversprechende Maßnahme zur Verminderung der Verkehrsunfälle und zur Vermeidung von Opfern unterlassen werden dürfe und daß gegenüber diesem Ziel - insbesondere der Rettung von Menschenleben - allfällige Einwände zurückzutreten haben. Den auf diesen Grundlagen getroffenen Maßnahmen war tatsächlich Erfolg beschieden (s. Abb. 1). Trotzdem sind nach einer repräsentativen Umfrage im April 1976 80 Prozent der Schweizer Bevölkerung der Ansicht, daß weitere Maßnahmen zur Erhöhung der Verkehrssicherheit getroffen werden müssen, waren doch 1975 immer noch 1 245 Tote (1971 = 1 773) sowie rund 30 000 Invalide und Verletzte als Folge von Straßenverkehrsunfällen zu beklagen.

Auch im Sektor Sport kann statistisch nachgewiesen werden, daß sowohl die Zahl als auch die Schwere der Skiunfälle in den letzten

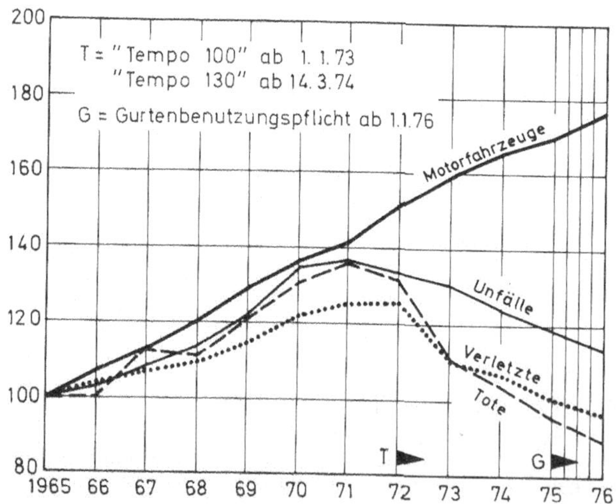

Abb.1. Verletzte, Tote und Motorfahrzeugbestand 1965-Ende Juni 1976 (Index 1965 = 100)

Jahren deutlich abgenommen hat. So sind z.B. innerhalb von fünf Jahren die Beinbrüche pro 100 Unfälle von 13 auf 9 zurückgegangen. Erwähnenswert sind in diesem Zusammenhang die zunehmende Verwendung BfU-geprüfter Sicherheitsbindungen und deren periodische korrekte Einstellung mit Testapparaten sowie der Gebrauch von Antigliss-Bekleidung. Maßgebend tragen überdies verbesserte Skipisten und deren sachgemäßer Unterhalt bei (Abb. 2).

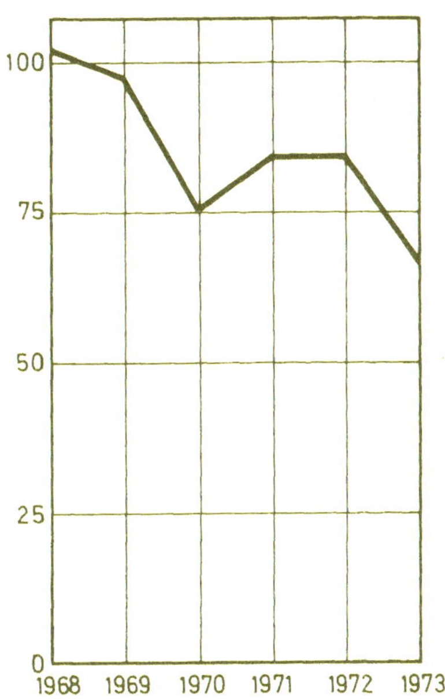

Abb. 2. Anzahl Beinbrüche pro 1000 verunfallte Skifahrer

4. Einsatz von Sicherheitsdelegierten (SD)

Wenn auch vereinzelt Erfolge in der Unfallverhütung gemeldet werden können - und solche sind selbstverständlich nicht nur auf die Tätigkeit der BfU zurückzuführen - ist diese mit Albert SCHWEITZER der Meinung, daß der Welt Heil nicht nur in neuen Maßnahmen "... sondern in neuen Gesinnungen" besteht. Hier kommt das gewaltige Ausmaß der Aufgabe zum Ausdruck. Die BfU befaßt sich zwar eingehend mit der technischen Unfallverhütung, gibt sich dabei jedoch Rechenschaft, daß man nicht nur die Umwelt and den Menschen und sein mögliches Fehlverhalten, sondern auch das menschliche Verhalten an die Umwelt anpassen muß. Voraussetzung hierfür ist ohne Zweifel eine stärkere Verbreitung der Sicherheitsgesinnung in der Bevölkerung. Diese muß zielstrebig für vermehrte Eigeninitiative und Aktivität im Hinblick auf die gewünschte Vermeidung von Unfällen gewonnen werden.

So wie sich die Industrie einen Sicherheitsdienst einrichtet und mit Erfolg Sicherheitsbeauftragte einsetzt, so sollen nach Ansicht der BfU auch die Kantone und Gemeinden einen Sicherheitsdienst für die Unfallverhütung im Straßenverkehr, im Sport und im Haushalt in ihren Dienst nehmen. Die Hauptaufgabe des SD besteht im Schutz von Gesundheit und Leben außerhalb der Betriebe und in der Verbreitung des Sicherheitsdenkens bei der Bevölkerung. Der SD unterstützt die Behörden in ihrer Tätigkeit zur Verhütung von Unfällen nach innen (Personal) und nach außen (Bevölkerung). Er hilft gesamtschweizerische und lokale Aktionen unter Berücksichtigung der örtlichen Gegebenheiten zu verwirklichen. Der SD bringt die Sicherheitsmängel zur Sprache.

Der SD wird von der zuständigen Behörde ernannt, welcher er auch unterstellt ist. Einführung, Dokumentation und Fortbildung erfolgen durch die BfU. Der SD kann sich jederzeit für Auskunft und Beratung an die BfU wenden, die ihm unentgeldlich zur Verfügung steht.

Mit der Ernennung von 700 kantonalen und kommunalen SD in der ganzen Schweiz und im Fürstentum Liechtenstein hat die BfU das erste Ausbauziel, das sie sich 1973 gesteckt hat, erreicht. Die Dezentralisation hat bereits zu Erfolgen geführt. Sie äußert sich etwa in beträchtlich verstärkter Nachfrage nach Dokumentation, intensiver Unterstützung gesamtschweizerischer und lokaler Verkehrserziehungsaktionen, in dezentralisiert durchgeführten Einstellaktionen für Ski-Sicherheitsbindungen und in einer landesweiten Behebung der persönlichen Initiative zur Sanierung konkreter Gefahrenstellen.

H. Kuderna, Wien

Zusammenfassung der Ergebnisse und Ziele der Tagung

Wenn ich mir für das Schlußreferat dieser Tagung die Aufgabe gestellt habe, ein Resümee zu ziehen, so geschah das in der Absicht, selbstverständlich von meiner subjektiven Warte aus die Aussagen der Tagung mit den in sie gesetzten Erwartungen und den mit ihr gesteckten Zielen zu vergleichen. Dieses Resümee kann natürlich noch keinen Anspruch auf eine genaue Analyse der Fülle des in den Aussagen enthaltenen Materials erheben.

Da der Unfallchirurg als einziger in der Lage ist, eine wissenschaftliche Analyse der Unfallfolgen am Menschen anzustellen, er bekommt diese ja quasi aus erster Hand zu Gesicht, fällt ihm als Arzt die moralische Verpflichtung zu, sich ebenso um die Ätiologie und Prophylaxe (der Unfälle) zu kümmern, wie das in anderen medizinischen Disziplinen längst selbstverständlich ist. Diesem Bedürfnis entsprang das Thema der Tagung.

Die Erwartung in diese Tagung konnte selbstverständlich nicht sein, aus den Aussagen über die Epidemiologie und Ursachen der Unfälle bereits konkrete Rezepte für die Prophylaxe ableiten zu können. Dennoch stellen einzelne Beiträge, wie der heute von GRASSBERGER, der für uns ein auf die Unfallprophylaxe zugeschnittenes System einer lückenlosen Erfassung der Unfallursachen entwickelt hat, oder der von MAREK, der uns die wahrscheinlich wichtigste philosophisch-logische Grundlage künftiger Unfallforschung dargelegt hat, bereits ganz konkrete praktische Hinweise von unschätzbarer Bedeutung dar.

Das Abtasten der Unfallursachen sollte aber vor allem zeigen, wo zunächst einmal weitere Ansatzpunkte für eine Unfallforschung als Grundlage für die Prophylaxe gefunden werden könnten.

Für dieses "Abtasten" der Unfallursachen wurden immerhin 7 Studiengruppen ins Leben gerufen, die pilot studies zu Problemstellungen durchführten, über die in der Literatur kein ausreichendes, kein ernstzunehmendes oder überhaupt kein Material vorhanden war. Es handelte sich bei diesen Studien im einzelnen um die Arbeiten der Herren LEITHE und THIELE über die Ursachen kindlicher Unfälle, des Herrn DVORAK über die Unfallneigungshypothese, die dem Referat des Herrn VANECEK zugrunde lag, der Damen GÜTTEL, OBERHUMMER und Herren WIESNAGROTZKY und ZAPOTOZCKY über den Zusammenhang zwischen Unfall und Befindlichkeitsänderung, der Gruppe KOHN, MACHATA, CZECH und weitere Autoren über die medizinischen Bedingungen beim Unfall, der Gruppe HUBERT, KRESS und MOTSCHKA über Korrelationen zwischen Unfall und Wetter, der Herren SCHORNBÖCK, URBAN und RUZICKA zur Frage kosmischer Einflüsse und der Herren WEINGARTEN und STUNDNER über die Frage der Einstellung zur Sicherheit.

Ihnen allen sei für ihren idealistischen, unerhört arbeitsaufwendigen Einsatz gedankt. Ich möchte an dieser Stelle ausdrücklich betonen, daß die zum Teil negativen Aussagen in diesen Arbeiten deren wissenschaftlichen Wert keineswegs schmälern, sondern im Gegenteil der Aufrichtigkeit und Gründlichkeit der Autoren zur Ehre gereichen und uns bei künftigen Untersuchungsansätzen von Nutzen sein werden.

Unter den positiven Aussagen, die auf dieser Tagung gemacht wurden, war manches nicht neu, aber kaum über die Grenzen einzelner Spezialdisziplinen hinaus bekannt und jedenfalls für die meisten von uns recht eindrucksvoll.

Als wiederholenswert erscheint mir hinsichtlich der Unfallstatistik das offenbar nicht nur dem einzelnen, sondern auch den Medien und Gesundheitsbehörden nicht bewußte Ausmaß des Unfallgeschehens (Tabelle 1).

Von über 2 Millionen Krankenstandsfällen im Jahr entfallen über 21% auf Unfälle, die noch dazu längere Krankenstandszeiten aufweisen als alle übrigen Krankheiten zusammen, so daß über 25% aller Krankenstandstage durch Unfälle bedingt sind. Anders herum gerechnet: von den berüchtigten 17,6 jährlichen Krankenstandstagen jedes Österreichers entfallen 4,6, mehr als 1/4 auf Unfälle!

Auffallend ist, daß im Gegensatz zu Österreich in der Schweiz die Nichtarbeitsunfälle etwas überwiegen. Nach den Angaben von BERENTEY machen in Ungarn die Arbeitsunfälle überhaupt nur 26% aller Unfälle aus, übrigens gleich viel die Verkehrsunfälle. Das gibt mehrfach zu denken, einmal, was den soziologischen Hintergrund

Tabelle 1. Krankenstandsfälle und -tage nach Krankheitsursachen im Jahr 1973 bei allen in Österreich beschäftigten Personen(aus Statistisches Handbuch der Österr. Sozialversicherung f.d.Jahr 1974)

	Krankenstands- Fälle	Tage	Tage pro Fall
Arbeitsunfälle	246.232	5.103.990	20,7
Andere Unfälle	205.367	4.537.303	22,1
Alle Unfälle zusammen	451.599	9.641.293	21,4
z.b. Grippe (Influenza)	280.568	2.753.083	9,8
Alle Krankheiten außer Unfälle	1.660.978	27.585.792	16,6
Alle Krankheiten	2.112.577	37.227.085	17,6

der Arbeitsunfälle und die von ZAPOTOZCKY genannten "Stressoren" betrifft, zum anderen, was die Behauptung anlangt, im östlichen Nachbarstaat gäbe es wegen der strengeren Strafen weniger Verkehrsunfälle mit Personenschaden. Dies dürfte doch nicht der Fall sein.

Die Anzahl der alkoholisierten Unfallopfer hat zweifellos empörende Ausmaße. Wenn an Feiertagen 80% der Neueinlieferungen in die Unfallkrankenhäuser alkoholisiert sind und der Gesamtdurchschnitt über 20% beträgt (bezogen auf eine Gesamtzahl, in die die nicht alkoholisierten Kinder eingerechnet sind), wäre es hoch an der Zeit, daß sich die zuständigen Behörden dazu etwas einfallen ließen.

Für das gesamte Ausmaß der Verkehrsunfälle hat BREINBAUER Vergleiche gebracht, die in Erinnerung bleiben sollten: Im gesamten Vietnamkrieg starben weniger Personen auf beiden Seiten der streitenden Parteien als im Straßenverkehr in einem Jahr, der beispielsweise 1972 insgesamt 50.000 Tote forderte. In 10 Jahren wurde in Österreich mit 22.000 Verkehrstoten gleichsam eine Stadt von der Größe Amstettens ausgerottet. 225.000 Personen wurden im gleichen Zeitraum schwer verletzt und trugen bleibende Schäden davon. Würde man alle diese Menschen an einem Ort ansiedeln, ergäbe dies eine Stadt von der Größenordnung von Graz! Wir spendieren in Österreich 2% des Pro-Kopf-Sozialproduktes jährlich für Verkehrsunfälle, das entspricht der Gesamtproduktion des Volkes von etwa 5 Tagen pro Jahr.

Den Sport lassen wir uns nicht minder etwas kosten: Jährlich 1 Million Krankenstandstage, 185.000 stationäre Behandlungstage, das ergibt an Krankengeld, Behandlungskosten und Produktionsausfall nach PÜHRINGER weit über eine Milliarde Schillinge! Er bezieht sich dabei auf 24.633 in Österreich allein in den Unfallkrankenhäusern 1975 behandelte Sportunfälle und dürfte mit seiner Hochrechnung nicht fehlgehen, vergleicht man damit etwa die Statistik der Schweizerischen Unfallversicherungsanstalt, von der alle Sportunfälle erfaßt werden und das waren 1973 bereits 34.390.

Das Gros der Sportunfälle stellen in Österreich, wie nicht anders zu erwarten, die Skifahrer. GELEHRTER und ZOTTER schätzen die Gesamtzahl der verletzten Inländer in Österreich jährlich auf 30.000 bis 35.000. Das Verletzungsrisiko ist mit 5 bis 7‰ doppelt so hoch wie beim Fußballspielen. In der Entwicklung der Skiunfälle ergibt es zwei bemerkenswerte Tendenzen: Enorme Zuwachsraten (in der Statistik der Oberösterreichischen Gebietskrankenkasse 128% zwischen 1971 und 1974) und Verschiebung der von den Unfällen vorwiegend betroffenen Altersgruppen auf Kinder und Jugendliche.

Besonders alarmierend wurde überhaupt der hohe Anteil der Kinderunfälle am Unfallgeschehen empfunden. Daß es sich dabei keineswegs nur um leichte Unfälle handelt, geht aus einer Studie des Österreichischen Bundesinstitutes für Gesundheitswesen über die Lebenserwartung in Österreich hervor. Zwischen dem 1. und 4. Lebensjahr sind rund 40%, zwischen dem 5. und 14. Lebensjahr bei Knaben fast 50%, zwischen dem 15. und 19. Lebensjahr sogar über 70% aller Todesfälle durch Unfälle bedingt (Abb. 1). Bei den Mädchen ist die Situation nur wenig besser.

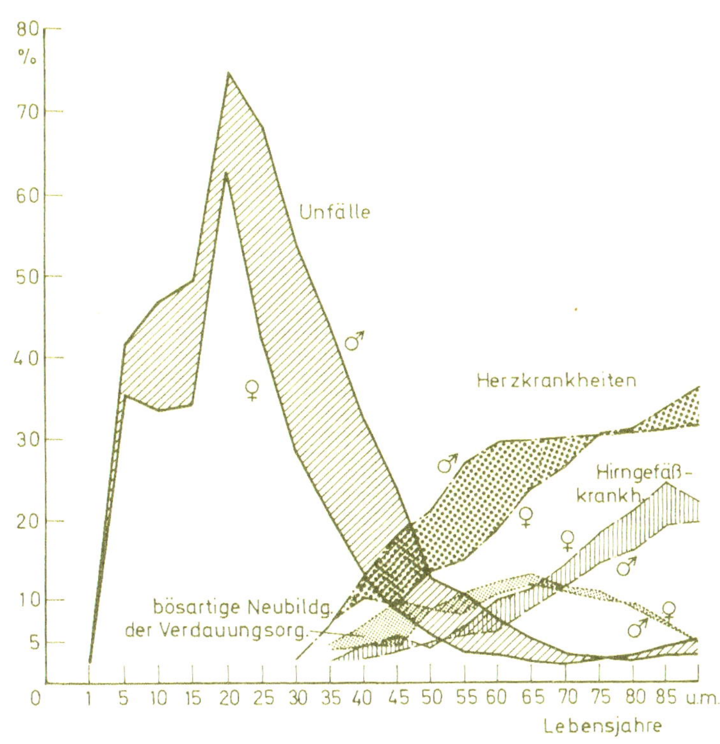

Abb.1. Anteil der Sterbefälle an Unfällen, Herzkrankheiten, Hirngefäßkrankheiten und bösartigen Neubildungen der Verdauungsorgane an allen Sterbefällen nach Altersgruppen im Jahr 1973, nach Männern und Frauen getrennt dargestellt (in Prozentangaben)

Diese Zahlen widerlegen in meinen Augen von selbst die Theorie des Unfällers als Persönlichkeitstypus, womit ich bei den Unfallursachen angelangt wäre.

In mehreren Beiträgen ist der soziale Hintergrund dargestellt worden, der nationale Unterschiede in der Unfallepidemiologie neben gesellschaftlichen Stressoren auch dadurch bedingt, daß die Risikobereitschaft von Land zu Land verschieden ist. Nach WILDE erfolgt die Anpassung an rasche Veränderungen von Gefahren durch einen sehr trägen feed-back Mechanismus stark verzögert. Rasches Wirtschaftswachstum bringt aber zweifellos einen vielfältigen Anstieg von Gefahren mit sich.

Wie ein roter Faden zieht sich durch alle psychologischen Betrachtungen die Feststellung, daß sich im wesentlichen zwei Komponenten unfallbegünstigend auswirken:

1. Nichterkennen der Gefahr durch Unwissenheit oder Fehleinschätzung, d.h. Mangel an Erfahrung, Mangel an Informiertheit.
2. Bewußtes Eingehen eines Risikos, d.h. falsche Einstellung zur Sicherheit.

Der Mangel an Informiertheit wird zweifellos unterschätzt. Ich möchte nochmals auf das Beispiel der Skiunfälle zurückkommen. Die Informationen des Laienpublikums über die Erfordernisse für diesen Sport entstammen ausschließlich der Firmenwerbung, die sich der Skirennläufer als Reklamegladiatoren bedient und diese in beispielloser Irreführung noch obendrein als Amateure bezeichnet.

Das führt dazu, daß eine dem durchschnittlichen Skiamateur adäquate Ausrüstung im Handel fast nicht mehr erhältlich ist. Andererseits wurde nach dem sogenannten "Skilehrplan" sogar in den Schulen in unbegreiflicher Ignoranz lediglich eine wettkampfgerechte Fahrtechnik und sonst nichts unterrichtet. Eine sehr erfreuliche Änderung in dieser Hinsicht wurde uns heute von RABOFSKY mitgeteilt. Angesichts der Tatsache, daß fast zwei Drittel der Skiunfälle Kinder betreffen, erscheinen mir Hinweise auf Unfällertypen und erhöhte Risikobereitschaft des Kindes, dem kein Mensch etwas über die Gefahren erzählt hat, geradezu als Hohn!

Die falsche Einstellung zur Sicherheit hat ihre Wurzel vorwiegend darin, daß sie so lange belohnt wird, bis es bereits zu spät ist. Da ein Unfall relativ selten eintritt, wird er als Strafreiz kaum wirksam. Modelle für ein bereits in der Grundschule einsetzendes Verhaltenstraining sind durchaus denkbar und müßten erarbeitet werden, zumal Kinder im Schulalter besonders leicht auf ein solches ansprechen. Wenn man allerdings beobachtet, wie weit die Erkenntnisse der Verhaltensforschung und Lerntheorie bisher Eingang in den Schulunterricht gefunden haben, nämlich gar nicht, wird man wohl in dieser Hinsicht skeptisch bleiben.

Aber wenigstens für die Informationen sollte die Schule sorgen und das tut sie auch nicht oder fast nicht. Der Verkehrserziehungsunterricht etwa ist in der heutigen Form nicht viel mehr als ein miserables Alibi.

Nun zur Unfallverhütung selbst. Von KRÖSL haben Sie zu Beginn der Tagung die eindrucksvolle Kurve mit der Crux sanationis aut vitae gesehen, die zeigte, was eine organisierte Unfallheilbehandlung vermag. Was eine organisierte Unfallverhütung vermag, soll die Abb. 2 zeigen: trotz Anstieg der Gesamtunfallziffern nehmen die Arbeitsunfälle kontinuierlich ab. Die verkürzte Arbeitszeit mag mit ein Faktor für diesen Umstand sein, doch ist es im wesentlichen eine Folge ständiger Verbesserung der Arbeitsschutzgesetze und ganz besonders der Tätigkeit des Unfallverhütungsdienstes der Allgemeinen Unfallversicherungsanstalt.

Die Prioritäten der verschiedenen Unfallverhütungsmaßnahmen wurden gestern von HABECK klar und einleuchtend aufgezeigt, bei den Arbeitsunfällen stehen naturgemäß an erster Stelle die technischen Maßnahmen. Daß diese Priorität auch im Hinblick auf alle anderen Unfallsparten dem Juristen zweckmäßig erscheint, wie wir heute von GRASSBERGER gehört haben, mag weniger überraschen, als daß auch der Psychologe derselben Ansicht ist. MITTENECKER, der

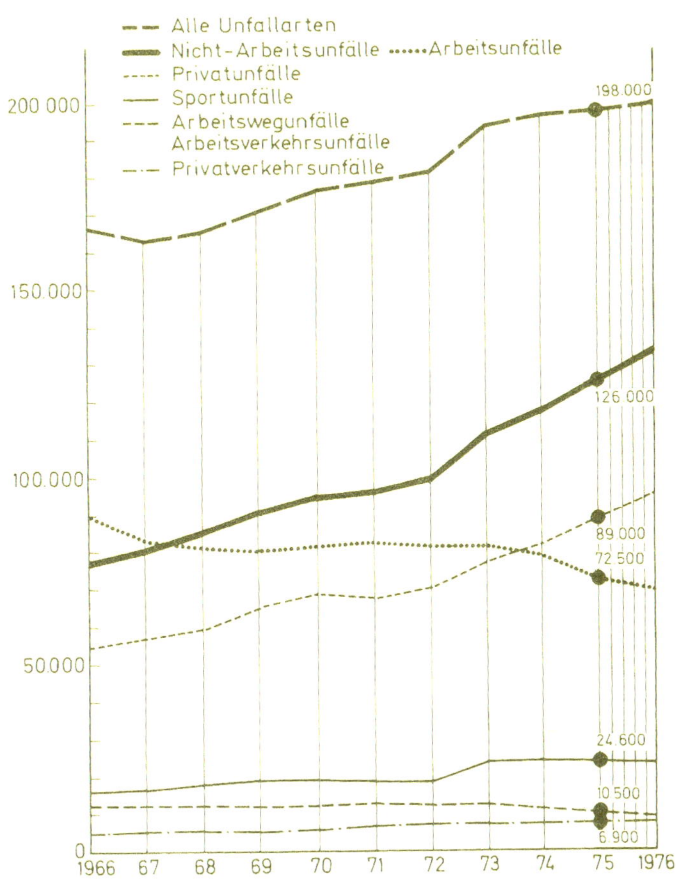

Abb. 2. Verteilung der Behandlungsfälle nach Unfallbereichen in den 6 Unfallkrankenhäusern

sich in grundlegenden Arbeiten mit den psychologischen Unfallursachen befaßt hat, sieht den Menschen als derart schwierig zu beeinflussenden Faktor an, daß er für die Praxis der Unfallverhütung stets zuerst die Ausschöpfung aller technischen Möglichkeiten empfiehlt.

Andererseits haben wir von KNOFLACHER gestern erfahren, in welchem Ausmaß technische Sicherheitsmaßnahmen oft von falschen Voraussetzungen ausgehen, da diese nicht von kundigen Fachleuten erhoben wurden, bzw. mangels einwandfreier gesetzlicher Regelungen auch fachlich inkompetente Personen falsche Maßnahmen treffen.

Zudem noch eine Überlegung: Gewiß, technische Maßnahmen lassen sich am besten durch Vorschriften, Verordnungen und Gesetze erzwingen, menschliche Verhaltensnormen schon weit weniger. Die Kehrseite aller gesetzlichen Regelungen ist jedoch, daß in dem Augenblick, in dem sich eine Schuld aus dem Verstoß gegen ein Gesetz konstruieren läßt, zumeist nicht mehr nach der tatsächlichen Unfallursache, sondern nur mehr nach der Schuld geforscht wird. Die Frage der finanziellen Haftbarkeit für die Unfallfolgen trägt ein übriges dazu bei, daß die im Rahmen solcher Untersuchungen erhobenen Aussagen von recht fragwürdigem Wert sind. Außerdem begünstigen unter den beim Menschen gelegenen Unfallursachen Mangel an Informiertheit und falsche Einstellung einen Unfall weit mehr als eine falsche, zur Schuld führende Willensentscheidung.

Eng verknüpft mit der Schuldfrage ist die Frage der Bestrafung. Auch beim bewußten Eingehen eines Risikos ist das Ausmaß eventueller Unfallfolgen nicht vorhersehbar. Solange sich daher die Strafe an den tatsächlichen Unfallfolgen statt am Umfang des eingegangenen Risikos orientiert, bleibt ihre vorbeugende Wirkung fraglich. Daß mit IRK auch ein Jurist aus unserem östlichen Nachbarland dieser Ansicht ist, sollte zu denken geben. Umständliche, langdauernde Gerichtsverfahren berauben die Strafe schließlich fast zur Gänze einer Wirkung im Sinne der Lerntheorie. Vollends zur Farce wird eine Strafandrohung, die schon vom Gesetz her keine ist, wie zum Beispiel im Fall der kürzlich in Österreich beschlossenen Gurtenanlegepflicht. Es kann keinen Zweifel darüber geben, daß eine Strafandrohung für das Herbeiführen von Situationen mit Gefährdung von Drittpersonen sein muß, darin schließen wir uns alle, glaube ich, den einleitenden Ausführungen von KRÖSL an, doch sollten die ihr zugrunde liegenden Gesetze klar und eindeutig sein, die Strafe sollte dem Vergehen "auf den Fuß" folgen und in einer Relation zum tatsächlichen Dolus stehen.

Wo bleibt jedoch im Vergleich zu den Arbeits- und Verkehrsunfällen die Unfallverhütung im Haushalt, wo im Sport? Ich meine dabei vor allem den Massensport. Wieviel auf diesem Gebiet noch getan werden muß, haben wir heute von RABOFSKY vernommen. Auf welchem Weg sich der Sport derzeit befindet, beleuchtet die Tatsache, daß im Spitzensport die Erkenntnisse der Lerntheorie sogar dazu mißbraucht werden, den Gladiatoren der Industrie die Angst wegzutrainieren! Damit sie sich noch besser verkaufen lassen, geht der Kampf heute ja bereits um Hundertstelsekunden und da muß jedes Mittel recht sein! Von einer Psychohygiene im Sport im Sinne BAROLINs weit und breit keine Spur. Die völlig falsche Wertigkeit lautet 1. Sieg - 2. Verletzung - 3. Niederlage statt vernünftigerweise 1. Sieg -

2. Niederlage - 3. Verletzung. Die Verletzung sollte keine Ehre, sondern die allerletzte Blamage sein.

In den zuletzt genannten Unfallsparten erscheint es mir unumgänglich, die Unfallverhütungsmaßnahmen auch und in hohem Maße im Sinne einer Prophylaxe auf den Menschen selbst auszurichten und ich sage es ausdrücklich noch einmal: Angelpunkt muß und kann nur angesichts der Epidemiologie die Grundschule sein.

Eine sinnvolle, umfassende Unfallprophylaxe setzt aber auch eine entsprechende Unfallforschung voraus. Es zog sich wie ein roter Faden die Feststellung durch alle Vorträge, daß letztlich kein Unfall nur auf eine einzige Ursache zu reduzieren ist. Eine sinnvolle Unfallforschung ist daher nur auf Grundlage von systemorientierten, vieldimensionalen Untersuchungsansätzen möglich. Diese aber bedingen eine enge interdisziplinäre Zusammenarbeit, für die heute noch jede Grundlage fehlt. Die verschiedenen Fachdisziplinen, die die Unfallforschung angeht, arbeiten nicht mit korrelierbarer Methodik, nicht mit vergleichbarer Präzision, ja sie haben so unterschiedliche Nomenklaturen, daß sie untereinander meist nicht einmal ihre Sprache verstehen.

Wir haben versucht, mit dieser Tagung ein Beispiel eines solchen interdisziplinären Gespräches zu geben, das, wie ich zugebe, schon vom Ansatz her unzulänglich bleiben mußte und in dem wir bestenfalls unsere grundlegenden Probleme und Ansichten gegenseitig kennenlernen konnten.

Wir wollten jedoch auch einen Anstoß für die Schaffung einer ständigen Einrichtung für eine interdisziplinäre Unfallforschung und eine generelle Unfallprophylaxe geben. Erst wenn dies gelungen ist, wird unsere Tagung ihr Ziel erreicht haben.

Resolution

Angesichts der Ergebnisse der 12. Jahrestagung der Österreichischen Gesellschaft für Unfallchirurgie vom 7. bis 9. Oktober 1976 in Salzburg wird vom Vorstand der Gesellschaft folgende Resolution gefaßt:

Die zuständigen Behörden, als welche angesehen werden:

Bundesministerium für Gesundheit und Umweltschutz,
Bundesministerium für Soziale Verwaltung,
Bundesministerium für Wissenschaft und Forschung,
Bundesministerium für Unterricht,
Bundesministerium für Verkehr,
Bundesministerium für Inneres,
Bundesministerium für Justiz,

werden aufgefordert, geeignete Initiativen zu ergreifen

1. zur Gründung einer kompetenten Einrichtung für die Unfallforschung und Unfallprophylaxe im Bereich aller Unfallsparten, welche zuständig ist für
   a) den Austausch und Verfügbarkeit der Informationen aller an der Unfallforschung interessierten und beteiligten Wissenschaftszweige zwecks interdisziplinärer Zusammenarbeit,
   b) die Erarbeitung und Organisation mehrdimensionaler Untersuchungsansätze interdisziplinärer Unfallforschung (nach einem in Übereinstimmung mit der Gesundheitsbehörde, bzw. der Sozialversicherung erstellten Dringlichkeitsplan),
   c) die Erarbeitung von Konzepten für eine umfassende Unfallprophylaxe, die den Ergebnissen der Forschung optimal angepaßt sind,
   d) die adäquate Information der jeweiligen Zielgruppe in der Bevölkerung, auf die ein Prophylaxekonzept gerichtet ist; (als solche kompetente Einrichtung für die Unfallforschung und Unfallprophylaxe wäre ein Institut auf Hochschulboden oder im Rahmen des Hauptverbandes der Sozialversicherungsträger Österreichs denkbar);

2. zur Schaffung der gesetzlichen Voraussetzungen für die Tätigkeit und Vollmachten dieses Institutes als Instanz für die Unfallprophylaxe
   a) durch Berechtigung zum Zugriff auf benötigtes Datenmaterial,
   b) durch Verpflichtung der Verwaltungsorgane zur Anhörung dieser Instanz und zur Stellungnahme über deren Aufforderung,

c) durch gesetzliche Einführung eines entsprechenden Unterrichtsfaches in den Schulen, dessen Lehrplan und Methodik von dem genannten Institut zu erarbeiten wäre,
d) durch Einsetzen von Sicherheitsbeauftragten auf der Ebene der Bezirksverwaltungsorgane, um den Informationsaustausch zwischen der Bevölkerung und dieser Instanz in beiden Richtungen auf breiter Basis zu gewährleisten;
(wobei in diesem Zusammenhang auf das Modell der Sicherheitsdelegierten der Schweizerischen Beratungsstelle für Unfallverhütung - BfU - hingewiesen wird);

3. zur Schaffung der gesetzlichen Voraussetzungen für die Finanzierung dieser Einrichtung unter Heranziehung von Mitteln

a) der gesetzlichen Unfallversicherungsträger,
b) Privatversicherungsanstalten,
c) jener Unternehmungen, denen aus der Herstellung, dem Vertrieb oder dem Gebrauch unfallträchtiger Konsumgüter finanzieller Gewinn erwächst;
(die finanzielle Beteiligung dieser Unternehmungen an den Kosten für die Schaffung und den Betrieb der geforderten Einrichtung könnten aus der Unfallquote im Bereich dieser Unternehmungen und ihrem steuerlich ermittelten Gewinn errechnet werden, wodurch ihr Interesse an der Effektivität der Unfallverhütung in ihrem Bereich gewährleistet wäre).

Österreichische Gesellschaft für Unfallchirurgie

Vorstand ab 10. Oktober 1976

Präsident:

Prof. Dr. Emanuel TROJAN, I. Universitätsklinik für Unfallchirurgie, Alserstraße 4, A-1090 Wien

Präsidium:

Prof. Dr. Jörg BÖHLER, Lorenz-Böhler-Krankenhaus, Donaueschingenstraße 13, A-1200 Wien

Prim. Dr. Josef ENDER, Unfallabteilung, Landeskrankenhaus, A-4400 Steyr

Prim. Oberstarzt Doz. Dr. Otto WRUHS †

Ständiger Beirat:

Prim. Dr. Heinrich JAHNA, Arbeitsunfallkrankenhaus, Kundratstraße 37, A-1120 Wien

Ärztlicher Direktor OMR Dr. Wolfgang KRÖSL, Allgemeine Unfallversicherungsanstalt, Adalbert Stifterstraße 65, A-1200 Wien

Prim. Dr. Hans KROTSCHEK, Unfallkrankenhaus, A-8775 Kalwang

Doz. Dr. Johannes POIGENFÜRST, I. Universitätsklinik für Unfallchirurgie, Alserstraße 4, A-1090 Wien

Prof. Dr. Otto RUSSE, Lehrkanzel für Unfallchirurgie an der Chirurgischen Universitätsklinik, Anichstraße 35, A-6020 Innsbruck

Prof. Dr. Alois TITZE, Arbeitsunfallkrankenhaus, Theodor Körnerstraße 63, A-8010 Graz

Nicht ständiger Beirat:

Prof. Dr. Jenö MANNINGER, Zentralinstitut für Traumatologie, Mezö Imre utca 17, H-1430 Budapest VIII

Doz. Dr. Günther SCHLAG, Forschungsabteilung II der Allgemeinen Unfallversicherungsanstalt, Donaueschingenstraße 13, A-1200 Wien

Prof. Dr. Hans SPÄNGLER, II. Universitätsklinik für Unfallchirurgie, Spitalgasse 23, A-1090 Wien

Prof. Dr. Gerald TSCHERNE, Unfallchirurgische Klinik, Medizinische Hochschule Hannover, Karl-Wiechert-Allee 9, D-3 Hannover

Prof. Dr. Gottlieb ZRUBECKY, Rehabilitationszentrum, A-8144 Tobelbad

Kassier:

Dr. Josef ROHRINGER, Lorenz-Böhler-Krankenhaus, Donaueschingenstraße 13, A-1200 Wien

Kassenprüfer:

Prim. Dr. Emil BECK, Unfallkrankenhaus, A-6800 Feldkirch

Dr. Bruno ZIFKO, Arbeitsunfallkrankenhaus, Kundratstraße 37, A-1120 Wien

Ständiger Sekretär:

Dr. Heinz KUDERNA, Lorenz-Böhler-Krankenhaus, Donaueschingenstraße 13, A-1200 Wien

Kongreßsekretär 1977:

Doz. Dr. Johannes POIGENFÜRST, I. Universitätsklinik für Unfallchirurgie, Alserstraße 4, A-1090 Wien

Reisensburger Workshop zur klinischen Unfallchirurgie

Herausgeber: C. Burri and A. Rüter, Ulm
Unter Mitwirkung zahlreicher Fachwissenschaftler

Im Rahmen der Hefte zur Unfallheilkunde/Beihefte zur Zeitschrift „Unfallheilkunde/Traumatology“ Herausgegeben von J. Rehn und L. Schweiberer

Thema: Verletzungen und posttraumatische Zustände im Kniebereich

Die unfallchirurgischen Workshops auf der Reisensburg unterscheiden sich wesentlich von der Arbeitsweise herkömmlicher Kongresse. Es handelt sich um Klausurtagungen, auf denen die gehaltenen Übersichtsreferate nicht Kernstück des Treffens sind, sondern Anstoß geben sollen zur intensiven Diskussion. Dabei werden auch Einzelheiten der Indikation und Operationstechnik angesprochen. Die Bewertung der Ergebnisse gewinnt durch Sammelstatistiken aus verschiedenen Kliniken an Aussagekraft; besonders wertvoll sind die Erkenntnisse aus unbefriedigenden Resultaten. Ein solcher Erfahrungsaustausch ist nur im kleinen Kreis von Chirurgen und Orthopäden möglich, die an unfallchirurgischen Schwerpunkten tätig sind.
Die Bände enthalten die Referate und die in gemeinsamer Aussprache erarbeiteten Empfehlungen. Auf diese Weise geben die Beteiligten ihre Erfahrungen für die Praxis an alle interessierten Ärzte weiter.

Knochenverletzungen im Kniebereich

2. Reisensburger Workshop zur klinischen Unfallchirurgie, 18.–21. September 1974
71 Abbildungen. VIII, 149 Seiten. 1975
(Hefte zur Unfallheilkunde 120)
DM 32,–; US $ 14.10
ISBN 3-540-07200-4
In diesem Tagungsbericht werden durch erfahrene Chirurgen und Orthopäden die Pathophysiologie, die Verletzungsformen, die Therapie und die Nachbehandlung der Verletzungen im Kniebereich abgehandelt und die bei operativem Vorgehen erzielten Ergebnisse zusammengestellt. In ausgiebigen Diskussionen haben Kliniker und Wissenschaftler Empfehlungen für die in der Praxis unfallchirurgisch tätigen Ärzte erarbeitet.

Knorpelschaden am Knie

4. Reisensburger Workshop zur klinischen Unfallchirurgie, 25.–27. September 1975
127 Abbildungen, 40 Tabellen. XI, 228 Seiten. 1976
(Hefte zur Unfallheilkunde 127)
DM 48,–; US $ 21.20
ISBN 3-540-07599-2
Dieser Band vermittelt dem unfallchirurgisch tätigen Arzt die Referate und Diskussionen über Unfallmechanismen, Verletzungsformen, Therapie und Nachbehandlung der frischen Knorpellaesionen sowie die Pathophysiologie, Diagnostik und Therapie der 'alten' Knorpelschäden, wie Osteochondrosis dissecans, Chondropathia patellae und der retropatellaren Arthrose. Bei der Diagnostik werden Arthrographie und Arthroskopie als spezielle Untersuchungsverfahren besonders herausgestellt.

Meniscusläsion und posttraumatische Arthrose am Kniegelenk

5. Reisensburger Workshop zur klinischen Unfallchirurgie, 26.–28. Februar 1976
125 Abbildungen, 55 Tabellen. XI, 254 Seiten. 1976
(Hefte zur Unfallheilkunde 128)
DM 56,–; US $ 24.70
ISBN 3-540-07883-5
Die Meniscusläsion stellt auch heute noch zahlreiche Probleme der Diagnostik, Indikation und Begutachtung, die in der Praxis recht unterschiedlich gehandhabt werden. Gemeinsam erarbeitete Empfehlungen, die es dem praktisch Tätigen erlauben, nach klaren Richtlinien zu handeln, stellen dabei ein Hauptanliegen dieses Buches dar. Bei der Behandlung der posttraumatischen Arthrose hat die konservative Therapie ihren festen Platz. Die operativen Möglichkeiten sind heute vielgestaltig und sollten daher unter genauer Indikationsstellung gezielt an Stelle eines Routinevorgehens angewandt werden.

Preisänderungen vorbehalten

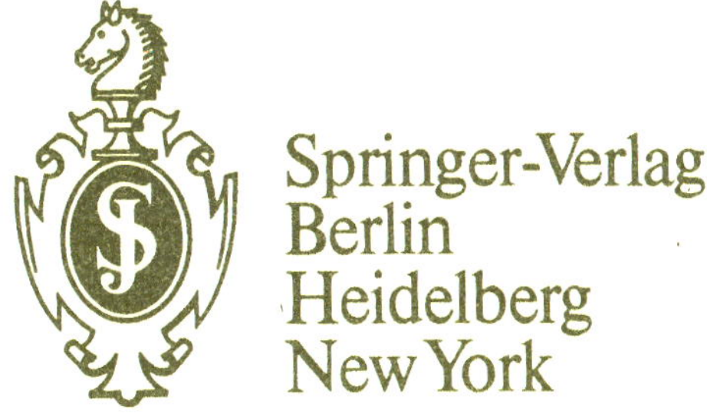

Postoperative Komplikationen

Prophylaxe und Therapie

Herausgegeben von Professor Dr. R. Pichlmayr, Department für Chirurgie, Klinik für Abdominal- und Transplantationschirurgie, Hannover

166 Abbildungen, 128 Tabellen
XII, 407 Seiten. 1976
Gebunden DM 88,–; US $ 38.80
ISBN 3-540-07700-6

Die Rechtzeitigkeit des Erkennens und Handelns bei postoperativen Komplikationen ist oft für den weiteren Verlauf entscheidend. Dies gilt im Bereich der Abdominalchirurgie vor allem für Komplikationen, die durch Relaparotomie behandelbar sind. Die bisherige Zurückhaltung gegenüber einer Relaparotomie als einer weitgehend aussichtslosen ultima-ratio-Methode weicht zunehmend einer mehr aktiven Einstellung. So sehr der Wert der Relaparotomie heute prinzipiell anerkannt ist, so schwer fällt oft weiterhin die Indikation hierzu in der individuellen Situation, wobei nicht nur medizinische Gründe bedeutsam sind. Fortschritte in Prophylaxe und Therapie postoperativer Störungen nach allgemeinchirurgischen Operationen sind auch auf dem kardiovaskulären Sektor, auf dem Stoffwechselsektor, dem urologischen und nephrologischen Sektor und beim Polytrauma erreicht worden. Diese Fragen und Ergebnisse werden unter besonderer Berücksichtigung der Interessengebiete, der Bedürfnisse und der Möglichkeiten des Allgemeinchirurgen abgehandelt. Das Buch ist somit ein unentbehrlicher Ratgeber für die tägliche Praxis jedes Chirurgen.

Springer-Verlag
Berlin
Heidelberg
New York

Preisänderungen vorbehalten